LEARNING
INTERVENTIONAL
RADIOLOGY

介入放射学
应知应会

原著 [美] Justin Shafa　　[美] Stephen T. Kee

主审 肖越勇　　主译 杜 鹏 周瑞臣 孙立伟

中国科学技术出版社
·北 京·

图书在版编目（CIP）数据

介入放射学应知应会 /（美）贾斯汀·沙法 (Justin Shafa)，（美）斯蒂芬·T. 基 (Stephen T. Kee) 原著；杜鹏，周瑞臣，孙立伟主译 . — 北京：中国科学技术出版社，2024.6

书名原文：LEARNING INTERVENTIONAL RADIOLOGY

ISBN 978-7-5236-0750-3

Ⅰ . ①介… Ⅱ . ①贾… ②斯… ③杜… ④周… ⑤孙… Ⅲ . ①放射疗法 Ⅳ . ① R815

中国国家版本馆 CIP 数据核字（2024）第 096856 号

著作权合同登记号：01-2023-5911

策划编辑	方金林　孙　超
责任编辑	方金林　孙　超
装帧设计	佳木水轩
责任印制	徐　飞

出　　版	中国科学技术出版社
发　　行	中国科学技术出版社有限公司
地　　址	北京市海淀区中关村南大街 16 号
邮　　编	100081
发行电话	010-62173865
传　　真	010-62179148
网　　址	http://www.cspbooks.com.cn

开　　本	889mm×1194mm 1/16
字　　数	688 千字
印　　张	26
版　　次	2024 年 6 月第 1 版
印　　次	2024 年 6 月第 1 次印刷
印　　刷	北京盛通印刷股份有限公司
书　　号	ISBN 978-7-5236-0750-3/R·3280
定　　价	248.00 元

Elsevier (Singapore) Pte Ltd.

3 Killiney Road, #08–01 Winsland House Ⅰ, Singapore 239519

Tel: (65) 6349–0200; Fax: (65) 6733–1817

译者名单

主　审　肖越勇

主　译　杜　鹏　周瑞臣　孙立伟

副主译　霍　彬　于明川　张　琨

译　者　（以姓氏笔画为序）

于明川　北京大学首钢医院

马军朋　中国人民解放军总医院第六医学中心

王　帅　中国人民解放军总医院第六医学中心

王　磊　天津医科大学第二医院

王凯强　天津医科大学第二医院

王栋梁　天津医科大学第二医院

王思鉴　天津市津南区双港镇卫生院

吕　喆　中国中医科学院眼科医院

闫瑞雪　北京大学首钢医院

孙立伟　天津市环湖医院

杜　鹏　中国人民解放军总医院第六医学中心

李　林　天津市环湖医院

李　亮　天津医科大学第二医院

李金铎　天津市环湖医院

李洪征　天津医科大学第二医院

李晓晖　中国人民解放军总医院第一医学中心

杨会堂　天津医科大学第二医院

肖越勇　中国人民解放军总医院第一医学中心

何俊峰　内蒙古科技大学包头医学院第一附属医院

张　辰　中国人民解放军总医院第六医学中心

张　琨　中国人民解放军总医院第六医学中心

张文艳　唐山市人民医院

张嘉诚　中国人民解放军总医院第六医学中心

陈铮鸣　中国人民解放军总医院第六医学中心

武鑫宏　天津医科大学第二医院

周瑞臣　唐山市人民医院

庞　津　唐山市中医医院

哈婷婷　首都医科大学附属北京康复医院

侯定坤　天津医科大学第二医院

高文文　中国人民解放军总医院第六医学中心
郭兰坤　中国人民解放军总医院第六医学中心
常天静　北京大学首钢医院
谢谦宇　长沙市第四医院
霍　彬　天津医科大学第二医院

内容提要

　　本书引进自 Elsevier 出版社，是一部系统介绍介入放射学相关知识的学术著作。全书共 36 章，内容涉及神经介入、肿瘤介入、妇产科介入、儿科介入、介入手术与传统外科手术，以及介入放射学新技术等。书中不仅对介入放射学基本原理、影像引导方式、相关解剖学、介入治疗方法与技巧等进行了详细阐述，并基于典型病例进行了知识拓展，还深入分析了各种介入治疗技术及其相关适应证、禁忌证、操作步骤、器械使用、术中及术后并发症等。本书内容丰富，以点带面，易于理解及记忆，可作为介入科、肿瘤科、妇产科及儿科等相关临床科室医生、医学生的日常参考书。

补充说明：本书收录图表众多，其中部分图表存在第三方版权限制的情况，为保留原文内容完整性计，存在第三方版权限制的图表均以原文形式直接排录，不另做中文翻译，特此说明。

主审简介

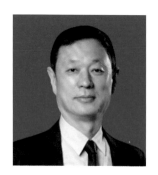

肖越勇

医学博士，主任医师，教授，博士研究生导师，就职于中国人民解放军总医院第一医学中心。第二十一届国际冷冻治疗协会（International Society of Cryosurgery）主席，亚洲冷冻治疗学会（Asian Society of Cryosurgery）名誉主席，中国抗癌协会肿瘤微创治疗专委会主任委员，中国医药教育协会常务理事兼介入微创治疗专委会主任委员、肿瘤纳米刀消融治疗分会主任委员，国家肿瘤微创治疗产业技术创新战略联盟副理事长、磁共振介入专委会副主任委员，中国医师协会介入医师分会常务委员兼磁共振介入学组副组长，国家卫健委制订《肿瘤消融治疗技术管理规范》专家组副组长，北京医师协会介入放射专科医师分会副主任委员，北京医学会介入医学分会副主任委员。《中国介入影像与治疗学》主编，《中国医学影像学技术》常务编委，《介入放射学杂志》中英文版常务编委，《中华放射学杂志》编委。曾获第四届"国之名医·卓越建树"荣誉称号。主持多项科研成果奖，申领多项专利，承担国家自然科学基金研究项目4项，科技部重大支撑课题2项，主持及参与多项国际合作课题。主编《纳米刀肿瘤消融治疗学》《氩氦刀肿瘤消融治疗技术》《CT介入治疗学》《脊柱介入治疗技术》，副主编《肝脏肿瘤消融治疗学》《磁共振导引微创诊疗学》《胰腺整合介入治疗学》，主译《介入性磁共振成像》。以第一作者或通讯作者身份在国内外期刊发表学术论文200余篇。

主译简介

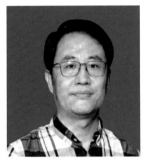

杜 鹏

中国人民解放军总医院第六医学中心副主任医师、放射诊断科介入组组长、介入病区负责人。中国医药教育协会介入微创治疗专委会委员，北京医师协会介入放射专科医师分会理事，中国临床肿瘤学会老年肿瘤防治专家委员会委员，《国际医学放射学杂志》审稿专家。获得中国医药教育协会科学技术一等奖 1 项，军队科技进步三等奖 1 项。主持及参与军队或省部级科研课题 4 项。参编中文著作 2 部，参译英文著作 4 部。以第一作者或通讯作者身份发表学术论文 20 余篇。

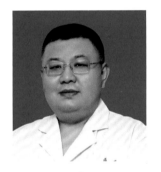

周瑞臣

唐山市人民医院介入科副主任医师。中国医药教育协会介入微创治疗专委会委员、青年委员会常务委员，中国临床肿瘤学会老年肿瘤防治专家委员会委员，北京医学奖励基金会肺癌医学青年专家委员会介入学组委员，北京健康促进会中青年专家委员会胸部疾病精准活检分会第一届委员，河北省医师协会放射粒子治疗学组第一届委员会委员，河北省疼痛医学会微创介入专委会委员。

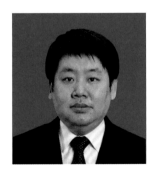

孙立伟

硕士研究生导师，天津市环湖医院头颈神经肿瘤中心副主任医师。天津市抗癌协会肿瘤免疫治疗专委会副主任委员、黑色素瘤专委会委员、肿瘤心理专委会委员、靶向药物专委会委员，天津市整合医学学会肿瘤心血管病专委会常务委员，天津市医疗健康学会第一届中西医结合专委员委员、肿瘤专委会委员，天津市中西医结合学会肝病分会青年委员，北京医学奖励基金会肺癌医学青年专家委员会委员，北京抗癌协会神经肿瘤专委会委员，中国医药教育协会介入微创治疗专委会青年委员、转化医学专委会委员。参与国家自然科学基金项目 1 项，主持厅局级科研课题 1 项。作为第一完成人，申领国家实用新型专利 2 项。以第一作者或通讯作者身份于 SCI 收录期刊发表论文 8 篇，于中华系列期刊发表论文 2 篇，于其他核心期刊发表论文 5 篇。

原书编著者

原 著

Justin Shafa, MD
Radiology Resident
Jacobi Medical Center
Albert Einstein College of Medicine
Bronx, New York

Stephen T. Kee, MD, FSIR
Professor of Radiology
Ronald Reagan UCLA Medical Center
Los Angeles, California

参编者

Lourdes Alanis, MD, MPH
Radiology Resident
Cooper University Health Care
Camden, NJ

Ronald S. Arellano, MD
Associate Professor of Radiology
Massachusetts General Hospital
Harvard Medical School
Boston, MA

Christopher R. Bailey, MD
Radiology Resident
The Johns Hopkins Hospital
Baltimore, MD

David H. Ballard, MD
Radiology Resident/T32 Research Fellow
Mallinckrodt Institute of Radiology
Washington University School of Medicine
St. Louis, MO

Adam M. Berry, DO
Interventional Radiology Resident
University of Arkansas for Medical Sciences
Little Rock, AR

Stuart E. Braverman, MD
Interventional Radiologist
Santa Barbara Cottage Hospital
Santa Barbara, CA

Peter R. Bream, Jr., MD, FSIR
Professor of Radiology
University of North Carolina at Chapel Hill
Chapel Hill, NC

Andrew M. Brod, MD
Resident Physician
University of Florida
Gainesville, FL

Jeffrey A. Brown, MD
Interventional Radiology Fellow
Yale University
New Haven, CT

Charles T. Burke, MD
Professor of Radiology, Vice Chair of
    Interventional Services, and Division Chief
    of Vascular-Interventional Radiology
University of North Carolina at Chapel Hill
Chapel Hill, NC

Jeffrey S. Carpenter, MD
Professor of Neurology, Neurosurgery, and
    Radiology
West Virginia University
Morgantown, WV

Rajat Chand, MD
Radiology Resident
John H. Stroger, Jr. Hospital of Cook County
Chicago, IL

Philip Yue-Cheng Cheung, MD, MEng
Interventional Radiology Resident
Stanford University Medical Center
Stanford, CA

Jason Chiang, MD, PhD
Radiology Resident
UCLA Medical Center
Los Angeles, CA

Clayton W. Commander, MD, PhD
Radiology Resident
University of North Carolina
Chapel Hill, NC

Bairbre L. Connolly, MB, FFRRCSI, FRCP(C)
Centre of Image Guided Therapy
Department of Diagnostic Imaging
The Hospital for Sick Children
Toronto, Canada
Associate Professor, Department of Medical
    Imaging
University of Toronto
Toronto, Canada

Nathan A. Cornish, DO
Radiology Resident
Maimonides Medical Center

Brooklyn, NY

Alexander A. Covington, MD, MBA
Interventional Radiology Fellow
University of New Mexico Health Sciences Center
Albuquerque, NM

Horacio R.V. D'Agostino, MD, FACR, FSIR
Professor of Radiology, Surgery, and
    Anesthesiology
Chairman of the Department of Radiology
LSU Health - Shreveport
Shreveport, LA

Daniel M. DePietro, MD
Resident, Interventional Radiology
Hospital of the University of Pennsylvania
Philadelphia, PA

Kavi K. Devulapalli, MD, MPH
Interventional Radiologist
Duke Regional Hospital
Durham, NC

Gustavo A. Elias, MD
Interventional Radiology Fellow
Yale University
New Haven, CT

Alicia L. Eubanks, MD
General Surgery Resident
University of Virginia
Charlottesville, VA

Anthony Febles, MD
Assistant Professor of Radiology
Zucker School of Medicine at Hofstra/Northwell
Hempstead, NY

Aaron M. Fischman, MD, FSIR FCIRSE
Associate Professor of Radiology and Surgery
Icahn School of Medicine at Mount Sinai
New York, NY

Sarah T. Flanagan, MD, MPA
Radiology Resident
LSU Health - Shreveport

Shreveport, LA

Jacob W. Fleming, MD
Interventional Radiology Resident
University of Texas Southwestern Medical Center
Dallas, TX

Daniel E. Fuguet, MD
Radiology Resident
St. Joseph Mercy Oakland
Pontiac, MI

Ron C. Gaba, MD
Associate Professor of Radiology and Pathology
Vice Chair for Research, Department of Radiology
University of Illinois Health
Chicago, IL

Vincent Gallo, MD
Interventional Radiologist
Holy Name Medical Center
Teaneck, NJ

Judy W. Gichoya, MD, MS
Radiology Resident
Indiana University
Indianapolis, IN

Makida T. Hailemariam, MD
Radiology Resident
Michigan State University
Southfield, MI

Monte L. Harvill, MD
Chief of Vascular and Interventional Radiology
Harper University Hospital
Wayne State University SOM
Detroit, MI

Nauman Hashmani, MBBS
Resident Physician
Hashmanis Hospital
Karachi, Pakistan

Junjian Huang, MD
Radiology Resident
Pennsylvania Hospital, University of
    Pennsylvania Health System
Philadelphia, PA

Ari J. Isaacson, MD
Assistant Professor of Vascular-Interventional
    Radiology
University of North Carolina
Chapel Hill, NC

Stephen T. Kee, MD, FSIR
Professor of Radiology
Ronald Reagan UCLA Medical Center
Los Angeles, California

Joanna Kee-Sampson, MD
Assistant Professor of Radiology
University of Florida - Jacksonville
Jacksonville, FL

Frederick S. Keller, MD
Cook Professor, Charles Dotter Department of
    Interventional Radiology
Oregon Health & Sciences University
Portland, OR

Andrew Kesselman, MD
Assistant Professor of Interventional Radiology
Weill Cornell Medicine

New York

Akhil Khetarpal, MD
Interventional Radiology Fellow
Medical College of Wisconsin
Milwaukee, WI

Ryan M. Kiefer, MD
Interventional Radiology Resident
Hospital of the University of Pennsylvania
Philadelphia, PA

Eric C. Kim, MD, MS
Radiology Resident
University of Chicago
Chicago, IL

Jeremy I. Kim, MD
Radiology Resident
University of North Carolina
Chapel Hill, NC

Eric C. King, MS, MD
Radiology Resident
Kaiser Permanente Los Angeles Medical Center
Los Angeles, CA

Maureen P. Kohi, MD, FSIR
Associate Professor of Clinical Radiology and
    Chief of Interventional Radiology
University of California, San Francisco
San Francisco, CA

Marcin K. Kolber, MD
Assistant Professor of Interventional Radiology
UT Southwestern Medical Center
Dallas, TX

Nathan Kwok, MD
Radiology Resident
University of Utah
Salt Lake City, UT

Cuong (Ken) Lam, MD, MBA
Vascular and Interventional Physician
Kaiser Permanente Vascular and Interventional
    Specialists, Los Angeles
Los Angeles, CA

Edward Wolfgang Lee, MD, PhD, FSIR
Associate Professor of Radiology and Surgery
Director of Research
UCLA Medical Center
Los Angeles, CA

Luke A. Lennard, MD
Abdominal Imaging Fellow
University of Alabama at Birmingham
Birmingham, AL

Paul B. Lewis, MD
Clinical Assistant Professor of Vascular and
    Interventional Radiology
University of Pittsburgh Medical Center
    (UPMC)
Pittsburgh, PA

Millie Liao, DO, MS
Interventional Radiology Resident
Loma Linda University
Loma Linda, CA

Viky S. Loescher, MD
Radiology Resident
Mount Sinai Medical Center

Miami Beach, FL

Mohammed F. Loya, MD
Radiology Resident
Nassau University Medical Center
East Meadow, NY

Mina S. Makary, MD
Assistant Professor
Division of Vascular and Interventional Radiology
Department of Radiology
The Ohio State University Wexner
    Medical Center
Columbus, OH

Larry E. Mathias, III, DO, MBA
Radiology Resident
Baylor Scott and White/Texas A&M
Temple, TX

Kimberly C. McFarland, MD
Interventional Radiology Fellow
SUNY Downstate Medical Center/Kings County
    Hospital
Brooklyn, NY

Justin P. McWilliams, MD
Associate Professor of Radiology
UCLA Medical Center
Los Angeles, CA

John M. Moriarty, MD, FSIR
Associate Professor of Radiology and Medicine
UCLA Medical Center
Los Angeles, CA

James J. Morrison, MD, MBI
Assistant Professor of Radiology
Advanced Radiology Services, Michigan State
    University
Grand Rapids, MI

Pranav Moudgil, MD
Resident Physician
Oakland University William Beaumont SOM
Beaumont Health System
Royal Oak, MI

Marwan H. Moussa, MD
Interventional Radiology Fellow
Beth Israel Deaconess Medical Center
Boston, MA

Daniel C. Murph, MD
Radiologist
IU Health University Hospital
Indianapolis, IN

Brittany K. Nagy, MD
Interventional Radiologist
Lake Vascular Institute at Lake Medical Imaging
Leesburg, FL

Andrew S. Niekamp, MD
Interventional Radiology Fellow
Miami Cardiac and Vascular Institute
Miami, FL

Myles Nightingale, MD
General Surgery Resident
Temple University Hospital
Philadelphia, PA

Muhammad Umer Nisar, MD
Resident Physician
University of Pittsburgh Medical Center
Pittsburgh, PA

Emily R. Ochmanek, DO
Interventional Radiology Fellow
University of Colorado School of Medicine
Aurora, CO

Brandon P. Olivieri, MD, RPVI
Interventional Radiologist
Department of Vascular & Interventional
    Radiology, @SOBE_Vascular
Mount Sinai Medical Center
Miami Beach, FL

Shivang S. Patel, DO, MS
Radiology Resident
Saint Barnabas Medical Center
Livingston, NJ

Keith Pereira, MD, DABR
Assistant Professor
Division of Vascular and Interventional
    Radiology
Saint Louis University
St. Louis, MO

David A. Petrov, MD
Radiology Resident
Allegheny Health Network
Pittsburgh, PA

Thomas Powierza, MD
Radiology Resident
Baptist Memorial Healthcare
Memphis, TN

Uma R. Prasad, MD
Associate Professor of Radiology
Director of Non-Vascular Interventions and
    Ultrasound
VCU Health System
Richmond, VA

Poyan Rafiei, MD
Vascular and Interventional Radiologist
Radiology Partners Gulf Coast
Houston, TX

Driss Raissi, MD
Assistant Professor of Radiology, Medicine and
    OB/GYN
University of Kentucky
Lexington, KY

Bipin Rajendran, MD
Interventional Radiology Fellow
Massachusetts General Hospital
Boston, MA

Priyanka Ramesh, MBBS
General Surgery Resident
Patel Hospital
Karachi, Pakistan

Hunaid Nasir Rana, MD
Resident Physician
LSU Health Sciences Center
Baton Rouge, LA

Fareed R. Riyaz, MD
Interventional Radiology Fellow

Massachusetts General Hospital
Boston, MA

Jeffrey H. Savin, MD
Radiology Resident
Beaumont Health/Oakland University William
    Beaumont School of Medicine
Royal Oak, MI

Michael A. Savin, MD, FSIR
Associate Professor of Diagnostic and
    Interventional Radiology
Beaumont Health/Oakland University William
    Beaumont School of Medicine
Royal Oak, MI

Stephen Seedial, MD
Interventional Radiology Fellow
Northwestern Memorial Hospital
Chicago, IL

Kimberly D. Seifert, MD, MS
Radiology Resident
Yale University School of Medicine
New Haven, CT

Justin Shafa, MD
Radiology Resident
Jacobi Medical Center
Albert Einstein College of Medicine
Bronx, NY

Salman S. Shah, MD
Chief, Division of Vascular and Interventional
    Radiology
Nassau University Medical Center/ NuHealth
East Meadow, NY

Pratik A. Shukla, MD
Assistant Professor
Division of Interventional Radiology
Department of Radiology
Rutgers New Jersey Medical School
Newark, NJ

Andrew Sideris, MD
Interventional Radiology Resident
New York-Presbyterian Hospital/Columbia
    University Medical Center
New York

Nadia V. Silva, MD
Resident Physician
University of Texas Health at San Antonio
San Antonio, TX

Manu K. Singh, MD
Staff Interventional Radiologist
Santa Barbara Cottage Hospital
Santa Barbara, CA

Sara E. Smolinski-Zhao, MD
Assistant Professor of Radiology
University of Michigan
Ann Arbor, MI

Jared T. Sokol, BA
Medical Student
University of Chicago Pritzker School of
    Medicine
Chicago, IL

Eric vanSonnenberg, MD
Clinical Professor of Radiology

University of Arizona College of Medicine
    Phoenix
Phoenix, AZ;
Visiting Professor of Medicine and Clinical
    Professor of Radiology
UCLA Medical Center
Los Angeles, CA

Tameem M. Souman, MD, MPH
Vascular and Interventional Radiology Attending
Mt. Sinai Health System
Chicago, IL

Malcolm K. Sydnor, MD
Division Chair of Vascular and Interventional
    Radiology
VCU Health
Richmond, VA

Thaddeus F. Sze, MD
Vascular and Interventional Radiologist
Santa Fe Imaging
Santa Fe, NM

David M. Tabriz, MD, RPVI
Assistant Professor of Radiology
Rush University Medical Center
Chicago, IL

Chad Thompson, MD
Interventional Radiologist
Integris Baptist Medical Center
Oklahoma City, OK

Samuel K. Toland, MB, BCh, BAO
Resident Physician
Mater Misericordiae University Hospital
Dublin, Ireland

Scott O. Trerotola, MD
Associate Chair and Chief of Interventional
    Radiology
Vice Chair for Quality, Department of Radiology
Perelman School of Medicine at the University
    of Pennsylvania
Philadelphia, PA

Ryan Trojan, MD
Vascular and Interventional Radiologist
INTEGRIS Baptist Medical Center
Oklahoma City, OK

Muhammad Umair, MB, BS
Radiology Resident
Northwestern University, Feinberg School of
    Medicine
Chicago, IL

Laurie M. Vance, MD
Diagnostic Radiologist
Henry Ford Health System
Detroit, MI

Eric M. Walser, MD
Professor and Chair, Radiology
Department of Radiology
The University of Texas Medical Branch
Galveston, TX

James P. Walsh, MD
Assistant Clinical Professor of Radiology
SUNY Downstate
Brooklyn, NY

Jennifer Wan, MD
Vascular and Interventional Radiologist
Mills-Peninsula Medical Center
Sutter Health
Burlingame, CA

Shantanu Warhadpande, MD
Radiology Resident
University of Pittsburgh Medical Center
Pittsburgh, PA

Clifford R. Weiss, MD, FSIR, FCIRSE
Associate Professor of Radiology, Surgery and
    Biomedical Engineering
Interventional Radiology Center

Department of Radiology
The Johns Hopkins Hospital
Baltimore, MD

Kevin T. Williams, MD
Associate Professor of Radiology
University of New Mexico
Albuquerque, NM

Thaddeus M. Yablonsky, MD
Chief of Interventional Radiology
Morristown Medical Center
Morristown, NJ;
Clinical Assistant Professor of Radiology
Sidney Kimmel Medical College of Thomas

Jefferson University
Philadelphia, PA

Timothy E. Yates, MD, DABR, RPVI
Interventional Radiologist
Associate Diagnostic Radiology Program
    Director
Mount Sinai Medical Center
Miami Beach, FL

Zachary Zhang, MD
Interventional Radiology Fellow
Brigham and Women's Hospital/Harvard
    Medical School
Boston, MA

中文版序

  介入放射学（interventional radiology，IR）的概念由介入放射学家 Charles Dotter 在 1963 年首次提出。1967 年发表于国际著名学术刊物 *Am J Roentgenol* 的一篇述评中强调，从事介入放射学的专业人员需要经过介入操作技术和临床技能的培训，并且与内、外科医师密切合作。1976 年，"介入放射学"一词才被学术界广泛认可，学术期刊 *Cancer* 上发表了一篇以"Interventional Radiology"为题系统阐述介入放射学概念的文章。我国介入放射学的发展起源于 20 世纪 70 年代，虽起步较晚，但发展迅速，目前治疗的病种和从事介入治疗的医师人数均已达到世界前列。

  介入专业医学生大部分来自影像学专业，其在校期间学习介入知识的时间有限，往往不能充分理解介入医学理论，加之独立实践机会较少，工作后很难快速胜任本职工作。本书主译之一杜鹏主任早期从事放射诊断及介入诊疗工作，对血管及非血管介入技术非常熟悉，同时也很了解介入医学的发展历程。

  本书内容生动，形式丰富，涵盖了神经介入、肿瘤介入、妇产科介入、儿科介入、介入手术与传统外科手术，以及介入放射学新技术等内容。书中既有系统介绍，又通过具体病例为引，详细介绍了各种常用介入技术，以点带面，易于理解及记忆，可读性与实用性兼备，可作为介入科及其他相关临床科室初级医生、医学生的日常参考书。

中国人民解放军总医院第一医学中心

译者前言

在我国，不同专业医学生的成长曲线是不同的，但几乎都遵从相似的路径。本科期间主要接受基础医学的学习和临床医学技能的培养，为以后从医打下基础，最后一年进行临床实习，以巩固理论与实践的结合。不过，医学生在实习期间要面临保研或者考研、择校等问题。攻读硕士学位期间，要参加规培、科研，或参加各种考核。攻读博士学位期间，作为专业型博士，主要在科室里学习专业知识、解决临床问题、参与外科训练或内科学训练。大多数博士研究生需要在 SCI 收录期刊上发表论文才能毕业，科研压力巨大，同时完成繁重临床任务的压力更大，需要临床、科研两手抓。介入医学专业在本科学习及实习阶段没有设置单独的课程，研究生阶段才会有专业培训。我国大部分从事介入专业的人员来自影像学专业，短短的研究生学习阶段需要进行影像学诊断及介入治疗等多方面培训，导致医学生真正学习及实践介入医学的时间明显不足。

一次偶然的机会，一位朋友向我推荐了这部 *LEARNING INTERVENTIONAL RADIOLOGY*。该书引进自 Elsevier 出版社，是一部全面介绍介入放射学相关知识的著作，内容丰富，逻辑清晰，易于理解，主要针对医学生、初级介入医生及其他相关临床专业医生，对他们提高介入理论水平和介入操作技术水平会有很大帮助。

在本书中文版的翻译过程中，我们得到了许多同道的大力支持，翻译团队成员来自介入专业、影像学专业、肿瘤学专业及其他相关临床专业。希望本书的出版可为低年资医生及介入相关的医学生提高介入水平提供重要助力，同时对我国从事介入工作的年轻医生的成长有所帮助。

中国人民解放军总医院第六医学中心

原书前言

1963 年，介入放射学家 Charles Dotter 首先提出了介入放射学（interventional radiology，IR）的概念。介入放射学是一个相对较新的医学领域，但其临床需求却呈指数级增长。Dotter 博士曾提出："如果管道工能修理管道，我们介入医师也可以对血管做同样的事情。"这句话精彩绝伦，血管遍布整个人体，从理论上讲，导管可以通过这些血管网络被引导到身体的任何部位。发展初期，介入医学的从业者人数较少，但近年来发展迅速。1973 年召开的心血管放射学会第一次会议只有不到 100 名成员参会，截至 2018 年，介入放射学学会仅在美国就有 7000 多名会员。

在过去几年中，介入医学的从业者人数增长迅速。现代高清成像设备为微创介入技术带来了良好的发展机遇，并大幅缩短了患者的恢复时间，介入医学这一领域也吸引了许多年轻、精通医术、有远见的医务人员的关注。

介入放射学涉猎繁多——从儿科到老年医学，从颅脑到四肢。介入医师必须对医学领域的多个方面都有所了解。自从我与 Michael Dake 在斯坦福大学开始从事介入放射学研究，20 多年来，几乎没有一天不在回想我的基础医学训练，没有一天不在回想多年前在都柏林上过的解剖学课程，并且在脑海中演练介入手术的步骤。当遇到意想不到的解剖变异或突然出现先前未涉及的诊断时，即使是最琐碎的常规手术也可能成为一项"有趣"的挑战。

介入放射学的多样性和广泛性给其专业培训带来了困难，传统的学习期是在 4 年放射诊断住院医师的最后一年，在此期间，受训者会接受 12 周介入放射学方面的学习培训。这段时间显然不够，不足以让他们熟练掌握基本操作技术和一些高级操作技术，也无法获得足够的临床经验，面对复杂的 ICU 和（或）创伤病例的管理了解有限。美国介入放射学学会已经对相关学习和培训进行了改进，包括多种基础培训，以及至少 24 个月的介入放射学专业培训，这一重大改进于 2020 年 7 月 1 日生效。

编写本书的目的是帮助实习生学习这一新颖的课程，并帮助医学生和住院医师对介入放射学诊疗中遇到的各种情况进行基础和深入的理解。本书涵盖了非常广泛的介入手术和相关疾病方面的知识。希望读者可以通过本书更多地了解介入放射学。

Stephen T.Kee

致 谢

我们衷心感谢所有医学生、住院医师、研究员和其他医师，正是他们的努力和付出才使本书得以顺利出版。

献 词

献给 Noah，我的第一个侄子，祝愿他理想远大。

Justin Shafa

献给加州大学洛杉矶分校医疗中心介入放射科辛勤工作的员工，是你们让这一切成为可能。

Stephen T. Kee

目 录

上篇 总 论

中篇 血管病例

下篇　经皮穿刺病例

上篇　总　论
Grand Topics

第1章 介入放射学历史
History of Interventional Radiology

Andrew M. Brod　Marwan H. Moussa　Driss Raissi　著

本章旨在介绍提出介入放射学（interventional radiology，IR）概念，并将该领域发展到现在的先驱们。无论是 Dotter 的创新才华，还是 Baum 分享新技术的远见卓识，这些思想在奠定基础方面都是至关重要的。同样重要的是，转化研究与国际研究的创新性之间的密切联系是国际研究概念和发展的一个重要特征。本章并不是对激动人心的 IR 历史的全面介绍，而是尝试揭示这一不断发展的领域的一些前辈和他们的关键里程碑，使 IR 处于当代医学的最前沿。

一、Egas Moniz：脑血管造影术

- Moniz 开创了脑血管造影术，并开发了氧化钍胶体。
- Moniz 因发展额叶切除术而获得诺贝尔生理学或医学奖。

Egas Moniz 于 1874 年出生在葡萄牙阿万卡的一个贵族家庭。Moniz 曾就读于葡萄牙科英布拉大学的医学院，后来前往法国，在那里他接受了神经病学和精神病学方面的培训，师从法国一些最著名的专家。

脑血管造影术是 Moniz 对医学的开创性贡献。Moniz 及其神经外科合作者 Lima 博士和 Dias 博士，开发了一种技术来实现这个功能。大量体外研究和尸体研究建立了潜在的静脉对比剂和正常的颈内动脉 X 线解剖。

在早期的动物研究和尸体研究中，他们在 4 次尝试失败并导致 1 例患者死亡后，溴化锶被放弃，改用碘化钠。第一个令人满意的检查是他们的第 9 名患者，一名 20 岁的男性患者，他的影像显示脑垂体肿瘤继发颅内血管移位。这项技术由 X 线学家 Jose Pereira Caldas 进一步优化，他设计了一种"无线电旋转仪"，允许快速连续曝光 6 张胶片，以捕捉脑血流的动脉相、毛细血管相和静脉相。至 1934 年，Moniz 及其合作者在一系列令人印象深刻的案例研究中描述了他们团队的经验。

为了改进他的血管造影技术，Moniz 开发了一种副作用较小、图像分辨率较高的对比剂钍造影剂（二氧化钍）。然而，二氧化钍是一种 α 发射体，由于使用一次后恶性肿瘤的风险增加，最终退出了使用。Moniz 最出名的可能是他在治疗难治性神经精神障碍的额叶白质切断术方面的工作。为此，他获得了 1949 年诺贝尔生理学或医学奖。

二、Sven Ivar Seldinger：Seldinger 技术

- Seldinger 开发了 Seldinger 技术，用于简单的经皮动脉通路和导管插入。
- Seldinger 还开创了经皮肝穿刺胆管造影术。

Sven Ivar Seldinger 于 1921 年 4 月 19 日出生在瑞典的穆拉市。他出身于一群有天赋的机械师家庭，他们经营着莫拉机械车间，被称为"技术天才"。Seldinger 开发了以他的名字命名的技术，被公认为"影响了血管造影术的发展，从而实现

了介入放射学的独一无二技术贡献"。

在 Seldinger 的突破之前，许多备受尊敬的权威已经开发了多种技术来插入动脉导管和进行血管造影。他们都被危险的方法所困扰，如直接主动脉插管或手术切除，这些方法被认为不受欢迎且难以采用。上述方法的导管在针尖之外的长度也很短，这使得深层内脏动脉的显影成为一个未知的领域。血管造影术的潜力很大，但需要一种有创性较小的导管放置方法。

1952 年，当时还是放射科住院医师的 Seldinger 构思出了他的技术，之后用幻影模型演示了如何利用这种技术到达身体的所有动脉。Seldinger 很好地描述了他顿悟的那一刻，以下引自"血管造影术史上的一页"[*Pioneers in Angiography*，M.E. Silvestre，F. Abecasis，J.A. vega-pires eds. Elseviers Science Pubishers（Biomedical Division）1987]，"在一次不成功的尝试之后……我发现自己失望和悲伤，我手里有三件东西——一根针、一根导丝和一根导管。一瞬间我意识到我应该按照什么顺序使用它们：进针→进导丝→撤针→沿导丝插入导管→推进导管→撤导丝。"尽管这是革命性的想法，但 Seldinger 的系主任认为这个想法过于简单，不足以构成他论文的基础。这促使 Seldinger 开发了另一种技术，即经皮肝穿刺胆管造影术。1953 年，Seldinger 发表了他的方法，将血管造影术引入了一个新时代。他还描述和撰写了脾与肝导管插入、门静脉病理条件下的压力读数及各种化合物使用后的压力读数、经皮肝穿刺胆管造影、胰腺诊断及四肢血管异常，从而巩固了他在 IR 史上的地位。

三、Charles Dotter：介入放射学

- Dotter 年仅 32 岁时成为美国最年轻的放射科主任。
- 1963 年，Dotter 提出了 IR 的想法，并于 1964 年通过经皮腔内扩张治疗了他的第 1 例患者。

Charles Dotter 于 1920 年出生在美国波士顿，年轻时好奇心很强，总是试图拆解他遇到的任何机器。这种兴趣和由此产生的满足感很可能是

Dotter 著名的概念商标"交叉管和扳手"的早期表现。32 岁时，Dotter 被任命为俄勒冈健康与科学大学放射学系主席，他在这个职位上工作了 33 年，直至去世。

Dotter 首先在 1963 年捷克斯洛伐克卡罗维发利举行的捷克斯洛伐克放射学大会上讨论了 IR 的基础。在他的结束语中，他展望了该领域的未来："血管造影导管不仅仅是被动诊断观察的工具；如果有想象力的话，它可以成为一种重要的手术器械。"1964 年，Dotter 第一次有机会对 82 岁的患者 Laura Shaw 进行腔内血管扩张，她是 William Krippaehne 医生推荐给 Dotter 做血管造影的。患者因为足趾坏疽和一个无法愈合的溃疡而就医，但之前拒绝了对其左足截肢的建议。Dotter 的实验性经皮扩张导管可轻松快速地扩张股浅动脉的短节段狭窄。干预后 3 周，患者的血管造影显示血管持续开放（图 1-1）。事实上，Shaw 又生存了 3 年，直到她死于充血性心力衰竭。她在临终前曾说过："（我）仍在靠自己的双脚走路。"

人们对这种激进技术的接受绝不是迅速的。在 Shaw 女士手术成功的第 2 年，Dotter 及其同事报道了 74 例髂股堵塞患者 113 次手术的结果。在著名的"观察但不尝试修复"病例中，Dotter 在没有要求干预的情况下完成了病变的股浅动脉成像。然而，作为一名经常有奇思妙想的临床医生，Dotter 发现了股深动脉的第 2 个病变，并抓住机会扩张了它。令 Dotter 高兴的是，由于患者通过血管成形术修复了左股深动脉，即使在股浅动脉开放手术修复失败后，他也没有被截肢（图 1-2）（参见 https://www.youtube.com/watch？v=LsaS5vhqhiQ）。除了他开创性的血管成形术工作，Dotter 在该领域的进一步贡献还包括使用链激酶治疗血栓栓塞性疾病，栓塞治疗急性消化道出血，腔内取出导管、导丝碎片，经颈静脉进入肝、胆道和门静脉循环。Dotter 展现出了独特的身体和精神能量。尽管他患过 2 次霍奇金淋巴瘤，还因冠状动脉狭窄做过 2 次心脏开胸手术，但他一直工作到去世。他会在患者的预约前后安排自己的放射治疗，这样患者的治疗就永远是更优先

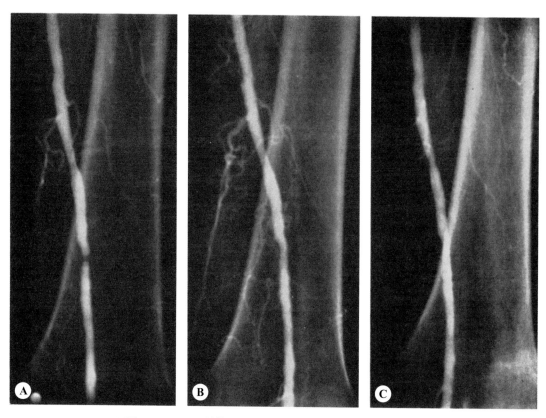

▲ 图 1-1　Dotter 的第一位导管患者 Laura Shaw 的血管造影图

A. 左侧股浅动脉腔内扩张前；B. 扩张后即刻；C. 手术后 3 周（引自 Dotter CT, Judkins MP. Transluminal treatment of arteriosclerotic obstruction. Description of a new technic and a preliminary report of its application. *Circulation*. 1964;30:654–670, Fig. 1.）

的。Dotter 的个性很有传奇色彩。Dotter 的奇思妙想和积极追求，为介入放射学家的崛起铺平了道路。他没有被怀疑论者或他们的嘲笑吓倒，真正赢得了"疯狂查理"的绰号。

四、Andreas Grüntzig：球囊血管成形术

- Grüntzig 进一步发展了球囊血管成形术，开创了经皮腔内冠状动脉血管成形术（percutaneous transluminal coronary angioplasty，PTCA）。

Andreas Grüntzig 于 1939 年 6 月 25 日出生在德国的德累斯顿。作为一名医学生，他受到了德国最重要的动脉粥样硬化专家之一——Schettler 医生的指导。实习结束后，Grüntzig 在伦敦获得了博士后研究奖学金，其中包括公共卫生和统计方面的培训。这次培训在他对动脉粥样硬化的看法上留下永恒的印记。在花了 3 年时间研究并发表了关于动脉粥样硬化及其危险因素的论文后，Grüntzig 决定开始临床医学生涯。

1969 年，Grüntzig 以临床研究员的身份加入 Angioologische Klinik 血管医学专科医院。在培训期间，他有机会认识了 Eberhard Zeitler 医生，这位放射科医生向他介绍了"Dottering"，这是当时血管成形术的术语。

1973 年，Grüntzig 与退休化学教授 Heinrich Hopff 博士合作，成功地制作了一种球囊导管。1974 年，他为一例 74 岁的严重跛行患者进行了第一次球囊血管成形术。股动脉扩张成功后，患者无任何症状。Grüntzig 有了勇气，继续进行定制设计，并在他的厨房里根据术前血管造影为每个患者制作球囊导管。在外周动脉成功后，Grüntzig 将注意力转移到冠状动脉上，在犬和人的尸体冠状动脉上试验了更小的球囊导管。

1977 年，Grüntzig 提交了题为"经皮腔内再

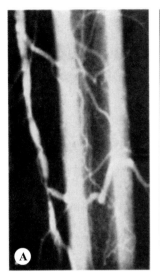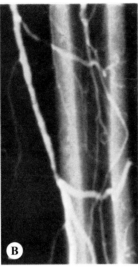

▲ 图 1-2　"不尝试修复"患者的血管造影显示左股深动脉明显变窄

A. 腔内扩张前；B. 腔内扩张后，Dotter 的干预使这例患者的肢体得以保留，尽管患者的股浅动脉手术修复失败了（引自 Dotter CT, Judkins MP. Transluminal treatment of arteriosclerotic obstruction. Description of a new technic and a preliminary report of its application. *Circulation*. 1964;30:654–670, Fig. 4.）

通"的论文，并申请了球囊导管概念的专利。随后，他进行了第 1 例成功的肾动脉球囊血管成形术。同年 9 月，Grüntzig 得到了一个验证其原理的理想机会，即一例 38 岁患有左前降支近端孤立性狭窄的男性。在手术室 Åke Senning 医生的支持下，Grüntzig 继续进行并成功地完成了第 1 例成功的冠状动脉血管成形术（参见 https://med.emory.edu/gamechangers/researchers/gruentzig/interview.html）。

五、Josef Rösch：经颈静脉肝内门体分流术的创造者

- Rösch 开创了经颈静脉肝内门体分流术（transhepatic intrajugular porto-systemic shunt，TIPS）和栓塞术用于控制急性胃肠出血。

Josef Rösch 于 1925 年出生在捷克斯洛伐克的皮尔森。Dotter 和 Rösch 是一生的朋友和合作者，他们在捷克斯洛伐克放射学大会上相遇，Dotter 在 1963 年发表了他关于血管造影的著名演讲。Dotter 为 Rösch 提供了俄勒冈医学院（现在

的俄勒冈健康与科学大学或 OSHU）的一年奖学金。Rösch 于 1967 年继续深造，随后在加州大学洛杉矶分校（University of California Los Angeles，UCLA）获得了额外的奖学金，在那里他开发了 TIPS 技术。Rösch 在 IR 领域取得了许多进展，他是一位多产的内科学家，撰写或合作撰写了 495 篇论文和书籍章节，其中最有意义的涉及 TIPS 操作和应用栓塞术控制急性消化道出血。

六、Cesare Gianturco：线圈和支架

- Gianturco 介绍了经皮心导管、腔静脉滤器和血管支架。
- Gianturco 首创了用钢圈封堵血管的方法。

Cesare Gianturco 于 1905 年出生在意大利的那不勒斯，他在 1975 年首次提出了经皮放置钢线圈治疗血管闭塞的技术。Gianturco 还描述了主动脉支架置入术、胆道狭窄支架置入，以及支架置入术在气管支气管的潜在应用。经导管动脉灌注化疗、冠状动脉内药物治疗和腔静脉滤器也是他的创新。1985 年，他介绍 Gianturco Z 支架可以缓解大静脉阻塞。Gianturco 被他的家人称为慈爱而虔诚的父亲，被他的同事誉为杰出的教师和科学家，被医学界誉为巨人。没有人能比 R. David Fisher 博士对 Gianturco 及其在介入心脏病学领域的影响的纪念更具有说服力，Fisher 总结到："在抛光表面下的每个角落都能发现 Gianturco 博士的贡献。"

七、Anders Lunderquist：胰腺静脉取样

- Lunderquist 利用了一些无意的发现，发现了胰腺静脉取样和经肝静脉曲张栓塞技术。

Anders Lunderquist 于 1925 年 7 月 17 日出生在瑞典的利克塞勒。1969 年，他在俄勒冈医学院拜访了 Dotter，学习血管整形技术，在他职业生涯的剩余时间里，他继续与 Dotter 及其他美国同事保持密切联系。Lunderquist 敏锐地发现了可能会引领 IR 研究的新技术。他激动地讲述了自己在做胆道引流时不小心触及门静脉分支的经历。他没有缩回针，而是在门静脉系统插管，这

使他后来在 1974 年开发了经肝静脉曲张栓塞术。Lunderquist 还被认为发明了胰腺静脉取样，这是他在一项研究肝脏肿瘤的门静脉经颅底导管插入术中偶然发现的。

八、Kurt Amplatz：间隔封堵器的发明者

- 间隔封堵器彻底改变了间隔缺损的治疗，并成为标准的治疗。

Kurt Amplatz 于 1924 年出生在奥地利的魏施特拉赫。在底特律实习后，他于 1957 年加入明尼苏达大学医学院，成为一名放射科主治医生。当时明尼苏达州是开胸手术的重镇和先驱。Walton Lillehei 医生在 1954 年做了第 1 例开胸手术，Richard DeWall 医生是心肺机的先驱。

与 IR 的许多创始人一样，Amplatz 的职业生涯以许多出版物而闻名。他的名字与 7 本教科书、68 个教科书章节及 1000 多个国家和国际科学会议上的科学演讲相关。他的里程碑式创新，即 Amplatzer 间隔封堵器，使超过 3 万名患者免于开胸手术。如今，Amplatz 的名字在血管造影套件中无处不在（Amplatz 血管塞、Amplatz 鹅颈圈套器、Amplatz 导管等），因为他致力于创新。

九、John Doppman：脊髓血管介入

- Doppman 实施了第 1 例经皮动静脉畸形（arteriovenous malformation，AVM）栓塞术，是内分泌介入的领导者。

John Leo Doppman 于 1928 年 6 月 14 日出生在美国马萨诸塞州的斯普林菲尔德。作为拉丁谚语"书面信件保留下来"（litera scripta manet）的忠实读者，Doppman 博士的出版事业非常多产，共有 516 篇科学论文和 38 个教科书章节。他对写作和研究的热情因放射内分泌学领域的不断发展而增强，当时该领域的出版物并不多。

凭借其雄厚的基础知识及无限的放射学和血管造影术天赋，Doppman 博士于 1968 年成为第 1 个进行经皮动静脉畸形栓塞术的医生，这最终促成了他关于脊髓血液供应的教科书。在 20 世纪 70 年代，Doppman 博士改变了方向，开始专注于内分泌腺瘤的诊断、侧化和栓塞。Doppman 及其团队专注于肾上腺静脉取样诊断醛固酮，而不是双侧肾上腺增生症。在 20 世纪 80 年代，他是第 1 个描述双侧岩下窦取样的人，这是现在用于诊断和定位库欣病的主要技术。在 20 世纪 90 年代，Doppman 博士将他的研究重点转向胰腺，发现并开发了诊断胃泌素瘤、胰岛素瘤和其他胰岛细胞肿瘤的技术。

十、Julio Palmaz：冠状动脉支架

- Palmaz 发明了用于冠状动脉血管成形术的球囊扩张网状支架，并彻底改变了心血管医学。

Julio Palmaz 于 1945 年 12 月 13 日出生在阿根廷的拉普拉塔，从小就对力学产生了浓厚的兴趣。1977 年，在阿根廷完成医学院学习和实习后，Palmaz 搬到加利福尼亚进行放射学住院医生实习。1978 年，Palmaz 在新奥尔良的一次会议上遇到了 Andreas Grüntzig。在这次会议之后，Palmaz 用他的机械思维结合了 Dotter（金属弹簧）和 Grüntzig（球囊扩张）血管成形术技术，开发并发展了球囊扩张网状支架。

尽管 Palmaz 拒绝改变并屡遭失败，但他最终还是在 1991 年和 1994 年获得了美国食品药品管理局的批准，可以将支架用于外周动脉和冠状动脉。到 1998 年，Palmaz-schatz 支架被用于超过 80% 的经皮冠状动脉血管成形术，全球每年约有 100 万支这种支架被放置（参见 Julio Palmaz 博士的致敬电影 https://www.youtube.com/watch？87tvzbxKaaY）。

十一、Irvin F. Hawkins：二氧化碳数字减影血管造影术

- Hawkins 发明了二氧化碳数字减影血管造影术。

Irvin F. Hawkins 于 1936 年出生在马里兰州的巴尔的摩，他对 IR 领域的主要贡献是开发了二氧化碳数字减影血管造影术（作为碘化造影术的替代品）。这项技术的最初发展是偶然的，Hawkins 医生无意中给一例患者注射了 70ml 室

内空气，而不是碘对比剂。幸运的是，他获得了全范围的图像；更棒的是，患者没有任何不良反应。在接下来的几十年里，随着技术的进步，数字减法成像的日益复杂，以及气态二氧化碳的可靠来源，使这项技术通过动物研究得到了进一步的完善。

在 Hawkins 博士的整个职业生涯中，他率先在 IR 领域取得了进步，并专注于患者安全。他是最早采用小口径导管的人之一，并最终为微血管技术铺平了道路。他还引入了颈动脉通路钝针、同轴导针系统和微针 TIPS 组，所有这些都是为了减少潜在并发症。

十二、William Cook：介入放射学仪器的第一个供应商

- Cook 在他空余的卧室里制造电线和导管，创立了 Cook 公司，随着时间的推移，这家小公司成长为世界上最大的家族医疗设备制造商。

随着介入技术成为治疗标准，对大规模生产的高质量仪器和材料的需求变得明显，Bill Cook 登场了。

William A. "Bill" Cook 于 1931 年 1 月 27 日出生在美国伊利诺伊州的马顿。他从小立志成为一名医生，后来在美国西北大学攻读生物学学位。1953 年毕业后，Cook 打算攻读医学院，但却被征入美国陆军，在那里担任麻醉技术员。在这个职位上，他向军队麻醉师教授了 2 年的麻醉物理学。此后，Cook 不再继续提供直接的医疗服务，而是开始了他的商业生涯。

Cook 公司于 1963 年正式成立。Cook 及其妻子 Gayle 开始在印第安纳州布卢明顿公寓的空余卧室里制造导针、导管和针头。同年，在北美放射学会的一次会议上，Cook 第一次见到了 Charles Dotter。据说，有一个"身材矮小、肌肉发达、目光炯炯的秃发男人"潜伏在 Cook 摊位附近。当 Cook 问他是否需要什么时，秃发男子离开了。这一天结束时，秃发男子回到摊位，问 Cook 是否可以借用他的喷灯和一些聚四氟乙烯管。在没有备用设备，也不知道请求者的情

况下，Cook 答应了。当他后来询问神秘男子的名字时，他回答说："Charles Dotter。"第 2 天，Dotter 带着 10 根结构完美的特氟龙导尿管回来了。Cook 是个天生的商人，每根都卖了 10 美元。不久之后，Dotter 邀请 Cook 到俄勒冈州波特兰市，在那里他给了 Cook 进行第 1 例经皮腔内血管成形术所需导管的设计图。

在与 Dotter 成功合作之后，Cook 还与 IR 的其他创始人合作，包括 Andreas Grüntzig 和 Cesare Gianturco。Cook 对细节的关注和创造可靠产品的动力使 Cook 公司崛起了，成为世界上最大的家族医疗设备供应商。如果没有 Cook 公司提供的工具，血管造影术领域的医生将无法开展工作。

十三、John Abele：这个行业的驱动者

- Abele 于 1979 年创立了波士顿 Scientific 公司。

虽然 John Abele 在医疗设备制造业成名，但他的主要目标是推动尽可能多的人之间的合作，以鼓励当时被称为"微侵入性手术"的进步。1959 年从阿默斯特学院毕业后，Abele 开始在高级仪器公司工作，这是一家专门从事渗透计和火焰光度计等尖端实验室设备的公司。在当时，这些都是新颖而具有颠覆性的技术，Abele 花了大量时间试图改变持怀疑态度的老牌科学家的想法，并说服他们相信这些工具的必要性。由于他天生的销售技巧以及他的科学头脑，他积累了一个相当大的客户群。

1965 年，为了手术室医疗器械标准被采用，Abele 与当时许多著名的心脏外科医生联合起来。从那时起，Abele 就迷上了新技术，并为临床医生开发新的工具。Abele 于 1969 年加入医疗技术公司，这是一家开发公司。他们当时的主要产品之一是可引导的多腔导管，这很快就为 Abele 的职业生涯的下一步提供了垫脚石。就在那时，Andreas Grüntzig 联系了医疗技术公司，询问他们的导尿管，Abele 不仅给他寄了一些样品，还去苏黎世观看了 Grüntzig 的工作。这种关系对双方来说都是富有成效的，因为 Abele 之后将

Grüntzig 介绍给了心脏病学家 Richard Myler，后来 Grüntzig 与 Myler 一起进行了第 1 例人类冠状动脉血管成形术。

1979 年，Abele 和一位合伙人成立了波士顿 Scientific 公司。早期，该公司专注于生产血管成形术和瓣膜成形术的球囊。在 Julio Palmaz 的工作为球囊扩张支架奠定基础之后，后来的进展包括紫杉醇洗脱冠状动脉支架。2002 年，波士顿 Scientific 公司上市，获得了一系列商业收购所需的收入，这进一步巩固了公司在 IR 领域的地位。在这些企业收购中，有一家是当时市场领先的导尿管制造商 SCIMED。

十四、Stanley Baum：介入放射学第一个专业协会的创始人

• Baum 创立了心血管放射学会（Society of Cardiovascular Radiology，SCR），后来成为介入放射学学会。

Stanley Baum 在宾夕法尼亚大学完成了放射学的住院医师实习。将他对放射学和心血管系统的兴趣结合起来，随后去了斯坦福大学，在那里他于 1962 年获得了心血管放射学的奖学金。Baum 的大部分注意力和时间都在心血管放射学上，但他的范围也扩大到了急性胃肠道出血。Baum 及其外科同事 Moreye Nusbaum 博士描述了血管造影在诊断低至 0.5ml/min 的急性出血中的作用。在对犬进行了一系列成功的实验之后，20 世纪 60 年代末的人体试验阐明了选择性动脉灌注血管收缩药可减缓或阻止这些血管内出血。这种"紧急血管造影"的使用是广泛采用内镜之前的标准治疗。

1973 年，Baum 创立了 SCR，并成为该学会的首任主席。该学会的主要目标是增加该领域从业者之间的交流，促进创新和发展，以改善患者治疗和结果，并推进心血管放射学和 IR 方面的培训和科学研究。此外，学会会员仅限于心血管放射学中最活跃的个人，特别是那些热衷于开发新技术的人。经过多年来的几次更名，心血管放射学会更名为介入放射学学会，成为介入放射学家的主要专业学会。

十五、心血管和介入放射学会：放射科医生之家

• 1973 年，一群有创新精神的放射科医生成立了这个学会。
• 心血管和介入放射学会支持创建特定于 IR 的住院医师计划。

正如前面所讨论的，通过 Stanley Baum 在 1973 年的工作，第一个 IR 专业学会成立了。与其他医学专业学会一样，它的目标是提供一个活跃成员可以讨论新技术、研究领域、疗法和技术的地方。此外，该学会还成立了一个管理机构，以确保正在进行的干预和试验是高质量的，并以其他方式促进优质的治疗标准。

SCR 的第一次正式会议于 1975 年在佛罗里达州的基拉戈举行，有 24 名放射科医生参加。随着该领域的先驱们不断创新和扩展他们的实践，SCR 觉得有必要改变它的名字，以反映治疗性介入的使用越来越多。因此，1983 年，心血管和介入放射学会（Society of Cardiovascular and Interventional Radiology，SCVIR）诞生了。1989 年，该学会与 *Radiology* 杂志建立了联系，并发行了一个特别的卷，其中包括专门与心血管医学和 IR 相关的论文、评论和新闻。1990 年，*Journal of Vascular and Interventional Radiology*（JVIR）作为学会自己的杂志发行。20 世纪 90 年代是 SCVIR 发展的 10 年。政治行动主义对该组织变得很重要，正如介入放射学政治行动委员会（InterventionalRadiology PoliticalAction Committee，IRPAC）的成立所证明的那样。为了确保有稳定的介入主义者，该学会在联谊比赛项目中保持活跃。最重要的是，SCVIR 开始与美国放射学委员会进行谈判，以寻求正式指定为放射学的一个亚专业。适当的计费代码、实践标准和质量指南的收益也在 10 年中建立起来，为学科的未来增长奠定了基础。

2002 年，该学会再次更名，以反映 IR 日益增长的作用。现在它不再局限于心血管系统。新的名称介入放射学学会（SIR）就包含了这一点。SIR 的一个分部于 2009 年成立，以吸收有兴趣追

求 IR 的医学生和住院医师。SIR 的住院医师、研究员和学生部分（rfs.sirweb.org）为志同道合的学员提供了一个论坛，他们可以聚在一起讨论该领域的未来。

在过去的 10 年中，SIR 一直非常积极地巩固 IR 的未来。2012 年，学会游说美国医学专业委员会承认 IR 为主要专业。2013 年，美国放射学会（American Board of Radiology）宣布，红外医师将同时获得放射诊断学和红外的认证。同样在 2013 年，研究生医学教育认证委员会批准成立直接 IR 住院医师项目，这是第一次给即将毕业的医学生一个直接进入该领域的机会，第一批人员已于 2017 年毕业。

知识点回顾

介入放射学历史上的里程碑

年　份	手　术	医　生
1963	急性消化道出血的血管造影诊断	Baum、Nusbaum
1964	腔内血管成形术	Dotter
1966	内分泌肿瘤和脊髓动静脉畸形的栓塞治疗	Doppman
1967	Judkins 冠状动脉造影技术	Judkins
1967	选择性血管收缩控制胃肠道出血	Baum、Nusbaum
1969	经皮支架置入	Dotter
1970	经皮胆道结石清除术	Fennessey、Kawai、Classen、Burhenne
1970	选择性栓塞治疗胃肠道出血	Rösch
1972	置管溶栓术	Dotter
1972	骨盆创伤栓塞术	Margolies
1974	经肝静脉曲张栓塞术	Lunderquist
1975	血管闭塞线圈	Gianturco
1975	经皮肾镜取石术	Frenstrom
1975—1985	经皮胆结石取出术	Wiechel、Dotter、Rösch、Kerlan
1977	肺动静脉畸形和精索静脉曲张的栓塞	Porstmann（肺动静脉畸形）、Lima（精索静脉曲张）
1977	肝细胞癌的温和栓塞和化疗栓塞	Doyon、Yamada、Freidman、Misra、Wheeler
1982	经颈静脉肝内门体分流术	Richter
1983	球囊扩张支架	Palmaz
1985	自膨胀支架	Wallsten
1989	胆道支架	Irving、Lunderquist、Roche, Coons
1990	实体瘤 ^{90}Y 栓塞术	Shapiro、Andrews
1990	子宫动脉栓塞术	Ravina、McLucas、Goodwin

（续表）

年　份	手　术	医　生
1990	腹主动脉支架移植	Parodi
1991	球囊闭塞性胃静脉曲张逆行闭塞术	Kanagawa
1992	肝脏肿瘤射频消融	Buscarini、Rossi
1999	经皮胰岛细胞送肝移植	Sutherland、Shapiro

思考题

1. Sven Ivar Seldinger 是介入放射学的奠基人之一，他引入了（　　　）

　　A. 注射对比剂

　　B. 支架

　　C. 血管通路技术

　　D. 球囊血管成形术

2. Julio Palmaz 是介入放射学的奠基人之一，他引入了（　　　）

　　A. 数字减影血管造影术

　　B. 球囊扩张支架

　　C. 支架

　　D. 注射对比剂

3. Andreas Grüntzig 是介入放射学的奠基人之一，他研发了（　　　）

　　A. 球囊扩张支架

　　B. 注射对比剂

　　C. 血管通路技术

　　D. 球囊血管成形术

4. Irvin F. Hawkins 是介入放射学的奠基人之一，他引入了（　　　）

　　A. 数字减影血管造影术

　　B. 注射对比剂

　　C. 支架

　　D. 血管通路技术

5. Egas Moniz 是介入放射学的奠基人之一，他引入了（　　　）

　　A. 数字减影血管造影术

　　B. 球囊扩张支架

　　C. 血管通路技术

　　D. 注射对比剂

拓展阅读

[1] Baum RA, Baum S. Interventional radiology: a half century of innovation. *Radiology*. 2014;273(2 suppl):S75-S91.

[2] Rösch J, Keller FS, Kaufman JA. The birth, early years, and future of interventional radiology. *J Vasc Interv Radiol*. 2003;14 (7):841-853.

[3] Murphy TP, Soares GM. The evolution of interventional radiology. *Semin Intervent Radiol*. 2005;22(1):6-9.

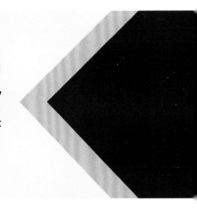

第 2 章　介入放射学基础
Basics of Interventional Radiology

Brandon P. Olivieri　David M. Tabriz　Fareed R. Riyaz　Adam M. Berry　Stephen T. Kee　著

一、术前基础知识

下面回顾了介入放射学（interventional radiology, IR）手术的一般术前考虑因素，假设已经进行了病史、体格和彻底的评估，并确认了适当的手术指征（具体的手术指征 / 禁忌证和其他独特的考虑因素将在接下来的手术部分进行回顾）。

（一）知情同意

- 在不危及生命的情况下，需要获得手术过程和适当镇静水平的知情同意。至少，与患者或患者代理人的讨论应包括以下方面。
  - 手术 / 治疗的原因和方法。
  - 手术 / 治疗的益处、风险和潜在并发症。
  - 拒绝手术 / 治疗的风险和预后。
  - 合理的替代手术 / 治疗及其风险 / 益处。
- 关于知情同意的进一步指南详见《ACR-SIR 图像引导手术知情同意实践参数》（*ACR-SIR Practice Parameter on Informed Consent for Image Guided Procedures*）。

（二）药物和过敏回顾

- 任何患者用药，主要是抗凝血药物及已知的过敏，特别是对碘对比剂的任何不良反应，都应在任何图像引导手术前进行复查。

  抗凝血药物研究
- 估计血栓栓塞风险：那些患有心房颤动、人工心脏瓣膜或近期静脉血栓栓塞（venous thromboembolism, VTE）的患者风险最大，在风险短暂增加的情况下，尽可能推迟手术。
  - CHA$_2$DS$_2$-VASc 评分。
    - 充血性心力衰竭病史、高血压、糖尿病、血管疾病、年龄 > 65 岁、女性，每项各 1 分。
    - 年龄 > 75 岁或有脑卒中病史，每项各 2 分。
    - 一般情况下，得分为 0 分的患者不建议进行治疗；得分为 1 分的患者可考虑服用阿司匹林或口服抗凝血药；得分为 2 分及以上的患者建议口服抗凝血药。
  - 估计出血风险。
    - HAS-BLED 评分 > 3 分表示风险增加：高血压、肾功能或肝功能异常、脑卒中、出血倾向、国际标准化比值（international normalized ratio, INR）不稳定、老年人、抗血小板药物和酒精，每项各 1 分。
  - 确定抗凝中断时间：基于 RE-LY 试验（一项 18 000 例患者的随机试验），比较达比加群和华法林（表 2-1 和表 2-2）。
  - 确定是否使用桥接抗凝治疗：通常不这样做，因为它会增加出血风险，而不会降低静脉血栓栓塞的发生率，但它可能有利于使用华法林的静脉血栓栓塞风险高的患者。

（三）实验室评价

- 肾功能：在进行造影术之前应进行肾功能

表 2-1 RE-LY 试验

药 物	作用方式	相关实验室指标	停 用	重新启用	拮抗药
华法林	阻断凝血级联反应中依赖维生素 K 的步骤,特别是因子 II、因子 VII、因子 IX 和因子 X 的合成	PT/INR	• 手术前 5～6 天,取决于 INR 值(INR > 3 或 INR < 3) • 术前 1 天,如果 INR > 1.5,给予低剂量口服维生素 K(这个时间是基于其半衰期 36～42h 的)	• 如果停用 5 天并在停用后 12h 重新启用,INR 亚治疗性将持续 8 天 • 高危患者可考虑使用肝素进行过渡治疗	• 半紧急:静脉注射维生素 K • 紧急:FFP
达比加群(Pradaxa)	直接凝血酶抑制药,阻断纤维蛋白原转化为纤维蛋白	aPTT	2～5 天,基于肌酐清除率而定(O/U 50)	由于迅速起作用,术后延迟 2～3 天后	无
利伐沙班(Xarelto)和阿哌沙班(Eliquis)	直接因子 Xa 抑制药,阻断凝血酶原转化为凝血酶	抗因子 Xa	术前 1～2 天	由于迅速起作用,术后延迟 2～3 天	在研发中
阿司匹林	沿着前列腺素合成途径不可逆地抑制 COX-1	血小板计数			
氯吡格雷(Plavix)	通过抑制 GP II b/III a 复合物抑制血小板聚集	血小板计数	表 2-2		

INR. 国际标准化比值;PT. 凝血酶原时间;FFP. 新鲜冷冻血浆;aPTT. 活化部分凝血活酶时间;COX-1. 环氧化酶 -1;GP. 糖蛋白

表 2-2 阿司匹林和氯吡格雷(Plavix)的风险水平

出血风险	心脏风险水平		
	低	中	高
低	继续服用阿司匹林和(或)氯吡格雷	择期 / 紧急手术:继续手术,维持患者服用阿司匹林和(或)氯吡格雷	择期手术:推迟 紧急手术:患者服用阿司匹林和(或)氯吡格雷
中	继续服用阿司匹林和(或)氯吡格雷	择期手术:平衡与风险讨论 紧急手术:患者服用阿司匹林和(或)氯吡格雷	择期手术:推迟 紧急手术:患者服用阿司匹林和(或)氯吡格雷
高	如果有必要,手术前 5 天停用阿司匹林和(或)氯吡格雷,手术后 24h 内重新开始	紧急手术:继续服用阿司匹林,如果可能的话,术前 5 天停用氯吡格雷,术后 24h 内重新开始	择期手术:推迟 紧急手术:继续服用阿司匹林,术前 5 天停用氯吡格雷,但术前几天可考虑静脉注射替罗非班(Aggrastat)或依替巴肽(Integrilin)

评估。

- 血尿素氮（blood urea nitrogen，BUN）：水平升高可能表明有肾衰竭或导致尿素产量增加的情况（如类固醇使用、发热、烧伤、脱水）。
- 肌酐/肌酐清除率（creatinine/creatinine clearance，Cr/CrCl）：肌酐升高，更准确地说 CrCl 降低，表明肾功能不全。
- 止血。
  - 止血有组织因子（tissue factor，TF）途径（以前称"外源性"途径）和激活途径（以前称"内源性"途径），它们汇聚到一个共同的凝血级联途径。
  - 常用的用于测量止血的实验室检查包括以下方面。
    - 凝血酶原时间（prothrombin time，PT）/INR：评估维生素 K 依赖性凝血因子（Ⅱ、Ⅶ、Ⅸ、Ⅹ）、TF 和共同途径。
    - 血小板计数：计数可预测凝血倾向；然而各种共病（如肝衰竭）改变血小板黏附能力。
    - 活化部分凝血活酶时间（activated partial thromboplastin time，aPTT）：评估接触活化和共同途径。
    - 纤维蛋白：由纤维蛋白原激活，组织初始凝块并支撑血小板。
  - 在创伤、移植和肝衰竭的情况下，血栓弹性成像（thromboelastography，TEG）是一种动态实验室检查，可确定凝血级联内的特定缺陷，并指导用新鲜冷冻血浆、冷沉淀、血小板或特定药物进行靶向替代治疗。
  - 《SIR 经皮图像引导介入术中凝血状态和止血风险的围术期管理实践标准共识指南》（*SIR Standards of Practice Consensus Guidelines for Periprocedural Management of Coagulation Status and Hemostasis Risk in Percutaneous Image-Guided Interventions*）和《SIR 共识指南的新抗凝血药附录》（*Addendum of Newer Anticoagulants to the SIR Consensus Guideline*）提供了基于手术有创性的凝血参数指南（表 2-3）。

（四）镇静计划
- 基于患者安全性和手术复杂性，评估适当的镇静要求（无镇静、局部麻醉、轻度镇静、中度镇静、深度镇静或全身麻醉）。
- 适度镇静将在本章稍后讨论。

（五）抗生素预防
- 介入放射学学会《血管和介入放射学手术中成人抗生素预防实践指南》对手术进行了分类（表 2-4）。
- 对于任何被认为非清洁的手术，通常建议使用抗生素预防。抗生素的选择取决于预期遇到的细菌群。常见的选择如下所示。

表 2-3　基于手术有创性的凝血参数

手　术	检　查	阈　值
• 非隧道式中心静脉导管 • 透析通路介入治疗 • 中心静脉导管拔除 • 下腔静脉（IVC）滤器置入 • 静脉造影术 • 导管更换（胆道造瘘、肾造瘘、脓肿引流管） • 胸腔穿刺术 • 穿刺术 • 甲状腺活检 • 关节腔吸引术/注射术 • 抽吸、引流和（或）活检（不包括胸内或腹腔内部位）	推荐：INR、aPTT 不推荐：血小板计数、红细胞压积	INR：取值 ≤ 2.0 血小板 ≤ 5 万/μl 即可输血 aPTT：没有共识

（续表）

手 术	检 查	阈 值
• 血管造影术（动脉介入治疗，通路尺寸可达 7Fr） • 静脉介入治疗 • 化疗栓塞术 / 放射性栓塞 • 脊柱手术（椎体成形术、后凸成形术、腰椎穿刺、硬膜外注射、关节突阻滞） • 子宫动脉栓塞术 • 经颈静脉肝活体组织检查术 • 隧道式中心静脉导管 • 皮下端口装置放置 • 脓肿引流术 • 活体组织检查（不包括表浅组织和肾组织） • 经皮胆囊造瘘术 • 肠管置入	推荐：INR、aPTT、血小板计数 不推荐：红细胞压积	INR：取值 ≤ 1.5 血小板 < 5 万 /μl 即可输血 aPTT：倾向于校正值为参考值的 1.5 倍及以上
• 经颈静脉肝内门体分流术 • 肾活检 • 射频消融术 • 肾造瘘管置入 • 胆道介入治疗（伴新胆道形成）	推荐：INR、aPTT、血小板计数 不推荐：红细胞压积	INR：取值 ≤ 1.5 血小板 ≤ 5 万 /μl 即可输血 aPTT：取值为参考值的 1.5 倍及以下

INR. 国际标准化比值；aPTT. 活化部分凝血活酶时间

表 2-4　介入放射学手术分类

手术分类	描 述	举 例
清洁手术	• 未进入胃肠道、泌尿生殖道或呼吸道 • 无明显炎症 • 无菌技术无中断	诊断性血管造影
清洁 - 污染手术	• 进入胃肠道、泌尿生殖道 • 无明显炎症 • 无菌技术无中断	肾积水的经皮肾手术
污染手术	• 进入非化脓性炎性感染 / 细菌定植的胃肠道、泌尿生殖道 • 无菌技术中断	肾盂肾炎的经皮肾手术
感染手术	• 进入感染化脓性病灶	脓肿引流术

▪ 1g 头孢唑林（Ancef）静脉注射。

▪ 1g 万古霉素静脉注射。

▪ 900mg 克林霉素静脉注射。

（六）辐射与磁共振安全

• 对于与高水平辐射相关的图像引导手术，应与患者讨论确定性损伤（如皮肤烧伤）的解释和概率，作为知情同意过程的一部分。

二、术后一般管理

（一）术后基本医嘱

• 术后医嘱的记忆符是 "ADCVANDALISM"。

A ——入院（admit）（如 ICU、普通外科楼层、普通医疗楼层）。

D ——诊断（diagnosis）。

C ——病情（condition）。

V ——生命体征（vital sign）（如 q4h、q shift）。

A ——过敏（allergy）。

N ——特定护理指令（如严格的 I/O，引流导管冲洗时间）。

D ——饮食（diet）。

A ——活动（activity）（如严格的卧床休息、床头抬高 2h）。

L ——实验室检查（lab）。

I ——IVF（类型和速率）。

S ——研究（成像）（study）。

M ——药物（medication）。

（二）简要操作说明

- 简要操作说明通常包括患者姓名、标识符、出生日期、手术日期、操作人员、手术过程、术前诊断、术后诊断、给予药物、给予对比剂量、估计失血量、并发症（框 2-1）、检查结果、透视时间、空气压度（mGy）、剂量面积乘积（DAP）（mGy·cm^2）。

框 2-1　手术并发症的介入放射学学会分类

- 轻微并发症
  - 不需要治疗，没有不良后果
  - 需要名义上的治疗，但没有后果；仅需要入院观察一夜
- 严重并发症
  - 需要治疗，短时间住院（< 48h）
  - 需要进一步的治疗，非计划地增加护理水平，延长住院时间（> 48h）
  - 永久性不良后遗症
  - 死亡

引自 Sacks D, McClenny TE, Cardella JF, Lewis CA. Society of Interventional Radiology clinical practice guidelines. *J Vasc Interv Radiol*. 2003;14（9 Pt 2）:S199-S202, Table 2.

三、血管通路：Seldinger 技术

- Seldinger 技术于 1953 年作为一种改进的血管通路方法被引入。
- 在 Seldinger 技术被引入之前，经皮穿刺血管造影是一种标准的手术。
  - Seldinger 技术引入前的方法需要用大口径的针穿刺血管，通过窄口径的导管，限制了这些方法使用相对较大的血管。
  - Seldinger 技术引入前的方法在血管壁形成较大的缺损，增加了出血和血管壁损伤的风险。
- 采用 Seldinger 技术，由经皮针进入血管，通过针腔引入柔性金属导丝并进入血管，经皮针再通过导丝从血管中取出，随后将柔性导管穿过导丝并进入血管。
- Seldinger 技术的优点是可以使用更小的经皮针，因为整个导管不需要穿过经皮针。
  - 与以前的方法相比，Seldinger 技术允许进入更小的血管，且并发症的风险更低。

血管通路建立的基本步骤

- 超声检查血管通路的预期部位（如颈部为颈内静脉通路，腹股沟为股动脉通路）。评估狭窄、血栓或任何其他潜在的并发症。
- 用碘制剂或氯己定消毒穿刺部位，并用无菌单覆盖患者。
- 穿刺部位皮下组织麻醉。
  - 使用 1%～2% 利多卡因（不含肾上腺素）。考虑在 9ml 利多卡因中加入 1ml 碳酸氢钠，以减少利多卡因的烧灼感。
  - 用 25 号针在接触部位制造一个小的利多卡因浅表皮肤团。
  - 避免进入血管壁 / 腔内或向这些结构注射利多卡因。
- 用 11 号手术刀在麻醉部位切开一个浅表皮肤切口。
- 使用弯曲的蚊钳或其他类似工具在切口处解剖分离皮下组织。考虑到手术结束时更难闭合，此时避免过度解剖。
- 用穿刺针进行初始穿刺。
  - 用针进入皮肤切口处的皮下组织。
    - 在皮肤切口处用超声波观察要穿刺的血管。
    - 将针平行于要穿刺的血管结构，与皮肤大约成 40°。
      - 通常使用 18 号或 21 号针。
      - 术者用拇指和示指抓住针，将其余手指放在患者身上，以稳定手。

◆ 将针插入皮肤切口，在前进的过程中用超声波持续观察针尖。
■ 进入血管。
　◆ 如果可能的话只接触血管前壁，并将针尖置于血管腔内（即单壁入口），特别是有凝血指标异常或预防穿刺部位出血的患者，作为首选。然而这并不总是可能的，有时穿过血管是必要的（即双壁入口）。
　◆ 一旦进入血管腔，术者将经常通过针的外部看到血液回流。然而，如果血管内压较低，情况可能就不是这样了。
　　– 如果术者确信穿刺针在血管腔内，但没有回血，可以小心地将注射器连接到针头上，然后抽取血液。
　　– 如果血液没有被吸回，可能需要尝试重新穿刺血管。
■ 一旦进入血管，针可以"变平"，使其与皮肤表面更加平行，以改善针在血管内的角度。
• 导丝介绍。
■ 一旦进入血管，导丝将穿过针进入血管腔。
■ 导丝应平稳地滑入血管腔内。如果没有，这表明导丝是在患者的软组织内，而不是在血管腔内。
　◆ 在这种情况下，一种排除故障的方法是用 X 线透视检查导丝是否在皮肤中"成球"，可提示导丝确实在患者的皮下组织中，或者导丝适当地拉长并按照预期的血管结构走行。
　◆ 如果导丝"打结"，则可能需要完全重新穿刺血管。
■ 一旦导丝的重要部分已被推进到血管中，并牢牢抓住导丝，针可以从导丝上移除。
• 通过导丝引入器件。
■ 各种管鞘、扩张器或其他设备 / 装置可以通过导丝进入血管腔。
　◆ Seldinger 在 1953 年描述的原始技术中，在导丝上方引入导管并进入血管腔。
　◆ 在改进的 Seldinger 技术（图 2-1）中（在原始技术的基础上进行了更现代的

改进），将由管鞘和扩张器组成的组合装置引入血管腔内，之后将扩张器从管鞘中拧开并取出，而管鞘则留在原位。
■ 根据手术的不同，现在可在导丝上安装多个设备。
　◆ 例如，放置中心静脉导管时，在导丝上使用逐渐增大的扩张器对皮下组织进行连续扩张，然后将导管插入血管。
　◆ 或者，为了进行血管造影，可以将导管

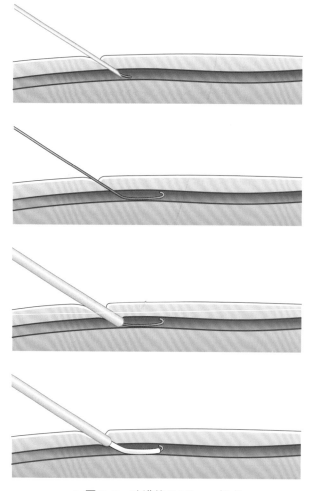

▲ 图 2-1　改进的 Seldinger 技术

显示血管通路技术。从上到下：用空心针刺穿血管前壁，通过观察针毂处滴下的血液，确定针的血管内位置后，通过针插入导丝。接下来，固定导丝，然后取出针。在这一步中，对穿刺部位施加牢固的压力以避免血肿形成。然后，在导丝上引入一个管鞘。最后，选择的导管通过管鞘进入感兴趣的血管 [经许可转载，引自 Hedgire SS, Kalva SP. Catheter Angiography (Vascular) in Problem Solving in Cardiovascular Imaging by Abbara S and Kalva SP, 2012, 155–162, Fig. 9.1. Elsevier, Philadelphia.]

穿过导丝到达预期的终点，然后移除导丝并注射。

- Seldinger 技术及其改进，将导丝放置在血管腔内，作为其他医疗设备跟随的"轨道"，形成了血管通道的基础，这是使我们的领域得以发展的技术。

四、对比剂

（一）介入放射学使用的对比剂

- 离子制剂是第一代，由于其高渗透性和随后增加的副作用/不良反应风险，不常用。
- 非离子制剂已被开发出来，包括以下几种。
  - 低渗透剂，如碘帕醇和碘海醇。
    - 请记住，低渗透剂的渗透压几乎是血清的2倍，并且比等渗透剂的渗透压更大。
    - 只有碘海醇被指示在鞘内使用。
  - 等渗透（相对于血清渗透压约290mOsm/kg）剂，如碘克沙醇。
    - 在儿科人群中，长时间禁食或使用泻药是使用碘克沙醇的禁忌证。

临床要点

渗透压与对比剂使用相关的副作用和不良反应的关系最密切。因此，等渗透剂具有最佳的安全性。

临床要点

将含碘对比剂加热至体温会降低黏稠度，进而降低必要的注射压力。

（二）预防措施

- 含碘对比剂可减少甲状腺对放射性碘（[131]I）的摄取。因此，对于正在接受[131]I 治疗的患者或那些在含碘对比剂给药后3周内可能需要[131]I 的患者，应讨论替代方案。
- 服用格华止或格华止 XR（二甲双胍）的患者发生急性肾损伤/对比剂肾病（acute kidney injury/contrast-induced nephropathy，

AKI/CIN）时有发生乳酸酸中毒的风险。因此，在以下情况下，FDA 建议在对比剂注射前或注射时暂时停用二甲双胍。
  - 接受动脉内碘对比剂的患者。
  - 接受静脉碘对比剂的患者，估计肾小球滤过率（estimated glomerular filtration rate，eGFR）在 $30 \sim 60 \mathrm{ml}/（\mathrm{min} \cdot 1.73\mathrm{m}^2）$。
  - 有肝病、酗酒或心力衰竭病史的患者。
- 使用对比剂后，二甲双胍应停药 48h，只有在确认 eGFR 值稳定和合适后才重新使用。

（三）不良反应

- 对比剂使用的不良反应在有哮喘、过敏、心血管疾病、充血性心力衰竭（congestive heart failure，CHF）、伴 β 受体阻滞药使用史、肾功能不全、甲状腺疾病、重症肌无力或糖尿病的患者中更为常见。
- β 受体阻滞药治疗。
  - 是否可以降低对比剂反应的阈值。
  - 可能导致更严重的对比剂反应。
  - 在治疗过敏反应时可能会降低对肾上腺素的反应。
- 肾功能不全。
  - 增强对比剂后急性肾损伤（postcontrast acute kidney injury，PC-AKI）和 CIN 的风险。
  - 目前尚无统一的诊断标准。急性肾损伤网络专家组是一个共识组织，它试图将 AKI 的诊断标准化为碘对比剂使用 48h 内发生的以下任何一种。
    - 血清肌酐绝对值升高 0.3mg/dl。
    - 血清肌酐增加百分比 ≥ 50%。
    - 尿量降低至 ≤ 0.5ml/（kg·h）至少 6h。
  - 当用 CrCl 计算肾小球滤过率（GFR）时，血清肌酐维持在正常水平，直至 GFR 下降 50%。
  - 危险因素。
    - 最重要的危险因素是既往肾功能不全 [eGFR < 60ml/（min·1.73m²）]，尤其是糖尿病患者。
    - 其他危险因素包括脱水、糖尿病、心血管疾病导致肾灌注减少，以及 24～48h

内进行大量对比剂或多次对比剂检查。

- 预防。
  - 选择替代对比剂，如 CO_2。
  - 在手术完成之前和之后用等渗液体进行静脉容量扩张。
  - 关于碳酸氢钠和 N- 乙酰半胱氨酸功效的研究是相互矛盾的。

临床要点

胱抑素 C 是有核细胞产生的一种内源性化合物。它已被证明在估计 GFR 的微小变化时更为敏感。目前，使用肌酐和胱抑素 C 值的方程被认为是 GFR 最准确的估计值。

- 过敏。
  - 危险因素。
    - 既往对对比剂的反应。
    - 任何已知的过敏体质。
      - 有多种过敏 / 严重反应者风险最高。
      - 没有证据支持海鲜和（或）贝类过敏者对碘对比剂有潜在后续过敏反应。
  - 临床表现。
    - 轻度荨麻疹和瘙痒，通常呈自限性。
    - 中度荨麻疹和瘙痒，需要治疗。
    - 严重过敏性休克（低血压和心动过速）、弥漫性水肿、低血压、喉水肿、支气管痉挛、缺氧，所有这些都是危及生命的，需要立即进行医疗处理。
  - 预防。
    - 有过敏史或过敏反应风险增加的患者可给予术前药物治疗。
    - 儿科治疗方案如下所示。
      - 术前 13h、7h、1h 给予泼尼松 0.5mg/kg（最大剂量 50mg）口服。
      - 术前 1h 苯海拉明 1.25mg/kg（最大剂量 50mg）口服、静脉注射或肌内注射。
    - 成人方案如下所示。
      - 术前 13h、7h、1h 给予泼尼松 50mg 口服。

- 术前 1h 苯海拉明 50mg 口服、静脉注射或肌内注射。

（四）二氧化碳

- 物理性质。
  - 二氧化碳（carbon dioxide，CO_2）是一种高可溶性和快速吸收的低黏度分子。
  - CO_2 的浮力使其在注入血管内时可以替代血液，起到负性对比剂的作用。
  - 图像采集是通过数字减影血管造影（digital subtraction angiography，DSA）获得的。
- CO_2 与碘对比剂相比的优点。
  - 无过敏反应、肝毒性或肾毒性的危险：因此，它是肾动脉造影术的首选药物。
  - 由于没有剂量限制，适用于复杂病例或需要大剂量对比剂的病例，CO_2 溶解并迅速呼出，约 2min 内完全溶解。
  - CO_2 的低黏度和可压缩性使其在经颈静脉肝内门体分流术（transhepatic intrajugular porto-systemic shunt，TIPS）过程中特别有用。它允许在楔形肝静脉造影后显示门静脉系统。
  - CO_2 与碘对比剂不同，它不与血液混合，在侧支循环中不会被稀释，因而能增加侧支血管的可见性。它增加了发现小动脉出血的敏感性。
- 应用适应证。
  - 下肢和腹部（膈下）动脉造影术。
  - 静脉造影术。
  - 碘对比剂过敏患者的替代选择。
  - 不需要透析的肾功能下降患者的替代选择。
  - 需要 ^{131}I 放射治疗的患者。
- 禁忌证。
  - 无绝对禁忌证。
  - 相对禁忌证如下所示。
    - 用于胸主动脉、冠状动脉和脑循环（包括头臂干）。
    - 用于心脏间隔缺损（潜在右向左分流）或因空气栓子风险引起肺动静脉畸形的患者。

◆ 因 CO_2 可能增加肺动脉压力而引起肺动脉高压或肺功能不全的患者。

- 不良反应。
  - 高压 CO_2 爆炸造成的疼痛。
  - 空气污染造成的气体栓塞。
    - ◆ 当用于膈肌以上的动脉造影时，脊髓、冠状动脉或大脑动脉有危险。
    - ◆ 组织缺血。
    - ◆ 胰腺炎。
  - 空气污染或过量 CO_2 导致的"气锁"现象可导致以下不良反应。
    - ◆ 发生在肺动脉中的低血压。
    - ◆ 发生在主动脉瘤中的内脏缺血。

临床要点

因为导管中含有大量高压气体，所以不应直接连接到 CO_2 源。

- CO_2 输送的方法和系统。
  - CO_2 源的浓度应为实验室级：99.99%。
  - 手持注射器法。
    - ◆ 直接从药源注入注射器。
    - ◆ 快速打开和关闭三通旋塞，使注射器内的压力降低到大气压力，避免爆炸。
    - ◆ 不恰当的注射器填充技术或不完全关闭的旋塞使空气代替 CO_2 气体，可能导致空气污染。
  - 塑料袋系统。
    - ◆ 购买定制的垃圾袋和超说明书使用对比剂输送系统用于 CO_2 管理。
    - ◆ 一个塑料袋连接到 CO_2 源，并通过带有微滤器和旋塞的管道充满填充 CO_2。将袋子装满 3 次，每次都要彻底清洗袋子，以确保空气完全排出。
    - ◆ 不正确的填充方法、连接松动，以及不正确地使用旋塞会导致空气污染。
- CO_2mmander with AngiAssist——唯一 FDA 批准的医疗 CO_2 输送系统。
  - CO_2mmander 是一种小型便携式 CO_2 源系统，使用一次性 CO_2 墨盒。AngiAssist 是一个连接到 CO_2mmander 源的传输系统。
  - 套件由一根管道一端连接到 CO_2mmander（端口 1）、一个"储气罐"注射器（端口 2）、一个"注射"注射器（端口 3）、连接血管造影导管的一端（端口 4）组成；此外，还包括一个 K 形阀，用于引导 CO_2 通过系统的流动。
    - ◆ 连接到端口 2 的"储气罐"注射器用于从 CO_2mmander 源抽取 CO_2。连接到端口 3 的"注射"注射器充满需要注射的 CO_2 气体。将 K 形阀转到导管上，引导气流通过系统。
  - 相对于其他输送方式的优势。
    - ◆ 被 FDA 批准。
    - ◆ 该套件预装为一个封闭系统（不使用旋塞），不需要使用储气袋。因此，空气污染的风险大大降低。

五、镇静

（一）介入放射患者镇静原则

- 在手术过程中和手术结束后，应配备 1 名具有适当资格证书的工作人员，能够管理麻醉药品和其他药物。
- 在镇静前和整个镇静过程中，应对所有患者的生命体征进行连续监测，包括通过心电图监测心率（heart rate，HR）和心律，以及监测血氧饱和度和间歇性监测血压。
  - 脉搏血氧测量和血压应在未接受介入的四肢进行监测。
  - 在给药前应放置鼻导管，以防止必要时复苏工作的延误。
- 心电图可观察到房性期前收缩（PAC）或室性期前收缩（PVC），这提示其中一个心腔内有导丝或导管，应重新定位。

（二）温和镇静

- 温和镇静的目的是确保患者获得可接受的舒适水平，而不丧失自主呼吸或者对物理或语言刺激做出反应的能力，以促进安全完成手术。
- 禁忌证。

- 无绝对禁忌证。
- 相对禁忌证如下所示。
  - 美国麻醉医师协会（American Society of Anesthesiologist，ASA）Ⅲ级或更高。
  - 气道异常。
  - 误吸风险增加（即肠梗阻）。
  - 年龄极限。
  - 精神状态改变。
- 并发症。
  - 呼吸系统并发症（最常见，显著低于1%）、呕吐和误吸，以及心血管不稳定。
    - ASA的指南建议：在服用镇静药前，禁食清流质饮食至少2h或禁食固体饮食至少6h。

1. 成人用药：镇痛药和抗焦虑药/镇静药的组合

- 镇痛药。
  - 芬太尼，一种阿片类药物，药效短（持续时间为30～60min），由肝脏代谢，随尿液排出。
    - 剂量：0.5～1μg/kg静脉注射；重复0.5μg/kg静脉注射，每2分钟1次，至预期效果。
    - 与镇静药（如Versed）联合用药有加重呼吸抑制和低血压的风险。
- 抗焦虑药和镇静药。
  - 咪达唑仑，一种苯二氮草类药物，药效短（持续时间10～40min），由肝脏代谢，随尿液排出。
    - 剂量：0.25～1mg静脉注射，持续1～2min。
    - 与阿片类药物合用会增加呼吸抑制的风险。
    - 增强遗忘效应。

2. 儿童用药

- 氯胺酮，一种苯环利定衍生物，药效短（持续时间15～30min），由肝脏代谢，随尿液排出。
  - 氯胺酮是一种分离性镇定药，具有镇痛和镇静作用。
    - 与芬太尼和咪达唑仑/丙泊酚组合相比，

更有效并降低呼吸抑制的风险。
- 禁忌证。
  - 绝对禁忌证：已知或可疑精神病、年龄＜3月龄。
  - 相对禁忌证：活动性肺部感染、心脏或甲状腺疾病、颅内压升高、卟啉症或青光眼；年龄＜12月龄。
- 剂量：1～1.5mg/kg，静脉注射；重复0.5～1mg/kg，静脉注射，每10分钟1次，至预期效果。
- 不良反应。
  - 呕吐是常见的不良反应。用昂丹司琼（左复兰）0.15mg/kg预防。
  - 喉痉挛和呼吸抑制是罕见的，通常可以通过基本的气道支持措施来控制。
  - 唾液增多，最常见于婴儿。用抽吸治疗，必要时使用格隆溴铵糖或阿托品。
  - 突发现象。

（三）扭转镇静

- 需要克服中度镇静导致的呼吸抑制，无法通过补充氧气或刺激来克服。

1. 阿片类药物逆转

- 目标是恢复足够的换气。
- 烯丙羟吗啡酮（纳洛酮）。
  - 部分逆转：0.1～0.2mg静脉注射，每2～3分钟1次，必要时。
  - 完全逆转：0.4～2mg静脉注射，每2～3分钟1次，必要时。
- 纳洛酮的监测应持续至少1h，因为逆转药可能比阿片类药物更快被清除，导致镇静恢复。
- 注意事项。
  - 阿片类药物依赖患者可能会出现戒断症状和（或）疼痛发作。
  - 老年人和心血管疾病患者要谨慎使用，因为纳洛酮会导致儿茶酚胺的释放，从而导致心血管并发症。

2. 苯二氮草类药物逆转

- 氟马西尼。
  - 成人：0.2mg，静脉注射，每分钟1次，1～5次达到预期效果；可重复1mg（20min

间隔的最大剂量），每 20 分钟 1 次。

- 儿童：0.01mg/kg 静脉注射，每分钟 1 次，
  1～5 次可达到预期效果（最大单次剂量为
  0.2mg）；可重复 1mg（20 分钟间隔的最
  大剂量），每 20 分钟 1 次。
- 氟马西尼给药后应持续监测至少 1h，因为
  逆转药可能比咪达唑仑更快地被清除，从
  而使患者重新镇静。
- 在给药后 6～10min 观察剂量的最大效果。
- 氟马西尼尚未被证明能持续逆转呼吸抑
  制，其应用主要局限于慢性暴露于苯二氮
  䓬类药物的患者。
- 禁忌证 / 预防措施。
  - 因为有诱发癫痫发作的风险，癫痫发作
    患者或服用大剂量三环抗抑郁药或卡马
    西平的患者应谨慎使用。
  - 因为有诱发包括癫痫发作和死亡在内的
    戒断症状的风险，对有慢性苯二氮䓬用
    药史的患者应谨慎使用。

3. 氯胺酮逆转

- 没有氯胺酮逆转剂。对任何不良反应应给予
  支持性措施和标准治疗。

六、工具

（一）导丝

- 导丝作为导管和鞘管安全通过的导轨，防止

血管壁损伤（表 2-5）。

- 导丝特点如下。
  - 可跟踪性：是指一根导丝能够沿着曲折的
    路线移动的容易程度。
  - 延展性：是导丝达到并保持形状的能力。
  - 柔韧性：是指导丝在外部压力范围内弯曲
    的能力。
  - 刚度：描述了导丝的强度。
  - 扭转性：是将旋转力从近端（操作者的手）
    传递到远端头端的能力。
  - 触觉反馈：描述了导丝头端与周围环境的
    交互作用有多少被传递回操作员的手中。

基本导丝设计

- 核芯直径。
  - 0.014 英寸、0.018 英寸和 0.035 英寸的导
    丝使用最广泛。
  - 导丝的强度与导丝直径有关。
    - 直径越大，导丝越坚硬。
    - 直径越小，弹性越大。
  - 由于导丝的选择通常取决于与附属设备的
    兼容性，了解独特的导丝属性对于解决手
    头的任务至关重要。
    - 大多数动脉粥样硬化切除术系统需要直
      径为 0.014 英寸的导丝。
- 核芯材料。
  - 不锈钢：其刚性提供良好的支撑导轨，具

表 2-5 常用导丝

导丝名称	特　点	常用用途
Bentson 导丝 (Cook Medical, Bloomington, IN)	• 长、柔软、松软的头端，头端到硬轴之间有较长的过渡	• 柔性头端非常适合作为初始入路导丝 • 锥体较长有助于通过长而困难的曲线（如主动脉分叉）
Wholey 导丝 (Covidien, Mansfield, MA)	• 防损伤性头端 • 可塑性头端 • 从柔性头端到硬轴的逐渐过渡 • 高扭转性	• 非常适合初始入路 • 防损伤性头端允许安全通过狭窄的血管 • 高扭转性允许精确的操作
GLIDEWIRE 导丝 (Terumo, Somerset, NJ)	• 弹性镍钛合金核心周围有聚氨酯亲水涂层 • 有标准导丝和硬导丝品种	• 亲水涂层允许穿越狭窄和闭塞 • 抗扭结 • 注意：低触觉反馈导致血管穿孔和夹层的风险增加
AMPLATZ 导丝 (Boston Scientific, Marlborough, MA)	• 用扁钢带包裹着更厚的芯，相对于外径更硬	• 提供坚硬的导轨，使鞘管在有角度或弯曲的主动脉分叉处向前推进

有良好的扭转性。
- 高抗拉强度不锈钢：比上面材料的刚性更强，可扭转性更大。
- 镍钛诺：抗扭结和较强灵活性能够使导丝通过狭窄、角度过大的血管和（或）其他迂曲的血管。
- 混合镍钛合金头端和不锈钢轴：头端的灵活性可以改善病变周围的前进方向；增强的轴增加导丝头端扭转性以及设备递送导轨的支撑力。
- 头端的设计。
  - 穿透力＝头端刚度／头端面积：穿透力决定了头端穿透斑块的能力。
  - 如果芯线延伸到导丝头端：增加触觉反馈、强度和扭转力；不太有可能损伤血管。
  - 如果芯线没有延伸到导丝头端：增加延展性和灵活性；损伤血管的可能性较小。
- 锥体。
  - 决定了从柔性头端到刚性近端沿导丝长度的刚度过渡。
  - 缓变锥体。
    - 改善可跟踪性（即更容易跟踪导丝向上和越过主动脉弓进入对侧肢体）。
    - 较少的支撑和穿透力。
  - 陡峭锥体。

- 良好的支撑力和穿透力。
- 更小的跟踪能力。
- 涂层。
  - 聚合物或塑料涂层增强了润滑性，增加了可跟踪性，减少了触觉反馈。
- 导丝的长度。
  - 导丝越长，扭转性越小。

（二）导管
- 导管有 2 种主要类型：非选择性导管（冲洗）和选择性导管（表 2-6）。
  - 非选择性导管用于向中型和大型血管注射对比剂，它既有侧孔，也有端孔。
    - 侧孔通常用于泵注。
    - 端孔通常用于手推注射。
  - 选择性导管可形成各种各样的角度，允许直接对血管进行插管。
- 根据用途，有各种形状、大小和材料的导管可供选择。
- 导管尺寸的 3 个重要值为总长度、外径和内径。
  - 导管尺寸单位为 French（Fr）：1Fr ＝ 0.33mm。

七、血管成形术
（一）血管成形术球囊
- 技术规格。

表 2-6　常用导管

导管类型	特　点	常用用途
猪尾导管（PIG）（非选择性）	• 端孔和多个侧孔向下延伸至轴的远端 1～2cm • 猪尾管环测量直径约 15mm	• 侧孔使得对比剂均匀分布 • 猪尾弯曲最大限度地减少了导管置入小分支血管
直导管（非选择性）	• 在直轴上有一个端孔和多个侧孔	• 用于管径太细，不能盘曲"猪尾"，但仍有相对快速血流量的血管（如髂血管）
Cobra（选择性）	• 导管远端"Shepherd 弯"曲线有 3 种尺寸（C1～C3），每一种曲线都逐渐变宽	• 用于内脏血管和周围血管选择的极为重要的导管 • 不需要成形 • 用于精确选择所需分支血管
Berenstein（选择性）	• 斜尖导管 • 没有侧孔 • 只有端孔	• 最常用于前置血管插管 • 常用于选择性导管置入的最简单的导管之一

- 标准压力（nominal pressure，NP）：是指球囊达到其标记直径时的压力。
- 额定爆破压力（rated burst pressure，RBP）：是指 99.9% 的球囊在 95% 置信度下不会破裂的压力。
  - 顺应性：是球囊直径随充气压力变化的函数。
    - 大多数血管成形术球囊是不顺应的，这意味着尽管压力增加，它们仍然保持固定的直径。
- 球囊通过可控的医源性血管壁损伤实现腔内增益，其原因如下。
  - 纵向和径向斑块重新分布。
  - 动脉扩张。
  - 斑块破裂。
  - 血管基质破裂。
- 并发症。
  - 早期：夹层、弹性回缩、血管破裂。
  - 晚期：血管壁损伤后通过内膜增生导致晚期管腔丢失，内膜增生主要是由血栓形成、血管活性、有丝分裂因子和成纤维细胞增殖引起的。

（二）药物涂层球囊

- 球囊涂有紫杉醇，紫杉醇可干扰微管动力学防止有丝分裂，抑制平滑肌细胞增殖和内膜增生预防再狭窄。为了有效性，药物必须能达到以下作用。
  - 完好无损地到达病变部位：在目标病变部位应用之前，球囊处理过程中药物可能会被冲洗掉。
  - 有效地从球囊转移到血管壁。
    - 涂层技术决定的：结晶涂层具有更大的生物功效；非晶涂层具有较好的均匀性和较少的颗粒形成。
    - 取决于膨胀时间：通常情况下，在球囊充气 3min 后，95%～100% 的药物会被释放出来。
  - 可在血管壁内保留足够长的时间。
    - 药物沉积在血管壁上，而血管壁作为一个储存层，可以将药物洗脱到邻近的动脉段，也可以深入动脉壁上。
      - 药物组织水平可在 180 天内检测到。
  - 常用球囊见表 2-7，补充信息见表 2-8。

重要临床试验

(1) IN.PACT 药物涂层球囊股浅动脉（SFA）随机试验。

- SFA 和（或）腘动脉病变的患者被随机分配到普通球囊血管成形术（plain balloon angioplasty，PTA）组或药物涂层球囊（drug-coated balloon，DCB）组。使用的 DCB 是 IN.PACT Admiral（Medtronic，Minneapolis，MN）。
- 主要终点：初期通畅率 [无再狭窄或临床驱动的靶病变血供再重建（target lesion revascularization，TLR）]。
  - 12 个月通畅率：DCB（82.2%）vs. PTA（52.4%）；$P < 0.001$。
  - 24 个月通畅率：DCB（78.9%）vs. PTA（50.1%）；$P < 0.001$。
  - 12 个月临床驱动 TLR：DCB（2.4%）vs. PTA（20.6%）；$P < 0.001$。
  - 24 个月临床驱动 TLR：DCB（9.1%）vs. PTA（28.3%）；$P < 0.001$。

(2) LEVANT 药物涂层球囊。

- 入选伴有跛行或静息痛的股腘动脉狭窄患者，随机分为普通球囊血管成形术（PTA）组和 Lutonix 药物涂层球囊（Bard Peripheral Vascular，Tempe, AZ）组。
- 主要终点：初期通畅率（二次通畅率和免于 TLR）。
  - 12 个月通畅率：DCB（65.2%）vs. PTA（52.6%）；$P=0.02$。
  - 24 个月通畅率：DCB（58.6%）vs. PTA（53%）；$P=0.05$。

临床要点

基于这些试验，DCB 治疗股腘动脉病变在术后 2 年的初期通畅率可能优于普通球囊血管成形术。

表 2-7　常用球囊

球囊类型	商品名	特　点	常见用途
普通血管成形术球囊（POBA）	• Ultraverse PTA Dilatation Catheter (Bard Peripheral Vascular, Tempe, AZ) • Evercross PTA Balloon Catheter (eV3 Endovascular Inc., Plymouth, MN) • Charger Balloon Dilatation Catheter (Boston Scientific, Marlborough, MA)	• 血管成形术球囊具有多种特征和优点，包括顺应性和半顺应性系统、低轮廓系统、较强的可追踪性、超强的进送性和不透射线的标记增加可视化、减少透视时间	• DCB 血管成形术或支架置入术前血管准备 • 动脉粥样硬化切除术后进一步扩张 • 支架置入后扩张
压力聚焦球囊	• VascuTrak PTA Dilatation Catheter (Bard Peripheral Vascular, Tempe, AZ)	• 球囊外表面的线传递集中力，用于径向力的偏心传递，允许较低的扩张压力	• "无支架"区的初始治疗（股总动脉、腘动脉） • 顽固性和高度钙化的病变 • 动脉粥样硬化切除术后进一步扩张 • DCB 血管成形术前血管准备
斑块修饰球囊	• Chocolate PTA Balloon Catheter (manufactured by TriReme Medical, LLC, Pleasanton, CA; distributed by Cordis Corporation, Bridgewater, NJ)	• 镍钛诺约束产生交替的约束枕和凹槽，以促进血管成形术力的均匀分布，从而最大限度地降低血管壁创伤率和降低夹层率	• "无支架"区的初始治疗（股总动脉、腘动脉） • 顽固性和高度钙化的病变 • 动脉粥样硬化切除术后进一步扩张 • DCB 血管成形术前血管准备
刻痕球囊	AngioSculpt Scoring Balloon (Spectranetics Corporation, Colorado Springs, CO)	• 体外螺旋镍钛刻痕支柱在血管成形术中固定球囊，以防止扩张期间滑脱，并允许增加向外径向力的输送，以降低血管壁创伤率，从而限制夹层率	• 可作为初次血管成形术的球囊 • 顽固性和高度钙化的病变 • 动脉粥样硬化切除术后进一步扩张 • DCB 血管成形术前血管准备
药物涂层球囊（DCB）	• IN.PACT Admiral Drug Coated Balloon (Medtronic, Minneapolis, MN) • Lutonix Drug Coated Balloon (Bard Peripheral Vascular, Tempe, AZ)	• 紫杉醇包被不同载体＋赋形剂组合的球囊 • 紫杉醇干扰微管动力学，防止新生内膜增生	• 可用于支架内再狭窄病变的主要治疗，且不会留下异物 • 效果受许多不同特征的影响，这些特征因球囊类型而异，但药物在动脉壁内可持续 180 天

表 2-8　关于血管成形术球囊的补充信息

商品名	球囊类型	直径（mm）	长度（mm）	成本（美元）	NP（atm）	RBP（atm）	导丝（英寸）
Ultraverse（Bard）	标准压力	3～12	20～300	80～85	6～8	9～21	0.035
Dorado（Bard）	标准压力	3～10	20～300	160～170	8	20～24	0.035
Atlas（Bard）	标准压力	12～26	20～60	260～465	4～7	12～18	0.035
Mustang（Boston Scientific）	标准压力	3～12	12～200	370～380	8～10	14～24	0.035
Conquest（Bard）	高压	5～12	20～80	150～155	6～8	20～30	0.035
Peripheral Cutting（Boston Scientific）	切割	2～8	15～20	820～830	4～6	8～12	0.014～0.018

NP. 正常压力；atm. 大气压；RBP. 额定爆破压力

八、支架

（一）裸支架

- 支架通过刚性支架实现管腔扩张，通过施加缓慢向外的径向力将斑块移出管腔（表 2-9）。
- 并发症。
  - 支架内再狭窄（in-stent restenosis，ISR）导致的晚期管腔丢失。
    - 支架置入会抑制动脉的正常运动，从而由于压缩、屈曲和扭转的动态应力损伤支架。
    - 此外，向外的径向力引起慢性炎症。最后，支架会引起异物反应。
  - 断裂。
    - 随着时间的推移支架容易发生断裂，尤其是在血管扭转或压缩力较大的区域 [股总动脉（common femoral artery，CFA）、股浅动脉近端（superficial femoral artery，SFA）、腘动脉]。
- 覆盖潜在目标血管，限制未来手术旁路 / 血供重建的可能性。

（二）药物洗脱支架

- ISR 率在不同设备（裸镍钛合金支架、西罗莫司涂层支架、紫杉醇涂层支架）和治疗动脉位置之间存在差异。
- 2006 年 SIROCCO 试验比较了裸镍钛合金支架和西罗莫司涂层支架治疗 SFA 病变。
  - 结果最初令人鼓舞，但 18 个月后获益消失。
    - 裸镍钛合金支架的 ISR 率为 21.1%。
    - 西罗莫司涂层支架的 ISR 为 22.9%。
- ZILVER PTX 随机对照试验显示 SFA 病变 5 年主要通畅情况如下。
  - 接受 ZILVER PTX 药物洗脱支架治疗的患者占 66.4%。
  - 接受球囊血管成形术或裸金属支架治疗的患者占 43.4%。

九、经皮腔内斑块旋切术

- 用作血管成形术和（或）支架置入术的替代或辅助治疗
- 与血管成形术和支架置入术不同的是，动脉粥样硬化去除设备从动脉中物理去除斑块，而不是沿血管壁径向和纵向移位斑块以获得腔内扩张。

表 2-9　常用支架

支架类型	商品名	特点及用途
裸金属支架（BMS）	LifeStent (Bard Peripheral Vascular, Tempe, AZ)	• 必须使用自膨胀支架来抵抗肢体的压缩 / 挤压力 • 不同的 BMS 具有不同的特点，有些具有更高的灵活性
仿生支架	Supera Peripheral Stent System (Abbott Vascular, Abbott Park, IL)	• 编织式镍钛合金设计能够承受较小的径向外压 • 由于这种设计，必须用大于或等于支架直径的球囊来准备血管，以达到最大的支架直径 • 模拟血管的自然结构和解剖运动，减少支架断裂的机会 • 适用于易发生压迫和扭转的部位 • 适用于治疗新生病变、再狭窄或闭塞性股腘动脉病变
覆膜支架	GORE Viahbahn Endoprosthesis (W.L. Gore & Associates, Inc., Flagstaff, AZ)	• 用膨体聚四氟乙烯（ePTFE）衬垫与肝素结合表面附着在镍钛合金外支架的柔性支架移植物 • 用于有效地建立腔内旁路 • 适用于已闭合或发生支架内再狭窄的支架再固定 • 适用于覆盖断裂的支架 • 用于封堵动脉破裂或解除循环中的假性动脉瘤
药物洗脱支架（DES）	Zilver PTX Drug-eluting Peripheral Stent (Cook Medical, Bloomington, IN)	• 紫杉醇 72h 内从支架洗脱至血管壁 • 可在血管壁内停留 56 天 • 抑制内膜增生

临床要点
许多器械制造商要求在斑块切除部位远端动脉使用栓塞保护装置，以捕捉任何潜在栓塞动脉的栓子。

动脉粥样硬化切除术的类型

- 激光粥样斑块切除术。
  - 示例：准分子激光（Spectranetics；Colorado Springs，CO）。
  - 机制：使用脉冲紫外线消融斑块，通过热动力学相互作用穿透粥样斑块并汽化斑块。
  - 具体的应用。
    - ISR。
    - 旁路移植血管闭塞时自体动脉的再通。
    - 通过导丝仍可通过的完全闭塞。
    - 导丝无法通过的病变。
    - 见框 2-2。
- 环形轨道旋磨粥样斑块切除术。
  - 示例：Diamondback 环形轨道旋磨粥样斑块切除术系统（Cardiovascular Systems, Inc.；St. Paul，MN）。
  - 机制：研磨性金刚石涂层旋转冠产生的剥脱表面选择性地靶向坚硬的病变组织（健康组织弯曲）。较大的转速产生较大的内腔尺寸。
  - 具体的应用：对环周钙化斑块有效的 360°

去除。
- 定向磨粥样斑块切除术。
  - 示例：TurboHawk 粥样斑块切除系统（Covidien；Mansfield，MA）。
  - 机制：导管末端的定向系列切割器定位于斑块负荷最高的区域，切割斑块，然后将斑块收集到导管的锥体中并从体内取出。
  - 可作为不适合置入支架的困难区域（即 CFA 附近或腘动脉）的独立治疗。
  - 见框 2-3。
- 旋转粥样斑块切除术。
  - 示例：JetStream 粥样斑块切除术系统（Boston Scientific；Marlborough，MA）。
  - 机制：在导管末端使用旋转的系列叶片对斑块进行环周剥离，同时进行抽吸，以减少远端栓塞的机会。
  - 研究表明，使用 JetStream 装置对严重钙化的病灶进行减容，可提高随后使用 DCB 治疗的病灶的通畅率。

十、血栓切除术

- 设备包括：AngioJet（Boston Scientific），采用主动抽吸血栓和脉冲喷射 t-PA 溶液的药物机械血栓清除装置；Cleaner XT（Argon），机械旋转取栓系统；Arrow-Trerotola PTD（Arrow），机械取栓装置。

框 2-2 EXCITE 支架内再狭窄试验：准分子激光治疗股腘动脉支架内再狭窄

跛行（Rutherford 分级 1~4 级）和既往放置裸金属支架的支架内再狭窄患者被随机分配接受单纯血管成形术（PTA）或准分子激光粥样斑块切除术+血管成形术（ELA + PTA）
- 主要疗效终点：随访 6 个月无病变复发
- 随访 6 个月未见病变复发
  - ELA + PTA 组 73.5%
  - PTA 组 51.8%
- 由于 ELA + PTA 组的早期疗效显著，研究在进行了 250 例患者后停止纳入
- ELA + PTA 与病变复发率降低 52% 相关

框 2-3 定向粥样斑块切除术和抗再狭窄治疗（DAART）

- 放置永久性支架有不良影响，一般来说，从业者宁愿不留下物体
- 与传统血管成形术相比，药物涂层球囊（DCB）技术已证明改善了疗效，但在严重钙化的病变中药物吸收减少，治疗存在局限性
  - 在权威 AR 试验中研究了一种称为 DAART 的治疗方案，即先通过动脉粥样斑块切除术去除斑块，然后使用紫杉醇涂层球囊给药。该试验表明，与单纯 DCB 治疗相比，定向斑块切除术联合 DCB 治疗的病变具有更高的通畅率
  - 在 DAART 组中，与去除斑块较少（> 30% 残余狭窄）相比，DCB 治疗前去除的斑块较多（< 30% 残余狭窄），初级通畅率更高

知识点回顾

- 知情同意应涵盖手术方案和镇静类型，包括：①手术原因；②手术方法；③手术获益、风险和潜在并发症；④拒绝手术的风险；⑤手术替代方案。
- 决定术前是否服用阿司匹林和氯吡格雷应权衡心脏风险和出血风险。
- 对比剂给药后急性肾损伤表现为血清肌酐增加 0.3mg/dl 或以上，血清肌酐百分比增加 50% 或以上，或尿量减少至小于 0.5ml/（kg·h）。
- 有对比剂过敏史的患者应预先服用适当的药物，如下所示。
  - 术前 13h、7h 和 1h，泼尼松 50mg 口服。
  - 术前 1h，苯海拉明 50mg 口服、静脉注射或肌内注射。
- 最常见的清醒镇静药是一种镇痛药（芬太尼）和一种抗焦虑药（咪达唑仑）组合的"混合剂"。
  - 如果需要紧急逆转镇静，纳洛酮应该随时可用。氟马西尼是另一种逆转药，但其应用有限。
- 需要了解的几项突破性试验如下所示。
  - N.PACT SFA 和 LEVANT 试验表明，与传统血管成形术相比，药物涂层球囊显著改善了血管通畅性。
  - SIROCCO 试验显示了药物涂层支架的初步益处，但在 18 个月随访时，裸支架和药物涂层支架的支架内再狭窄率相同。
  - ZILVER PTX 试验显示，与球囊血管成形术 / 裸支架相比，接受药物洗脱支架治疗的患者长期通畅率更高。
  - EXCITE ISR 试验显示，当患者接受动脉粥样斑块切除术和血管成形术联合治疗时，疗效优于单独的血管成形术。
  - 权威 AR 试验表明，动脉粥样斑块切除术和 DCB 联合治疗的病变比单独 DCB 治疗的通畅率更高。

思考题

1. 一名 69 岁男性糖尿病患者有下列哪项 CHA_2DS_2-VASc 评分？考虑到他的评分，关于抗凝治疗的适当建议是什么？
   A.1；应考虑治疗
   B. 1；建议进行治疗
   C.2；应考虑治疗
   D. 2；建议进行治疗

2. 以下哪一种治疗是经皮胃造口管放置前最合适的选择？
   A. 不需要抗生素
   B. 头孢唑林 1g 静脉注射
   C. 万古霉素 1g 口服
   D. 环丙沙星 500mg 静脉注射

拓展阅读

[1] American College of Radiology Committee on Drugs and Contrast Media. *ACR Manual on Contrast Media*. Version 10.1. http://www.acr.org/Quality-Safety/Resources/Contrast-Manual; Updated 2015. Accessed 9 May 2018.

[2] American College of Radiology Committee on Practice Parameters—Interventional and Cardiovascular Radiology. *ACR-SIR Practice Parameter for Sedation/Analgesia*. https://www.acr.org/-/media/ACR/Files/Practice-Parameters/

sedanalgesia.pdf; Revised 2015. Accessed 9 May 2018.

[3] Cho KJ. Carbon dioxide angiography: scientific principles and practice. *Vasc Specialist Int*. 2015;31(3):67-80.

[4] Cho KJ, Hawkins IF. *Carbon dioxide angiography. Medscape (website)*; Updated February 2016. http://emedicine.medscape.com/article/423121-overview#a1. Accessed 9 May 2018.

[5] Cohen J. Adverse events related to procedural sedation for gastrointestinal endoscopy. In: Saltzman JR, Joshi GP, eds. *UpToDate*; Updated March 2016. http://www.uptodate.com/contents/complications-of-procedural-sedation-for-gastrointestinal-endoscopy. Accessed 9 May 2018.

[6] Frank RL. Procedural sedation in adults outside the operating room. In: Wolfson AB, ed. *UpToDate*; Updated June 2017. http://www.uptodate.com/contents/procedural-sedation-in-adults. Accessed 9 May 2018.

[7] Geschwind JFH, Dake MD. *Abrams' Angiography: Interventional Radiology*. 3rd ed. Philadelphia, PA: Wolters Kluwer; 2014.

[8] Greller H, Gupta A. Benzodiazepine poisoning and withdrawal. In: Traub SJ, ed. *UpToDate*; Updated August 2017. http://www.uptodate.com/contents/procedural-sedation-in-adults. Accessed 9 May 2018.

[9] Higgs ZCJ, Macafee DAL, Braithwaite BD, Maxwell-Armstrong CA. The Seldinger technique: 50 years on. *Lancet*. 2005;366 (9494):1407-1409.

[10] Hoffman RJ. Ketamine poisoning. In: Traub SJ, ed. *UpToDate*; Updated August 2017. http://www.uptodate.com/contents/ketamine-poisoning. Accessed 9 May 2018.

[11] Hsu DC, Cravero JP. Procedural sedation in children outside of the operating room. In: Stack AM, Randolph AG, eds. *UpToDate:* Updated August 2017. http://www.uptodate.com/contents/procedural-sedation-in-children-outside-of-the-operating-room. Accessed 9 May 2018.

[12] Hsu DC, Cravero JP. Selection of medications for pediatric procedural sedation outside of the operating room. In: Stack AM, Randolph AG, eds. *UpToDate*; Updated October 2017. http://www.uptodate.com/contents/selection-of-medications-forpediatric-procedural-sedation-outside-of-the-operating-room. Accessed 9 May 2018.

[13] Inker LA, Perrone RD. Assessment of kidney function. In: Sterns RH, ed. *UpToDate*; Updated March 2017. http://www.uptodate.com/contents/assessment-of-kidney-function. Accessed 9 May 2018.

[14] Kandarpa K, Machan L. *Handbook of Interventional Radiologic Procedures*. 4th ed. Philadelphia, PA: Lippincott Williams & Wilkins; 2011.

[15] Moos JM, Ham SW, Han SM, et al. Safety of carbon dioxide digital subtraction angiography. *Arch Surg*. 2011; 146(12): 1428-1432.

[16] Rudnick MR. Prevention of contrast nephropathy associated with angiography. In: Palevsky PM, ed. *UpToDate*; Updated March 2018. http://www.uptodate.com/contents/prevention-of-contrast-induced-nephropathy. Accessed 9 May 2018.

[17] Seldinger SI. Catheter replacement of the needle in percutaneous arteriography: a new technique. *Acta Radiol*. 1953;39(5):368-376.

第 3 章　成像模式
Imaging Modalities

Jacob W. Fleming　Jared T. Sokol　Peter R. Bream　著

本章主要对 X 线、透视、计算机断层扫描（computed tomography，CT）、磁共振成像（magnetic resonance imaging，MRI），以及正电子发射断层扫描（positron emission tomography，PET）进行了综合介绍。正确地了解这些影像学检查方法对于我们诊断疾病是非常重要的，甚至对于我们整个介入放射学的职业生涯都是至关重要的。

一、X 线摄影

- 在 1895 年，Wilhelm Röntgen 拍摄了他妻子左手的第一张 X 线片。他指出，对于组织、骨骼和金属，X 线展现出不同的穿透效果。这就是放射学的诞生，并为 Röntgen 赢得了第一个诺贝尔物理学奖。

临床要点
仅在 Wilhelm Röntgen 发现 X 线 6 个月后，战场上的医生们就开始利用这种技术来定位受伤士兵身上的子弹。

- 当进行 X 线摄影，X 线束被指向所想拍摄的区域。在 X 线穿透过程中，一部分穿透物体，另一部分则被物体吸收。位于物体远端的数字探测器捕捉发射的射线并将之处理成图像，其中高密度的结构（骨骼）显示为白色，较低密度的结构（肠道）显示为灰色，没有结构（空气）显示为黑色。这种捕捉射

线"阴影"的方法被称为投影摄影术。

- 与横断面成像相比，X 线摄影分辨率适中并被用于尽快发现硬组织及软组织异常（如骨折、肺组织实变、心脏肥厚）。在许多医学场景下，X 线摄影是首选的成像方法。
- 对于患者来说，单纯的 X 线摄影辐射量极小，致癌风险极低。

二、透视

- 透视是利用 X 线对人体内部进行实时、动态成像。它是介入放射科医生的"面包和黄油"（基本生计），是许多介入放射学的首选成像方式。
- 透视可实现组织结构及功能的可视化，例如，心脏的搏动、骨骼的运动和导管的放置都可通过 X 线透视进行实时查看。
- 通过对比剂的使用，透视可以详细地显示血管和消化结构。
  - 碘对比剂用于血管系统成像。
  - 钡用于消化系统成像。
- 相较于单一的 X 线摄影来说，透视使患者暴露在更多的电离辐射下。而过度地暴露于辐射下可引起皮肤辐射反应和皮肤损伤。因此，在透视室的时间必须谨慎监控。

三、计算机断层扫描（图 3-1）

- CT 本质上是一个可以被视为 2D 横断面的三维（3D）图像。扫描的信息可以被视为高

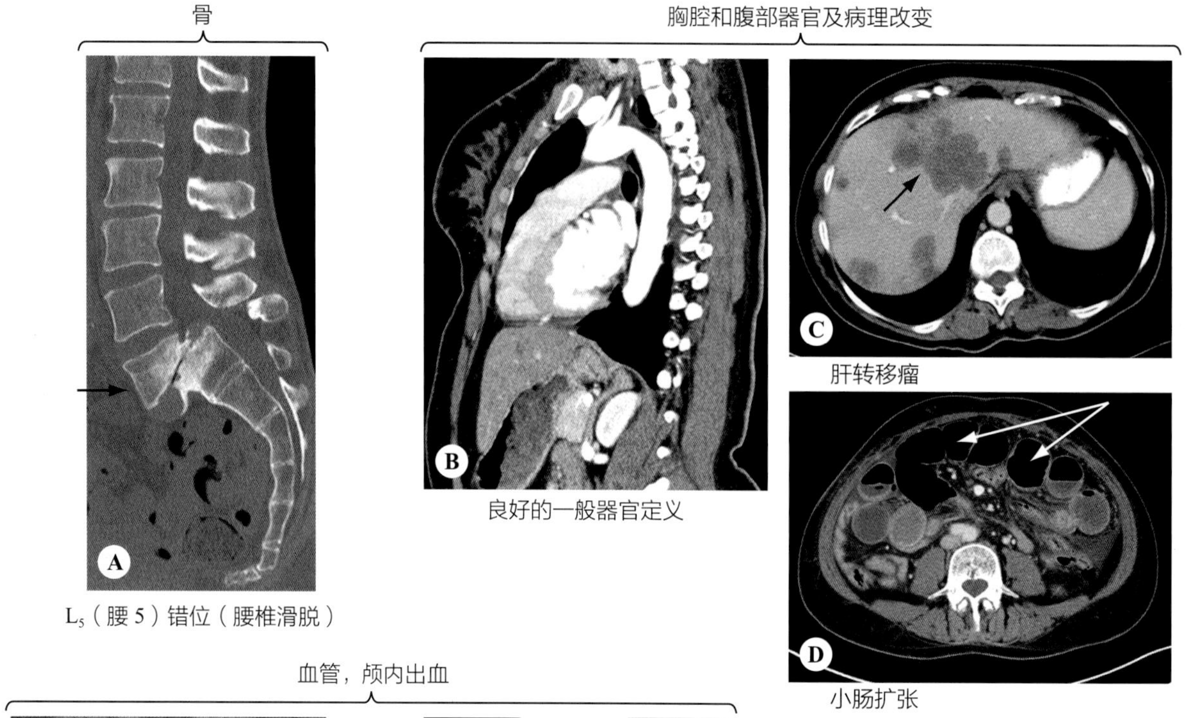

骨

胸腔和腹部器官及病理改变

L₅（腰5）错位（腰椎滑脱）

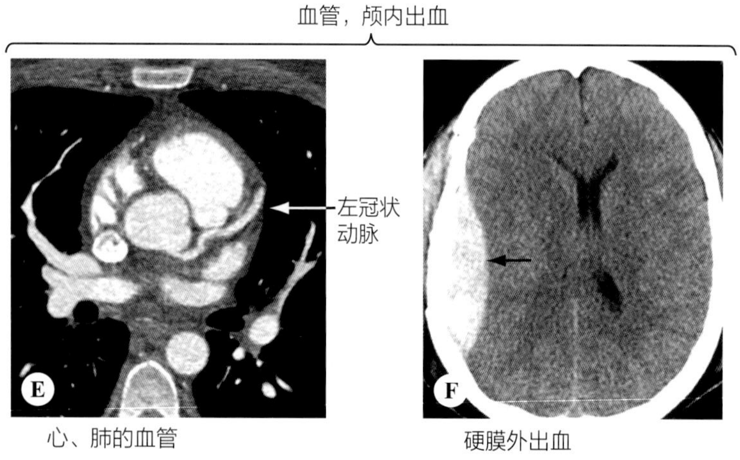

良好的一般器官定义

肝转移瘤

小肠扩张

血管，颅内出血

左冠状动脉

心、肺的血管

硬膜外出血

优点	缺点
• 快速（扫描全身仅需几秒钟） • 运动不是问题（成像过程中的运动对成像影响不大） • 可以在屏幕上操纵灰度 • 分辨率高，适用于许多领域 • 使用广泛，比磁共振成像便宜	• 使用电离辐射 • 如果使用对比剂，必须评估肾功能 • 有些患者对碘对比剂过敏

▲ 图 3-1　计算机断层扫描的用途、优点和缺点
引自 LR, Goodhartz L, Harmath C, et al., eds. *Netter's Introduction to Imaging.* St. Louis: Elsevier; 2012:6.

分辨率切面，同时也可以被重建为可旋转的 3D 图像。

• 与透视一样，CT 可用来突出特定的实体组织，如脉管系统或消化系统。

• CT 具有很大的辐射负担。据估计，美国 1.5%～2% 的癌症是由 CT 辐射引起的。1 次普通胸部 CT 约等于 70 次普通胸部 X 线片的辐射。因此，对于介入放射科医生来说，将辐射暴露知识整合到医疗决策中是非常重要的。

• CT 常用于介入放射学，以了解患者的解剖结构、病理诊断，并计划或跟进外科手术。最近，CT 以锥形束 CT 的形式被引入到程序套件中，因此医生可以在术中查看最新的解剖结构并确认术中的硬件（植入物）位置。

四、磁共振成像（图 3-2）

• 与 CT 相似，MRI 也能呈现出高分辨率的患者解剖切面，但有几个关键的区别。MRI 并

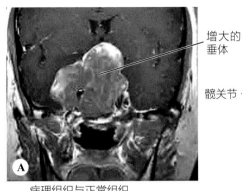

增大的
垂体

髋关节

病理组织与正常组织

肌肉骨骼系统

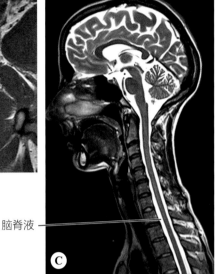

脑脊液

液体，水肿（T_2MRI）

优点	缺点
• 无电离辐射 • 相比于 CT，具有更好的软组织对比度 • 功能极为丰富，各种脉冲序列可用于可视化特定组织和疾病	• 成像时间长 • 价格昂贵 • 不能像 CT 一样在观察屏幕上调整窗口；必须在每次扫描前设置参数 • 扫描台狭窄，幽闭恐惧症患者无法适应 • 患者体内不能有金属（如起搏器） • 钆对比剂不能用于孕妇 • 肾功能不全患者发生肾源性系统性纤维化的风险增加 • 噪声大

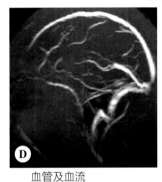

血管及血流

脑灰质与脑白质

▲ 图 3-2　磁共振成像的用途、优点和缺点

CT. 计算机断层扫描（引自 Cochard LR, Goodhartz L, Harmath C, et al., eds. *Netter's Introduction to Imaging*. St. Louis: Elsevier; 2012: 8.）

不依靠电离辐射，而是根据质子密度和磁性能获得图像。

• 这些质子密度的差异使得 MRI 的软组织分辨率非常高。不同的脉冲序列被用来了解不同的解剖学特征。比较常用的序列是 T_1 序列、T_2 序列和反转恢复序列。反转恢复序列则包括短 TI 反转恢复序列（short-TI inversion recovery，STIR）、流体衰减反转恢复序列（fluid-attenuated inversion recovery，FLAIR）以及扩散加权序列（diffusion-weighted sequence，DWI）。

临床要点
T_1 序列和 T_2 序列具有明显的特征，很容易区分。 • T_1：脂肪高信号（高质子密度）。 • T_2：水高信号（$H_2O=T_2O$）。

• MRI 可通过静脉注射对比剂来勾画血管结构、炎症或肿瘤。在 MRI 中，一般将"钆"作为对比剂。钆是一种顺磁性离子，可以缩短与其相互作用的组织中质子的 T_1 弛豫时间。

- 在某些疾病诊断中，相较于 CT，MRI 更具有优势，如脑肿瘤、急性缺血性脑卒中和早期骨髓炎等疾病。
- MRI 的缺点包括图像采集时间长、成本高、噪声大，并且不如 CT 应用广泛。由于磁场对铁磁性材料的影响，MRI 对于体内含有某些类型植入式装置的患者来说是禁忌的。
- 虽然，由于时间和磁性的问题，MRI 在许多介入放射手术中并没有使用；但是，它仍然是术前规划的重要诊断方式。作为一种无创性血管成像方法，磁共振血管造影可用于对碘对比剂过敏的患者。
- 术中 MRI 已经应用于临床，主要用于高风险的神经血管病例中。然而截至目前，由于这种手术室需要非磁性手术工具，很少有中心能够拥有相应的设备来实现术中 MRI。

五、正电子发射断层扫描

- 与上述讨论的成像模式不同，PET 作为核医学的一种成像模式，是从身体内部产生辐射，而不是利用电离辐射或磁场直接对准所要成像部位。
- 首先，患者服用含有放射性同位素（如 ^{18}F-脱氧葡萄糖）的药物。然后，放射性同位素聚集于代谢活性高的区域，并经过衰变，以伽马射线的形式释放能量。最终，这些能量被检测到并生成图像。
- PET 对于解剖细节展现较差，通常与 CT 配对以获得最佳的肿瘤定位。
- 虽然 PET 是一项重要的诊断方法，但在介入放射学中的应用具有一定限制性。

六、超声（图 3-3）

- 超声（ultrasound，US）在几种成像模式中是独特的。它不使用辐射或磁场，因此实际上没有禁忌证。它不使用大型固定设备，因此可用于床旁。它是一种高度动态的方式，可以进行实时成像。
- US 的原理是电流通过压电晶体传导时，压电晶体振动并产生声波。声波遇到体内的组织结构后反射（或"回声"）并返回到晶体，产生一个电信号，计算机将其转换为图像。
- 多普勒血流成像是一种基于多普勒效应计算血流速度的模式，并相应地对血流进行着色。这种成像模式有助于评估血管成形术中的血流量和活检手术过程中需要避开的血管，并且在疾病诊断中也起着重要作用 [例如，通过评估静脉流量诊断深静脉血栓形成（deep vein thrombosis，DVT）]。
  - 多普勒效应认为移动波的感知频率取决于其声源相对于探测波的物体的相对速度。
  - 超声机根据回波到达换能器的预期时间与实际时间之间的差异计算血流速度。
- 在介入放射学中，US 可作为床旁手术或诊所手术的主要成像方式（如活组织检查术、细针穿刺术、胸腔穿刺术和腹腔穿刺术）。
- 根据后续的 X 线透视或 CT 检查结果，US 也可作为明确初始血管通路或解剖结构的辅助方式。
- US 的局限性包括对操作员的高度依赖性，在没有具体背景（具体临床情况）下很难对图像进行解读。此外，由于超声依赖于声波的反射，它对实质性器官和液体成像效果最好，而对肺或空腔脏器这类含有大量空气的区域成像具有一定限制性。

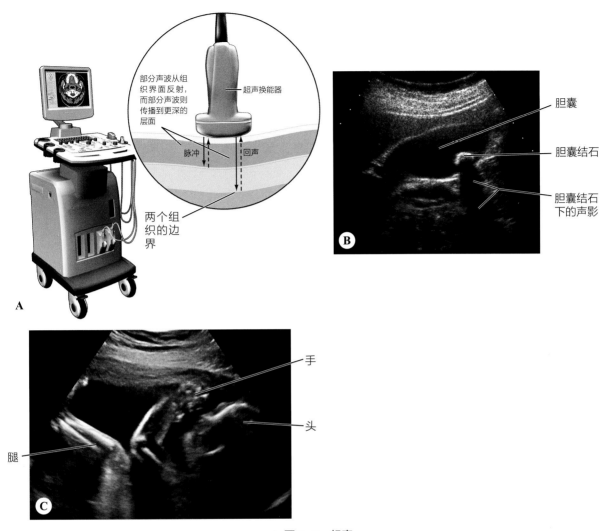

▲ 图 3-3　超声

A. 超声波中的脉冲回波概念。回声性是指组织或物质反射声波（产生回声）的能力。B. 胆囊结石的超声图像。注意结石上方明亮的回声和结石下方无回声。因为胆囊内充满液体，所以胆囊内是无回声的。C. 孕中期胎儿的超声图像。超声用于监测产前胎儿的发育，检测先天性缺陷，并确定性别（引自 Cochard LR, Goodhartz L, Harmath C, et al., eds. *Netter's Introduction to Imaging*. St. Louis: Elsevier; 2012:12.）

知识点回顾

成像模式	介入放射学的主要应用	局限性
X 线	术前计划	
透视	术中解剖的实时可视化（辅以碘化对比剂）	
CT	术前计划，术中使用（如 CT 引导下脓肿引流、胸腔置管、肿块活检术）	高剂量电离辐射
MRI	术前计划（MRA）、软组织评估	速度慢、价格高、声音大、成像易受影响而产生伪影，不能用于体内有某些植入式医疗设备的患者

（续表）

成像模式	介入放射学的主要应用	局限性
PET	局限于介入放射学，主要用于癌症和治疗进展的评估	高剂量电离辐射；解剖细节不佳，常与 CT 联合，使患者暴露在更多的辐射中
超声	床旁手术 [细针穿刺术（FNA）、活体组织检查、胸腔穿刺术和腹腔穿刺术]；透视病例中检查血管通路	高度依赖操作员；对含空气 / 气体的组织或结构成像较差

思考题

1. 下列哪一项在 CT 中与其他选项表现不同？

A. 金属支架

B. 肿瘤钙化

C. 陈旧性出血

D. 骨

E. 动脉斑块

2. 在 MRI 中，不同的成像序列将突出不同的解剖学或病理学特征。在非增强 MRI 的 T_2 序列上，哪一项表现不会出现高信号？

A. 囊性病变

B. 脑脊液

C. 急性出血

D. 血管

E. 陈旧性出血

3. 下列哪种成像方式能最佳展示解剖区域血管的细节？

A. CT 血管造影

B. 血管造影

C. 磁共振血管造影

D. PET

E. 超声

拓展阅读

Cochard LR, Goodhartz L, Harmath C, et al. Introduction to imaging modalities. In *Netter's Introduction to Imaging*. St. Louis: Elsevier; 2012:1-16.

第 4 章　解剖学
Anatomy

Jacob W. Fleming　Jared T. Sokol　Peter R. Bream　著

　　少有医学专科能像放射学——尤其是介入放射学这样，将对解剖学的透彻理解置于如此重要的位置。介入放射科医生必须是血管解剖学专家，因为血管入路和导航是我们许多操作的基础。介入医生必须清楚特定区域内的典型血管分支模式和常见变异。本章按区域对血管解剖学进行简要概述。

一、血管解剖学

　　血管系统可分为动脉系统和静脉系统，它们在结构和功能方面具有重要差异。

动脉系统

- 总体特征。
  - 动脉系统是血液循环的高压侧。体格检查时，通过触诊可以很容易地将动脉同静脉区分开，因为动脉具有舒张期和收缩期压力差所产生的搏动。
  - 由于系统压力高，动脉被刺破时会比静脉出血更快。
- 显微特征。
  - 动脉包含3个组织层，即内膜(内皮细胞)、中膜（平滑肌）和外膜（疏松的纤维结缔组织）。内膜和中膜之间是一层弹性蛋白。外膜以外是一层上皮细胞，称为浆膜。
  - 弹性蛋白层使血管具有弹性回缩的能力，这对于高压的血液循环非常重要，也是动脉与静脉的不同之处。
  - 弹性蛋白层的弱化会导致血管全部3个组织层的扩张，称为动脉瘤。
  - 动脉瘤可能会剥离和破裂，如果发生于主动脉将会危及生命，必须进行外科治疗。
  - 未破裂的动脉瘤可以进行预防性治疗，如开放式手术修复或血管内支架置入。

二、局部动脉解剖

（一）肺

- 肺动脉在动脉系统中是独一无二的，因为它携带非氧合血（从右心到肺）。
- 肺动脉起自右心室，分为左肺动脉和右肺动脉，在 CT 血管造影时很容易辨认。

临床要点

鞍状栓塞指大块血凝块横跨在肺动脉干分叉部，在诊断为肺栓塞的患者中，发生率约为 2.6%。

- 每条肺动脉与支气管伴行，在其相应一侧进入肺门，形成超过 16 级分支，最终到达微观的肺泡 - 毛细血管界面，在那里发生血液氧合。
- 这些毛细血管床回流至小静脉，并汇集形成肺静脉，每侧肺各有 2 支肺静脉，最终回流至左心房。
- 肺血液循环包含与支气管动脉的吻合，为肺实质供应氧合血。
- 正常肺动脉会发生解剖变异。异常的左肺动脉可起自右肺动脉而非肺动脉干，并压迫右主支气管导致右肺空气潴留。这可能与气管环狭窄有关，而这种情况可能是致命的。

（二）主动脉

- 主动脉是左心室的流出道，为全身提供氧合血。
- 主动脉由胸主动脉和腹主动脉组成。胸主动脉可分为升主动脉、主动脉弓和降主动脉。

1. 胸主动脉

- 升主动脉发出冠状动脉供应心脏。在这方面的介入通常属于血管外科领域，而不是现代介入放射学。
- 主动脉弓为头部、颈部和上肢供血。
- 主动脉弓在第 2 肋间隙水平起始并终止于胸骨平面。它通常会发出 3 个主要分支，即右侧头臂干（无名动脉）、左颈总动脉和左锁骨下动脉（框 4-1）。
- 在这种分支模式中，头臂干发出右颈总动脉和右锁骨下动脉。左颈总动脉和左锁骨下动脉直接从主动脉弓发出。
- 这种典型的分支模式出现在约 2/3 的人群中。
  - 血管变异包括头臂干和左颈总动脉共同起源（发生率约 25%），右椎动脉起自主动脉弓的左锁骨下动脉近侧，以及右锁骨下动脉起自主动脉弓的左锁骨下动脉远侧。
- 颈动脉。
  - 左颈总动脉起自主动脉弓，而右颈总动脉是头臂干的分支。
  - 脑组织的血供主要来自颈动脉，小部分来源于椎动脉（起自锁骨下动脉）。
  - 每条颈总动脉分支为颈外动脉和颈内动脉。颈内动脉通过 Willis 环为脑组织供血，我们将在本章稍后进行讨论。
- 支气管动脉。

- 支气管动脉起自降主动脉，为肺实质供应含氧血。
- 支气管动脉与肺动脉之间存在吻合，因此有氧合血与非氧合血的混合。

- 上肢动脉。
  - 锁骨下动脉为上肢供血，随着流经腋窝和手臂，其名称将相应改变。当其穿过第 1 肋外侧缘时成为腋动脉，穿过大圆肌下缘时成为肱动脉。随后，桡动脉和尺动脉从肱动脉分出，并吻合为手部动脉弓。
- 锁骨下动脉可分为 3 段，如下所示。
  - 第 1 段（从锁骨下动脉起始部至前斜角肌内侧缘）发出 3 个分支——椎动脉、胸廓内动脉和甲状颈干。
    - 甲状颈干依次分为甲状腺下动脉、肩胛上动脉和颈横动脉。
  - 第 2 段（从前斜角肌内侧缘至外侧缘）发出肋颈干，继而分支为肋间最上动脉和颈深动脉。
  - 第 3 段（从前斜角肌外侧缘至第 1 肋内缘）发出肩胛背动脉。
- 腋动脉在概念上也分为 3 段（框 4-2），如下所示。
  - 第 1 段发出胸上动脉。
  - 第 2 段发出 2 个分支，分别为胸肩峰动脉和胸外侧动脉。
  - 第 3 段发出 3 个分支，分别为肩胛下动脉、旋肱前动脉和旋肱后动脉（图 4-1）。
  - 腋动脉穿过大圆肌下缘成为肱动脉

框 4-1　记忆方法

ABC's：主动脉（aorta）、头臂干（brachiocephalic）、颈总动脉（common carotid）、锁骨下动脉（subclavian）

框 4-2　腋动脉的分段和分支记忆方法

- 第 1 段：1 个分支
- 第 2 段：2 个分支
- 第 3 段：3 个分支
- STLSAP（"Screw The Lawyers Save A Patient"，即干掉律师救患者）：胸上动脉（superior thoracic），胸肩峰动脉（thoracoacromial），胸外侧动脉（lateral thoracic），肩胛下动脉（subscapular），旋肱前动脉（anterior humeral circumflex），旋肱后动脉（posterior humeral circumflex）

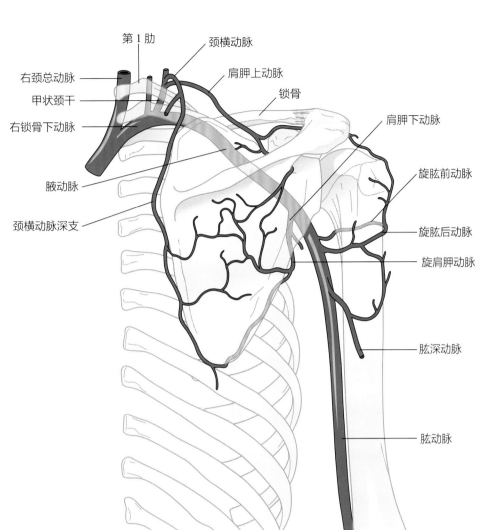

第 1 肋
颈横动脉
右颈总动脉
肩胛上动脉
甲状颈干
锁骨
右锁骨下动脉
肩胛下动脉
腋动脉
旋肱前动脉
颈横动脉深支
旋肱后动脉
旋肩胛动脉
肱深动脉
肱动脉

▲ 图 4-1 肩胛下动脉、旋肱前动脉与旋肱后动脉

经许可转载，引自 Drake RL, Vogl AW, Mitchell AWM. *Grag's Anatomy for students* 3rd ed. Elsevier; Philadelphia, 2015: 683–834, Fig 7. 39.

（图 4-2），肱动脉是手臂前筋膜室的主要动脉。它最初位于肱骨内侧，随后沿外侧及后方走行并分为尺动脉和桡动脉。

- 在分叉点附近，肱动脉发出以下动脉。
  - 肱深动脉：是后筋膜室的主要动脉，其于手臂中点附近自肱动脉后内侧发出，然后向后方及外侧延伸。
  - 肱骨滋养动脉。

- 尺侧上副动脉与尺侧下副动脉：有助于肘部的血管吻合供应。
- 肱动脉在肘窝中分支为桡动脉和尺动脉，这两支动脉为前臂和手掌供血。

2. 腹主动脉

- 降主动脉在第 12 胸椎水平穿过膈肌，成为腹主动脉。腹主动脉走行于脊柱的前面和壁腹膜的后面，因此其位于腹膜后。

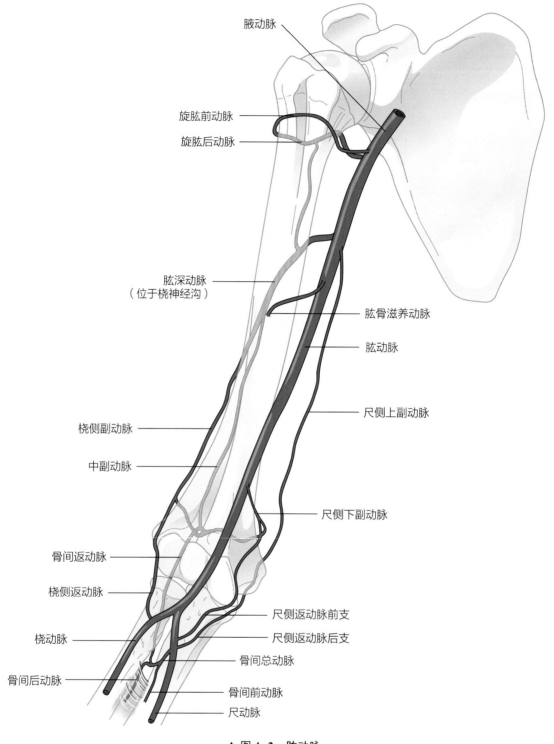

▲ 图 4-2　肱动脉

经许可转载，引自 Drake RL, Vogl AW, Mitchell AWM. *Gray's Anatomy for students*. 3rd ed. Elsevier; Philadelphia, 2015:683–834, Fig. 7.66

- 从概念上讲，腹主动脉分出 3 支不成对的大动脉、几条较小的不成对动脉和 2 对成对动脉。

- 从上到下的不成对大动脉分别为腹腔干（或腹腔动脉）、肠系膜上动脉（superior mesenteric artery，SMA）和肠系膜下动脉（inferior mesenteric artery，IMA）。

- ◆ 较小的不成对动脉包括膈下动脉（第12胸椎水平）、肾上腺中动脉（第1腰椎水平）和骶正中动脉（第4腰椎水平）。
- ◆ 成对的动脉是肾动脉、性腺动脉和髂总动脉（主动脉的末端分支）。

■ 腹腔干于第12胸椎椎体水平发出。这条动脉供应胃肠道的近端部分（对应于胚胎学上的前肠），通常有3个主要分支，即胃左动脉、肝总动脉和脾动脉。

- ◆ 胃左动脉发出食管支和胃支。
- ◆ 肝总动脉发出肝固有动脉、胃右动脉和胃十二指肠动脉。
  - 肝固有动脉依次分支为肝左动脉和肝右动脉，后者发出为胆囊供血的胆囊动脉。
- ◆ 脾动脉分支为胰背动脉、胃短动脉、胃网膜左动脉和胰大动脉。
- ◆ 这种分支模式的常见变异包括起自肠系膜上动脉（而非肝总动脉）的异常（或替代）肝右动脉，以及起自胃左动脉（而非肝总动脉）的异常（或替代）肝左动脉。在正常解剖模式之外存在的副肝动脉也是一种变异。

■ 肠系膜上动脉于第1腰椎水平自腹主动脉发出，就在腹腔干起始点下方。它供应胃肠道的一部分，包括胰头部和从十二指肠下部到结肠远端1/3的肠管（对应于胚胎学上的中肠）。肠系膜上动脉常见的分支如下所示。

- ◆ 胰十二指肠下动脉、肠动脉（分支为空肠动脉和回肠动脉）、回结肠动脉、结肠右动脉和结肠中动脉（分为左支和右支）。
- ◆ 肠系膜上动脉系统的一个重要组成部分是Drummond边缘动脉，它是与肠系膜下动脉的吻合支。

■ 肠系膜下动脉于第3腰椎椎体水平发出。它为胃肠道远端部分供血，包括远端横结肠、降结肠和直肠（对应于胚胎学上的后肠）。肠系膜下动脉典型的分支是左结肠动脉、乙状结肠动脉和直肠上动脉（肠系膜下动脉的末端分支）。

■ 腹主动脉分为髂总动脉之前，分支出最后一条不成对动脉，称为骶正中动脉。这条动脉自骶骨和尾骨中间向下延伸，在人体解剖学上的功能可以忽略不计。

■ 肾动脉几乎呈直角于第1～2腰椎水平自腹主动脉分出。右肾动脉往往较长（因为腹主动脉位于下腔静脉左侧），且低于左肾动脉。

- ◆ 每条肾动脉都通过相应肾静脉的后方。在到达肾门之前，动脉分为4～5支较小的动脉，其中大部分经过输尿管前方。
- ◆ 每条肾动脉为相应一侧的肾、肾上腺下部（通过肾上腺下动脉）和输尿管供血。
- ◆ 肾血液循环量大，可达总心输出量的1/3，这与其过滤功能相适应。
- ◆ 注意肾上腺的动脉供应有3个不同来源，即肾上腺上动脉（膈下动脉的分支）、肾上腺中动脉和肾上腺下动脉。
- ◆ 肾的一侧可有1条以上的肾动脉，这被称为多余肾动脉，出现率为25%～40%。

■ 髂动脉（图4-3和框4-3）。

- ◆ 腹主动脉在第4腰椎水平分支为髂总动脉。髂总动脉向外下方延伸并分支为髂外动脉和髂内动脉，髂外动脉移行为股动脉通过腹股沟韧带下方，髂内动脉为骨盆供血。

■ 骨盆动脉。

- ◆ 髂内动脉于骶髂关节前方自髂总动脉分出。
- ◆ 髂内动脉的分支模式有多种变异，但通常分为前支和后支。
  - 前支通常发出闭孔动脉、臀下动脉、脐动脉、子宫动脉和阴道动脉（女性）、膀胱下动脉（男性）、直肠中动脉和阴部内动脉。
  - 异常的闭孔动脉可能起自腹壁下动脉。

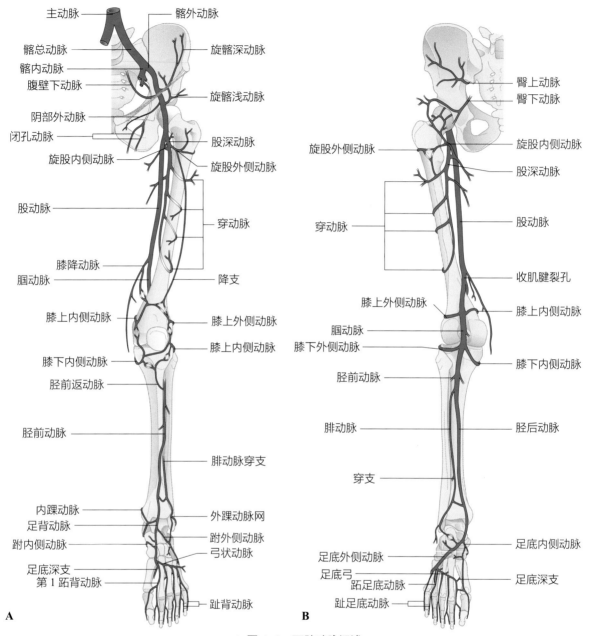

主动脉
髂总动脉
髂内动脉
腹壁下动脉
阴部外动脉
闭孔动脉
旋股内侧动脉
股动脉
膝降动脉
腘动脉
膝上内侧动脉
膝下内侧动脉
胫前返动脉
胫前动脉
内踝动脉
足背动脉
跗内侧动脉
足底深支
第 1 跖背动脉

髂外动脉
旋髂深动脉
旋髂浅动脉
股深动脉
旋股外侧动脉
穿动脉
降支
膝上外侧动脉
膝上内侧动脉
膝下内侧动脉
腓动脉穿支
外踝动脉网
跗外侧动脉
弓状动脉
趾背动脉

A

臀上动脉
臀下动脉
旋股内侧动脉
股深动脉
旋股外侧动脉
穿动脉
股动脉
收肌腱裂孔
膝上内侧动脉
膝上外侧动脉
腘动脉
膝下外侧动脉
膝下内侧动脉
胫前动脉
腓动脉
胫后动脉
穿支
足底内侧动脉
足底外侧动脉
足底弓
跖足底动脉
足底深支
趾足底动脉

B

▲ 图 4-3　下肢动脉概述

A. 前面观；B. 后面观（经许可转载，引自 Susan Standring. *Pelvic Girdle and Lower Limb: Overview and Surface Anatomy in Gray's Anatomy*. 41st ed. Elsevier; Philadelphia, 2015:1314–1333, F78–4.）

框 4-3　髂内动脉分支记忆方法

ILGP IMVOU（"I Love Going Places In My Very Own Underwear"，即我喜欢穿着自己的内衣获得成功）：髂腰动脉（iliolumbar），骶外侧动脉（lateral sacral），臀动脉（gluteal），阴部内动脉（internal pudendal），膀胱下动脉（inferior vesical），直肠中动脉（middle rectal），阴道动脉（vaginal），闭孔动脉（obturator），脐 / 子宫动脉（umbilical/uterine）

- 阴部内动脉是生殖器的主要供血动脉，因此分支的命名因性别而异。它分出直肠下动脉、会阴动脉、尿道动脉、阴唇 / 阴囊后动脉、前庭球 / 尿道球动脉、阴蒂 / 阴茎背动脉、阴蒂 / 阴茎深动脉。
- 后支发出髂腰动脉、骶外侧动脉和臀上动脉。

临床要点

子宫动脉栓塞（uterine artery embolization，UAE）可用于治疗子宫平滑肌瘤（子宫肌瘤）；由这些分支供血的子宫肌瘤可缺血并缩小约48%。紧急情况下，子宫动脉栓塞可用于稳定子宫出血。

■ 下肢动脉。
◆ 下肢由髂外动脉分支供血，通过腹股沟韧带下方移行为股浅动脉（superficial femoral artery，SFA），随后穿过收肌腱裂孔移行为腘动脉。
◆ 股浅动脉的分支如下所示。
– 旋髂浅动脉和腹壁下动脉，这两支动脉向上方走行。
– 阴部外浅动脉，向内侧延伸，供应阴唇或阴囊。
– 股深动脉，发出穿动脉、旋股内侧动脉和旋股外侧动脉。
– 膝降动脉，供应膝关节。
◆ 腘动脉的主要分支是胫前动脉、胫后动脉（posterior tibial，PT）和腓动脉。
– 体格检查时，在腘窝处可触及腘动脉搏动。
– 通常可在内踝后方触及胫后动脉搏动。

– 胫前动脉发出足背动脉（dorsalis pedis，DP），通常在长伸肌腱（大足趾肌腱）外侧可触及其搏动。

3. 入路与体表标志
● 股动脉（图4-4）。
■ 股动脉是动脉介入治疗的常用入路，因其在大多数人身上易于触及，并可快速导航至腹主动脉。
■ 股动脉位于股鞘内，股鞘从外侧到内侧包含股神经（femoral nerve）、股动脉（femoral artery）、股静脉（femoral vein）和淋巴管（lymphatics）[记忆法：NAVaL（海军）]。
■ 股动脉在腹股沟韧带下方最易触及，也就是髂前上棘（anterior superior iliac spine，ASIS）与耻骨联合的中点。
● 桡动脉。
■ 桡动脉已成为介入医生常用的入路，因其无腹膜后出血的风险，血栓形成风险低，并且允许术后早期下床活动。
■ 桡动脉可于桡骨远端，肱桡肌腱与桡侧腕屈肌腱之间触及。

（三）静脉系统
● 总体特征。
■ 与压力高、具有弹性的动脉系统不同，静脉系统是容量系统，用于容纳不同容量的

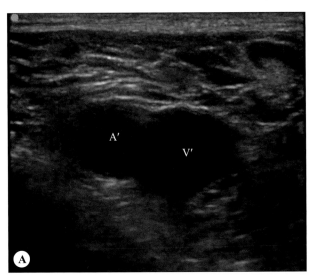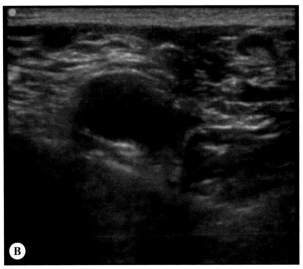

▲ 图4-4 A. 未受压迫的股总动脉（A′）和股总静脉（V′）的超声检查；B. 压迫下的超声检查，仅可见股动脉
图片由Dr. Peter Bream提供

非氧合血并回流至右心。

- 静脉位于血液循环中的毛细血管后，因此其不产生搏动，在触诊或超声检查中进行压迫时，若压力超过静脉压，可使静脉压缩。

- 微观特征。

  - 静脉有 3 个组织学层——内膜（内皮）、中膜（平滑肌）和外膜（疏松的纤维结缔组织）。内膜和中膜之间是一层弹性蛋白，比动脉中的弹性蛋白薄得多。与动脉一样，一层被称为浆膜的上皮细胞包围着外膜。

  - 中膜的平滑肌在交感神经和副交感神经系统的作用下促进血管收缩和舒张。

  - 静脉系统的主要特征是存在散在分布的瓣膜。静脉血主要靠重力作用或肌肉收缩的反重力作用来流动。有几处静脉没有瓣膜，如门静脉和奇静脉系统，允许血液逆向（侧支）流动。

临床要点

静脉功能不全是一种瓣膜功能不全的情况，会导致静脉血逆流和聚集，通常发生在腿部。症状包括水肿、静脉曲张和静脉瘀血溃疡。可采用的介入治疗手段包括静脉内激光消融和浅静脉硬化治疗。

- 主要分支。

  - 静脉系统的分支大多与动脉系统的分支相对应，但也有一些不同之处。

  - 重要的是，浅静脉系统注入深静脉系统，而深静脉系统回流到心脏。

临床要点

深静脉血栓形成（deep venous thrombosis，DVT）是指深静脉，尤其是下肢深静脉系统的血栓，其表现为患肢水肿、红斑和发热。深静脉血栓可导致肺循环栓塞，这可能是致命的。不过，浅表静脉血栓形成通常并不危险，因为浅表静脉系统中的血栓通常会被重新吸收而不会发生意外。

- 上腔静脉是头部、颈部、大脑、胸部和上肢静脉的主要回流通道，其由左、右头臂静脉汇合形成，在奇静脉注入后回流至右心房。

- 下腔静脉是身体膈肌以下静脉的主要流入道，其由髂总静脉在第 5 腰椎水平周围汇合形成，与腹主动脉平行并位于其右侧。下腔静脉向上走行时，接收多条属支，包括腰静脉、肾静脉、膈下静脉和肝静脉。

- 下腔静脉属支有几个典型的不对称。右性腺静脉和右肾上腺静脉直接注入下腔静脉，而左性腺静脉和右肾上腺静脉先注入左肾静脉。

- 奇静脉系统是胸腔静脉回流的侧支血管的集合。奇静脉位于胸椎右侧，由右肋下静脉和腰升静脉在第 12 胸椎处形成。奇静脉有半奇静脉和副半奇静脉（位于左侧与奇静脉对应的静脉）注入。奇静脉可收集支气管静脉、心包静脉和右后肋间静脉的属支。

- 门静脉多由肠系膜上静脉和脾静脉汇合而成，肠系膜下静脉通常注入脾静脉。

- 头静脉、肱静脉和贵要静脉是上肢的主要静脉，常用于经外周静脉穿刺中心静脉置管（peripherally inserted central catheter，PICC）。头静脉位于手臂的桡侧，而贵要静脉位于尺侧。两条静脉经肘窝的肘正中静脉吻合。

入路与体表标志

- 颈内静脉（internal jugular vein，IJ/IJV）是颅脑的主要静脉之一。它通常位于颈动脉鞘内的颈总动脉外侧，但也可发生变异。进行操作时，让患者把头转向穿刺点的对侧，在胸锁乳突肌的胸骨头和锁骨头之间可以获得最佳入路。

  - 一侧的颈内静脉与同侧锁骨下静脉汇合形成头臂静脉。超声检查时，颈内静脉由于可压缩，可以很容易地与颈动脉区分开（图 4-5）。

  - 操作时，优先选择右颈内静脉而非左颈内

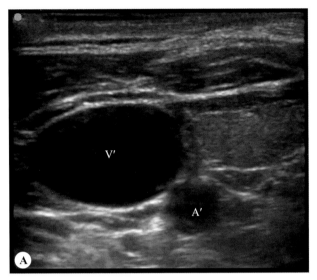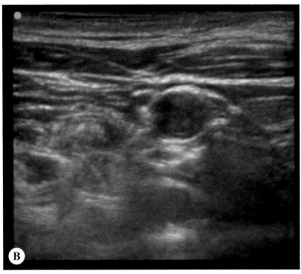

▲ 图 4-5　**A.** 未受压迫的颈内静脉（**V′**）和颈动脉（**A′**）的超声检查；**B.** 压迫下的超声检查，仅可见颈动脉
图片由 Dr. Peter Bream 提供

静脉，因为当通过中心静脉通路进入右心房，或者通过右心房进入下腔静脉，从而进入其他静脉结构（如肝静脉）时，右颈内静脉可以提供相对较直的入路。

- 股静脉用于下半身的静脉介入或肺动脉介入。股静脉位于大腿内侧的股三角中，股动脉内侧。

三、侧支循环

- 侧支循环是通过吻合血管形成的辅助血流，可在动脉和静脉系统中形成。
- 这种现象使得血栓、栓子、肿瘤、狭窄血管等高阻力区域周围出现替代性的血流。有些系统，如肝门静脉系统的血管吻合，将在这些情况下增强，而其他系统，如 Willis 环，是生理情况下就存在的。
- 门静脉循环通过门静脉引流腹腔脏器的静脉血，门静脉注入肝血窦，随后经肝静脉注入下腔静脉。
  - 在正常状态下，这使得肝脏可以处理营养物质和口服药物。
  - 在病理情况下，门静脉与腔静脉的交通支可绕过该系统，将门静脉及其属支直接引流至下腔静脉。正常情况下，这些交通支

的血流很少，但发生门静脉高压时，门静脉血流阻力升高会导致这些交通支增粗。这些静脉曲张若处理不当，可破裂并引起致命的出血。

  - 最具临床意义的静脉曲张是食管静脉曲张（奇静脉的食管静脉分支充盈），其破裂是急性胃肠道出血的最常见原因。直肠静脉曲张可由直肠中、下静脉充盈引起，脐周静脉充盈表现为"海蛇头"体征，是门静脉高压症的典型体征。

  - 许多介入治疗手段可用于处理门静脉高压症和门静脉与腔静脉交通支的静脉曲张，包括 TIPS、BRTO 和栓塞。

- Winslow 通路是一种侧支循环，在主 - 髂动脉闭塞性疾病的情况下形成。主 - 髂动脉闭塞的临床综合征被称为 Leriche 综合征，典型表现为下肢跛行、阳痿和股动脉搏动消失。在侧支循环中，动脉血绕过主动脉，从锁骨下动脉经胸内动脉、腹壁浅动脉、腹壁下动脉，最后进入髂外动脉。

- Drummond 边缘动脉是肠系膜上动脉和肠系膜下动脉分支之间形成的吻合弓。边缘动脉发出直支，称为直动脉，为结肠供血，在闭塞或狭窄的情况下出现侧支血流。

- 该系统的一个特点是，位于脾曲周围，也就是肠系膜上动脉和肠系膜下动脉交界处，其通常较细或不连续。因此，结肠的这个区域是一个分水岭区，容易在动脉闭塞的情况下发生缺血。
- Willis 环是大脑侧支循环的重要部位，由大脑前动脉、前交通动脉、颈内动脉、大脑后动脉、后交通动脉、椎动脉和基底动脉共同吻合组成。
  - 锁骨下动脉盗血是指在锁骨下动脉近端闭塞的情况下，Willis 环向上肢提供侧支血流的现象。来自对侧颈动脉或椎动脉的血流穿过 Willis 环，沿同侧椎动脉向下，到达锁骨下动脉远端，超过闭塞点。在这种罕见的临床情况中，临床医生可能会检查到两侧桡动脉搏动不同步，因为锁骨下动脉狭窄一侧的桡动脉搏动从对侧颈动脉传出时被延迟了。
- 在腔静脉闭塞的情况下，奇静脉系统为右心房静脉回流提供了替代通路。因为奇静脉系统无静脉瓣，所以血流是可以反流的。在下腔静脉阻塞的情况下，静脉血通过奇静脉向上流动，绕过血管闭塞处进入下腔静脉。在上腔静脉阻塞的情况下，正常的血流方向逆转，通过奇静脉进入下腔静脉。

临床要点

上腔静脉综合征发生在奇静脉系统无法代偿上腔静脉阻塞时，通常由肺癌引起。其症状包括面部和上肢水肿、呼吸困难、咳嗽及吞咽困难。在急性情况下，上腔静脉血管内支架可以缓解症状，尽管最终的治疗很可能需要进行手术。

四、寄生动脉

- 限制肿瘤生长的一个因素是血供的获取。这一过程是通过血管生成和寄生动脉产生来完成的，寄生动脉是从现有的血管床上分支出来的，但仅为了滋养肿瘤而存在。
- 对于在特定器官中生长的肿瘤，通常有可预测的血管生长模式。例如，肝肿瘤往往由肝动脉而非门静脉的寄生动脉供血。这一认识使得我们可以通过选择性经导管肝动脉栓塞术治疗肿瘤。
  - 然而，这些肿瘤也可能寄生于肝外的动脉（通常为右膈下动脉），因此术前血管造影对规划治疗目标至关重要。

五、血管畸形

- 截至目前，本章对血管系统的描述是理想化的——在一个特定的患者中，可能有许多典型分支模式的变异。在更多的患者群体中，可能有结构性血管异常，给治疗带来不便甚至痛苦。
- 静脉畸形本质上是静脉的异常结构，通常集中在一个特定的区域。静脉畸形造成的不美观可能使患者感到困扰，由于其所处的位置，也可能引起不适和疼痛。硬化剂治疗是治疗静脉畸形的首选方法。
- 动静脉畸形是指动脉和静脉异常连接，没有介于中间的毛细血管床，导致氧合血从动脉系统分流到静脉系统。动静脉畸形多见于头部和颈部，通常无症状。然而，肺动静脉畸形可能导致发绀，易发生高输出量性心力衰竭和反常肺栓塞（静脉血栓绕过肺毛细血管并进入动脉循环）。此类动静脉畸形可采用经导管置入弹簧圈或栓塞剂进行治疗。

知识点回顾

- 假性动脉瘤形成于动脉靠外的两层，即中膜和外膜之间。

- 动脉瘤是动脉全部 3 层结构的扩张。
- 典型的主动脉弓由头臂干、左颈总动脉和左锁骨下动脉组成。然而，这种构造存在许多变异。

• 腹腔干于约第 12 胸椎水平处自腹主动脉前部发出。它通常有 3 个分支，即胃左动脉、肝总动脉和脾动脉，但这一分支模式存在变异。

• 肠系膜上动脉于第 1 腰椎水平处自腹主动脉前部发出。肠系膜下动脉自第 3 腰椎水平发出。Drummond 边缘动脉是两者之间重要的吻合支。在动脉闭塞的情况下，脾曲是一个特别容易缺血的分水岭区。

• 桡动脉可于桡骨远端、肱桡肌腱和桡侧腕屈肌腱之间触及。股动脉可以在腹股沟皮肤褶皱处、股神经内侧和股静脉外侧（译者注：原文有误，已修改）触及。在膝关节屈曲的腘窝内可触诊腘动脉。在内踝后方可触诊胫后动脉。在长伸肌腱外侧可触诊足背动脉。

• 除正常血管外，还可以有副动脉存在。例如，除了从肝总动脉分支出来的肝右动脉，还有从肠系膜上动脉发出的副肝右动脉。如果无肝右动脉从肝总动脉发出，则称为替代肝动脉。
  ▪ 肝动脉解剖结构的变异的发生率约为 45%。
  ▪ 最常见的变异如下所示。
    ◆ 从肠系膜上动脉发出替代肝右动脉（13%）。
    ◆ 从胃左动脉发出替代肝左动脉（8%）。

• 门静脉高压情况下，血流阻力增大会导致交通支增粗，引起静脉曲张。
  ▪ 食管静脉曲张破裂是急性胃肠道出血最常见的原因之一。

• 主 - 髂动脉闭塞的临床综合征被称为 Leriche 综合征，典型表现为下肢跛行、阳痿和股动脉搏动消失。

• 当左髂总静脉与右髂总动脉交叉时，可受到右髂总动脉的压迫，称为 May-Thurner 综合征。这可能导致下肢疼痛、肿胀、不适和髂 - 股静脉深静脉血栓形成。深静脉血栓可能进入肺循环并导致肺栓塞。

思考题

1. 一位介入医生正在对一位结肠癌患者进行经导管动脉化疗栓塞术（transcatheter arterial chemoembolization，TACE），该患者的结肠癌已转移到肝右叶，在典型的解剖结构中，穿刺点位置和通路的合适顺序是什么？
  A. 右股动脉、右髂总动脉、腹主动脉、肠系膜上动脉、肝右动脉
  B. 右股动脉、右髂外动脉、右髂总动脉、腹主动脉、腹腔干、肝总动脉、肝固有动脉、肝右动脉
  C. 右股动脉、右髂外动脉、右髂内动脉、腹主动脉、腹腔干、肝总动脉、肝固有动脉、肝右动脉
  D. 右颈内静脉、上腔静脉、右心房、下腔静脉、肝总静脉、肝右静脉

2. 在前面提到的患者中，哪条动脉最有可能为肝右叶肿块供血？
  A. 右膈下动脉
  B. 膀胱动脉
  C. 网膜动脉
  D. 肋间动脉

3. 咯血时哪种支气管动脉栓塞方法相对禁忌？
  A. 弹簧圈
  B. 吸收性明胶海绵
  C. 微球
  D. PVA

拓展阅读

[1] Ignacio EA, Silva NN, Khati NJ, et al., Vascular anatomy of the pelvis. In: Mauro MA, Murphy KPJ, Thomson KR, et al., eds. *Image-Guided Interventions*. 2nd ed. Philadelphia: Elsevier; 2014:526-541.

[2] Jones A, Pearl MS. Vascular anatomy of the upper extremity. In: Mauro MA, Murphy KPJ, Thomson KR, et al., eds. *Image-Guided Interventions*. 2nd ed. Philadelphia: Elsevier; 2014:143-157.

[3] Ruiz DS, Barnett BP, Gailloud P. Craniocervical vascular anatomy. In: Mauro MA, Murphy KPJ, Thomson KR, et al., eds. *Image-Guided Interventions*. 2nd ed. Philadelphia: Elsevier; 2014:627-647.

[4] Soon KH, Heng RC, Bell KW, et al., Vascular anatomy of the thorax, including the heart. In: Mauro MA, Murphy KPJ, Thomson KR, et al., eds. *Image-Guided Interventions*. 2nd ed. Philadelphia: Elsevier; 2014:575-587.

第 5 章　神经介入放射学
Neurointerventional Radiology

Zachary Zhang　Kimberly Seifert　Daniel C. Murphy　Justin Shafa

Jeffrey Carpenter　著

- 神经介入放射科医生通常治疗脑卒中、动静脉畸形、脑瘤和脑动脉瘤。
- 从事该领域的专业人员包括放射科医生、神经外科医生、神经内科医生和血管外科医生。
- 专业学员必须完成涉及血管内外科及神经放射学的额外培训。

一、脑血管造影术

- 脑血管造影术是评估头部和颈部血管系统的金标准,它是治疗前评估和治疗后随访必不可少的检查。
- 对于许多适应证,无损伤成像已经取代了传统导管血管造影。
- 颅外颈动脉造影指征如下所示。
  - 锁骨下窃血导致椎 – 基底动脉功能不全。
  - 颈动脉狭窄。
  - 颈部创伤。
  - 颈动脉海绵瘘和硬脑膜瘘。
  - 鼻出血。
  - 肿瘤侵犯颈动脉及肿瘤栓塞。
- 颅内颅颈血管造影指征如下所示。
  - 自发性(非创伤性)蛛网膜下腔出血。
  - 脑动脉瘤。
  - 静脉畸形和硬脑膜瘘。
  - 血管痉挛。
  - 急性脑卒中。
  - 肿瘤栓塞。

二、术前评估

- 成像。
  - CT 平扫、CT 血管造影、MRI 和 MR 血管造影是用于手术计划的补充方式。
- 实验室数据。
  - 标准血小板计数、PT、INR 和 aPTT 可以评估出血风险。尿素氮和肌酐可以评估肾脏功能。
- 体格检查。
  - 详细的神经系统检查和术前神经系统功能缺损的记录。
- 脑血管造影术前的知情同意应包括关于潜在神经系统并发症的讨论。
  - 继发于血栓栓塞和空气栓塞(更常见)或动脉粥样硬化斑块破裂和血管壁损伤(不常见)的脑缺血事件。
  - 血管造影后 24h 内出现,要看持续时间和严重程度。
    - 持续不足 24h 的神经功能缺损被定义为短暂性脑缺血发作。
    - 持续 24h 以上的神经功能缺损称为脑卒中。
    - 脑卒中严重程度应使用美国国立卫生研究院(NIH)卒中量表。
    - 改进的 Rankin 残疾评分用于评估手术相关神经系统并发症的最终结局。
  - 神经系统并发症的总体发生率 < 1%。

- ◆ 瞬时 / 可逆并发症发生率约是永久性并发症的 2 倍。
- 非神经系统并发症的讨论。
  - ▪ 并发症风险随着基础病的增多而增加。动脉粥样硬化性颈动脉疾病、近期脑缺血、高龄、高血压、糖尿病、肾功能不全是最重要的。
- 并发症风险见框 5-1。

（一）基本要素

- 传统的 4 支血管造影被认为是神经血管病变检查和描述的金标准。双平面血管造影是通常使用的，因为它既节省手术时间，也减半对比剂注射量。
- 入路：首选股动脉。
- 导管选择（图 5-1）：各不相同，但通常使用的是可以通过亲水性导丝的 4Fr 或 5Fr 造影导管。
- 肝素化生理盐水：主动脉弓水平及以上血管双重冲洗技术。

框 5-1 并发症风险
• 短暂性脑缺血发作（0.3%～0.4%）
• 脑卒中（＜ 0.01%）
• 颈动脉夹层（0.3%～0.4%）
• 腹股沟血肿（2%～5%）
• 假性动脉瘤（0.4%～0.9%）
• 肢体缺血（0.2%～0.4%）

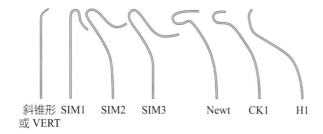

斜锥形 SIM1　SIM2　SIM3　　Newt　CK1　H1
或 VERT

▲ 图 5-1　导管选择

引自 Harrigan MR, Devieikis JP. *Handbook of Cerebrovascular Disease and Neurointerventional Technique*. 2nd ed. New York: Humana Press; 2013.

（二）技术

- 在大多数情况下需要进行完整的血管评估。
  - ▪ 评估双侧颈内动脉和颈外动脉，以及全面评估前交通动脉。
  - ▪ 评估双侧椎动脉，包括双侧小脑后下动脉。
  - ▪ 在某些情况下，椎动脉是单侧优势。
  - ▪ 虽然不常见，但椎动脉可能不是安全的选择。
    - ◆ 可进行锁骨下动脉选择性注射，辅助对同侧臂进行血压袖带充气至闭塞压力，以促进对比剂流入椎动脉。
- 主动脉弓评估。
  - ▪ 左前斜位观察大血管起始点。
  - ▪ 注射速度为 20ml/s，以 3f/s 的帧速率共注射 40ml。
- 颅外颈动脉造影。
  - ▪ 标准前后位（anteroposterior，AP）、标准侧位、标准双侧 45° 斜投影。
  - ▪ 注射速度为 4～5ml/s，以 3f/s 的帧速率共注射 7～9ml。
  - ▪ 不透射线校准标记对于要求精准测量的病例很有用。
- 前循环血管造影（图 5-2）。
  - ▪ 标准前后位（Townes 位）和侧位投影。
    - ◆ 通过斜投影来观察重叠的动脉。
      - – 颏顶位用于最佳的大脑前动脉评估。Stenvers 位用于最佳的大脑中动脉评估。
  - ▪ 注射速度为 4～5ml/s，以 3f/s 的帧速率共注射 20～25ml。
    - ◆ 更高的帧速率采集有利于评估硬脑膜动静脉瘘和高流量分流的动静脉畸形。
- 后循环（椎基底动脉）血管造影（图 5-3）。
  - ▪ 前后位（Townes 位）和侧位投影，尾部和背部居中以覆盖大脑后动脉分布区。
  - ▪ 注射速度为 5～7ml/s，以 2f/s 的帧速率共注射 8～10ml。
- 三维（3D）旋转血管造影重建模型。
  - ▪ 与多层 CT 相比，空间分辨率更高。
  - ▪ 显示相应血管区域内的侧支循环和流动

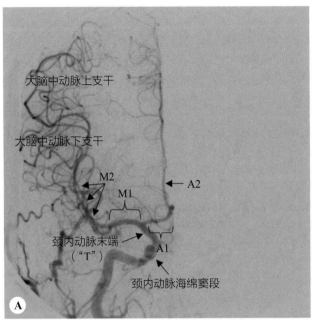

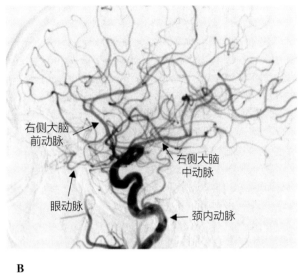

▲ 图 5-2 右侧颈内动脉造影显示右侧大脑中动脉（MCA）和右侧大脑前动脉（ACA）

A. 前后位投影；B. 侧位投影。A1 和 A2 为 ACA 的分段；ICA 为颈内动脉；M1 和 M2 为 MCA 的分段 [引自 Krishnaswamy A, Klein JP, Kapadia SR. Clinical cerebrovascular anatomy. *Catheter Cardiovasc Interv*. 2010;75 (4):530–539, Fig. 5. doi:10.1002/ccd.22299.]

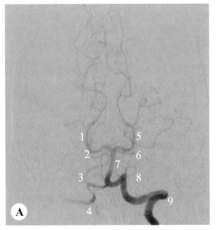

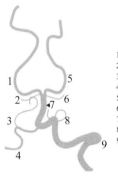

1. 右侧大脑后动脉
2. 右侧小脑上动脉
3. 右侧小脑下动脉
4. 右侧椎动脉
5. 左侧大脑后动脉
6. 左侧小脑上动脉
7. 基底动脉
8. 左侧小脑后下动脉
9. 左侧椎动脉

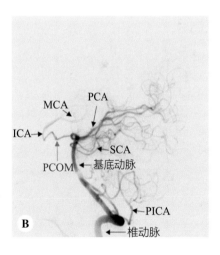

▲ 图 5-3 后循环

A. 左侧椎动脉优势选择性血管造影；B. 椎动脉侧位造影显示通过后交通动脉（PCOM）向前循环供血。ICA. 颈内动脉；MCA. 大脑中动脉；PCA. 大脑后动脉；PICA. 小脑后下动脉；SCA. 小脑上动脉 [引自 Krishnaswamy A, Klein JP, Kapadia SR. Clinical cerebrovascular anatomy. *Catheter Cardiovasc Interv*. 2010;75(4):530–539, Fig. 6. doi:10.1002/ccd.22299.]

动态。

- 使动脉瘤评估更敏感 / 更具体，提供有价值的解剖和形态信息，如动脉瘤大小、形态和瘤颈比。

（三）缺点

- 囊状动脉瘤的评估和发现依赖于最佳的造影。

- 未能评估颈外动脉可能导致不能证实硬脑膜

动静脉瘘造成的蛛网膜下腔出血。

- 在 15% 的动脉瘤蛛网膜下腔出血中有 15% 的患者行脑血管造影后显示假阴性，如果临床相关，应考虑在 5~7 天内复查 DSA。
- 非动脉瘤性蛛网膜下腔出血被认为是静脉来源的。
  - 高达 95% 的患者会有一个正常的脑血管造影，不能确定出血的来源。

三、急性缺血性脑卒中动脉溶栓治疗

病例介绍

患者男性，64 岁，有高血压、糖尿病、吸烟史，因失语、右侧面部下垂、右侧偏瘫入急诊就诊。患者女儿 4h 前见到他时还是正常状态的。NIH 卒中量表评分为 17 分。头颅 CT 示未见急性颅内出血，左额及顶叶灰白质分界轻微模糊。头颈部 CT 血管造影显示左大脑中动脉 M1 段闭塞。

- 脑卒中的典型特征是由血管因素引起的急性局灶性中枢神经系统损伤导致神经功能缺损，如脑梗死、脑出血或蛛网膜下腔出血。这是一个造成全世界残疾和死亡的主要原因。
- 短暂性脑缺血发作（transient ischemic attack，TIA）是一种短时间（< 1h）的神经功能障碍，由暂时性脑缺血造成。这种缺血在神经影像学上与梗死无关。患有 TIA 的患者在随后的 90 天内有 10% 的脑卒中风险。

临床要点

典型的脑卒中患者如果没有得到治疗，每分钟会失去 190 万个神经元。

- Zeumer 等于 1983 年首次描述了急性缺血性脑卒中的脑动脉内溶栓治疗。

- 1999 年，急性脑血栓栓塞 Prolyse（PROACT）Ⅱ 试验的发表促使许多脑卒中中心开始实施脑卒中血管内治疗。
- 2013 年，在 IMSⅢ、MR RESCUE 和 SYNTHESIS 临床试验表明血管内治疗并不比单独静脉注射 t-PA 更有效后，关于血管内治疗结局的争议加剧。
- 2015 年，多项随机对照试验证明，对于颈内动脉或大脑中动脉近端闭塞发作后 6h 的患者，血管内治疗优于单纯静脉注射 t-PA 治疗。
- 不同的成像方式目前已被研究，以至其发挥基于评估梗死灶大小和缺血半暗带来选择患者的潜力。这包括非对比 CT（ASPECTS 评分）、多期 CT 血管造影（侧支血管评分）、CT 灌注成像、MR 灌注成像。
  - 磁共振扩散加权成像仍然是梗死面积测定的金标准。

重要定义

缺血半暗带是有缺血但尚未梗死的脑组织。因此，除非血流迅速恢复，否则有进一步破坏的危险。

（一）适应证

- 美国心脏协会 / 美国脑卒中协会 2015 年更新的指南指出，满足以下所有标准的患者推荐血管内治疗（Ⅰ 类；证据级别 A）。
  - 脑卒中前 mRS 评分为 0~1 分。
  - 急性缺血性脑卒中患者在发病 4.5h 内接受重组 t-PA 静脉注射。
  - 颈内动脉或 MCA 近端（M1）的致病性闭塞。
  - 年龄 ≤ 18 岁。
  - NIHSS ≥ 6 分。
  - ASPECTS ≥ 6 分。
  - 可在症状出现后 6h 内开始治疗（腹股沟穿刺）。

- 可考虑的其他迹象如下所示。
  - 出现症状的 6h 内出现 t-PA 静脉注射禁忌证的患者。
  - 大脑前动脉、大脑中动脉 M2 段或 M3 段、椎动脉、基底动脉或大脑后动脉闭塞的患者。

（二）禁忌证

- 目前没有血管内治疗的标准禁忌证，因为治疗的风险和益处必须根据具体情况进行评估。然而，一些需要考虑的危险因素，如下所示。
  - 快速改善的 NHISS ≤ 4 分。
  - INR > 3.0。
  - 血小板 < 50 000/μl。
  - 在治疗的情况下，血糖 < 50mg/dl 或 > 400mg/dl。
  - 在治疗的情况下，收缩压 > 185mmHg 或舒张压 > 110mmHg。
  - 颅内出血或肿块。

（三）设备

- 脑缺血机械栓子去除（mechanical embolus removal in cerebral ischemia，MERCI）取栓器（图 5-4A）：FDA 批准的第一个缺血性脑卒中患者急性取栓装置。
- 5MAX DDC：适用于在闭塞部位直接抽吸以优化血栓清除。
- Solitaire FR 血供重建装置（图 5-4B）：机械取栓装置。
- Trevo XP ProVue 装置（图 5-4C）：机械取栓设备，提高了取栓的准确性和速度。

（四）解剖学

- 复查患者解剖结构，头颈部 CT 血管造影或脑血管造影在血供重建治疗前是必要的。
- 90% 的人左脑半球占主导地位。
- 后循环供应脑干、小脑和枕叶皮质。后循环闭塞的症状通常包括 5D [头晕（dizziness）、复视（diplopia）、构音障碍（dysarthria）、吞咽困难（dysphagia）和运动障碍（dystaxia）]。
- 后循环脑卒中的特点是交叉性体征，即病灶同侧脑神经体征及病灶对侧的运动 / 感觉功能障碍。具体症状取决于梗死的部位。

（五）操作步骤

1. 支架取栓系统

- 步骤 1：首选右股总动脉入路。
- 步骤 2：使用 8～9Fr 长鞘管和 6～7Fr 球囊

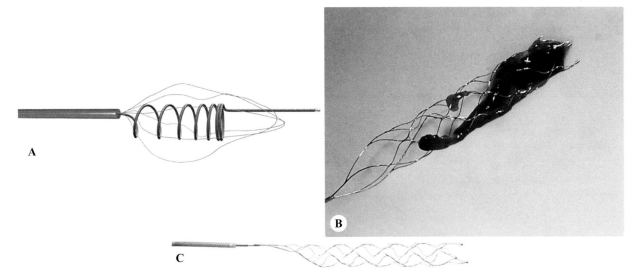

▲ 图 5-4　A. 脑缺血机械栓子去除（MERCI）取栓器；B. Solitaire FR 血供重建装置伴血凝块；C. Trevo XP ProVue 装置
A 图片由 Stryker Corporation 提供；B 图片引自 Dávalos A, Pereira VM, Chapot R, et al.Retrospective multicenter study of Solitaire FR for revascularization in the treatment of acute ischemic stroke.*Stroke*. 2012;43:2699-2705；C 图片由 Stryker Neurovascular, Fremont, CA. 提供

导引导管。

- 步骤 3：通过导引导管输注肝素和生理盐水的混合物，有助于防止手术过程中发生新的血栓栓塞事件。
- 步骤 4：理想情况下，球囊导引导管放置在颈内动脉（internal carotid artery，ICA）中，用于在血栓取出时逆转血流。通过血管造影，确定闭塞血管的脑梗死溶栓治疗（thrombolysis in cerebral infarction，TICI）评分（< 3 分时不正常）（框 5-2）。
- 步骤 5：在确定导引导管的放置位置后，使用微导丝和微导管沿入路路径穿过血栓。球囊导引导管膨胀以阻止动脉内的血液流动。
- 步骤 6：移除微导丝，放置支架取出器（如 Solitaire 或 Trevo）。通过微导管送入支架取出器，支架取出器在血栓内打开。
- 步骤 7：支架放置至少 3min，以使支架在取出时能更好地抓住血栓。支架放置时允许部分血流顺行到缺血组织。
- 步骤 8：一旦支架就位，整个系统（支架和微导管）在负压情况下使用 50ml 注射器回抽，将其用于导引导管水平以防止栓塞。
- 步骤 9：此过程应重复 2～3 次，直到先前闭塞区域的 TICI 评分 ≥ 2 分。
- 步骤 10：采用手动压迫或闭合装置处理腹股沟穿刺点。

框 5-2 mTICI 分级

- 0 级：无灌注
- 1 级：顺行再灌注超过初始闭塞，但远端分支充盈有限，远端再灌注很少或缓慢
- 2A 级：顺行再灌注低于 50% 先前闭塞的靶动脉缺血区（如在 MCA 的一个主要分区及其区域内）
- 2B 级：顺行再灌注超过 50% 先前闭塞的靶动脉缺血区（如 MCA 的两个主要分区及其区域内）
- 3 级：完全顺行再灌注先前闭塞靶动脉缺血区，所有远端分支无可见闭塞

MCA. 大脑中动脉；mTICI. 改良脑缺血量表

---

2. Penumbra 抽吸系统

- 步骤 1：导引长鞘管被输送到尽可能远的地方，通常在颈内动脉。如果预期使用支架取出器，可以使用球囊导管。
- 步骤 2：进行诊断性血管造影。
- 步骤 3：根据血管大小选择抽吸导管，并通过中间导管和微导丝输送到血块表面。
- 步骤 4：取出内导管和导丝，并启动抽吸。应仔细监测管道血流停止或血块清除情况。如果流动停止超过 2min，请小心地把导管退出，因为凝块可能会卡在导管尖端。
- 步骤 5：抽吸导管可以通过几个通道，也可以使用其他设备，如支架回收器。

3. 术后处理

- 在神经重症监护室密切监测是必要的。
- 对成功再通的患者进行适当的血压控制。如果残留闭塞持续存在，则需要考虑允许性高血压。
- 需要进行密切的影像随访以评估梗死的出血性转化。

临床要点

允许性高血压：急性脑卒中患者可将血压维持在 200mmHg，以允许侧支血液流至缺血组织。

（六）并发症

- 远端血栓栓塞或新的血管区域栓塞。
- 颅内出血。
- 空气栓塞。
- 动脉夹层。
- 血管痉挛。

（七）其他治疗

- 症状出现后 3h 内（某些患者可达 4.5h），静脉注射 t-PA 是 FDA 批准的缺血性脑卒中治疗方法。然而，许多患者就诊时已经超出这个时间范围，或有全身溶栓的禁忌证。
- 动脉内 t-PA 很少使用，但在机械溶栓装置输送受到患者解剖结构限制的情况下，可以考虑使用。

四、经皮椎体成形术与椎体后凸成形术

病例介绍

患者女性，75岁，有骨质疏松史，在地面跌倒后出现剧烈的背部疼痛，就诊于她的初级保健医生。医生检查发现患者没有局灶性神经缺损或脊髓压迫症状。她的初级保健医生试图用非甾体抗炎药和物理治疗来缓解她的疼痛。然而，患者没有任何改善。X线片显示急性 L_2 压缩性骨折。患者被转诊到介入放射科进行可能的经皮椎体成形术或椎体后凸成形术。

- 经皮椎体成形术（percutaneous vertebroplasty，PVP）和椎体后凸成形术（kyphoplasty，KP）的治疗过程相似，都用于治疗椎体压缩骨折（vertebral compression fractures，VCF）和椎体血管瘤。
  - PVP 是一种微创手术，包括将胶合剂注入骨折椎体以帮助稳定脊椎，并潜在地减轻疼痛。
  - KP 也包括向椎体注射胶合剂。然而，KP 首先要将一个球囊插入脊椎，通过充气来恢复椎体的高度并为胶合剂填充创造一个空腔。KP 也被称为"球囊辅助椎体成形术"。
- PVP 最早于 1984 年在法国由 Herve Deramond 博士完成，于 1987 由 Galibert、Deramond 和 Rosat 描述。起初这个手术是为一例椎体血管瘤患者进行的手术。
- PVP 技术于 1993 年被引入美国，并于 1997 年被首次报道。
- KP 由整形外科医生 Mark Reiley 博士在 20 世纪 90 年代初构想，其最初的想法是恢复椎体高度，以减少与 VCF 相关的后凸畸形。

（一）适应证
- 骨质疏松引起的自发性 VCF 最为常见。继发于创伤的 VCF 也可见。
- 因脊柱转移导致 VCF 患者的姑息性缓解疼痛。
- 药物治疗对 VCF 疼痛无效。
  - 药物治疗失败，包括因疼痛而不能行走，因疼痛而不能耐受物理治疗和（或）大剂量镇痛药引起了不良反应（镇静、精神模糊、胃肠道出血和便秘）的患者。
- 在某些情况下，可以治疗局灶性症状性椎体血管瘤。
- 影像学显示有症状性微骨折的患者，尽管没有椎体压迫。

临床要点

关于 PVP 和 KP 在骨质疏松患者中预防性使用的临床研究正在进行中。这些研究旨在评估当把胶合剂注射进骨折近压缩性骨折的椎体后，未来压缩骨折的发生率是否会下降。

（二）禁忌证
- 绝对禁忌证。
  - 败血症。
  - 计划手术部位有活动性骨髓炎。
  - 对胶合剂过敏。
  - 不可纠正的凝血功能障碍。
- 相对禁忌证。
  - 非压缩骨折引起的神经根病。
  - 骨折碎片后移位导致脊髓损伤。
  - 硬膜外肿瘤伴脊髓损害。
  - 活动性全身感染。
  - 保守治疗后症状改善。
  - 骨折水平的脊髓病。

（三）设备
- 最常在透视下进行，尽管 CT 引导 PVP/KP 是可能的。
  - 快速通过 CT 和 MRI 检查评估是否引发并发症。
- 重要设备。
  - 套管针（图 5-5A）。
  - 通过套管针注射胶合剂的输送装置

（图 5-5B）。

（四）解剖学

- 套管针在椎体中的正确定位如图 5-6 所示。套管针放置成一定角度以避免损伤脊髓。

（五）操作步骤

- 步骤 1：对骨折椎体处的皮肤进行清洁和消毒，在患处注射局部麻醉药。
- 步骤 2：在骨折部位的皮肤上做一个小切口。
- 步骤 3：套管针在透视或 CT 引导下进入椎体的正确部位（图 5-5C）。为了不损伤脊髓，套管针的角度是至关重要的。

  ▪ 套管针可能需要额外的帮助才能进入椎体。扭转一下会有帮助，但有时这样需要用木槌推进套管针。

- 步骤 4：如果进行后凸成形术，需要进行以下步骤。

  ▪ 在套管针上放置一个钻头，用于为球囊创造一个通道。
  ▪ 球囊通过套管针插入并在脊椎内充气（图 5-7）。
  ▪ 移除球囊。

- 步骤 5：胶合剂通过套管针注入椎体（图 5-5D）。成像用于确保胶合剂进入正确的位置。
- 步骤 6：胶合剂注入后，获得最终图像并取出套管针。
- 步骤 7：如果有出血就施加压力。使用无菌敷料。

（六）其他治疗

- 传统的疼痛管理，包括卧床休息、镇痛药治疗、物理治疗和背部支持。
- 骨科医生或神经外科医生可以实施有创性手

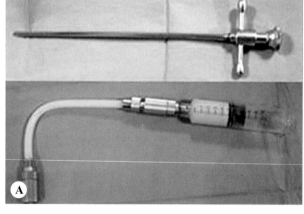
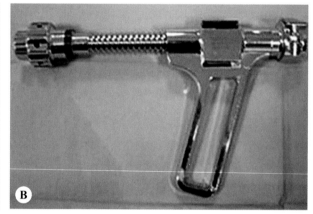
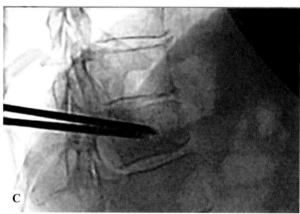
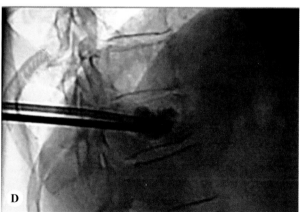

▲ 图 5-5　A. 套管针、可拆卸注射器和连接装置；B. 手枪（输送装置）；C. 套管针就位；D. 椎体成形术中注射胶合剂
引自 Santiago FR, Abela AP, Alvarez LG, et al. Pain and functional outcome after vertebroplasty and kyphoplasty. A comparative study. *Eur J Radiol*. 2010;75 (2):e108-e113.

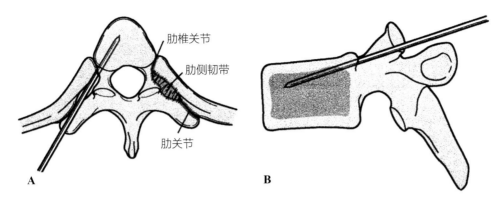

▲ 图 5-6 置入套管针后的椎体解剖

引自 Mathis J, Wong W. Percutaneous vertebroplasty: technical considerations. *J Vasc Interv Radiol.* 2003;14 (8):953-960.

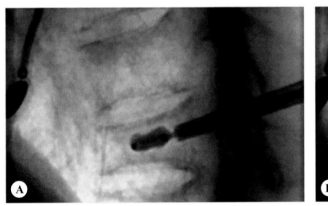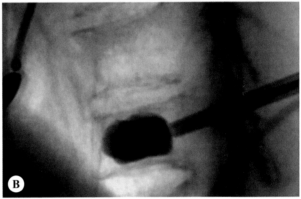

▲ 图 5-7 球囊骨捣棒的精确放置有助于骨折复位

引自 Tong SC, Eskey CJ, Pomerantz SR, Hirsch JA. "SKyphoplasty": a single institution's initial experience. *J Vasc Interv Radiol.* 2006;17 (6):1025-1030.

术以稳定骨折的脊椎。

（七）并发症

• 在继发于骨质疏松症的患者中，严重并发症的发生率低于 1%。

• 在肿瘤性疾病患者中，并发症发生率增加到 5%。

• 表 5-1 详细介绍了椎体强化术的特定并发症。

表 5-1 椎体强化术的特定并发症

特定并发症		发生率（%）
短暂性神经功能缺损（术后 30 天内）	骨质疏松	1
	肿瘤	10
永久性神经功能缺损（手术后 30 天内或需要手术的神经功能缺损）	骨质疏松	< 1
	肿瘤	2
	肋骨、胸骨或脊椎骨折	1
	过敏或特殊反应	< 1

（续表）

特定并发症	发生率（%）
感染	＜1
症状性肺物质栓子	＜1
明显出血或血管损伤	＜1
症状性血胸或气胸	＜1
死亡	＜1

五、颈动脉支架

病例介绍

患者 69 岁，因在 2 周内短暂性脑缺血发作（TIA）出现 2 次来到急诊室。第 1 次，导致短暂的左腿无力，他的初级保健医生给予了阿司匹林和氯吡格雷（波立维）治疗。第 2 次 TIA 引起了右侧偏瘫并被紧急送入急诊，双侧颈动脉超声显示右侧颈内动脉狭窄 85%，左侧颈内动脉近全闭塞。医生们对患者是否应行颈动脉支架置入术或颈动脉内膜切除术进行了讨论。

- 与其他血管一样，随着时间的推移，颈动脉也会发生动脉粥样硬化，减少流向大脑的血液，并可能导致脑卒中。
- 1995 年，颈动脉支架置入术（carotid artery stenting，CAS）首次被介绍作为颈动脉疾病的研究性治疗方法。
- 2004 年，FDA 批准 CAS 作为颈动脉狭窄患者的治疗方案，需符合以下标准。
  - 出现狭窄症状。
  - 堵塞＞ 70%。
  - 开放式手术干预存在重大风险。
- 许多主要研究比较了 CAS 和颈动脉内膜切除术（carotid endarterectomy，CEA），包括支架保护血管成形术 vs. 颈动脉内膜切除（stent-protected angioplasty versus carotid Endarte-

rectomy，SPACE）试验和颈动脉血管重建术动脉内膜切除术 vs. 支架（carotid revascularization endarterectomy versus stent，CREST）试验。

- 多项影像学研究用于评估颈动脉的通畅。
  - 颈动脉多普勒通常是最便宜、最快且微创的方法。
  - CT 血管造影（图 5-8）。
  - 磁共振血管造影（图 5-9）。
  - 颈动脉造影（图 5-10）是金标准，但最具有创性。

（一）适应证

- 无症状的高级别（＞ 60%）颈内动脉狭窄。
- 症状性颈内动脉狭窄。
  - 定义为动脉粥样硬化一侧的神经系统症状、TIA 和（或）脑卒中的急性发作。

（二）禁忌证

- 绝对禁忌证。
  - 活动性感染。
  - 超声波可见颈动脉内血栓。
- 相对禁忌证。
  - 周围斑块积聚。
  - 颈动脉接近完全闭塞，表现为所谓的绳状征（图 5-11）。
  - 现有斑块严重钙化。
  - 颈动脉严重弯曲。
  - 主动脉弓钙化。
  - 无法放置栓塞保护装置。
  - 年龄≥ 80 岁患者。

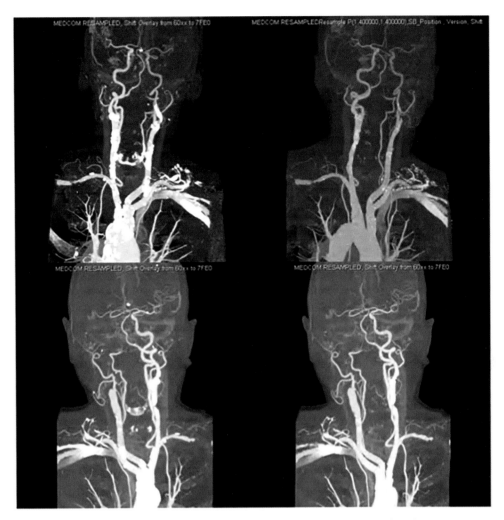

▲ 图 5-8 三维重建 CT 血管造影：与左侧相比，右侧颈动脉血流不足

引自 Barone DG, Jones R, Trivedi R. Surgical and non-surgical management of carotid atherosclerosis. *Neurosurgery.* 2013;13 (1). Available at http://www.acnr.co.uk/2013/03/surgical-and-non-surgical-management-of-carotid-atherosclerosis/.

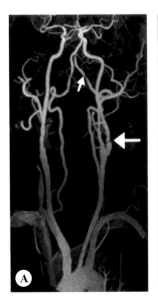

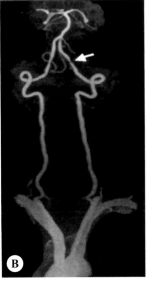

◀ 图 5-9 MRA 显示狭窄的左侧颈内动脉（大箭）及左侧椎动脉（小箭）

引自 Yang CW, Carr JC, Futterer SF, et al. Contrast-enhanced MR angiography of the carotid and vertebrobasilar circulations. *AJNR Am J Neuroradiol.* 2005; 26 (8): 2095–2101, Fig. 1.

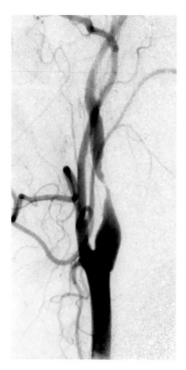

▲ 图 5-10　右侧颈总动脉造影显示颈动脉分叉上方约 **2cm 处有严重狭窄**

引自 Stetler W, Gemmete JJ, Pandey AS,et al. Endovascular treatment of carotid occlusive disease. *Neuroimaging Clin N Am.* 2013;23/4:637–652, Fig. 2.

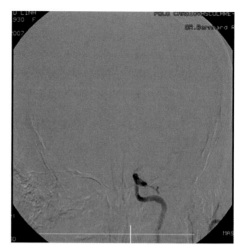

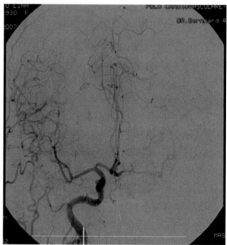

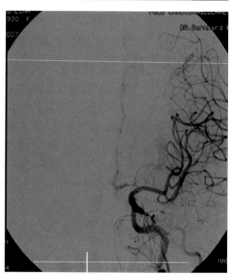

▲ 图 5-11　颈动脉狭窄患者颈动脉支架置入术前后的颈内动脉造影

引自 Nikas DN, Ghany MA, Stabile E, et al. Carotid artery stenting with proximal cerebral protection for patients with angiographic appearance of string sign. *JACC: Cardiovasc Interv.* 2010; 3 (3): 298–304, Fig. 3.

（三）设备

- 颈动脉支架有 2 种类型，如下所示。
    - 开环支架：灵活性更高，用于高度成角的病变。
    - 闭环支架：特点是支架的网眼比较小。
- 药物洗脱支架在再狭窄率低的 CAS 中不常用。
- 栓塞保护装置（embolic protection device，EPD）（图 5-12）是一种临时安装在颈动脉堵塞区域以外的装置。它被设计用来捕捉任何脱落的栓子，防止它们进入大脑，从而降低颈动脉支架置入术中栓塞性脑卒中的风险。
    - 有 2 种类型的 EPD。
        - 过滤装置（更常见）允许在 CAS 期间持续顺行流动。
        - 逆行流动装置逆转血液而使微栓子远离 ICA。
    - EPD 放置注意事项如下所示。

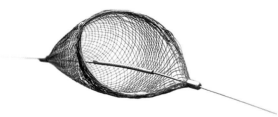

▲ 图 5–12 SpiderFX 栓塞保护装置过滤器

经 Medtronic 许可转载，© 2018 Medtronic，版权所有

- ◆ 必须穿过狭窄，在此过程中可能会导致栓子脱落。
- ◆ 时间长可能引起血管痉挛，导致脑卒中。
- ◆ 可能导致血管壁损伤或难以移除。

（四）解剖学（图 5–13）

- 右颈总动脉分支起自右头臂干（连同右锁骨下动脉）。左颈总动脉通常起源于主动脉弓。
  - ▪ 临床上有存在变异的情况，如主动脉牛角弓（图 5–14）、左颈总动脉分支出头臂动脉。
- 颈总动脉在 C_3/C_4 椎体分为颈内动脉和颈外动脉（框 5–3），对应于甲状腺上缘软骨。
- 颈动脉分叉常延伸至颈动脉近端，常受动脉粥样硬化的影响。

（五）操作步骤

1. 术前处理

- 抗生素预防：头孢唑林 2～3g 静脉注射。
- 抗凝：建议术前和术后应用阿司匹林和氯吡格雷双联抗血小板治疗。

2. 具体步骤

- 步骤 1：可采取股骨、上肢或经颈入路。准备好区域，注射利多卡因，并选定进入的动脉。如果进入右股动脉，则进行主动脉弓造影需要确定主动脉弓的解剖结构、可能的变异和钙化程度。

临床要点

如果选择股动脉入路，一些患者可能会在手术过程中通过静脉鞘插入临时起搏器电线来调节心律。

- 步骤 2：在导丝上插入一个短的鞘管。

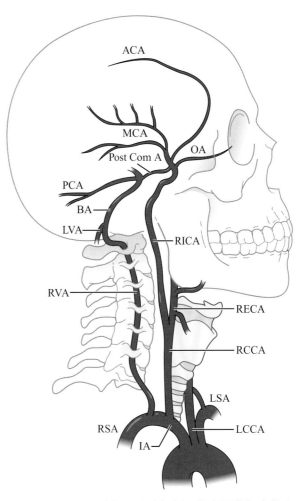

▲ 图 5–13 颅外脑相关动脉解剖及其主要的颅内供血（右侧侧位）

ACA. 大脑前动脉；BA. 基底动脉；IA. 无名动脉；LCCA. 左侧颈总动脉；LSA. 左侧锁骨下动脉；LVA. 左侧椎动脉；MCA. 大脑中动脉；OA. 眼动脉；PCA. 大脑后动脉；Post Com A. 后交通动脉；RCCA. 右侧颈总动脉；RECA. 右侧颈外动脉；RICA. 右侧颈内动脉；RSA. 右侧锁骨下动脉；RVA. 右侧椎动脉。脉络膜前动脉未标出（引自 Gautier JC, Mohr JP. Ischemic stroke. In: Mohr JP, Gautier JC, eds. *Guide to Clinical Neurology*. New York: Churchill Livingstone; 1995: 543.）

- 步骤 3：导管通过鞘管插入并在透视下通过主动脉到达颈动脉。
- 步骤 4：进行脑血管造影。

临床要点

在任何导丝插入颈动脉之前，患者应使用肝素抗凝，把活化凝血时间（activated clotting time, ACT）维持在 4～5min。

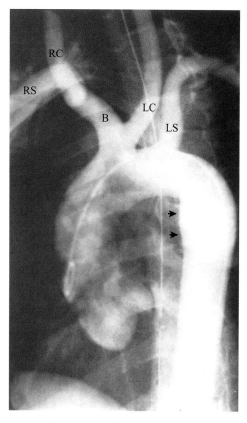

▲ 图 5-14 左前斜位主动脉弓造影

左侧颈总动脉与头臂动脉有共同起源（即牛型主动脉弓）。B. 头臂动脉；LC. 左侧颈动脉；LS. 左侧锁骨下动脉；RC. 右侧颈动脉；RS. 右侧锁骨下动脉（引自 Kadir S. *Atlas of Normal and Variant Angiographic Anatomy*. Philadelphia: WB Saunders; 1991.）

框 5-3　牢记颈外动脉的分支

SALFOPMS（"Some Anatomists Like Freaking Out Poor Medical Students"，即一些解剖学家喜欢吓唬可怜的医学生）：甲状腺上动脉（superior thyroid）、咽上动脉（ascending pharyngeal）、舌动脉（lingual）、面动脉（facial）、枕动脉（occipital）、耳后动脉（posterior auricular）、上颌动脉（maxillary）和颞浅动脉（superficial temporal arteries）

- 步骤 5：栓塞保护装置在导丝引导下通过狭窄部位，以降低栓塞事件的风险。栓塞保护装置放置在适当位置。
- 步骤 6：将血管成形术球囊引导至阻塞部位，预扩张狭窄区域。

临床要点

这个阶段的球囊扩张可能会过度刺激邻近颈动脉压力感受器，导致心动过缓和低血压。

- 步骤 7：然后放置颈动脉支架（图 5-15）并展开。
- 步骤 8：进行支架后血管成形术以确保支架在动脉壁上的位置。如果需要，可以重复血管成形术以进一步扩张支架。
- 步骤 9：取出栓塞保护装置。
- 步骤 10：重复颈动脉造影显示狭窄处血流改善（图 5-16）。重复脑血管造影可与常规血管造影相比较，以寻找栓塞碎片的证据。
- 步骤 11：加压动脉穿刺点，或使用动脉闭合装置。

3. 术后处理

- 应密切监测患者的生命体征，以评估血流动力学是否稳定，频繁进行神经系统功能检查。
- 患者一般可在 1～2 天内出院。
- 重复颈动脉超声应在 3～6 周进行，以建立患者的新基线。

（六）治疗备选方案

- 颈动脉内膜切除术（CEA）。
  - 有症状的颈动脉疾病患者的首选治疗方案。
  - 通常由血管外科医生执行。
  - 存在以下症状的患者中，CAS 优先于 CEA。
    - 动脉不适合开放手术通路。
    - 狭窄是辐射诱导的。
    - CEA 后动脉再狭窄。
    - 手术和（或）麻醉风险很高。
  - CREST 试验比较了 CAS 和 CEA，发现两种治疗的主要风险没有显著差异。对于有症状的疾病患者，这两种手术的长期疗效相似。CAS 术后 30 天脑卒中发病率和死亡率高于 CEA。
- 药物治疗。
  - 双联抗血小板治疗：阿司匹林和氯吡格雷。

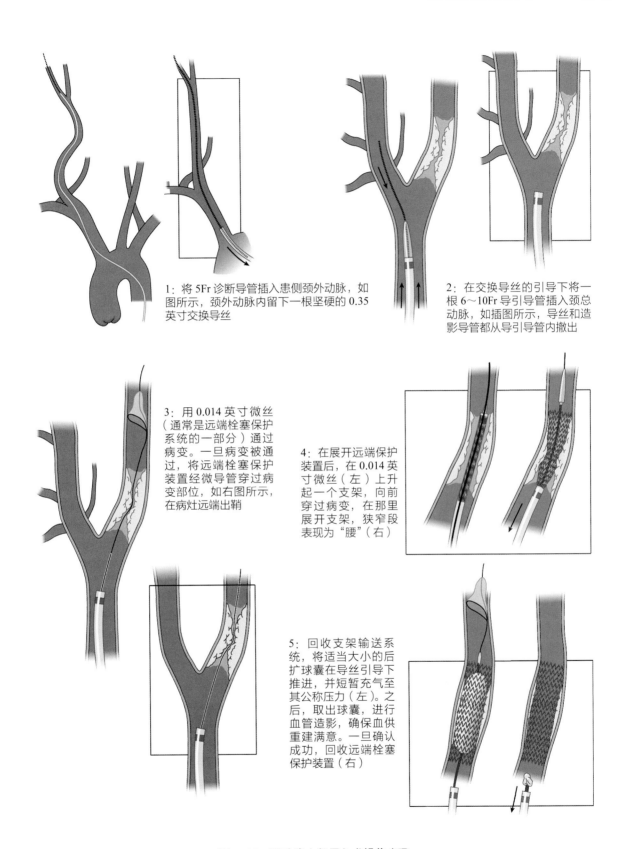

1：将 5Fr 诊断导管插入患侧颈外动脉，如图所示，颈外动脉内留下一根坚硬的 0.35 英寸交换导丝

2：在交换导丝的引导下将一根 6～10Fr 导引导管插入颈总动脉，如插图所示，导丝和造影导管都从导引导管内撤出

3：用 0.014 英寸微丝（通常是远端栓塞保护系统的一部分）通过病变。一旦病变被通过，将远端栓塞保护装置经微导管穿过病变部位，如右图所示，在病灶远端出鞘

4：在展开远端保护装置后，在 0.014 英寸微丝（左）上升起一个支架，向前穿过病变，在那里展开支架，狭窄段表现为"腰"（右）

5：回收支架输送系统，将适当大小的后扩球囊在导丝引导下推进，并短暂充气至其公称压力（左）。之后，取出球囊，进行血管造影，确保血供重建满意。一旦确认成功，回收远端栓塞保护装置（右）

▲ 图 5-15　颈动脉支架置入术操作步骤

经许可转载，引自 Munich SA, Mokin M, Krishna C,et al. Carotid artery angioplasty and stenting. In: Winn HR, ed. *Youmans and Winn Neurological Surgery*. 7th ed. Philadelphia, PA: Elsevier; 2017: 3107–3123.e4, F367-1-367-5.

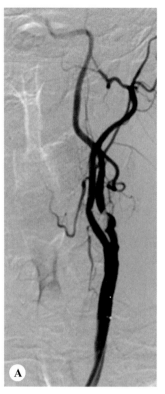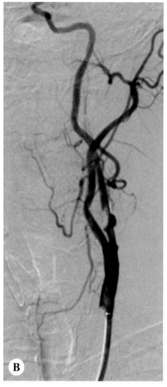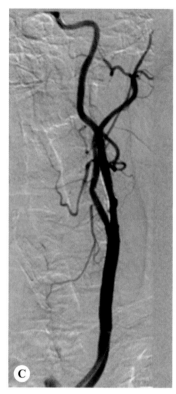

▲ 图 5-16　**A.** 选择性血管造影显示左侧颈内动脉高度狭窄 > 90%，原因是一大块动脉粥样斑块伴钙化；**B.** 放置 7mm×40mm 颈动脉支架后，使用 4mm×20mm 球囊进行扩张，但仍可见残余狭窄；**C.** 再一次重叠放置支架后结果显示无残留狭窄

经许可转载，引自 Oteros R, Jimenez-Gomez E,Ochoa JJ, et al. Unprotected Carotid Artery Stenting in Symptomatic Patients with High-Grade Stenosis: Results and Long-Term Follow-Up in a Single-Center Experience. *Am J Neuroradiol*. 2012;33 (7):1285–1291. Figure 2.

- ▪ 抗高血压药物治疗。
- ▪ 他汀类药物治疗。

（七）并发症

- 神经系统后遗症，即脑卒中。这可能是由许多因素造成的，包括术中和术后远端栓塞、压力感受器刺激继发的低灌注、出血和（或）脑灌注过多。
- 老年患者和主动脉弓严重钙化患者的风险最高。
- 接受 CAS 患者的脑卒中风险高于接受 CEA 患者。
- 血流动力学不稳定。
  - ▪ 由于球囊扩张时压力感受器受到刺激。
  - ▪ 发生一定程度的心动过缓和（或）低血压的患者高达 68%。
- 高灌注综合征。
  - ▪ 同侧头痛、运动性癫痫发作和脑出血后遗症。
  - ▪ 在严重的双侧狭窄患者中，通常治疗严重的单侧颈动脉狭窄。
  - ▪ 通常伴有明显的高血压。
- 目标动脉再狭窄。
  - ▪ 在接受 CAS 的患者中报道的比例高达 5%。
  - ▪ 急性（< 30 天）血栓形成通常是由于抗血小板治疗不足。
  - ▪ 新生内膜增生引起的亚急性（> 30 天）再狭窄。
- 支架断裂：临床意义不明的常见并发症。
- 心肌梗死：1%～4% 的患者。
- 肾衰竭：原因为对比剂肾病，肾动脉粥样硬化栓塞或肾灌注不足。
- 入路相关问题是最常见的并发症。

文献综述

　　2012 年，Bijuklic 等对 CAS 中 728 例使用栓塞保护装置的患者进行研究，发现 32.8% 的患者出现同侧缺血性脑损伤，25% 的患者出现对侧缺血性脑损伤，脑卒中发病率为 1.9%。

知识点回顾

急性缺血性脑卒中动脉溶栓治疗

- 随着设备开发的进步和我们对脑卒中病理生理学的理解，血管内治疗方案已经成为一种对严重近端动脉血栓形成的患者有价值的治疗方法。
- 最近的多中心随机对照试验表明，对有大面积急性局部梗死患者进行及时的治疗，会有显著的功能益处。
- 影像学预测因子、可替代手术技术和人口学因素都对血管内溶栓的后续结果有影响，对这一领域的研究还在继续。
- 在脑血管意外后 3~4.5h 内的患者中，静脉注射 t-PA 仍是 FDA 批准的全身溶栓无禁忌证的选择。

经皮椎体成形术和椎体后凸成形术

- 经皮椎体成形术和椎体后凸成形术有助于缓解因骨质疏松症或恶性肿瘤引起的压缩骨折或椎体血管瘤造成的疼痛。
- 使用透视或 CT 帮助引导套管针，避免损伤脊髓。透视更常用。

- 此两种手术被认为是并发症发生率低的安全手术，骨质疏松症患者并发症发生率低于 1%，恶性肿瘤相关骨折低于 5%。最常见的并发症包括神经功能缺损，通常在手术后 30 天内消失。

颈动脉支架

- 对于双侧颈动脉狭窄患者，分期入路（单侧单独手术）优于同时入路（两侧一起操作）。
  - 降低了高灌注综合征和血流动力学不稳定的风险。
- 血流动力学不稳定是由于球囊扩张时颈动脉压力感受器受到刺激，临床表现为低血压、心动过缓，严重者需给予阿托品。
- CAS 最严重的并发症是脑卒中。
  - 术前和术后进行双联抗血小板治疗可降低这种风险。
  - 理论上，栓塞保护装置降低了栓塞物质到达大脑的风险。然而，它们的益处尚未得到证实。
- CAS 的替代方案包括药物治疗和 CEA（一种通常由血管外科医生进行的手术）。

思考题

1. Jones 太太要做 L$_3$ 椎体成形术。有什么能阻止她做这个手术呢?
   A. Jones 太太不再疼痛了
   B. Jones 太太出现了 L$_3$ 感染
   C. Jones 太太的一块骨折移位并压迫脊髓
   D. 椎体成形术不适用于急性压缩骨折的治疗
   E. 以上都不是

2. 椎体成形术最常见的并发症是什么?
   A. 肺栓塞
   B. 气胸
   C. 短暂性神经功能缺损
   D. 永久性神经功能缺损
   E. 感染

3. 椎体成形术最常用的成像方式是什么?

A. 磁共振

B. 超声

C. 透视

D. CT

4. 椎体成形术和椎体后凸成形术的区别是什么?

A. 椎体成形术使用球囊来恢复椎体高度

B. 无症状骨折采用椎体后凸成形术

C. 椎体成形术用于无症状骨折

D. 椎体后凸成形术使用球囊或类似的器械来恢复椎体高度

5. 颈动脉疾病诊断的首选影像学成像模式是什么? 什么样的模式被认为是金标准?

A. 颈动脉超声

B. CT 血管造影

C. 磁共振血管造影; 颈动脉血管造影

D. 颈动脉超声; 颈动脉血管造影

6. 以下哪一项是颈动脉支架置入术的唯一绝对禁忌证?

A. 颈动脉严重弯曲

B. 不利于放置栓塞保护装置的解剖结构

C. 周向斑块堆积

D. 颈动脉内可见血栓

E. 双侧颈动脉疾病＞85%

拓展阅读

[1] Ahn SH, Prince EA, Dubel GJ. Basic neuroangiography: review of technique and perioperative patient care. *Semin Intervent Radiol*. 2013;30:225-233.

[2] Ahn SH, Prince E, Dubel G. Carotid artery stenting: review of technique and update of recent literature. *Semin Intervent Radiol*. 2013;30(3):288-296.

[3] American College of Radiology. *ACR-ASNR-ASSR-SIR-SNIS Practice Parameter for the Performance of Vertebral Augmentation*. Revised 2017. Available at https://www.acr.org/-/media/ACR/Files/Practice-Parameters/verebralaug.pdf. Accessed May 11, 2018.

[4] Arnaout OM, Rahme RJ, Ahmadieh TY, et al. Past, present, and future perspectives on the endovascular treatment of acute ischemic stroke. *Tech Vasc Interv Radiol*. 2012; 15(1): 87-92.

[5] Aziz F. Carotid artery stenting technique. In: Peter K, ed. *Medscape*. Available at emedicine.medscape.com/article/1839544-tech nique#showall. Updated April 2016. Accessed May 11, 2018.

[6] Berkhemer OA, Fransen PS, Beumer D, et al. A randomized trial of intraarterial treatment for acute ischemic stroke. *N Engl J Med*. 2015;372(1):11-20.

[7] Bijuklic K, Wandler A, Hazizi F, Schofer J. The PROFI study (Prevention of Cerebral Embolization by Proximal Balloon Occlusion Compared to Filter Protection during Carotid Artery Stenting): a prospective randomized trial. *J Am Coll Cardiol*. 2012;59(15):1383-1389.

[8] Brott TG, Hobson RW 2nd, Howard G, et al. Stenting versus endarterectomy for treatment of carotid-artery stenosis. *N Engl J Med* 2010;363(1):11-23.

[9] Campbell BC, Mitchell PJ, Kleinig TJ, et al. Endovascular therapy for ischemic stroke with perfusion-imaging selection. *N Engl J Med*. 2015;372(11):1009-1018.

[10] Citron SJ, Wallace RC, Lewis CA, et al. Society of Interventional Radiology; American Society of Interventional and Therapeutic Neuroradiology; American Society of Neuroradiology: Quality improvement guidelines for adult diagnostic neuroangiography. Cooperative study between ASITN, ASNR, and SIR. *J Vasc Interv Radiol*. 2003;14(9, Pt 2):S257-S262.

[11] Fairman RM. Carotid artery stenting and its complications. In: Kasner SE, Eidt JF, Mills JL Sr, eds. UpToDate. Available at uptodate.com/contents/carotid-artery-stenting-and-its-complications?source=search_result&search=carotid+artery+stenting&selectedTitle=1 37.

[12] Goyal M, Demchuk AM, Menon BK, et al. Randomized assessment of rapid endovascular treatment of ischemic stroke. *N Engl J Med*. 2015;372(11):1019-1030.

[13] Hassan AE, Rostambeigi N, Chaudhry SA, et al. Combination of noninvasive neurovascular imaging modalities in stroke patients: patterns of use and impact on need for digital subtraction angiography. *J Stroke Cerebrovasc Dis*. 2013;22:e53-e58.

[14] Hui FK, Yim J, Spiotta AM, et al. Intermediate catheter injections in closed segments during acute stroke intervention: a cautionary note. *J Neurointerv Surg*. 2012; 4(6): e39.

[15] Rosen H, Walega DR. Osteoporotic thoracolumbar vertebral compression fractures: clinical manifestations and treatment. In: Rosen CJ, ed. Available at https://www.uptodate.com/contents/osteoporotic-thoracolumbar-vertebral-compression-fractures-clinical-manifestations-and-treatment.

[16] Santiago FR, Abela AP, Alvarez LG, et al. Pain and functional outcome after vertebroplasty and kyphoplasty. A comparative study. *Eur J Radiol*. 2010; 75(2):e108-e113.

[17] Saver JL. Time is brain—quantified. *Stroke*. 2015;37(1): 263-266.

[18] Saver JL, Goyal M, Bonafe A, et al. Stent-retriever thrombectomy after intravenous t-PA vs. t-PA alone in stroke. *N Engl J Med*. 2015;372(24):2285-2295.

[19] Wojak JC, Abruzzo TA, Bello JA, et al. Quality improvement guidelines for adult diagnostic cervicocerebral angiography: update. *J Vasc Interv Radiol*. 2015;26:1596-1608.

[20] Zeumer H, Hacke W, Ringelstein EB. Local intraarterial thrombolysis in vertebrobasilar thromboembolic disease. *AJNR Am J Neuroradiol*. 1983;4:401-404.

第6章 肿瘤介入治疗学
Interventional Oncology

Philip Yue-Cheng Cheung   Lourdes Alanis   Jason Chiang   Junjian Huang

Eric vanSonnenberg   著

肿瘤介入治疗学包括对癌症患者的广泛治疗，从化疗给药端口的放置，到经皮引流治疗肾或胆道梗阻，再到肿瘤消融和动脉栓塞治疗大量实体肿瘤。介入放射科医生作为多学科团队的一部分，与肿瘤学家、外科医生、内科医生、放射肿瘤学家和其他专家一起提供最佳的患者治疗。

在此，我们介绍了介入放射科医生在实体瘤治疗中使用的原理、技术和方法，介绍了不同器官恶性肿瘤介入治疗的适应证，并讨论了最常用的消融和栓塞治疗技术。

一、肿瘤消融术

- 消融是指实体瘤的定向局灶性破坏，可分为基于化学的技术和基于能量的技术。
- 基于化学的方法（化学消融）包括将肿瘤直接暴露于破坏性化学物质中。

- 基于能量的方法分为高温技术和低温技术。较新的方法主要通过非热手段诱导凝血坏死。
  - 低温方法被称为冷冻消融。
  - 热消融方法包括射频（radiofrequency，RF）消融、微波（microwave，MW）消融、超声（ultrasound，US）消融和激光消融。
  - 不可逆电穿孔（irreversible electroporation，IRE）是一种非热消融技术，通过破坏细胞稳态机制诱导组织坏死。

（一）化学消融

化学消融主要用于肝细胞癌（hepatocellular carcinoma，HCC）患者。它包括将具有破坏性的化学制剂直接注入肿瘤组织。HCC通常发生在肝硬化的形态学背景中，包绕肿块的纤维化肝包膜往往含有肿瘤内化学物质（图 6-1）。

- 乙醇（Ethanol，ETOH）是用于化学消融的

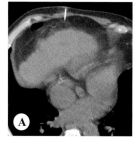 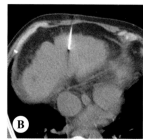 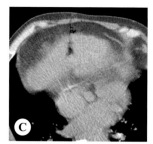 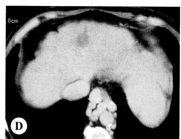

▲ 图 6-1 肝细胞癌的乙醇消融

A 和 B. 针头位于甲胎蛋白（AFP）为 600ng/ml 患者的小肝细胞癌中；C. 消融后，低密度区域立即取代了肿瘤；D.3 个月的跟踪成像显示没有复发的证据，AFP 已降至 5ng/ml（引自 Weintraub JL, Ward TJ, Rundback JH. Chemical ablation of liver lesions. In: Mauro MA, Murphy KPJ, Thomson KR, et al., eds. *Image-Guided Interventions*. 2nd ed. Philadelphia: Elsevier; 2014:1061-1067.）

主要药剂。它通过 2 种机制产生消融效果。

- 通过细胞膜扩散，导致细胞立即脱水，造成肿瘤细胞凝固坏死。
- 损伤局部血管系统中的内皮细胞，导致局部血栓形成和肿瘤缺血性损伤。

- 乙酸（图 6-2）已被研究作为 ETOH 的替代品，但很少被使用。

- 乙酸的作用机制与 ETOH 相同，一些研究表明，与 ETOH 相比，使用乙酸时凝血坏死更严重。

（二）基于能量的消融

- 最常用于经皮肿瘤消融术。
- 热消融会导致极端的温度变化，从而产生不可逆的细胞损伤。
- IRE 的非热方法通过热损伤以外的机制施加能量诱导细胞死亡。

（三）热消融机制

1. 低温细胞损伤（冷冻消融）

- 现代氩气系统使用 Joule-Thomson 效应。

- 实际气体在绝热条件下的强制膨胀（即热量不会进入或离开系统）会造成气体温度的快速变化。

- 直接组织冷却会造成初始损伤。

- 在低冷却速率下，冷冻在细胞外延伸，通过渗透脱水从细胞中吸出水分，并损伤细胞膜。

- 在非常低的温度下，冷冻在细胞内延伸。细胞内冰晶的形成直接损害细胞器，这是一个严重致命的过程。

  - 细胞内结冰在 –15℃ 的温度下开始，在 –40℃ 时几乎可以保证结冰。
  - 商用冷冻探针的温度低至 –190℃。

- 血管损伤会对肿瘤组织造成进一步的损伤。

- 直接组织冷却引起的内皮损伤会导致血栓形成，结冰造成的机械损伤会增加血管通透性，再灌注损伤会导致活性氧的产生增加，所有这些都会造成肿瘤的缺血性损伤。

2. 高温细胞损伤

- 持续高温暴露超过 46℃ 会产生不可逆的细胞损伤，导致细胞死亡。随着温度的升高，这个过程发生得更快，在 53℃ 以上的温度下，细胞死亡基本上是瞬间的。
- 极高的温度（约 100℃ 及以上）会蒸发组织和碳化组织，产生限制射频系统的焦炭。
- 大多数热消融方法的最佳温度范围为 50～100℃，其中 90℃ 是常见的目标温度。
- 凝固性坏死具有典型的组织学表现，部分由

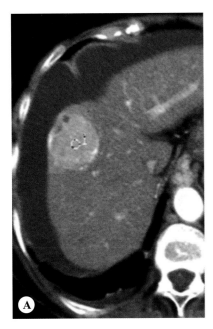
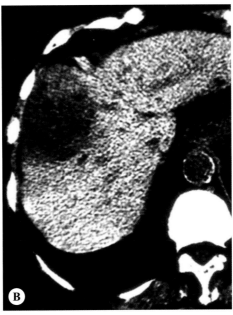

◀图 6-2　76 岁女性肝细胞癌患者的乙酸消融结果
A. 初始计算机断层扫描（CT）显示有显著增强的包膜病变；B. 治疗后 1 个月 CT 显示没有增强区域，符合完全坏死（引自 Weintraub JL, Ward TJ, Rundback JH. Chemical ablation of liver lesions. In: Mauro MA, Murphy KPJ, Thomson KR, et al., eds. *Image-Guided Interventions*. 2nd ed. Philadelphia: Elsevier; 2014:1061–1067.）

细胞核缺失的死亡细胞决定。

- 尽管最终细胞死亡，但热固定仍能保持正常的细胞结构，并且通常与基于 MW 的方法有关。
- 鉴于充分消融的组织中经常缺乏凝固性坏死的组织学特征，热消融效果的首选术语是"凝固"或"凝固性坏死"
- Pennes 描述的生物热方程将组织中的温度梯度定义为热传递和局部生理特征的函数。简化后，生物热方程如下所示。

凝血坏死 = 能量沉积 × 局部组织相互作用 – 热损失

二、射频消融术

- 射频消融术（radiofrequency ablation，RFA）涉及通过组织传导交流电，从而产生热损伤和细胞死亡。
- 消融针阵列间隔开，以实现能量输送的最佳重叠，允许不同形状和体积的消融。
- RFA 受到焦炭形成 / 局部组织干燥的可能性的限制，这会显著增加组织阻抗并干扰热能的传播（图 6-3）。
  - 最佳组织温度范围在 50～100℃，其中 90℃最为常见。
- 内部冷却的电极可减少相邻组织的热损伤，改善组织中的能量沉积，并增加凝固区。
- 与单独使用阵列或内部冷却电极相比，集群内部冷却电极阵列产生更大的坏死面积。
- 脉冲输送涉及高能沉积和低能沉积的交替周期，可作为最大化能量输送的一种手段。
  - 高能量周期可快速诱导组织凝固。
  - 低能量周期允许相邻组织冷却，从而减少炭化和蒸发。
  - 脉冲输送可以与内部冷却电极相结合。
- 灌注电极将盐水溶液输送到组织中，以降低沿电气路径的电阻，从而增加热输送并扩大坏死区域。
- 假设盐水的电离性通过降低阻抗为改善电流提供了一种介质。

临床要点

输送的能量可以被血液吸收并被虹吸走，从而抑制操作员试图达到的高温消融效果。或者，液体流可以将热量输送到正在进行冷冻消融的区域，以类似的方式抑制组织冷却的有效性。这种现象分别被称为热沉效应和冷沉效应，在文献中有广泛的描述，特别是与血管化肿瘤的 RFA 有关。

- 研究者已经描述了许多方法来减少目标区域的血管灌注，以减少热沉效应。
  - 在治疗肝脏恶性肿瘤的手术中，Pringle 手法（压迫门静脉系统）可以减少流向肝脏的血流。
  - 门静脉的临时球囊填塞可实现类似程度的快速可调血管流量控制。
  - 对灌注肿瘤的血管进行先发制人的线圈栓塞，可永久减少血流量。
  - 与前面描述的方法相比，使用肾上腺素、氟烷或血管升压素等药物进行药理学调节的有创性较小。

三、微波消融

- 微波消融（MW ablation，MWA）通过交变电场加热组织。它能够通过一种称为介质电滞的过程在各种组织中传播。MW 能量可以将组织加热到比 RFA 更高的温度，从而导致更大、更均匀的消融区，即使在存在更大的脉管系统的情况下也是如此。
- MW 能量能够加热干燥和炭化的组织，使消融区与 RFA 相比能达到更大的尺寸和更高的温度。因此，MWA 已被证明在创建消融区方面是有效的，即使在存在可能产生热沉效应的大肝脏血管系统的情况下也是如此。
- 与 MWA 相关的快速且高的加热速率会导致发生多种物理变化，包括水蒸发、干燥和脱水。这些变化可以在成像下观察到。
- 水蒸发：肝组织快速加热的早期迹象是水蒸气的形成，在实时超声成像下可识别为高回

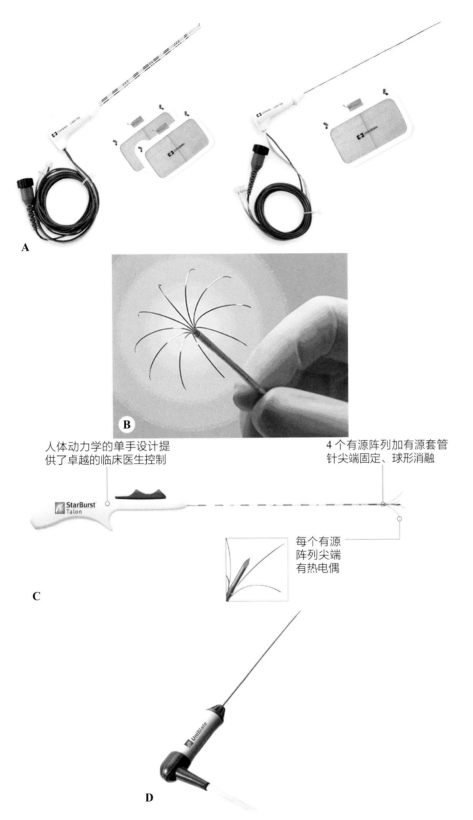

人体动力学的单手设计提
供了卓越的临床医生控制

4 个有源阵列加有源套管
针尖端固定、球形消融

每个有源
阵列尖端
有热电偶

▲ 图 6-3　商用射频消融探针

A. Medtronic CoolTip 内部冷却的单电极和多电极；B. Boston Scientific LeVeen 针状电极；C. AngioDynamics StarBurst
阵列电极；D. AngioDynamics UniBlate 灌注电极（A 图片由 Medtronic, Minneapolis, MN 提供；B 图片由 Boston
Scientific, Marlborough, MA 提供；C 和 D 图片由 AngioDynamics, Latham, NY. 提供）

声界面，可作为评估消融进展的标志。在计算机断层扫描（CT）上，水蒸气表现为背景肝实质的低衰减病变。

- 创建消融区时技术成功的衡量标准是计算肿瘤边界周围消融组织的体积。
- 研究详细说明了热消融过程中发生的组织收缩量。据推测，收缩区是加热过程中胶原蛋白收缩的结果。这些收缩可导致消融尺寸比术后 CT 预期的小 50% 以上。
- 在评估 MWA 区域技术成功时，了解潜在的错误可防止对位于关键肝脏解剖结构附近的肿瘤进行过度治疗。
- 考虑到所涉及的能量和热量，MWA 系统对相邻结构造成不希望的脱靶损伤的可能性很高。据报道，肝内和肝外结构受损包括肠穿孔、导管损伤、腹膜烧伤和膈肌烧伤。
- 使用"物理位移策略"可最大限度地降低脱靶损伤的风险。水分离就是一种这样的技术，通过将液体（5% 葡萄糖或生理盐水）注入相邻的潜在空间，使附近的结构远离消融区。
- 多兆瓦天线阵列用于创建更大的消融区域。这样做对于使消融区足够大以保持足够的肿瘤边缘和降低局部肿瘤进展率至关重要。

四、其他消融技术

（一）高强度聚焦超声

- 超声消融通常被称为高强度聚焦超声（high-intensity focused ultrasound，HIFU），涉及声能的局部应用，以产生局部组织加热和凝固。
- HIFU 与诊断超声的不同之处在于，HIFU 将超声波集中到焦点区域，向该区域传递的声学强度可能是覆盖组织所经受声学强度的几百倍。
- 与其他消融技术一样，HIFU 可以在 50~100℃ 的温度下通过高温损伤产生凝血坏死。然而，其声学机制引入了以下额外考虑因素。
  - 在高于 100℃ 的温度下，组织内的水沸腾

会产生气泡，从而严重破坏声能的进一步传递。这些微气泡对 US 场的破坏是一个被称为声空化的过程。这些微气泡可能会塌陷，产生剪切力，从而造成直接的机械组织损伤。

- US 设备可分为以下几种。
  - 使用放置在皮肤表面的消融针或探针，经皮设备可消融各种病变。
  - 经皮或经腹腔镜插入间质装置，以传导组织内的声能（如食管肿瘤和胆道系统肿瘤）。
  - 经直肠装置是专门为前列腺肿块的消融而设计的。

（二）激光消融

- 激光消融系统通过光纤电缆将高强度光子输送到组织中。这些光子撞击组织分子，引起分子激发并产生热量。
- 近红外光谱（1000~1100nm）中的波长允许最大穿透。
- 激光消融正在积极研究几乎所有实体瘤。
  - 磁共振引导的激光消融似乎在治疗脑部疾病方面找到了独特的位置，包括某些肿瘤和癫痫。

> **文献回顾**
> Medvid 等 2015 年的一项研究表明，这项技术的安全性很低，可以作为恶性脑肿瘤的姑息治疗方案。本综述中最常见的并发症是短暂性神经功能缺损（13%），其次是进行性或持续性神经功能缺陷（3%）、颅内出血（2.5%）、感染（2.5%）和深静脉血栓形成（2.5%）。

（三）不可逆电穿孔

- 短（微秒到毫秒）高压直流脉冲的应用被认为会破坏细胞膜磷脂双分子层的稳定性，导致形成纳米孔，使膜开窗。
- 尽管该技术会产生一定程度的热量，但细胞

损伤的主要机制被认为是继发于孔隙形成的稳态机制丧失的直接结果。

- 由于其非热机制，IRE 可能不易受到限制 RF、MW 和冷冻消融方法的热沉效应的影响。
- IRE 的一个相对缺点是，除全身麻醉外，还需要神经肌肉阻滞，以防止电流输送引起的严重肌肉收缩。

五、肿瘤治疗的血管造影技术

（一）栓塞

- 栓塞是指通过血管内方法（即有意形成物理堵塞或栓塞）堵塞血管。单纯的动脉栓塞（transarterial embolization，TAE）有时被称为单纯栓塞，与伴随化疗药物递送的栓塞方法（化学栓塞）形成对比。栓塞用于各种临床环境，包括肿瘤学和非肿瘤学，如下所示。

  - HCC 情况下的肝动脉栓塞。部分或完全闭塞会减少流向靶区的血流量，导致肿瘤细胞缺血，并导致生长停滞和（或）坏死。
  - 门静脉闭塞导致闭塞下游肝脏区域萎缩，其他区域代偿性肥大。这种效果被用作一种预防性操作，以改善需要肝切除术的患者的预后。
  - 肾动脉栓塞用于减少局部晚期肾细胞癌（renal cell carcinoma，RCC）患者的手术失血，并作为无法手术的患者的姑息治疗或细胞减少治疗。
  - 子宫动脉栓塞用于治疗良性子宫平滑肌瘤和子宫腺肌病。

（二）栓塞剂

- 常用药剂；可以根据它们的作用持续时间和物理特性来对它们进行最佳分组。
- 临时性栓塞剂会随着时间的推移而降解，从而使闭塞的血管能够再通并恢复血流。最广泛使用的试剂是吸收性明胶海绵（Gelfoam），它能产生通常持续 3～6 周的闭塞。它可呈粉末状、片状或海绵状。由于存在脱靶组织梗死的风险，很少使用粉末状的。吸收性明胶海绵可广泛使用，相对便宜，而且易于操作。

- 永久性栓塞剂可分为不可吸收微粒、机械剂和物理剂。

  - 不可吸收微粒包括各种微球，通过诱导炎症反应导致血管纤维化，从而产生永久性血管闭塞。目前已经开发出各种不同成分、机械特性和尺寸的微球。一些微粒还被修饰以运输化学治疗药或放射性试剂。
  - 机械栓塞装置是血管内部署的线圈或栓塞，被设计用于阻断通过血管的横截面血流，通过血栓形成产生永久性闭塞。

    - 多个部署系统正在使用中。线圈可以装载到导管中，并通过推丝（可推动线圈）或生理盐水冲洗（可注射线圈）输送。可拆卸线圈被设计用于在最终释放前重新捕获和重新定位，从而实现可获得最佳疗效的定位。
    - 最简单的装置是由钢或铂制成的裸露金属线圈；在高血流量条件下，钢线圈比铂线圈表现出更大的强度，迁移的可能性更小，而铂线圈更具延展性和不透射线性。
    - 由于添加了由聚酯、尼龙或丝绸制成的涂层纤维，涂层线圈比裸金属线圈具有更大的血栓形成性。
    - 水凝胶线圈是涂有高度亲水性聚合物的铂线圈，暴露在血液时会膨胀到原始线圈直径的 9 倍。此特性允许更大程度的即时血流阻塞。
    - Amplatzer 血管塞是一种镍钛诺网状物，可自我膨胀以提供血管的横断面闭塞。

  - 液体栓塞剂很难控制，但其优点是不必依赖完整的凝血系统，有以下几种。

    - 硬化剂会导致血管内皮损伤（硬化）。实例包括绝对 ETOH 和十四烷基硫酸钠。
    - 聚合物，如 2- 氰基丙烯酸正丁酯（N-butyl-2-cyanoacrylate，NBCA）和乙烯 – 乙烯醇共聚物（Onyx）。NBCA 是一种黏合剂，通常被称为"胶水"，在暴露于离子溶液（如血液）中时会迅速聚合以堵塞血管。Onyx 是一种非黏附性栓塞剂，聚合时间较慢。

（三）化学栓塞

- 化疗栓塞 [通常称为经动脉化疗栓塞（transarterial chemoembolization，TACE）] 是指将栓塞剂与化疗药物相结合，直接动脉内输送到肿瘤中。
- TACE 被认为是中期 HCC 的标准治疗。
- 碘油或乙碘油（一种碘化罂粟籽油），被认为是第一种"化学栓塞"剂，也是使用最广泛的药物之一。
  - 碘油很容易黏附在肿瘤细胞壁上，在那里它被主动转运到细胞中，最终产生细胞裂解。
- 在 20 世纪 70 年代和 80 年代，介入放射科医生探索了混合化疗药物 [通常是阿霉素、顺铂和（或）丝裂霉素 C] 的碘油局部递送，然后进行血管栓塞，以最大限度地局部递送化疗药物，同时最大限度减少全身暴露。
- 2005 年前后，研究者开发了新的载体，以实现持续的局部化疗的目标。药物洗脱微球（drug-eluting bead，DEB）含有化疗药物（通常是阿霉素），被设计用于缓慢释放药物并最大限度地延长与肿瘤细胞的接触时间。
- 在 DEB-ACE 中，微球通过动脉内输送到肿瘤，然后进行栓塞，以最大限度地将微球截留在肿瘤血管系统中。
  - 体内研究证实，微球能够在约 7 天内洗脱化疗药物，全身峰值水平约为等效全身化疗剂量的 5%。
- 尽管 TACE 目前被视为不可切除的中期 HCC 的标准治疗方法，但缺乏证据支持 TACE 优于温和栓塞。
  - 所有现有的比较 HCC 经动脉栓塞（transarterial embolization，TAE）和 TACE 的随机临床试验均未发现总生存率的统计学分析有显著差异。

- 一些人认为，技术缺乏标准化掩盖了益处，并引用了包括肿瘤反应和进展时间在内的次要指标作为优越性的证据。
- 其他人指出，在 TAE 中添加化疗药物缺乏益处会增加不必要的费用，并使患者面临无法通过益处平衡的风险。

六、经皮肿瘤消融术

（一）设备

- 标准套装（10ml 注射器、局部麻醉药、25G 针头、22G 针头、11 号刀片、止血器）。
- 15cm 22G 针头，用作导针。
- 消融系统和探头。
- 无菌探头盖（如果使用美国指南）。

（二）一般图像引导下经皮消融术步骤

- 步骤 1：提供适当的麻醉；清醒镇静通常优于全身麻醉，但由介入放射科医生自行决定。
- 步骤 2：立即进行硬膜前成像以定位肿瘤并最终确定进入路径规划。
  - 如果使用 CT，将 CT 网格放置在患者皮肤上覆盖病变区域，以帮助定位。
- 步骤 3：标记皮肤以指示预期路径。
- 步骤 4：在为患者做准备并施用利多卡因后，沿计划路径将导针插入患者皮肤，必要时确定导针在成像下的位置。
- 步骤 5：沿着最终的探针轨迹在更深的组织中施用局部麻醉药，特别是在敏感层中，如壁胸膜、肝包膜、骨膜或壁腹膜。
- 步骤 6：使用 11 号刀片进行皮肤切开术（皮肤切口），以便于插入消融探针。
- 步骤 7：将消融探针与导针并排放置（称为"串联方法"），在成像引导下确认消融探针的适当位置。
- 步骤 8：如果出于安全原因需要，通过在水中注射 5% 葡萄糖（D5W；对于 RFA）或生理盐水（大多数其他方式都可以接受）来进行水分离，以将正常结构（如肠道）从消融区移开。

临床要点

使用气体（如 CO_2）使正常结构偏离消融路径被称为气分离。它没有水分离常见。

- 步骤 9：当确认探头位置时，应使用制造商规定的消融方案。应实现超出可见肿瘤边缘的消融，以消融微侵袭性疾病，并提供 1cm 的环周切缘。
- 步骤 10：获取术后成像，以记录消融效果并评估并发症。
- 步骤 11：序列成像随访。合理的一般方法包括术后 6 周、3 个月和 6 个月的短期成像。如果没有发现复发或扩散的证据，监测间隔可能会延长到每 6 个月 1 次，直到术后 2～3 年，此后每年进行 1 次成像。

七、肾细胞癌

病例介绍

患者男性，45 岁，因血尿到急诊科就诊，否认有发热、寒战和腹部疼痛症状。患者既往因乳头状肾细胞癌（RCC）行右肾部分切除术。肾脏 CT 显示右侧肾部分切除手术床附近有一个 3cm 的 Bosniak Ⅲ 级病变。进一步评估显示，患者在 *met* 原癌基因的酪氨酸激酶区有 *HPRC* 基因突变，与 1 型遗传性乳头状 RCC 一致。由于肿瘤复发的风险很高，泌尿科医生将患者转诊至介入放射科进行经皮肿瘤消融，以最大限度地保留肾脏。

- RCC 在近端肾小管上皮中发展。散发性和遗传性变异都与染色体 3p 的突变有关。
  - 遗传综合征如下所示。
    - Von Hippel-Lindau 综合征。
    - 遗传性乳头状 RCC。
    - 家族性肾嗜酸细胞瘤。
    - 遗传性 RCC。

- 零星发展的风险因素包括以下方面。
  - 烟草。
  - 肥胖。
  - 多环芳烃。
  - 透析（获得性多囊肾病）。
- 25%～30% 的病例是偶然诊断的，通常是在 CT 检查时发现。RCC 典型的三重症状，表明晚期疾病，仅在 10% 的患者中可见。
  - 血尿——40%。
  - 腹部疼痛——40%。
  - 可触摸侧面肿块——25%。
- 美国每年约有 63 000 例 RCC 新增病例和 14 000 例死亡病例。
- Zlotta 等在 1997 年报道了第 1 例经皮肾 RFA，其中 3 例肿瘤被切除。
- 1999 年，McGovern 等报道了第 1 例原位肾 RFA。

（一）适应证

- 小的肾脏肿块可进行消融，即 T_{1a}（< 4cm）和 T_{1b}（< 7cm），其结果与手术相似。
- 较差的手术候选者——有严重并发症、多次腹部手术或骨盆或马蹄形肾变异的患者。
- 需要最大限度保留肾脏的患者，如既往肾切除术、孤立肾或多发肿瘤患者。

文献综述

Georgiades 等（2014 年）和 Thompson 等（2015 年）的研究表明，在近 2000 例原发性 $cT_1N_0M_0$ 肾肿块患者中，部分肾切除术、经皮冷冻消融与 RFA 之间的 5 年肿瘤学控制具有可比性。

（二）禁忌证

- 绝对禁忌证。
  - 无法纠正的凝血障碍。
  - 近期心肌梗死。
  - 急性全身性感染。
- 相对禁忌证。

- ▪ 靠近中央集合小管系统。
- ▪ 邻近实体内脏器官（肠道、胰腺、肾上腺、肝或胆囊）。

（三）设备

参见"经皮肿瘤消融术"下列出的通用设备。

（四）解剖学

- 右肾的位置通常比左肾更靠下（图 6-4）。
- 正常的血管供应是进出每侧肾脏的单个肾动脉和肾静脉，但变异是常见的。
- 由于靠近腰大肌，位于后部的肿瘤因消融增加了髂腹股沟神经损伤的风险，但这种并发症并不常见（4%）。
- 位于肾窦附近的肿瘤由于附近的尿液流动和邻近的大血管，容易出现热沉现象。

（五）操作步骤

参见前面"经皮肿瘤消融术"中描述的步骤。

肾细胞癌——具体手术注意事项

- 冷冻消融和射频消融是最常用的消融方法。
- 消融原则是使肠道和皮肤与消融区的外周边缘保持至少 2cm 的距离，以防止肠道和皮肤坏死。
  - ▪ 水分离可以保护邻近的内脏。
  - ▪ 在治疗浅表肾肿块时，将盐水敷贴或保温垫放在皮肤上可以防止受伤。
  - ▪ 术前放置支架可以保护输尿管免受损伤。

- 成像方式包括超声、CT 和 MRI。
- 对于 CT 引导的手术。
  - ▪ 非集中 CT 通常用于术前和术中成像。
  - ▪ 术后使用对比增强 CT 来显示消融区域，排除残留肿瘤，并评估并发症（图 6-5）。

（六）其他治疗

- 根治性肾切除术。
- 部分肾切除术。
- 腹腔镜消融术。

（七）并发症

1. 冷冻消融

- 相对风险因素包括患者年龄大、肿瘤尺寸大和肿瘤位置 [周围 vs. 中心（图 6-6）]。
- 一般并发症发生率约为 12%。常见的并发症如下所示。
  - ▪ 腹膜后血肿（5%）：通常见于周围肿瘤。
  - ▪ 血尿（3%）：通常见于中心肿瘤。轻微血尿相对常见。

2. 射频消融

- 并发症发生率约为 10%。常见的并发症如下所示。
  - ▪ 神经损伤（4%）：通常见于邻近腰大肌的周围肿瘤。
  - ▪ 尿路损伤（2%）：见于中心肿瘤。

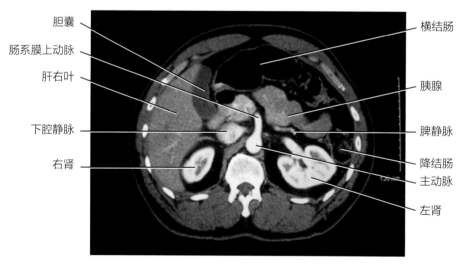

▲ 图 6-4 中腹部轴位 CT

经许可转载，引自 Netter FH, Atlas of Human Anatomy, 7th edition, Elsevier, 2018, Plate 326.

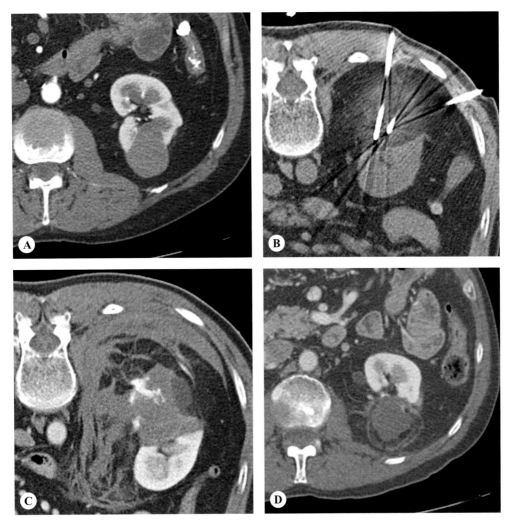

▲ 图 6-5　A. 53 岁伴食管癌病史的男性被发现有 3.6cm 的左肾肿瘤，诊断为乳头状 1 型肾细胞癌。B. 冷冻消融过程中肾脏的轴位 CT 图像，显示 4 个冷冻探针中的 3 个被低密度冰球吞没。C. 2 个冷冻 / 解冻周期后，即刻增强 CT 显示活动性外渗和相关腹膜后血肿。由于血压下降，及时进行了选择性栓塞（未显示）。D. 12 个月随访时的对比增强 CT 显示消融区域，没有残留疾病的证据

引自 Ahrar K, Matin SF, Wallace MJ. Thermal ablation of renal cell carcinoma. In: Mauro MA, Murphy KPJ, Thomson KR, et al., eds. *Image-Guided Interventions*. 2nd ed. Philadelphia: Elsevier; 2014:1098–1110.Copyright Kamran Ahrar.

八、肝细胞癌

病例介绍

患者男性，64 岁，向他的初级保健医生主诉疲劳和体重减轻。检查发现患者有轻度巩膜黄疸，其他方面无明显症状体征。诊断为慢性丙型肝炎病毒感染伴 Child-Pugh A 级肝硬化。三期 CT 成像显示肝脏 Ⅳb 段有 1.4cm 大小的局灶性肿

块，早期动脉增强和消退，与肝细胞癌（HCC）的诊断一致。该病例在多学科肿瘤委员会会议上进行了讨论，并咨询了介入放射科进行消融。

- HCC 占原发性肝癌的 85%～90%。
- 在全球范围内，肝癌是第五大常见原发性恶性肿瘤，也是导致癌症死亡的第三大原因，每年约造成 100 万人死亡。

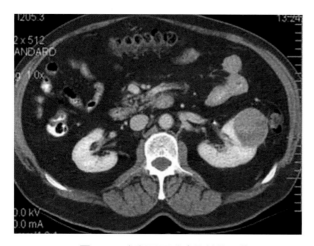

▲ 图 6-6　左肾周围肿瘤的轴位图像

- 在世界范围内，最常见的病因是乙型肝炎病毒（hepatitis B virus，HBV）感染，它占所有 HCC 病例的 50% 以上。
- 在美国，HCC 最常见的病因是丙型肝炎病毒（hepatitis C virus，HCV）感染。
- 其余未感染 HBV 或 HCV 的 HCC 患者可能因肥胖、2 型糖尿病或代谢综合征而患非酒精性脂肪性肝炎 [（nonalcoholic steatohepatitis，NASH），俗称为"脂肪肝"]。
- 尽管 HCC 的发病率很高，但美国大多数肝脏恶性肿瘤都是由肝外原发性肿瘤转移而来。
  - 最常见的原发性病变是乳腺、肺、结肠和直肠恶性肿瘤。
  - 继发性肝脏恶性肿瘤的预后和治疗取决于原发性病变的类型和继发性病变的程度。
- HCC 的发病机制正在积极研究中。最被接受的假设描述了一个循序渐进的过程，在这个过程中，持续的再生刺激会诱导基因改变。
  - 慢性炎症会导致纤维化、肝硬化，并最终导致细胞死亡。
  - 新的细胞增殖导致小细胞发育不良，或者如果被纤维化环包围，则导致低级别发育异常结节（low-grade dysplastic nodule，LGDN）到高级别发育异常结节（high-grade dysplastic nodule，HGDN）。HGDN 是一种癌前病变，可在 5 年内导致 30% 的患者发生 HCC。

（一）肝细胞癌的分期与预后

- 目前已经为 HCC 开发了多种分期系统（表 6-1）。Barcelona 临床肝癌（Barcelona Clinic Liver Cancer，BCLC）指南提供了预后和建议的治疗流程，该流程在大多数情况下仍然是治疗标准（图 6-7）。
  - 极早期 HCC（0 期）预后最好，但由于缺乏症状，难以诊断。手术切除是首选的治疗方案。极早期 HCC 定义为直径＜ 2cm 的单个病变。
- 早期 HCC（A 期）的 5 年生存率为 50%～75%。如果肝移植不易获得，推荐的治疗方法是手术切除或消融。早期 HCC 定义如下。
  - 肝功能保留（Child-Pugh A 级或 B 级）且表现良好（ECOG 0～2）的患者中，直径＜ 5cm 的孤立性病变或最多 3 个直径＜ 3cm 的病变。
- 中期（B 期）和晚期（C 期）HCC 的 3 年生存率为 20%～40%。推荐的治疗方法是 TACE 治疗 B 期 HCC，靶向分子治疗 C 期 HCC。
  - B 期定义：肝功能保留（Child-Pugh A 级或 B 级）且表现良好（ECOG 0～2）的患

表 6-1　ECOG 性能状态

分　期	ECOG 定义
0	活动不受限，能无限制地进行所有病前运动
1	限制进行剧烈的体力活动，但可以走动，能进行轻微体力的或久坐性质的工作，如家务劳动、办公室工作
2	活动受限，能自我照顾，但不能进行任何工作活动。起床时间约占清醒时间的 50% 以上
3	只能进行有限的自我护理，在 50% 以上的清醒时间内只能躺在床上或椅子上
4	活动完全受限，不能进行任何自我护理。只能躺在床或椅子上
5	死亡

ECOG. 东方协作肿瘤学组（经许可转载，引自 Oken M, Creech R, Tormey D, et al. Toxicity and response criteria of the Eastern Cooperative Oncology Group. *Am J Clin Oncol*. 1982;5:649–655.）

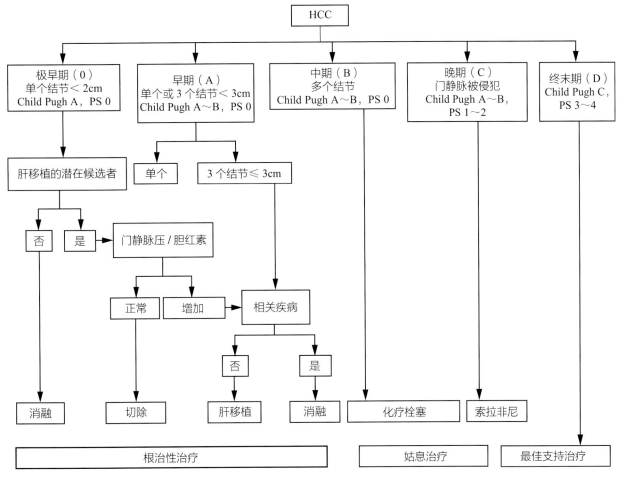

▲ 图 6-7 Barcelona 临床肝癌分期与治疗策略

HCC. 肝细胞癌 [改编自 Forner A, Reig ME, de Lope CR, et al. Current strategy for staging and treatment: the BCLC update and future prospects. *Semin Liver Dis*. 2010;30 (1):61–74.]

者中无血管侵犯的多结节性 HCC。C 期定义如下。

- C 期定义：多结节性 HCC，伴血管侵犯或肝外扩散，患者表现良好（ECOG 0～2）。
- 终末期（D 期）HCC 的 1 年生存率为 10%～20%。D 期定义如下。
  - Child-Pugh C 级患者的多结节性 HCC 伴血管侵犯或肝外扩散，表现不佳（ECOG > 2）。

（二）适应证

- 患者选择因素如下所示。
  - 由于肝脏储备不足或严重并发症，较差的手术候选者。
  - 由于解剖受累，如肝脏血管系统侵犯，肿瘤无法切除。
  - 希望推迟手术以尽量减少肝切除手术次数的手术候选人。
  - 拒绝手术干预的手术候选人。
- 原发性肝癌的适应证如下所示。
  - 作为新辅助治疗，减小最初无法手术的肿瘤的大小，使其适合手术切除。
  - 作为移植的过渡治疗，通过延缓肿瘤进展保持潜在治疗性肝移植的资格。
  - 用于减轻肿瘤负担。
    - 可为患者带来生存益处，并可缓解肿瘤肿块效应引起的疼痛或阻塞症状。
  - 作为以下患者的治疗。
    - 极早期或早期 HCC。

◆ 根据 BCLC 指南，这些阶段无法切除的肿瘤是公认的消融适应证。

- 多项研究的数据显示，对于处于这些阶段的 HCC 患者，手术切除和 RFA 几乎疗效相等。消融比手术切除更能保留肝脏储备，这就是为什么一些研究人员主张在早期 HCC 中进行消融，即使手术也是一种选择。

临床要点

肝硬化包膜的存在有利于消融，因为缺乏明显的血管灌注，它会产生"烤箱效应"，并将热量保留在肿瘤内。参见前面讨论的热传导方程。

- 肝转移的适应证如下所示。
  - 原发性结直肠癌：随机对照试验表明，用 RFA 和全身化疗治疗这些患者的姑息治疗具有生存益处。
  - 神经内分泌原发性：激素症状和疼痛的治疗。
  - 原发性肉瘤：TACE 是症状控制的首选干预措施。

（三）禁忌证

- 绝对禁忌证。
  - 无法纠正的凝血障碍。
  - 单个病变大于 5cm；或多个病变，每个病变大于 3cm。
  - 肝硬化，如果肝脏储备不足。
  - BCLC C 期或 BCLC D 期。
  - 胆道梗阻。
- 相对禁忌证。
  - 使用起搏器的患者。
  - 肿瘤位置。
    - ◆ 靠近体壁或横膈的 HCC 可能不适合经皮入路（或可能需要水分离或气分离作为辅助措施）。
    - ◆ 血管周围肿瘤更容易受到热沉效应的影响，如果消融，血管闭塞或肝梗死的风险会增高。

（四）设备

参见"经皮肿瘤消融术"下列出的通用设备。

（五）解剖学

1. 肝脏解剖学

- 法国外科医生和解剖学家 Couinaud 将肝脏划分为 8 个解剖段，每个解剖段具有独立的血管供应、流出道和胆道引流（图 6-8 和图 6-9）。
  - 肝中静脉将肝左叶和肝右叶分开。
  - 镰状韧带将肝左叶分为内侧段（Ⅳ段）和外侧段（Ⅱ段和Ⅲ段）。
  - 肝右静脉将肝右叶分为前部和后部。
  - 门静脉将肝脏分为上段和前段。
- 如此划分后，8 个部分的编号如下所示。
  - 第 1 段是尾状叶。
  - 其余 7 段按顺时针方向编号为 Ⅱ～Ⅷ段。
  - Ⅳ段通常分为上部（Ⅳa）和下部（Ⅳb）。

2. 相邻结构

- 肝脏邻近许多在消融过程中有受伤风险的结构（图 6-10）。
  - 横膈位于肝脏上方。
  - 右肾和肾上腺位于肝Ⅶ段的正后方和下方。

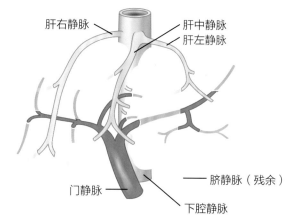

▲ 图 6-8 肝脏节段解剖，描绘肝脏节段及血管和胆道解剖

经许可转载，引自 Hertzberg BS, Middleton WD. *Ultrasound: The Requisites (Requisites in Radiology)*. 3rd ed. Philadelphia: Elsevier; 2015, F3-1.

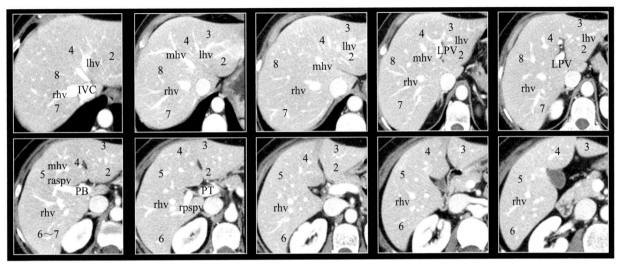

▲ 图 6-9 Couinaud 分段法在 CT 中的应用

IVC. 下腔静脉；lhv. 肝左静脉；LPV. 门静脉左支；mhv. 肝中静脉；PB. 门静脉分叉；PT. 门静脉干；raspv. 门静脉右支前段；rhv. 肝右静脉；rpspv. 门静脉右支后段；1~8.Couinaud 分段的编号系统 [经许可转载，引自 Majno P, Mentha G, Toso C, et al. Anatomy of the liver: an outline with three levels of complexity—a further step towards tailored territorial liver resections. *J Hepatol*. 2014;60 (3):654-662.]

- 下腔静脉（inferior vena cava，IVC）、胃、幽门和十二指肠腹膜内部分位于肝左叶的后部和中部。

（六）操作步骤

参见"经皮肿瘤消融术"下的通用步骤。

1. 技术选择

- 在局灶性肝肿瘤中，RFA 是研究最广泛的热消融技术。
  - 在肝血流量较大的情况下，其有效性受到热沉效应的限制。
  - 减少肿瘤消融前栓塞的血管灌注的辅助技术、临时球囊填塞、Pringle 手法和药物流量调节都提高了热消融的疗效。
- 随着不太容易受到热沉效应影响的第二代 MWA 设备的出现，MWA 在许多中心正在取代 RFA。
- 冷冻消融也常用于肝脏肿瘤消融。
- 用 ETOH 或乙酸进行化学消融对治疗被纤维化包膜包围的 HCC 特别有效。ETOH 或乙酸化学消融在美国是罕见的；然而，由于价格低廉，其在世界各地都得到了很好的使用疗效。

2. 技术注意事项（图 6-11 和图 6-12）

- 以尽量减少对胆道系统损伤的方式进行消融。
- 如果可能的话，应通过穿过正常肝实质区域来靶向浅表病变。
  - 正常的薄壁组织将消融探针固定在适当的位置，并可能填塞任何出血。
  - 在取出探针时，可以对正常的薄壁组织进行烧灼，称为导管消融，以最大限度地减少出血并降低肿瘤植入探针导管的风险。

（七）其他疗法

- 肝移植被认为是 HCC 治疗的金标准方法，可提供高达 75% 的 5 年生存率。
- 鉴于相对于等待手术的受者数量而言，缺乏供体肝脏，手术切除实际上是大多数 HCC 患者的选择。
- 肝硬化的存在选择是 HCC 患者治疗方法的关键决定因素。
  - 那些没有肝硬化的患者更有可能表现良好，并优先接受切除治疗。
  - 肝硬化的存在使根治性肝移植成为更好的选择。

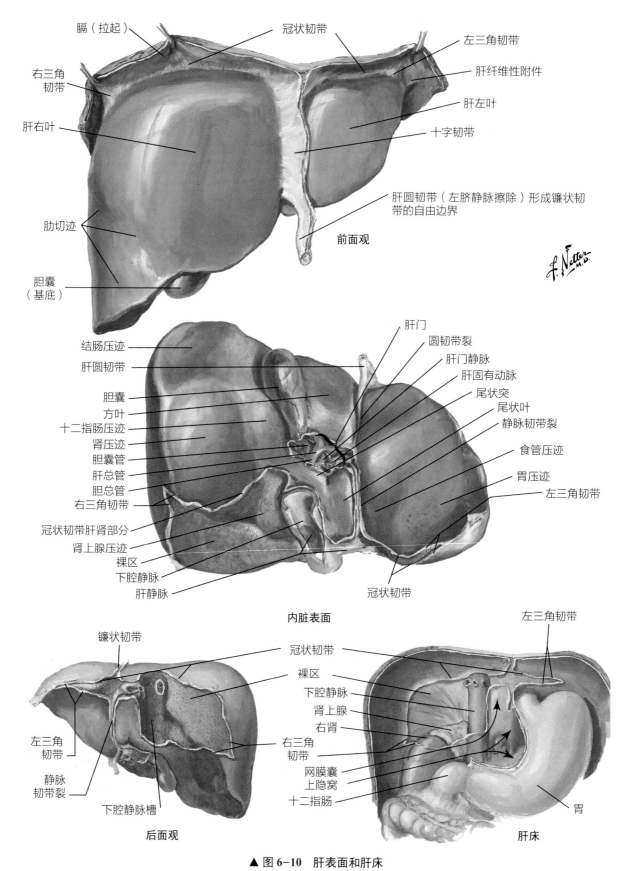

▲ 图 6-10　肝表面和肝床
引自 Netter FH. *Atlas of Human Anatomy*. 7th ed. Philadelphia: Elsevier; 2019.

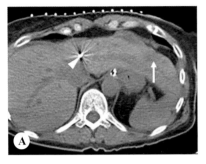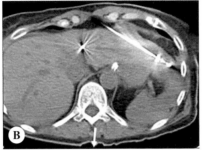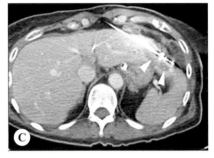

▲ 图 6-11　65 岁复发性胆管癌女性患者的 CT 引导下微波消融治疗

患者先前接受了肝静脉汇合处原发肿瘤的立体定向体部放射治疗。A. 计划的 CT 图像显示了 Ⅱ 段中的低密度转移（箭）和用于先前放射治疗的金属基准标记（箭头）。B. 微波消融针已经从上腹部进入肿瘤。C. 微波消融后的即刻对比增强 CT，显示肿瘤的消融区（箭头）覆盖令人满意（图片由 Paul B. Shyn, MD. 提供）

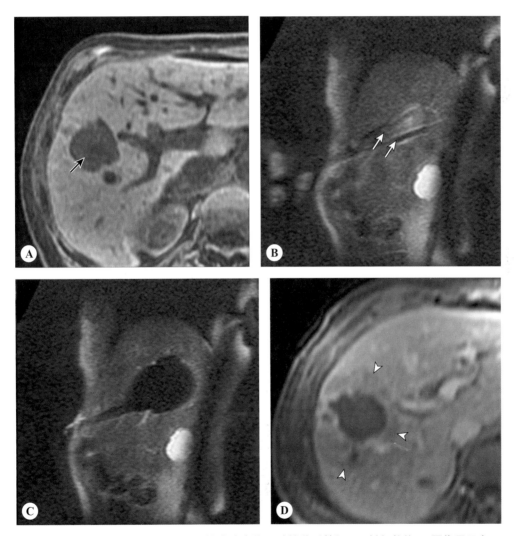

▲ 图 6-12　A. 轴位对比增强 MRI 显示原发性乳腺癌的肝脏转移（箭）；B. 斜矢状位 T_2 图像显示在 MRI 引导下将多个冷冻探针（箭）放置在高信号肿瘤中；C. 斜矢状位 T_2 图像显示冷冻 15min 后出现低信号冰球；D. 轴增强 MRI 显示，手术后 24h，治疗后的肿瘤被消融的正常组织的非增强边缘包围（箭头）

经许可转载，引自 Mamlouk MD, vanSonnenberg E, Silverman SG, et al. Cryoablation of liver tumors. In: Mauro MA, Murphy KPJ, Thomson KR, et al., eds. *Image-Guided Interventions*. 2nd ed. Philadelphia: Elsevier; 2014:1055–1061.

- 对于那些不符合移植条件且 HCC 不适合手术切除的早期 HCC 患者，越来越多的证据支持将消融作为一线治疗。

（八）并发症

- 约 7% 的肝脏 RFA 病例出现并发症。
- 消融区周围的轻微出血很常见；然而，需要输血或手术止血的大出血仅发生在＜1% 的病例中。
- 其他并发症如下所示。
  - 脓肿形成，更可能在肠道操作后或胆道梗阻的情况下形成。
  - 肠道穿孔。
  - 腹壁损伤。
  - 膈肌损伤。
  - 消融针通道的播种。这种情况很罕见，但在探针未穿过健康肝脏的情况下，更常见于浅表肿瘤。

九、肌肉骨骼肿瘤学

病例介绍

患者男性，15 岁，在过去的 3 个月里因左小腿疼痛就诊于儿科。他报告说，左小腿夜间疼痛更加严重，只有服用阿司匹林才能缓解。他的儿科医生要求对他的左胫骨–腓骨进行 X 线摄片，结果显示胫骨远端前部的硬化区内有明确的透射线性。儿科医生随后将患者转诊给整形外科医生，整形外科医生根据患者的年龄、症状和影像学特征确定骨病变为骨样骨瘤。整形外科医生要求进行介入放射学咨询，以讨论 RFA 治疗骨样骨瘤的方法。

- 良性和恶性骨病变的检查包括患者的年龄、临床表现、影像学特征和组织学。
- 良性、恶性和转移性骨关节炎都会导致疼痛、病理性骨折和神经血管损伤。
- 原发性乳腺癌、前列腺癌或癌症转移性骨骼病变患者预后较差，中位生存期为 3 年或

更少。

- RFA 在骨骼肿瘤学中的最初应用是治疗骨样骨瘤；这是目前治疗这些良性骨肿瘤的标准。RFA 还用于治疗各种疼痛的小骨骼病变（3～5cm），并通过最大限度地减少进一步扩散到骨骼来缓解较大的病变。
  - RFA 可以单独使用，也可以作为手术切除的辅助手段，无论是否进行骨水泥成形术。

（一）可通过图像引导介入治疗的骨肿瘤和肿瘤样疾病

1. 成骨病变

- 骨样骨瘤（图 6-13）。
  - 包括 10% 的良性骨肿瘤，通常发生在股骨或胫骨。
  - 男性更多。
  - 最常见于 10—35 岁的人群。

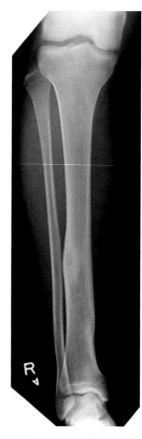

▲ 图 6-13　胫骨远端骨样骨瘤的 X 线表现
图片由 Cincinnati Children's Hospital Medical Center, Department of Pediatric Orthopaedics 提供

- 典型表现为休息时疼痛，夜间加重，对非甾体抗炎药（nonsteroidal anti-inflammatory drug，NSAID）反应良好。
- 在 CT 和 X 线上表现良好，表现为一个小的（＜1cm）、明确的病变，伴有可能是透射线性的或具有硬化中心的类骨组织病灶。
- 成骨细胞瘤（图 6-14）。
  - 占良性骨肿瘤的 3%。
  - 75% 的病例出现在 30 岁前。
  - 组织学上类似于骨样骨瘤，但通常＞2cm，大小不断进展，具有侵袭性。
  - 患者可能无症状或出现 NSAID 无法缓解的疼痛。
  - X 线表现可能类似大型骨样骨瘤，类似动脉瘤样骨囊肿的扩张性病变，或表现为侵袭性病变。
  - 可采用 RFA、手术切除或刮骨治疗。

2. 软骨源性病变

- 软骨瘤（图 6-15）。
  - 第二常见的良性骨肿瘤，通常发生在短（指骨和掌骨）和长（肱骨和股骨）管状骨中。

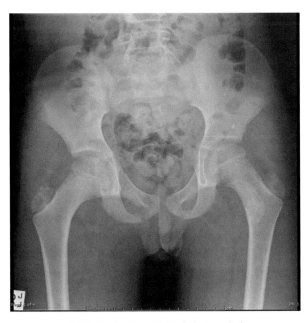

▲ 图 6-14 左股骨近端成骨细胞瘤

经许可转载，引自 Riley ND, Camilleri D, McNally MA. Osteoid osteoma following fracture of the distal tibia: a case report and literature review. *Injury Extra*. 2014;45 (9):69–72.

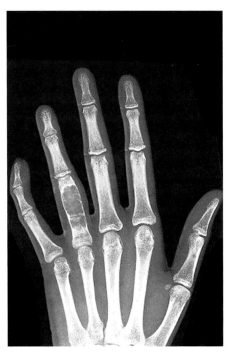

▲ 图 6-15 环指近节指骨内生软骨瘤

经许可转载，引自 Bullough PG, Adams JE, Jackson SJ. Cartilage-forming tumors and tumor-like conditions. In: *Orthopaedic Pathology*. 5th ed. St. Louis: Mosby; 2010:399–428.

- 发生在 10—40 岁。
- 患者可能无症状，或伴有病理性骨折继发的疼痛。
- 在短骨中，内生软骨瘤可能完全是投射线性的，而长骨内生软骨癌可能有可见钙化。
- 软骨母细胞瘤（也称为 Codman 肿瘤）（图 6-16）。
  - 占所有原发性骨病变的比例不到 1%。
  - 发生在未成熟长骨的骨骺中，如肱骨、胫骨和股骨。
  - 患者出现疼痛。
  - 在影像学上，它们的位置偏心，有硬化的边界，可能显示出基质钙化。
  - 可能需要 RFA 和骨移植，以避免关节塌陷。
- 软骨黏液样纤维瘤（图 6-17）。
  - 占所有原发性骨病变的比例不到 1%。
  - 出现在青少年和年轻人中，男性多于女性。
  - 大小范围为 1～10cm（平均 3～4cm），通常位于胫骨近端或股骨远端。

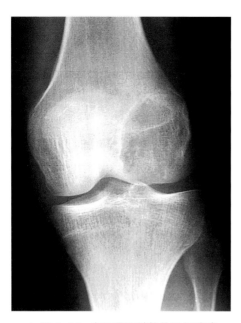

▲ 图 6-16 左股骨远端软骨母细胞瘤

引自 Mark R. Wick. Pernick N. Bone. Cartilaginous tumors other than chondrosarcoma. Chondroblastoma. *PathologyOutlines*. com (website) 2016. http://www.pathologyoutlines.com/topic/ bonechondroblastoma.html.

- 由于对邻近神经血管结构的质量影响，患者可能会出现局部疼痛和肿胀。
- 在放射学上表现为偏心的、透射线性的病变，边缘有硬化的扇形，可能会侵蚀或膨胀出骨皮质。

3. 纤维、纤维骨和纤维组织细胞病变

- 纤维性骨皮质缺损和非骨化性纤维瘤（图 6-18）。
  - 在儿童和青少年中相对常见；被认为是一种发育缺陷，而不是真正的骨肿瘤，有自发消退的趋势。
  - 通常位于长骨（股骨和胫骨），更常见于男性。
  - 表现为椭圆形、透射线性的病变，伴有扇形硬化边界。
- 纤维发育不良。
  - 可能影响单块骨（单骨型）或多块骨（多骨型）。
  - 其特征是用异常纤维组织替换片状骨松质，在成像上具有典型的"毛玻璃"外观。

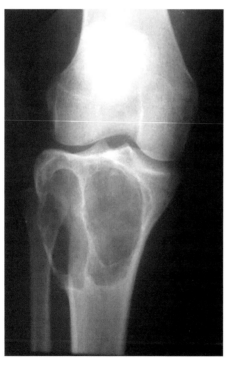

▲ 图 6-17 胫骨近端软骨黏液样纤维瘤

经许可转载，引自 Weidner N, Lin GY, Kyriakos M. Joint and bone pathology. In: Weidner N, Cote RJ, Suster S, et al., eds. *Modern Surgical Pathology*. 2nd ed. Philadelphia: Saunders; 2009:1784–1840.

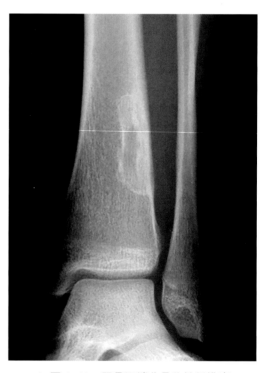

▲ 图 6-18 胫骨远端非骨化性纤维瘤

经许可转载，引自 Toy PC, Heck RK. General principles of tumors. In: Azar FM, Beaty JH, Canale ST, eds. *Campbell's Operative Orthopaedics*. 13th ed. 2017: Philadelphia, PA: Elsevier/Mosby, 829–5.

▪ 患者通常无症状，但可能会出现继发于病
理性骨折的疼痛。

▪ 如果出现症状，通常需要手术固定。

4. 其他损伤

• 巨细胞瘤。

▪ 由高度血管化组织组成的侵袭性病变。

▪ 占原发性骨肿瘤的 5%～9%，占良性骨肿
瘤的 23%。

▪ 骨骼成熟后出现，对女性的影响大于男性。

▪ 发生在长骨关节端（肱骨近端、桡骨远端、
胫骨近端和股骨远端）。

▪ 放射学表现为无硬化或骨膜反应的透射线
性病变。

• 血管瘤。

▪ 占所有脊柱肿瘤的 2%～3%。

▪ 女性发病率更高，发病率随着年龄的增长
而增加。

▪ 常见于椎体，但可能延伸至椎弓根和椎板。

▪ 由骨肿瘤界面处破骨细胞浓度高的异常血
管通道组成。

▪ X 线片上的粗垂直条纹和 CT 上的粗点状
密度是椎体内的特征。

（二）适应证

• 非手术候选者，包括晚期骨病变、并发症和
术后发病率高的患者。

• 之前在问题区域进行过手术的患者。

• 有未来病理性骨折或直接侵入周围关键组织
风险的患者。

• 常规治疗难治的局部疼痛转移患者。

（三）禁忌证

• 绝对禁忌证。

▪ 无法纠正的凝血障碍。

▪ 活动性感染。

▪ 严重免疫抑制。

▪ 无法安全接近靶病变。

• 相对禁忌证。

▪ 弥漫性骨骼或软组织转移，其中全身方法
更合适。

▪ 骨损伤的位置（靠近皮肤、周围的关键结
构等）。

▪ RFA 后无骨水泥固定以保持稳定性。

（四）设备

• 参见"经皮肿瘤消融术"下列出的通用设备。

• 为了接近靶病变，可选择手钻、Steinmann
针、Stryker 4200 无绳钻和木槌 / 套管针。或
者也可以使用骨活检试剂盒。可用的活检针
如下所示。

▪ 14G Bonopty 针。

▪ Laurane 活组织检查针。

▪ 11G 或 13G Osteoste M2 骨活检针。

（五）解剖学

• 应评估目标病变周围的局部解剖结构是否接
近关键结构（即主要神经血管束、神经根、
脊髓、Adamkiewicz 动脉、肠道、膀胱和
皮肤）。

• 硬膜前鞘内对比成像、倾斜平面成像、CT
门架成角或 MRI 可以更好地显示中枢神经
结构。

• 建议周围皮下脂肪至少 2cm，以避免皮肤
烧伤。

（六）操作步骤

参见"经皮肿瘤消融术"下的通用步骤。

操作注意事项

• 可以使用所有消融技术；然而，RFA 是最常
用的。

• 为了减少患者在手术过程中的活动、焦虑和
疼痛，可能首选全身麻醉、硬膜外麻醉或脊
髓麻醉。

• 关键结构 1cm 范围内的骨骼损伤需要额外的
预防措施，如下所示。

▪ 使用热电偶，热电偶放置在治疗区附近，
以监测消融过程中的温度。

◆ 射频消融和激光消融的温度应＞ 45℃，
冷冻消融的温度则应＜ 8℃。

▪ 二氧化碳分离（图 6-19）。

◆ 通过放置在骨损伤和相邻重要结构之间
的 21G 或 22G 脊椎针进行灌注。

◆ 根据病变位置，注入的气体总量可为几
毫升（硬膜外腔）到近 2L（腹膜腔）。

▪ 水分离（图 6-20）。

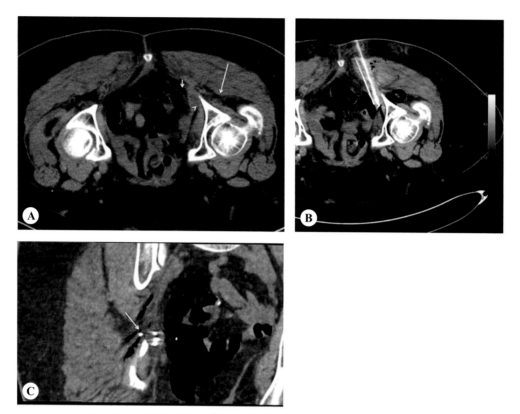

▲ 图 6-19　二氧化碳分离用于将坐骨神经从消融区移开治疗坐骨棘转移瘤

引自 Tsoumakidou G, Buy X, Garnon J, et al. Percutaneous thermal ablation: how to protect the surrounding organs. *Tech Vasc Interv Radiol*. 2011; 14 (3):170–176.

- ◆ 使用无菌生理盐水或添加少量稀释对比剂的 D5W，以增加可视化效果。
- ◆ 不建议使用冷冻消融，因为液体可能会冻结并增加热损伤的风险。
- ◆ 为了防止浅表病变消融过程中的皮肤烧伤或冻伤，可以使用无菌水或 1% 利多卡因皮下注射进行隔离。
  - ▪ 使用体感诱发电位（somatosensory evoked potential，SSEP）进行连续神经监测。
    - ◆ 如果在消融过程中检测到波形参数的任何变化，则可以防止潜在的神经损伤。
- • 当穿过正常骨骼时，应选择尽可能短的路径。
- • 通过颈椎水平的前路入路、胸椎水平的椎弓根间入路和腰椎水平的经椎弓根入路进入椎体（图 6-21）。
- • 骶骨向后靠近（图 6-22），而髋臼周围区域向前侧或向后外侧靠近，以避开坐骨神经和股神经。

（七）其他治疗

- • 骨损伤的治疗包括姑息性镇痛药治疗、放射治疗、手术、化疗、消融（RF、MW、冷冻、激光、ETOH）、HIFU、动脉栓塞、骨水泥成形术和联合治疗。
  - ▪ 与化疗和放射治疗相比，骨肿瘤对 RFA 更敏感，因为它们处于缺氧状态，血液供应有限。
- • 除更常用的消融方法外，钴化是一种新的基于等离子体的选择。
  - ▪ 使用射频能量激发导电流体（如盐水溶液）中的电解质。这可以导致肿瘤在 40～70℃ 的低温下溶解，从而对周围非目标软组织造成最低程度的热损伤。
- • 某些病变可进行手术治疗，如骨母细胞瘤。
- • 全身化疗可治疗弥漫性转移性疾病。
- • 骨水泥成形术、骨成形术或椎体成形术更常用作消融技术后的辅助治疗，为弱化的骨骼

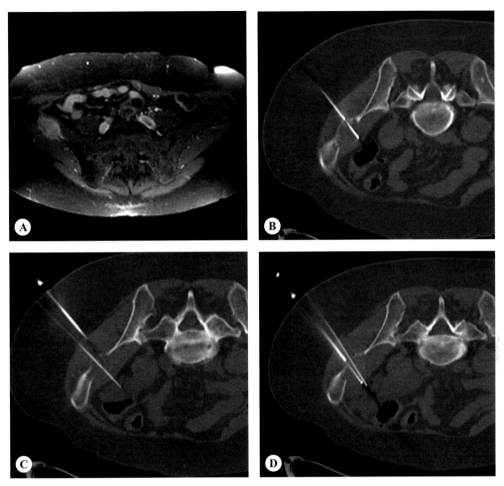

▲ 图 6-20 在水中用 5% 葡萄糖进行水分离，以隔离结肠并使其远离消融区

经许可转载，引自 Tutton SM, Zvavanjanja RC, Tam AL. Musculoskeletal interventions for benign bone lesions. In: Kee ST, Murthy R, Madoff DC, eds. *Clinical Interventional Oncology*. Philadelphia: Elsevier; 2014:302–319.

提供结构支撑（图 6-23）。

（八）并发症

- 并发症与适当的治疗如下所示。
  - 出血：监测生命体征，静脉输液，根据需要输血。
  - 放射病（如骨水泥泄漏）：预处理。
  - 皮肤烧伤和冻伤：用外用药物（如磺胺嘧啶银）治疗。
  - 神经损伤（如虚弱、瘫痪、感觉障碍或感觉异常）：可能需要神经性疼痛药物。
  - 皮肤或骨骼感染：长期使用抗生素。
  - 肠道或膀胱损伤（如穿孔、感染或瘘管）：可能需要导管引流和（或）手术修复。
  - 消融后水肿和软组织炎症：术后类固醇和

（或）支持性治疗。
- 病理性骨折：手术固定和（或）骨水泥成形术。

十、肺部恶性肿瘤

病例介绍

患者 72 岁，吸烟，有充血性心力衰竭（congestive heart failure，CHF）病史，最近在 4 根血管冠状动脉搭桥术后出现心肌梗死，他向初级保健医生主诉不适、体重减轻、疲劳和面色苍白。他承认最近有咯血。胸部、腹部和骨盆 CT 显示，

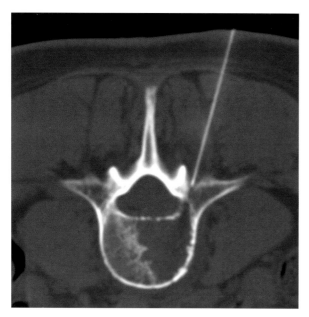

▲ 图 6-21　经椎弓根入路治疗腰椎

经许可转载，引自 Shaw C, Zoga A. Percutaneous musculos-
keletal biopsy. In: Kee ST, Murthy R, Madoff DC, eds. *Clinical
Interventional Oncology*. Philadelphia: Elsevier; 2014: 281–301.

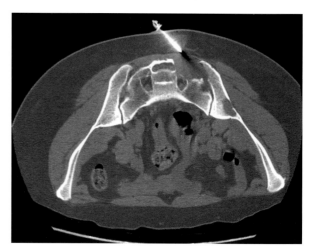

▲ 图 6-22　骶后入路

经许可转载，引自 Shaw C, Zoga A. Percutaneous musculoskeletal
biopsy. In: Kee ST, Murthy R, Madoff DC, eds. *Clinical
Interventional Oncology*. Philadelphia: Elsevier; 2014: 281–301.

> 升结肠有一个 5cm 的肿块，肺右下叶有一个 2cm 的周围结节。结节的活检与转移性结直肠癌一致。考虑转移到单个远处器官的范围有限，该患者符合 IVa 期结肠癌的标准。结肠直肠外科医生计划对原发性结肠肿瘤进行全腹部切除，要求介入放射科医生对肺转移的潜在治疗提供意见。

（一）原发性恶性肿瘤

- 肺癌是男性和女性第二常见的原发性恶性肿瘤，是美国癌症死亡的主要原因。
- 2015 年，美国肺癌死亡人数估计超过 158 000 人。
- 原发性肺部恶性肿瘤可分为小细胞肺癌（small cell lung cancer，SCLC）和非小细胞肺癌（non-small cell lung cancer，NSCLC）。
  - SCLC 是高度恶性的，通常具有神经内分泌细胞特征，约占所有原发性肺癌的 15%。
  - NSCLC 占其余的 85%，分为 3 种病理亚型，即鳞状细胞癌、腺癌和大细胞癌。多达 1/3 的 NSCLC 在出现临床表现时是不可切除的。
    - 鳞状细胞癌是历史上最常见的肺癌亚型；目前，它占肺癌病例的 20%。
  - 在过去 40 年中，腺癌发病率大幅增加，约占肺癌病例的 39%。
  - 长期吸烟趋势的变化被认为是肺癌发病率变化的原因。

临床要点
支气管肺泡癌（bronchoalveolar carcinoma，BAC）以前被认为是非小细胞肺癌的第 4 种亚型。原位腺癌、微侵袭性腺癌和侵袭性肺腺癌是 2011 年取代 BAC 一词的修订分类。然而，BAC 一词仍然普遍使用。

- 吸烟与肺癌。
  - 众所周知，吸烟是肺癌发展的最大可调节风险因素。

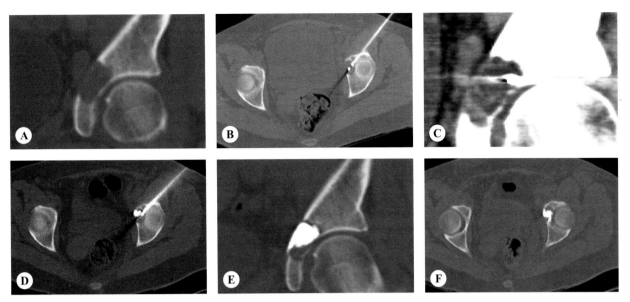

▲ 图 6-23　冷冻消融联合骨水泥成形术治疗转移性肾细胞癌

在冷冻消融左髋臼后，进行了骨水泥成形术，为该承重区域提供结构支撑（经许可转载，引自 Kurup AN, Callstrom MR. Ablation of musculoskeletal metastatic lesions including cementoplasty. In: Kee ST, Murthy R, Madoff DC, eds. *Clinical Interventional Oncology*. Philadelphia: Elsevier; 2014:320–334.）

- 虽然吸烟会增加所有亚型肺癌的风险，但与小细胞肺癌和鳞状细胞癌的相关性最强。
- 在不吸烟者中，腺癌是最常见的亚型。

（二）肺转移瘤

- 肺部是实体瘤转移最常见的部位之一。
- 肺转移的预后和治疗策略取决于原发性病变的类型。

- 几乎所有类型的癌症都可以转移到肺部。
- 对于结肠癌症转移到肺的患者，射频消融术是一种公认的转移负荷的治疗方法。患者选择因素包括少于 3 个转移瘤，每个转移瘤直径不超过 3cm。

（三）适应证（图 6-24）

- 无法切除的原发性支气管肺癌。
- 肺少转移（总转移＜ 5 处）病变。

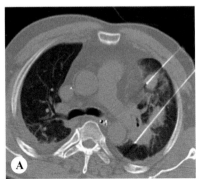
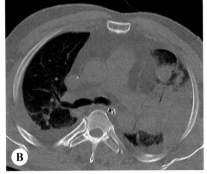
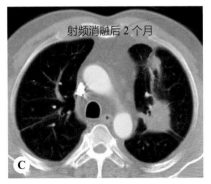

▲ 图 6-24　肺肿瘤的射频消融

A. 2 个肺左上叶转移瘤的射频消融治疗。在更靠后的病变前方可见实质性出血，但并不排除射频探头插入。B. 消融术后立即可见左上叶肺出血。C. 消融术后 2 个月的 CT 随访显示实质出血的间隔消退（经许可转载，引自 Casal RF, Tam AL, Eapen GA. *Clinics in Chest Medicine*, Volume 31, Issue 1, 2010, Pages 151–163, Fig. 4.）

- 原发性结肠癌和继发性转移不适合手术的患者。
- 局部侵入胸壁或肋骨的疼痛性肿瘤的缓解。
- 既往手术切除伴疾病复发。

（四）禁忌证

- 无法纠正的凝血障碍。
- 肿瘤侵犯纵隔或肺门。
- 距离气管、主支气管、食管、心脏、主动脉、主动脉弓支或肺动脉 < 1cm 的肿瘤。

（五）设备

参见"经皮肿瘤消融术"下列出的通用设备。

（六）解剖学

- 右肺有 3 个肺叶，由两条裂缝分开。
  - 水平（或小）裂隙将上叶与中叶分开。
  - 右斜（或大）裂将上叶与下叶向上分开，将中叶与下叶向下分开。
- 左肺只有 2 个肺叶。
  - 左斜裂将肺分为上肺叶和下肺叶。
  - 舌叶是一种与右中叶同源的结构。
  - 肺部有一个双血管系统。
    - ◆ 肺血管系统。
      - 肺动脉接收来自右心室的脱氧血液。
      - 肺静脉将含氧血液从肺部回流至左心房。
    - ◆ 支气管血管系统。
      - 支气管动脉是胸主动脉的分支，为肺实质提供含氧血液。
      - 支气管静脉引流至肺静脉、上腔静脉（superior vena cava，SVC）和奇静脉系统。
- 胸膜由 2 层组成，即壁胸膜和脏胸膜。
  - 脏胸膜直接附着在肺表面。
  - 壁胸膜附着在胸壁上，接受躯体感觉神经支配，非常敏感。
- 肋间隙通常用于经皮进入肺部或胸膜病变。肋间肌有 3 层，即外层、内层和最内层。
  - 主要神经血管束位于肋间肌和最内层肋间肌之间，由上肋骨的肋沟遮蔽（即神经血管束沿每根肋骨的下缘走行）。它从上到下由每个肋间隙的肋间静脉、动脉和神经组成。

（七）操作步骤

- 参见"经皮肿瘤消融术"下的通用步骤。
- 操作注意事项。
  - 如果俯卧或仰卧位不易触及病变，最好将患者倾斜，使未受影响（或更健康）的肺部处于高位，以避免在出现并发症时阻碍通气。
  - 如果使用肋间路径，通过在肋骨上方穿孔，避免损伤位于每根肋骨下缘的主要肋间神经血管束。
  - 对于被肋骨遮蔽的肿瘤（因此不适合肋间入路），可以考虑使用 Bonopty 针进行经颈入路。

（八）并发症

- 肺炎很常见，据报道发病率在 11%～52%。
  - 6%～29% 的病例需要放置胸管。
  - 胸部气肿的发展可能会延迟，约 10% 的病例会出现这种情况。
- 无菌性胸膜炎或胸腔积液（6%～19%）。
- 肺出血（6%～18%）——很少有临床意义。
- 空气栓塞（< 1%）。
- 假性动脉瘤（< 1%）。
- 急性间质性肺炎（< 1%）。
- 支气管胸膜瘘（< 1%）。
- 对周围结构的损伤是可变的，取决于肿瘤的位置。

（九）其他治疗

- 对于原发性肺部恶性肿瘤。
  - 立体定向体部放射治疗（stereotactic body radiotherapy，SBRT）。
  - 手术切除肺下叶。
  - 高剂量靶向放射治疗。
- 对于肺转移：手术切除肺下叶。

十一、肾上腺肿瘤

病例介绍

患者女性，57 岁，4 年前被诊断为局部侵袭性肺腺癌。她接受了放化疗和随后肺叶切除术的综合治疗，疗效良好。她就诊时表现为顽固性背痛和意识模糊。影像学检查显示脑部多灶性疾病，并伴有肾上腺转移。已咨询 IR 进行肾上腺病变的组织诊断和消融（如果有必要）。

- 肾上腺肿块很常见，在接受腹部成像的患者中，可能会偶然发现高达 8.7% 的肾上腺肿块。
- 绝大多数是良性、无症状的病变，通俗地说是肾上腺偶发瘤。
- 影像学（肾上腺 CT 或化学位移 MRI）特征通常允许放射科医生区分良性肾上腺腺瘤和恶性肿瘤。

（一）原发性肿瘤

- 肾上腺肿瘤可很好地分为功能性（即产生激素）和非功能性病变。由于腺体独特的内分泌功能，可能会发生各种各样的肿瘤，其表现、预后和治疗方案各不相同。

1. 非功能性肿瘤

- 肾上腺腺瘤是最常见的肾上腺肿块。它们是良性的，不需要治疗。
- 原发性肾上腺皮质癌是一种罕见但具有侵袭性的恶性肿瘤。在诊断时，多达 2/3 的病例已经从肾上腺转移。没有任何化疗或放疗方案能提高原发性肾上腺皮质癌的生存率。

2. 功能性肿瘤

- 醛固酮瘤与高血压、代谢性碱中毒和低钾血症相关。
- 皮质醇分泌腺瘤是库欣综合征最常见的内源性病因。临床表现包括肥胖、腹部条纹形成、胰岛素抵抗、高血压和抑郁症。
- 嗜铬细胞瘤是一种罕见的恶性肿瘤，分泌高水平的儿茶酚胺，典型表现为头痛、焦虑、高血压、心动过速和出汗。

（二）肾上腺转移瘤

- 肾上腺是肿瘤转移的第四常见部位。
- 在其他地方发现的已知恶性肿瘤中，约 27% 的肾上腺肿块代表转移性扩散。
- 转移到肾上腺的最常见原发性恶性肿瘤是支气管癌、结直肠癌、肾细胞癌、肝癌和恶性黑色素瘤。

（三）适应证

- 药物治疗难治的症状。
- 患有原发性或转移性疾病的患者，因并发症而拒绝手术或不适合手术。
- 有疼痛性转移的患者。
- 特别是对于嗜铬细胞瘤，其他适应证如下所示。
  - 疼痛或危及生命的转移的姑息治疗。
  - 缓解肿瘤坏死，减少激素负荷。

（四）禁忌证

- 无法纠正的凝血障碍。

（五）设备
参见"经皮肿瘤消融术"下列出的通用设备。

（六）解剖学

- 肾上腺位于肾脏的正上方。
- 右侧肾上腺位于 IVC 的后部和右侧。
- 左侧肾上腺位于腹主动脉的外侧。
- 每个肾上腺有 3 条主要的供血动脉。
  - 肾上动脉是膈下动脉的终末支，源自主动脉裂孔处的腹主动脉。
  - 肾上中动脉起源于腹腔干外侧的腹主动脉。
  - 肾上下动脉是肾动脉的终末支。
- 每个肾上腺的静脉引流主要通过单个肾上静脉，该静脉引流到各自的肾静脉。

（七）操作步骤
参见"经皮肿瘤消融术"下的通用步骤。

操作注意事项

- 术前计划至关重要，因为肾上腺靠近肝脏、肾脏、下腔静脉和主动脉等脆弱结构。可以采用多种入路（图 6-25）。
- 由于周围结构的安全边界较窄，控制消融范围同样至关重要。
- 应预计嗜铬细胞瘤患者有发生高血压危象的可能性，并进行硬膜前 α 受体和 β 受体阻滞预防。

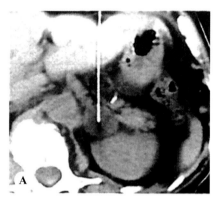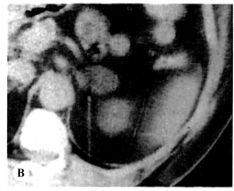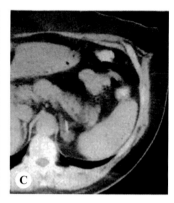

▲ 图 6-25　CT 显示左肾上腺的各种入路

A. 前方入路；B. 肺部正常患者在呼气过程中获得的直后入路；C. 肺过度膨胀的肺气肿患者的后角入路 [经许可转载，引自 Koenker RM, Mueller PR, vanSonnenberg E. Interventional radiology of the adrenal glands. *Semin Roentgenol.* 1988; 23 (4): 314–322, Fig. 2.]

- 对患有非嗜铬细胞瘤肾上腺肿瘤患者的高血压危象的预防是有争议的。通常通过钙通道阻滞药来达到足够低的术中血压。

（八）并发症

- 高血压危象是肾上腺恶性肿瘤治疗中特有的并发症，尤其是嗜铬细胞瘤。
- 肾上腺功能不全。
- 出血。
- 感染。
- 消融针通道的肿瘤种植。

（九）其他治疗

- 所有可切除的肾上腺恶性肿瘤首选手术治疗。
- 药物治疗可为不可切除的功能性肿瘤提供症状缓解。
  - 盐皮质激素受体拮抗药，如螺内酯和依普利酮，可用于醛固酮瘤。
  - β 受体阻滞药可用于控制嗜铬细胞瘤症状。α 受体阻滞药也是产生 α 受体活性肿瘤的一种选择。

知识点回顾

肾细胞癌

- 在 cT_1 肾细胞癌病例中，冷冻消融和 RFA 的疗效与部分肾切除术相当。
- 对于因并发症、既往腹部手术、解剖因素或复发可能性高而不适合手术的患者，肾消融术是一种可行的选择。
- 水分离等辅助操作有助于探针的放置，并降低对邻近关键结构的损坏风险。

肝细胞癌

- 消融是公认的 BCLC 0 期或 A 期 HCC 的一线治疗方法。可以考虑对肿瘤进行消融术。

- 减少肝脏肿瘤灌注（和热沉效应）的辅助栓塞技术可能是有益的，特别是在热消融之前。

肌肉骨骼肿瘤

- 在治疗骨病变时，可以考虑多种介入方法，包括 RFA、MWA、冷冻消融、激光消融、ETOH 消融、HIFU、栓塞和骨水泥成形术。
- 适应证包括治疗、缓解疼痛、防止局部肿瘤扩散到邻近关键结构，以及作为手术干预的辅助手段。
- 术前成像对于评估周围的关键结构（大血管、

肠道或神经）、评估病变形态和规划入路至关重要。

- 当消融重要结构或神经血管束周围时，二氧化碳绝缘、热电偶的使用、水分离和 SSEP 监测提供了保护措施。

肺部恶性肿瘤

- 对于原发性癌症，消融术保留给非手术候选的早期非小细胞肺癌患者。
- 对于原发性结肠直肠癌肺转移患者，如果每

个肺的病灶不到 3 个，直径都不超过 3.5cm，RFA 是一种可接受的治疗方式。

肾上腺肿瘤

- 尽管切除是标准治疗，但对于非手术候选患者来说，切除肾上腺肿瘤是一种可行的方法。
- 高血压危象是一种与嗜铬细胞瘤治疗相关的独特并发症，在其他肾上腺恶性肿瘤的热疗中也有报道，尽管很少。

思考题

1. 在冷冻消融的主动解冻过程中，可以使用以下哪种气体？
    A. 氧、氮和氟
    B. 氙、氦和硼
    C. 氢、氦和氖
    D. 氩、氮和氯气

2. 患者女性，56 岁，因严重（右上腹）疼痛、黄疸和发热到急诊科就诊。在超声检查时，在肝实质中偶然发现 2 个 2cm 的低回声结节。对比增强 CT 显示，这些病变表现为早期动脉增强和早期消退，其中一个病变似乎侵犯了门静脉。以下哪种疗法最合适？

A. 肿瘤消融术
B. 手术切除
C. 肝移植
D. 药物治疗
E. TACE

3. 如果问题 2 的患者要接受消融术，她出现以下哪种潜在并发症的风险会增加？
    A. 消融道种植
    B. 腹壁损伤
    C. 胆汁瘤
    D. 肝脓肿

拓展阅读

[1] Ahmed M, Brace CL, Lee Jr. FT, et al. Principles of and advances in percutaneous ablation. *Radiology.* 2011; 258(2): 351-369.

[2] Ahmed M, Goldberg SN. Image-guided tumor ablation: basic science. In: vanSonnenberg E, McMullen W, Solbiati L, eds. *Tumor Ablation: Principles and Practice.* New York: Springer; 2005.

[3] Brown DB, Geschwind JH, Soulen MC, et al. Society of Interventional Radiology position statement on chemoembolization of hepatic malignancies. *J Vasc Interv Radiol.* 2006; 17(2 Pt 1):217-223.

[4] Erinjeri JP, Clark TW. Cryoablation: mechanism of action and

devices. *J Vasc Interv Radiol.* 2010;21(8 suppl):S187-S191.

[5] Ethier MD, Beland MD, Mayo-Smith W. Image-guided ablation of adrenal tumors. *Tech Vasc Interv Radiol.* 2013; 16(4): 262-268.

[6] Foltz G. Image-guided percutaneous ablation of hepatic malignancies. *Semin Intervent Radiol.* 2014;31(2):180-186.

[7] Georgiades CS, Rodriguez R. Efficacy and safety of percutaneous cryoablation for stage 1A/B renal cell carcinoma: results of a prospective, single-arm, 5 year study. *Cardiovasc Intervent Radiol.* 2014;37:1494-1499.

[8] Gervais DA, Goldberg SN, Brown DB, et al. Society of Interventional Radiology position statement on percutaneous

radiofrequency ablation for the treatment of liver tumors. *J Vasc Interv Radiol*. 2009;20(7 suppl):S342-S347.

[9] Gervais DA, McGovern FJ, Arellano RS, et al. Radiofrequency ablation of renal cell carcinoma. *AJR Am J Roentgenol*. 2005;185 (1):64-80.

[10] Medsinge A, Zajko A, Orons P, et al. A case-based approach to common embolization agents used in vascular interventional radiology. *AJR Am J Roentgenol*. 2014; 203(4): 699-708.

[11] Medvid R, Ruiz A, Komotar RJ, Jagid JR, Ivan ME, Quencer RM, et al. Current applications of MRI-guided laser interstitial thermal therapy in the treatment of brain neoplasms and epilepsy: a radiologic and neurosurgical overview. *AJNR Am J Neuroradiol*. 2015;36(11):1998-2006.

[12] Orsi F, Arnone P, Chen W, et al. High intensity focused ultrasound ablation: a new therapeutic option for solid tumors. *J Cancer Res Ther*. 2010;6(4):414-420.

[13] Silk M, Tahour D, Srimathveeravalli G, et al. The state of irreversible electroporation in interventional oncology. *Semin Intervent Radiol*. 2014;31(2):111-117.

[14] Smith SL, Jennings PE. Lung radiofrequency and microwave ablation: a review of indications, techniques and postprocedural imaging appearances. *Br J Radiol*. 2015;88 (1046):20140598.

[15] Tutton SM, Zvavanjanja RC, Tam AL.Musculoskeletal interventions for benign bone lesions. In: Kee S, Murthy R, Madoff DC, eds. *Clinical Interventional Oncology*. Philadelphia: Elsevier; 2014:302-319.

[16] Thompson RH, Atwell T, Schmit G, et al. Comparison of partial nephrectomy and percutaneous ablation for cT1 renal masses. *Eur Urol*. 2015;67:252-259. https://doi.org/10.1016/j. eururo.2014.07.021.

第7章 外科手术
Surgery

Kimberly McFarland　Vincent Gallo　Akhil Khetarpal　Nathan Cornish　James Walsh　著

本章详细介绍了介入放射学与外科手术的密切关系。在创伤和急症手术的背景下，对胃肠道出血（gastrointestinal bleed，GIB）、脾动脉栓塞和盆腔血管栓塞病例进行讨论。移植部分详细描述了通常由介入医生对肝和肾移植候选者及接受者进行的手术。血管外科部分描述了两个领域之间的密切且经常重叠的关系。

一、介入放射学与血管手术

- 血管疾病的血管内治疗是基于介入或非介入的血管造影原理，如下所示。
  - 仅用于诊断目的的血管造影。
  - 血管造影术后血管内治疗。
  - 血管造影术后开放性手术治疗。
- 介入放射学（interventional radiology，IR）与血管外科之间在多个重大疾病进程中存在重叠。
  - 外周动脉疾病（peripheral arterial disease PAD）：急性和慢性肢体缺血。
  - 主动脉疾病：主动脉夹层和腹/胸主动脉瘤。
  - 静脉疾病：静脉功能不全和深静脉血栓形成。
  - 肾脏疾病：动静脉瘘/移植器官评估和介入。
- 患有严重血管疾病的患者通常会伴有多种并发症，介入医生必须能够轻松识别和处理多种相关的医学合并症，如下所示。
  - 冠状动脉疾病（coronary artery disease，

CAD）。
  - 高脂血症。
  - 糖尿病。
  - 高血压。
  - 肾衰竭。
  - 高凝和低凝状态。
  - 遗传性结缔组织病（如 Marfan 病和 Ehlers-Danlos 综合征）。
  - 吸烟。
- 这两个领域的执业医师都擅长经皮穿刺和缝合。血管外科医生可以在必要时进行股动脉切开。
  - 血管切开术为通过直接穿刺和（或）缝合来进行的股动脉开放性手术。
  - 某些危险因素可能造成股动脉切开的必要性，如下所示。
    - 致密钙化或股动脉管腔狭窄。
    - 主动脉或髂动脉严重扭结。
    - 腹股沟瘢痕增生。
    - 肥胖。

（一）血管疾病的门诊检查
1. 体格检查原则
- 检查四肢的变色、溃疡和坏疽情况。
- 外周脉搏触诊。
  - 桡动脉、股动脉、腘动脉、足背动脉和胫后动脉脉搏的系统评价。
- 腹主动脉触诊及听诊检查血管杂音和动脉瘤。
- 听诊颈动脉检查血管杂音。

2. 无创性血管检查

- 无创性血管检查成像包括多普勒超声、计算机断层扫描血管造影（computed tomography angiography，CTA）和磁共振血管造影（magnetic resonance angiography，MRA）。

3. 频谱多普勒检查

- 将超声探头置于需要检查的血管上。
- 三相波。
  - 见于正常外周动脉。
  - 由 3 个信号成分组成——收缩期正相波、舒张早期反相波和舒张晚期正相波。
- 双相波。
  - 见于正常颈动脉和早期周围动脉疾病（peripheral arterial disease，PAD）。
  - 由 2 种信号成分组成——收缩期正相波和舒张期正相波。
- 单相波。
  - 通常见于重度狭窄的血管。
  - 由 1 个信号成分组成——收缩期正相波。

4. 踝肱指数

- 步骤如下所示。
  - 步骤 1：检测在下肢的踝关节处的多普勒信号。
  - 步骤 2：对置于小腿周围的血压袖带进行充气，直至多普勒信号消失，然后放气，直至信号出现，记录信号出现时的压力。
  - 步骤 3：听诊听到肱动脉搏动。
  - 步骤 4：置于上臂周围的血压袖带充气至脉搏消失，然后放气直至脉搏恢复，记录信号出现时的压力。对双臂进行检测，使用最高值。
  - 步骤 5：踝肱指数（ankle-brachial index，ABI）= 步骤 2 的结果 / 步骤 4 的结果。
- ABI > 1.4 提示不可收缩的动脉存在严重的动脉粥样硬化疾病。
- ABI 在 0.9～1.4 为正常。
- ABI 介于 0.4～0.9，提示间歇性跛行。
- ABI <于 0.4 表示严重肢体缺血。

（二）常用药物

- 了解常见抗凝血药和抗血小板药物的作用机制、代谢和清除至关重要。
- 抗凝血药如下所示。
  - 华法林（香豆素）。
    - 作用机制：抑制维生素 K 环氧化物还原酶。
    - 代谢：经肝脏代谢。
    - 清除：主要经肾脏清除。
  - 依诺肝素（Lovenox）。
    - 作用机制：抑制因子 Xa。
    - 代谢：经肝脏代谢。
    - 清除：主要经肾脏清除。
  - 达比加群（泰毕全）。
    - 作用机制：抑制因子 IIa。
    - 代谢：经肝脏代谢。
    - 清除：80% 经肾脏清除，20% 经胃肠道清除。
  - 利伐沙班（拜瑞妥）。
    - 作用机制：抑制因子 Xa。
    - 代谢：经肝脏代谢。
    - 清除：66% 经肾脏清除，33% 经胃肠道清除。
  - 阿哌沙班（艾乐妥）。
    - 作用机制：抑制因子 Xa。
    - 代谢：经肝脏代谢。
    - 清除：27% 经肾脏清除，63% 经胃肠道清除。
- 抗血小板药物如下所示。
  - 氯吡格雷（波立维）。
    - 作用机制：防止腺苷二磷酸与血小板 P2Y12 受体结合，后者能够干扰糖蛋白 GP $IIb/IIIa$ 复合物，从而抑制血小板聚集。
    - 代谢：经肝脏代谢。
    - 清除：50% 经肾脏清除，46% 经胃肠道清除。
  - 阿司匹林。
    - 作用机制：阻断血栓素 A_2 的形成，从而抑制血小板聚集。
    - 代谢：经肝脏代谢。
    - 清除：主要经肾脏清除。

二、介入放射学与移植手术

- 复杂移植患者的治疗涉及多学科团队，包括内科亚专业（肾脏病学、肝脏病学、肺病学等）、外科亚专业（泌尿学、肝移植外科学、心胸外科学等）、免疫科、传染病科，当然还有介入放射科。
- 肾脏是世界上最常见的移植器官，其次为肝脏、心脏、肺、胰腺和肠。
- 介入和微创治疗的发展在移植患者治疗及其转归中发挥了显著作用。介入医生在移植患者治疗中的不同作用如下所示。
  - 术前治疗和风险分级。
  - 移植手术前的治疗技术。
  - 提供术前和术后诊断成像。
  - 活检诊断器官功能衰竭与移植排斥反应。
  - 处理术后并发症。

三、肝移植

- 肝衰竭的病因如下所示。
  - 肝细胞原因，如慢性丙型肝炎（最常见的原因）或乙型肝炎，肝细胞癌，隐源性、自身免疫性、酒精性、代谢性或暴发性肝硬化（急性重症肝硬化）。
  - 胆道原因，如原发性硬化性胆管炎和原发性胆汁性肝硬化。
- 移植的一般适应证是患有不能保证正常生活质量和（或）有危及生命的并发症的急性或慢性肝病患者。
  - 患者资质包括有强大的社会支持网络，保证戒酒和戒毒，有合适的外科解剖（学基础）。

临床要点

- 急性肝衰竭（acute liver failure，ALF）指无肝脏病史的患者发生重度急性肝损伤 [国际标准化比值（international normalized ratio，INR）≥ 1.5]，伴有脑病和合成功能受损。
- 暴发性肝衰竭是指在最初出现症状的 8 周内发生 ALF 和脑病。

- 手术的绝对禁忌证包括自发性细菌性腹膜炎或其他活动性感染、晚期心肺疾病、不可治愈的肝外恶性肿瘤、肝内胆管癌和获得性免疫缺陷综合征（AIDS）。
- 相对禁忌证包括慢性肾病 [（chronic kidney disease，CKD）；可能是联合移植的候选者]、门静脉血栓形成、多系统器官衰竭和耐药性乙型肝炎肝硬化。
- Milan 标准决定了肝细胞癌患者肝移植的必要性。
  - 单个病灶≤ 5cm 或 2~3 个病灶≤ 3cm。
  - 无血管侵犯和肝外扩散。
- 影像诊断能够改善候选患者的选择，降低手术并发症发生率。
  - 影像学应评估肝实质、胆道系统和确保移植血管没有解剖学障碍。
  - 可用的影像学检查如下所示。
    - 多普勒超声。
    - 使用静脉对比剂的肝脏增强 CT。
    - 磁共振成像（MRI）。
    - CTA/MRA 评估血管。
    - 磁共振胰胆管造影（magnetic resonance cholangiopancreatography，MRCP），评估胆道解剖。

终末期肝病评分模型

- 用于确定肝移植候选者的主要评分系统。
  - 根据疾病严重程度和死亡风险对移植名单上的患者进行优先排序。
  - 预测经颈静脉肝内门体分流术（transjugular intrahepatic portosystemic shunt，TIPS）术后死亡率。
  - 对接受非移植手术的肝硬化患者的预后有预测价值。
- 使用 3 个实验室检查指标预测肝硬化患者结果——INR、血清肌酐和总血清胆红素。
  - 有些情况会损害生存，但不会计入终末期肝病（end-stage liver disease，MELD）计算模型，以下条件有资格获得额外积分，称为 MELD 额外积分。
    - 肝细胞癌（hepatocellular carcinoma，

HCC）。

  ◆ 肝肺综合征。

  ◆ 家族性淀粉样变性。

  ◆ 原发性高草酸盐尿。

  ◆ 囊性纤维化。

  ◆ 肝门部胆管癌。

  ◆ 肝动脉血栓形成。

- 当 MELD 评分 > 10 分时，开始移植评价。这使得有足够的时间进行全面评价，并在发生终末期疾病前采取干预措施解决相对禁忌证。MELD 评分 15 分或以上的患者是移植的候选者。

四、实体器官移植的外科技术

（一）肝移植类型

- 活体肝移植（living donor liver transplant，LDLT）。

  ▪ 活体供者将其部分肝脏捐献给移植受者。

  ▪ 这仅占成人肝移植的 10%；受者通常有迫切的需求。

  ▪ 最常用的技术是左外侧肝切除术，其中切除肝脏的 Ⅱ 段和 Ⅲ 段。

- 劈离式肝移植（split liver transplant，SLT）。

  ▪ 来自死亡成人的供肝分给儿童受者和成人受者。该方法最初作为有限供体池的一种解决方案。

  ▪ 最常用的技术是在镰状韧带处进行左外侧肝劈离。

    ◆ 成人使用 Ⅰ 段和Ⅳ～Ⅷ段。

    ◆ 儿童使用Ⅱ段和Ⅲ段。

- 原位肝移植（orthotopic liver transplant，OLT）。

  ▪ 最常见的移植类型。

  ▪ 将来自死亡供者的肝脏移植到受者体内的正常位置。

（二）吻合术

1. 下腔静脉吻合术：2 种技术

- 经典技术（图 7-1A）。

  ▪ 供者的下腔静脉（inferior vena cava，IVC）与受者的肝上和肝下 IVC 吻合，维持正常的解剖关系和成角。

- 背驮式技术（图 7-1B）。

  ▪ 供者的 IVC 与受者的 IVC 侧吻合。

  ▪ 这可能导致肝静脉从 IVC 急剧脱落，使得将来的介入手术中导管插入更加困难。

  ▪ 采用背驮式技术的原因。

    ◆ 最大限度地减少手术过程中的血流动力学紊乱。

    ◆ 它缩短了热缺血时间，因为只有一个腔静脉需要吻合。

    ◆ 失血较少，重新腹膜分离的需求降低。

    ◆ 它允许在供者和受者中调整血管尺寸。

临床要点
热缺血时间是指器官血液供应被切断后，直到冷却或重新连接到血液供应系统，器官仍处于体温状态的时间。

2. 门静脉吻合

- 通常为受者 - 供者门静脉端端吻合。

3. 肝动脉吻合：2 种技术

- 端端吻合。

  ▪ 供者 - 受者肝动脉吻合术。

- 主动脉导管。

  ▪ 供者髂动脉用作间置移植物。

  ▪ 当受者的肝动脉或腹腔干中有动脉疾病史时进行。

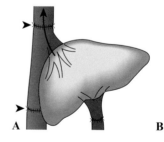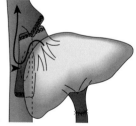

▲ 图 7-1　A. 经典技术。受者的下腔静脉（IVC）被切除，代之以供者的 IVC，保留解剖关系。B. 背驮式技术。保留受者的 IVC，并将供者的 IVC 缝合到受者 IVC 的一侧自体肝静脉的位置上。弧形箭示肝静脉血流

改编自 Kaufman JA, Bromley PJ. Portal and hepatic veins. In: Kaufman JA, Lee MJ, eds. *Vascular and Interventional Radiology: The Requisites*. 2nd ed. Philadelphia: Elsevier; 2014.

4. 胆道吻合：2 种技术

- 胆管 – 胆管吻合术（胆总管吻合术）。
  - 首选和最广泛使用的技术。
- 肝管空肠 Roux-en-Y 吻合术（肝管与空肠吻合术）或胆管空肠吻合术（胆总管与空肠吻合术）；如果符合以下条件就可以进行。
  - 供者和（或）受者的胆管太短。
  - 供者与受者的胆总管在大小上存在严重不匹配。
  - 存在肝外胆管疾病、胆道闭锁或胆管损伤。

（三）识别移植排斥反应的体征和症状

- 应进行常规实验室监测。
- 必须观察肝 / 移植物衰竭体征，如下所示。
  - 肝功能检查（liver function test，LFT）评分升高。
    - 肝细胞损伤（ALT、AST）。
    - 胆汁淤积（ALP、GGT、胆红素）。
    - 合成功能（白蛋白、蛋白质、INR）。
- 肝脏 / 移植物衰竭症状。
  - 黄疸、腹痛和腹水。
- 是否有排斥 / 失败的迹象。
  - 从超声、CT 和 MRI 扫描及血管造影术开始获取影像。
  - 获取器官活检，这是诊断的金标准。

肝移植后血管并发症

- 高达 15% 的肝移植受者发生血管并发症，包括出血、狭窄和血栓形成。
- 肝动脉血栓（hepatic artery thrombosis，HAT）

和门静脉血栓形成是最常见的血管并发症。

- HAT 具有较高的死亡率（33%），可导致移植物失活和需要再次移植。
  - HAT 通常由肝动脉狭窄导致（图 7-2）。
- 狭窄通常发生在吻合部位，如前所述。
- 血管并发症的原因如下所示。
  - 吻合过程中的手术失误或动脉损伤。
  - 吻合口扭结。
  - 动脉外源性压迫。
  - 血管解剖因素。
  - 移植排斥。
  - 供者与受者血管直径的差异。
  - 内膜增生和纤维化（晚期并发症）。
- 血管损害的临床表现如下所示。
  - 可能无症状或疑似 LFT 异常。
  - 门静脉狭窄可能表现为门静脉高压症状，如腹水、静脉曲张出血和脾大。
  - IVC 和肝静脉阻塞可能表现为肾功能不全和下肢肿胀。
  - 胆管树几乎完全依赖于流经肝动脉的血流。该血流受损可能导致严重后果，如下所示。
    - 胆道缺血、胆道狭窄、胆道坏死、胆汁瘤形成、暴发性肝衰竭和菌血症。

（四）血管并发症的诊断成像

- 多普勒超声通常是首选。
- 也可以使用 CTA 或 MRA。
- 如果前面提到的无创性检查诊断不明确，可以进行经导管血管造影术。后者是金标准，

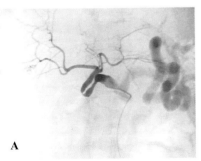
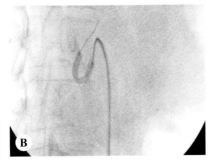
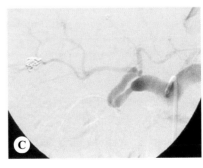

▲ 图 7-2　数字减影血管造影显示肝动脉狭窄

A. 手术吻合治疗；B. 球囊血管成形术；C. 血管成形术后的数字减影血管造影，显示肝动脉广泛通畅（图片由 Dr. James Walsh, Kings County Hospital, Brooklyn, NY. 提供）

并可以在明确诊断的同时进行治疗干预从而获得额外获益。

- 组织活检是评价移植排斥反应的金标准，应在成像后进行。

（五）血管并发症的治疗

- 手术探查伴吻合口修补和开放血栓切除术以去除凝块。

- 血管内介入治疗。
  - 溶栓溶解血凝块。
  - 血管成形术治疗血管狭窄。
  - 血管成形术难治病例的支架置入。

- 针对血栓形成的全身抗凝治疗。

- 再次移植。

（六）肝移植术后胆道并发症

- 肝移植后 5%～30% 的患者会出现这些并发症。3%～12% 的患者可能发生移植物失活。

- 并发症如下所示。
  - 胆道狭窄（最常见）。
  - 胆漏。
  - 胆汁瘤形成。
  - Oddi 括约肌功能障碍。
  - 胆道系统中的结石和胆泥形成。

- 并发症原因如下所示。
  - 手术失误或技术问题，如吻合口扭结或狭窄。
  - 影响动脉血供。

- 临床表现和影像学评价。
  - 无症状或伴有黄疸、LFT 评分升高、腹痛、发热和（或）胆管炎。
  - 腹部超声或 CTA 可用于排除动脉并发症。
  - MRCP 可显示胆管扩张，是胆道并发症的首选影像学检查方法。
  - 肝活体组织检查可能显示符合胆道梗阻导致的胆汁淤积。

- 胆道并发症的治疗。
  - 内镜逆行胰胆管造影术（endoscopic retrograde cholangiopancreatography，ERCP）引导下引流，既是诊断性的，也是治疗性的（图 7-3 和图 7-4）。

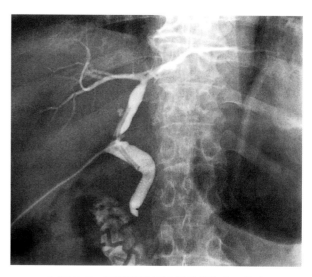

▲ 图 7-3 胆管造影显示胆总管吻合口狭窄

引自 Gomes AS. Radiological evaluation in transplantation. In: Busuttil RW, Klintmalm GBG, eds. *Transplantation of the Liver.* 3rd ed. Philadelphia: Elsevier; 2015:455–477.

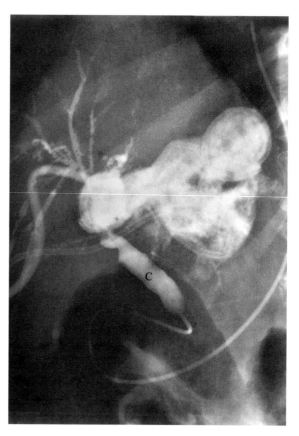

▲ 图 7-4 内镜逆行胰胆管造影术显示胆总管和右侧胆管充盈，左侧胆管与大胆汁瘤相通

引自 Gomes AS. Radiological evaluation in transplantation. In: Busuttil RW, Klintmalm GBG, eds. *Transplantation of the Liver.* 3rd ed. Philadelphia: Elsevier; 2015:455–477.

- 经皮肝穿刺胆道引流（percutaneous trans-hepatic biliary drainage，PTBD）。
- 经肝导管置入和球囊血管成形术以加宽狭窄。
- 手术引流／修补。

（七）介入放射成像提供的相关治疗

这些操作将在其他章节中详细讨论。

- 在大的不可切除的 HCC 或等待移植的患者中可进行经导管动脉化疗栓塞（transcatheter arterial chemoembolization，TACE），以减少肿瘤进展。
- 射频消融（RFA）可用于消融不符合可切除性标准或正在等待移植名单上的患者的小肝癌，以防止肿瘤进展。
- 在肿瘤不可切除的患者中，^{90}Y 放射栓塞可诱导肿瘤坏死，最常见的是用于肝细胞癌（HCC）。
- 进行腹腔穿刺术以缓解腹水引起的腹压增高，并清除妨碍经皮手术的液体。
- TIPS 用于缓解肝硬化患者的门静脉压力（在肝衰竭和移植后患者中），门静脉压力升高可能导致危及生命的静脉曲张出血。

五、肾移植

- 等待移植的成年患者中终末期肾病的最常见原因如下所示。
  - 糖尿病＞高血压＞肾小球肾炎＞其他或未知原因＞多囊肾病。
- 移植适应证。
  - 慢性肾脏病（chronic kidney disease，CKD）。
  - 肾肿瘤。

临床要点

慢性肾脏病指各种原因引起的存在 3 个月或更长时间的肾损害或肾功能下降。

- 移植禁忌证。
  - 绝对禁忌证。
    - 转移瘤。

- 可逆性肾衰竭。
- 移植后预期寿命较短。
- 严重心脏或周围血管疾病。
- 肝功能不全，尽管此类患者可能是肝肾联合移植的候选者。
- 相对禁忌证。
  - 营养不良。
  - 原发性高草酸盐尿。
  - 可能导致肾衰竭的活动性全身性疾病。
  - 系统性淀粉样变性。
- 只要符合某些标准，HIV 就不是禁忌证。

- 根据风险对潜在移植患者进行风险分层，CKD 分期基于肾小球滤过率（glomerular filtration rate，GFR）（表 7-1）。
  - 死亡率随着 GFR 的下降而升高。
  - 估算的 GFR 低于 $30ml/（min \cdot 1.73m^2）$ 是移植转诊的可接受最大截止值。
- 术前影像可用于评价肾脏脉管系统、实质、潜在肿物、结石和输尿管解剖结构。影像学检查应确保移植不存在解剖学障碍。
- 成像方法如下所示。
  - 多普勒超声。
  - CT 平扫。
  - CTA。
- 肾脏解剖学见图 7-5。

（一）肾移植手术技术

- 结合了血管外科和泌尿外科的要素。
- 移植肾置于右髂窝或左髂窝；自体肾脏通常

表 7-1　CKD 分期与肾小球滤过率

CKD 分期	GFR [ml/（min·1.73m^2）]
1	≥ 90
2	60～89
3a	45～59
3b	30～44
4	15～29
5	＜15 或透析

CKD. 慢性肾脏病；GFR. 肾小球滤过率

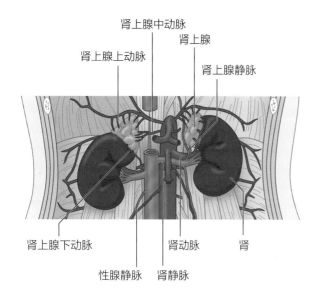

▲ 图 7-5 人体肾脏的血管解剖学

注意肾动脉起自主动脉，肾静脉起自下腔静脉（引自 Moses KP, Banks JC, Nava PB, et al. Abdominal organs. In: Moses, Nava, Banks, and Petersen, *Atlas of Clinical Gross Anatomy*. 2nd ed. Philadelphia: Elsevier; 2013: 418–431.）

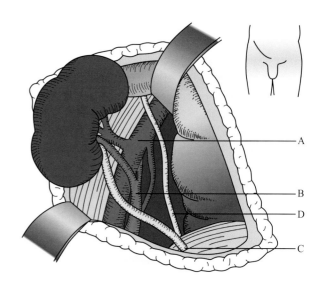

▲ 图 7-6 右下腹肾移植的基本外科血管解剖

A. 髂外动脉与肾动脉端侧吻合；B. 髂外静脉与肾静脉端侧吻合；C. 植入供者输尿管；D. 原输尿管（引自 Lenihan CR, Busque S, Tan JC. Clinical management of the adult kidney transplant recipient. In: Skorecki K, Chertow GM, Marsden PA, et al., eds. *Brenner and Rector's The Kidney*. 10th ed. Philadelphia: Elsevier; 2016:2251–2292.）

留在原位，除非它们引起占位效应或身体不适。

- 通常该手术是将移植肾动脉与自体右髂外动脉、移植肾静脉与自体右髂外静脉之间进行端侧吻合（图 7-6）。
- 尿路重建，也称为输尿管膀胱吻合术，是将移植的输尿管与膀胱进行吻合。
- 移植排斥体征。
  - 肌酐和蛋白尿增加。
  - 尿量减少。
  - 血尿。
  - 血压升高。
  - 体重增加或踝关节肿胀。
- 是否有排斥 / 失败的迹象：否。
  - 首选超声作为影像学检查手段。然后根据指征进行 CT、MRI 或血管造影检查。
  - 肾活检是诊断的金标准。

（二）介入放射学提供的相关治疗

- 射频消融可消融肾脏小肿瘤，在不符合可切除性标准或在移植等待名单上的患者中预防肿瘤进展。

六、介入放射学、创伤和下消化道出血

病例介绍

患者女性，81 岁，患有痴呆，因经直肠便鲜红色血（bright red blood per rectum，BRBPR）入院，临床怀疑下消化道出血（lower gastrointestinal bleed，GIB）。检查发现她的血红蛋白为 7.0mg/dl。上消化道内镜检查和结肠镜检查结果均为阴性。患者最初接受保守治疗，输注 3 单位浓缩红细胞后，血红蛋白升至 100g/L，对输血有适当反应。住院第 2 天，患者出现大量 BRBPR；复测血红蛋白为 7.2，心动过速。疑似急性下消化道出血，咨询介入放射科，紧急实施盆腔血管造影。

- Joseph Bookstein 于 1974 年首次采用栓塞疗

法治疗 GIB，他使用了自体血凝块来止血。

- 1975 年，Cesare Gianturco 发表了第一个 GIB 线圈栓塞术。
- 动脉 GIB 可基于位置分为 2 个分类——上部和下部。
  - 上消化道出血（upper GIB，UGIB）发生在十二指肠空肠连接处（Treitz 韧带）的近端。
  - 下消化道出血（lower GIB，LGIB）包括 Treitz 韧带远端的任何出血。
- LGIB 的病因包括但不限于憩室疾病、炎性肠病、凝血障碍、恶性肿瘤、痔疮和动静脉畸形。
- LGIB 的发生率随年龄增长而显著增加。70 岁及以上患者、肠缺血患者和多种并发症患者的死亡率最高。
- 介入放射学在 LGIB 中的作用是隔离出血部位，利用动脉造影术，使用超选择性导管尽可能接近出血部位，以避免非选择性栓塞（导致肠缺血）。
- 栓塞剂的选择是基于多因素的。考虑因素包括动脉的大小以及栓塞是永久性还是暂时性的。
- 常用的栓塞剂包括微弹簧圈、吸收性明胶海绵、聚乙烯醇和栓塞微粒球。
- 对于血流动力学稳定的 GIB 患者，应使用无创性成像来尝试确定出血的部位。
  - 使用的影像学检查类型通常取决于给定医院的可用信息和出血的确定发生率。
    - 放射性核素 ^{99m}Tc 标记的红细胞（reb blood cell，RBC）扫描（最敏感）可识别速率低至 0.1ml/min 的活动性出血。
    - CTA 可以识别速率是 0.5～1.0ml/min 的活动性出血。
    - 经导管血管造影术可检测速率低至 0.5ml/min 的出血。
- 鉴于出血过程通常是间歇性的，最好在活动性出血时对患者进行影像学检查，以避免假阴性结果。

（一）适应证

- 药物治疗失败 [定义为 24h 内需要超过 2 单位浓缩红细胞（packed red blood cell，PRBC）进行输注] 或血红蛋白至少下降 2g/dl 且不适合内镜 / 结肠镜干预（最常见的原因是看不到出血点）的急性 GIB 是介入放射学干预的候选者。
- 由于大多数 GIB 是间歇性的，通常很难可视化。
  - 在某些情况下，需要重复进行胃镜 / 结肠镜检查。
  - 然而，在胃肠（gastrointestinal，GI）检查第一次失败后，根据临床指征考虑进行血管造影术是合适的。

（二）禁忌证

- 唯一的绝对禁忌证是急性生命体征不稳定患者。
  - 积极复苏和（或）手术是这些患者适当的治疗选择。
- 相对禁忌证包括对比剂过敏、肾损害、无法纠正的凝血病、手术无法配合的患者和妊娠患者。

（三）设备

- 微穿刺器。
- 5Fr 鞘管和 J 形导丝。
- 多种导管选择（如 Contra 2 导管）和各种微导管。
- 0.035 英寸导丝。
- 在微弹簧圈、吸收性明胶海绵、聚乙烯醇和栓塞微球之间选择栓塞剂。

（四）解剖学

- 对于 LGIB 动脉造影，通常在股骨头水平进入股总动脉（common femoral artery，CFA）。
- 对于 LGIB，要检查的腹主动脉的两个重要分支是肠系膜上动脉（superior mesenteric artery，SMA）和肠系膜下动脉（inferior mesenteric artery，IMA）（图 7-7）。SMA 供应小肠、升结肠和部分横结肠，而 IMA 供应结肠脾曲、降结肠、乙状结肠及直肠。
  - 大多数 LGIB 发生在 SMA 或 IMA 远端的三级分支（图 7-7）。
    - 经常需要多次动脉造影分离活动性出血

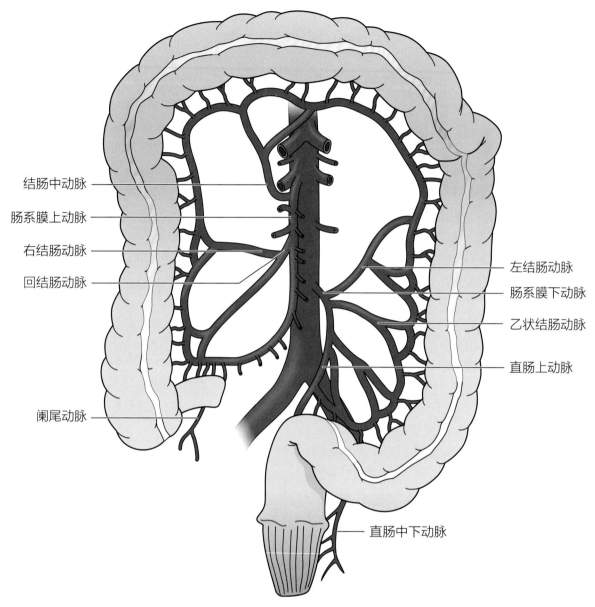

▲ 图 7-7　大肠的动脉血供来自肠系膜上动脉和肠系膜下动脉
肠系膜上动脉供应右半结肠及横结肠。肠系膜下动脉分支供应左半结肠和直肠（经许可转载，引自 Buchberg BS, Mills SD. Surgical management of colon cancer. In: Bailey RH, Billingham RP, Stamos MJ, et al., eds. *Colorectal Surgery*. Philadelphia: Elsevier; 2013: F15-3.）

动脉。在这些情况下，先前进行的 CTA 可能有助于指导介入医生寻找可能的出血部位。

- 不同的解剖结构可能导致不同的灌注模式。必须首先熟悉正常解剖结构，才能识别异常解剖结构。既往发生过动脉闭塞，导致侧支动脉形成时，经常可见解剖变异。

文献综述

　　Nelson 及其同事在 1988 年实施的一项尸体研究发现，腹腔动脉、SMA 和 IMA 的"正常"血管解剖结构发生率仅有 22%、24% 和 16%。

（五）操作步骤

- 可考虑 2 种动脉入路方法。
  - 股动脉——最常见。
  - 桡动脉——对患者而言恢复更容易，但由于靶血管的路径更长，通常不是最佳选择。
- 步骤 1：在该区域注射利多卡因后，使用超声和标准入路工具在股动脉中间建立股动脉入路。
- 步骤 2：将 J 形导丝插入髂动脉，确保不会丢失入路。
- 步骤 3：移除针头，向动脉施加压力，尽量减少失血，同时沿导丝插入扩张器。
- 步骤 4：将扩张器更换为 5Fr 鞘管，将 J 形导丝更换为 0.035 英寸导丝。
- 步骤 5：将软导丝插入所需的导管中，在 X 线透视引导下经鞘管推进。
- 步骤 6：取出导丝，将对比剂填充注射器连接至导管，在 X 线透视下注射，以识别所需的主动脉分支。进行多次操作，直至解剖结构可视化良好。确保 SMA 和 IMA 均可视化。
- 步骤 7：如果发现活动性外渗，表现为类似腮红的征象，继续使用微导管超选预期动

脉。图 7-8B 显示由供应升结肠的右结肠动脉小分支引起的活动性外渗。为进行比较，图 7-8A 提供了 SMA 血管造影阴性情况。

- 步骤 8：一旦选择了出血动脉，根据操作者喜好进行栓塞。
- 步骤 9：最后注射对比剂，确认血管是否阻塞。
- 步骤 10：移除导丝和导管。
- 步骤 11：移除鞘管，手动压迫至少 15min 或使用动脉闭合装置。

（六）其他治疗

- 保守治疗，如输血、停止 / 逆转抗凝治疗。
- 内镜 / 结肠镜检查。
- 手术干预，可能需要进行半结肠切除术或全结肠切除术。

（七）并发症

- 非靶向栓塞导致结肠缺血。
- 穿刺相关并发症。
  - 过高股动脉穿刺引起的腹膜后出血。
  - 股动脉手动压迫欠佳造成腹股沟血肿。
  - 股动脉低位穿刺部位假性动脉瘤。
- 对比剂肾病引起的急性肾损伤。
- 碘对比剂过敏反应。

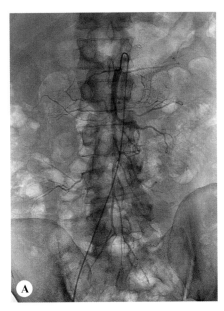
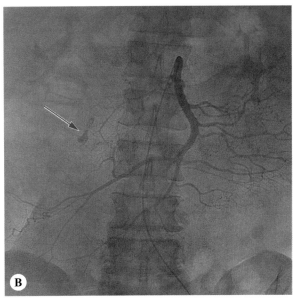

▲ 图 7-8 肠系膜上动脉血管造影

A. 肠系膜上动脉（SMA）血管造影结果阴性；B. SMA 血管造影结果阳性（图片由 Dr. James Walsh, Kings County Hospital, Brooklyn, NY. 提供）

七、上消化道出血

病例介绍

患者男性，53 岁，律师，在发生 3 次呕血后被送入急诊科。他的生命体征稳定。胃肠科医生进行内镜检查，并在活动性渗血的十二指肠溃疡上放置多个止血夹，结果渗血停止。次日，患者出现大量呕血，此时应咨询介入放射科医生以了解栓塞是否可行。

- 根据定义，UGIB 发生在 Treitz 韧带近端任何部位，即食管、胃和十二指肠。
- UGIB 最常见的原因是十二指肠溃疡。其他常见的病因包括胃溃疡和胃 / 食管静脉曲张。不常见的原因包括但不限于食管黏膜撕裂症、食管炎、血管发育不良和主动脉肠道瘘。
- UGIB 比 LGIB 的发生率高 5 倍。
- 在 UGIB 中进行介入放射学干预的目的是分离活动性出血部位，并尽可能在出血部位近端进行栓塞，以避免非靶向栓塞。
- 与 LGIB 一样，栓塞剂的选择是多因素的，栓塞剂的选择与 LGIB 相同。

（一）适应证
- 内镜检查阴性且血流动力学稳定的 UGIB 患者。
- 尽管近期进行了内镜干预，仍有持续出血的患者。

（二）禁忌证
- 急性生命体征不稳定患者。
  - 积极复苏和（或）手术是此类患者的适当选择。
- 与 LGIB 的相对禁忌证相同。

（三）设备
- 与 LGIB 中的设备相同。

（四）解剖学
- 上消化道由来自腹主动脉和 SMA 循环良好的侧支供血。

- 存在大量侧支循环，栓塞上消化道很少导致缺血性损伤。同样，这种强大的侧支循环网络也可能导致栓塞失败。

临床要点
Vater 壶腹（胰管和胆总管的汇合处）附近发生的上消化道出血可通过上消化道内镜观察到并可治疗。

腹腔干解剖
- 对于疑似 UGIB，腹腔干和 SMA 是最重要的要检查的分支。
- 腹腔干在 T_{12} 水平由腹主动脉分支而来（图 7-9），正好位于横膈下方。
- 腹腔动脉通常分支至胃左动脉、肝总动脉和脾动脉，这种分支模式的变异较为常见（表 7-2）。
  - 胃左动脉供应胃。
  - 胃十二指肠动脉（gastroduodenal artery, GDA）由肝总动脉发出，通过侧支供应胃和十二指肠近端。

（五）操作步骤
- 步骤 1：建立股动脉或桡动脉通路。
- 步骤 2：假设采用股动脉入路，将 J 形导丝插入髂动脉水平，以确保不会丢失入路。
- 步骤 3：移除针头，向动脉施加压力，尽量减少失血，同时沿导丝插入扩张器。
- 步骤 4：将扩张器更换为 5Fr 鞘管，将 J 形导丝更换为 0.035 英寸导丝。
- 步骤 5：将软导丝插入所需的导管中，在 X 线透视引导下经鞘管推进。
- 步骤 6：取出导丝，注射对比剂，在 X 线透视下识别所需的主动脉分支。进行多次注射，直到解剖结构可视化良好。对于 UGIB，确保 LGA、SMA 和 GDA 的可视化。
- 步骤 7：如果发现活动性外渗，继续根据需要使用微导管超选择动脉。
- 步骤 8：根据操作者的喜好使用栓塞剂栓塞出血部位。
- 步骤 9：最后注射对比剂，确认血管是否

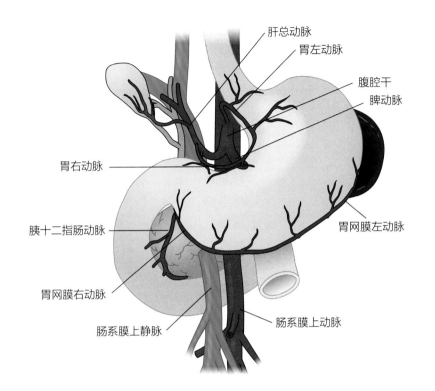

肝总动脉
胃左动脉
腹腔干
脾动脉
胃右动脉
胰十二指肠动脉
胃网膜右动脉
肠系膜上静脉
肠系膜上动脉
胃网膜左动脉

◀ 图 7-9　胃的血供
经许可转载，引自 Vikram R, Patnana M, Devine C, et al. *Gastric Carcinoma in Oncologic Imaging* (edited by Silverman PM). Philadelphia: Elsevier; 2012: F15-1.

表 7-2　腹腔干解剖与变异

动脉变异	发生率（%）
"正常"结构：胃左动脉（LGA）、肝总动脉（CHA）和脾动脉（SA）起源于腹腔动脉	85
LGA、CHA、SA 和胰背动脉起源于腹腔动脉	10
仅 LGA 和 SA 起源于腹腔动脉	3
LGA 起源于主动脉	2

阻塞。
- 步骤 10：移除所有导丝和导管。
- 步骤 11：移除鞘管，手动按压至少 15min 或使用闭合装置。

（六）其他治疗
- 紧急手术适用于病情不稳定的患者。
- 保守治疗，如输血和停止 / 逆转抗凝治疗。
- 内镜检查（用或不用烧灼夹闭）。
- 如果患者有继发于肝硬化和门静脉高压的广泛静脉曲张，他或她可能是 TIPS 的候选者。

（七）并发症
- 非靶向栓塞导致器官缺血；然而，考虑到 UGI 血管中存在侧支循环供应，这种情况罕见。

八、脾动脉栓塞

病例介绍

患者男性，19 岁，曾发生机动车事故，虽然血流动力学稳定，但腹部增强 CT 发现有Ⅲ级脾裂伤。就脾动脉栓塞咨询介入放射科医生。

- 脾脏是血管丰富的器官，是钝器伤中最常见的损伤器官。
- Salvatore Sclafani 于 1981 年在纽约布鲁克林的 Kings County 医院首次报道了吸收性明胶海绵栓塞治疗脾损伤。在脾损伤病例中，它已成为一种重要的器官保留非手术治疗的选择。
- 脾动脉栓塞的目的是降低脾脏灌注压力，以帮助身体实现止血作用。

- 在血流动力学稳定的患者中，手术治疗是金标准。

  - 不过，如果影像学显示Ⅲ级或以上脾损伤，手术治疗手段通常失败，因此应考虑脾动脉栓塞。

美国创伤外科协会脾损伤分级系统

- Ⅰ级
  - 包膜下血肿＜ 10% 总表面积
  - 撕裂伤深度＜ 1cm
- Ⅱ级
  - 包膜下血肿占 10%～50% 总表面积
  - 实质内血肿直径＜ 5cm
  - 撕裂伤深度为 1～3cm，不累及小梁血管
- Ⅲ级
  - 包膜下血肿＞ 50% 总表面积或正在扩大
  - 实质内血肿＞ 5cm 或正在扩大
  - 撕裂伤深度＞ 3cm 或累及小梁血管
  - 包膜下或实质血肿破裂
- Ⅳ级（图 7-10）
  - 撕裂伤累及节段性血管或脾门血管，伴大血管离断（＞ 25% 脾脏）
- Ⅴ级
  - 脾破碎
  - 脾门血管损伤伴脾血液断流

- 脾血管造影最常见的阳性结果是活动性出血、假性动脉瘤和动静脉畸形。

- 目前，在 CTA 上观察到脾出血但血管造影术未能证实出血，该如何进行存在很多争议，此类情况的方案因病因而异。

（一）适应证

- 脾动脉栓塞的适应证通常因病因而异。一般情况下，如果影像学检查显示脾动脉活动性外渗、Ⅲ级（或更高级）损伤或红细胞压积活动性下降，怀疑是脾动脉病因，则可能需要进行脾动脉栓塞术。

- 如果决定进行栓塞，栓塞部位（远端对比近端）也是一个存在广泛争议的问题。

  - 近端栓塞的潜在缺点是如果再次发生远端出血，则无法再栓塞。
  - 远端栓塞的潜在缺点是脾梗死和脓肿形成。

文献综述

Schnüriger 及其同事在 2011 年进行的一项 Meta 分析指出，"现有文献尚不确定应使用近端还是远端栓塞来避免显著的再出血。"该 Meta 分析发现，临床上和统计学上远端栓塞更常发生轻微并发症。

（二）禁忌证

- 血流动力学不稳定的患者（这些是外科脾切除术的候选者）。
- 在其他方面，相同的相对禁忌证适用于 GIB 中。

（三）设备

- 设备与 GIB 相同。

（四）解剖学

- 供应脾脏的主要动脉是脾动脉，它是腹腔干的 3 个主要分支之一。
- 还有一些重要的侧支循环通路为脾脏供血，包括胃短动脉、脾包膜动脉、胰腺动脉和胃网膜动脉（图 7-11）。

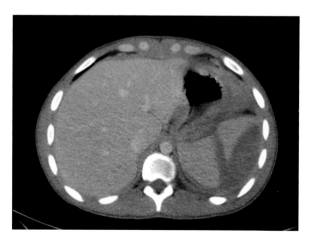

▲ 图 7-10 脾裂伤Ⅳ级的计算机断层扫描血管造影

图片由 Dr. James Walsh, Kings County Hospital, Brook-lyn, NY. 提供

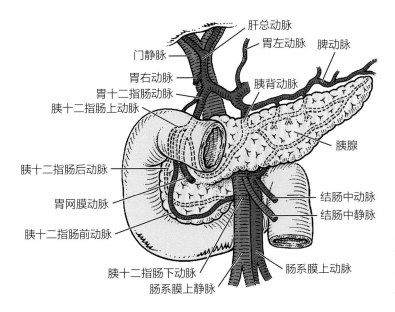

肝总动脉
门静脉
胃左动脉
脾动脉
胃右动脉
胃十二指肠动脉
胰十二指肠上动脉
胰背动脉
胰十二指肠后动脉
胃网膜动脉
胰腺
胰十二指肠前动脉
结肠中动脉
结肠中静脉
胰十二指肠下动脉
肠系膜上静脉
肠系膜上动脉

◀ **图 7-11　区域血管系统**
经 Blumgart LH, Corvera CU 许可转载，引自 Blumgart LH, Corvera CU. Surgical and radiologic anatomy. In: *Video Atlas: Liver, Biliary & Pancreatic Surgery*. Elsevier; 2011: F1-39.

（五）操作步骤

- 步骤 1：建立股动脉或桡动脉通路。
- 步骤 2：假设采用股动脉入路，将 J 形导丝插入髂动脉水平，以确保不会丢失入路。
- 步骤 3：移除针头，向动脉施加压力，尽量减少失血，同时沿导丝插入扩张器。
- 步骤 4：将扩张器更换为 5Fr 鞘管，将 J 形导丝更换为 0.035 英寸导丝。
- 步骤 5：用生理盐水冲洗鞘管。
- 步骤 6：使用弯型（Cobra）或反弯型（Simmons）导管选择腹腔动脉，进行腹腔血管造影。评价脾动脉和胃左动脉，因为后者是脾的共同侧支动脉。
- 步骤 7：如果观察到外渗，则选择进行近端或远端栓塞。
  - 进行近端栓塞时，将微导管推进至脾动脉主干近端，并插入可解脱弹簧圈。
    - 这将迅速降低脾脏的灌注压，从而有助于停止活动性出血，未损伤的脾脏将继续通过侧支循环通路进行良好的灌注。
  - 进行远端栓塞时，将微导管尽可能靠近主动外渗部位推进，并插入可解脱弹簧圈。
    - 这将导致灌注保留至更大量的脾实质中。图 7-12 例显示了对 1 例外伤患者实施的脾动脉栓塞，随后脾出血停止，最终完全恢复。

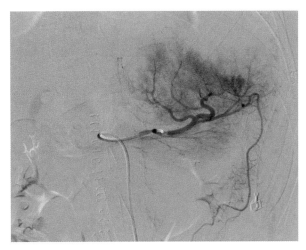

▲ **图 7-12　近中端脾栓塞术**
图片由 Dr. James Walsh, Kings County Hospital, Brooklyn, NY. 提供

- 步骤 8：最终注射对比剂，确认无活动性外渗。
- 步骤 9：取出所有导丝和导管。
- 步骤 10：移除鞘管，手动压迫至少 15min 或使用闭合装置。

（六）其他治疗

- 脾切除术。
- 保守治疗。

（七）并发症

- 远端栓塞更可能导致脾脓肿形成。
- 脾梗死可能会增加被包裹微生物的感染

风险。
- 脾动脉再出血。
- 典型的穿刺部位并发症。

九、创伤性盆腔血管造影

病例介绍

患者男性，22岁，腹部受枪伤，救护车送入院。他的血流动力学不稳定，接受紧急剖腹手术，进行结肠切除术，并进行盆腔填塞。术后患者血流动力学稳定，随后接受腹部/盆腔CT检查，结果显示右髂内动脉附近出现红晕。咨询介入放射科医生进行盆腔血管造影。

- 骨盆创伤中的大多数血管损伤为静脉性损伤，因此不适合栓塞。这些静脉出血可以通过输血或在手术室内对盆腔血管进行烧灼和填塞进行保守治疗。
- 大多数盆腔动脉出血继发于骨盆骨折。如果不立即治疗，死亡率高。
  - 造成骨盆骨折伴动脉出血需要很大的钝力。此类创伤大多数发生在机动车辆事故、行人被机动车辆撞击、摩托车事故和高空坠落中。
  - 盆腔动脉损伤较少见的原因是枪，枪伤可直接损伤动脉导致AVM和（或）假性动脉瘤。

文献综述

既往认为可根据骨盆骨折类型预测是否需要进行盆腔血管造影，但是Star及其同事在2002年的论文中提到，骨折类型与随后的血管造影/栓塞需求之间没有实际的相关性。

- 大多数导致大出血的骨盆骨折是由于髂内动脉和（或）臀上动脉损伤。

- 当血管造影被认为是假阴性（例如，由血管痉挛所致），临床上对于髂内动脉创伤有较高的怀疑时，经验性栓塞双侧髂内动脉是可以被接受的。或者，如果血管造影术为阴性但怀疑活动性出血（或在CTA上可见），介入医生可以进行激发性血管造影，将硝酸甘油注入可疑动脉中以引起出血，从而可以识别和治疗。
- 创伤中的栓塞剂包括但不限于吸收性明胶海绵（临时闭塞）、微球（永久性栓塞）和金属弹簧圈（永久性栓塞）。

（一）适应证
- 在急性不稳定创伤患者中，急诊探查手术始终是金标准。
  - 如果该患者病情稳定，并且基于随访成像或临床怀疑认为持续盆腔出血，则血管造影栓塞成为金标准。

（二）禁忌证
- 多发伤的急性生命体征不稳定患者。
- 与LGIB的相对禁忌证相同。

（三）设备
- 设备与LGIB相同。

（四）解剖学
- 图7-13显示正常的双侧髂内动脉。
- 大多数盆腔出血继发于髂内动脉前支或臀上动脉损伤（图7-14）。

（五）操作步骤
- 步骤1：建立股动脉或桡动脉通路。
- 步骤2：假设采用股动脉入路，将J形导丝插入髂动脉水平，以确保不会丢失入路。
- 步骤3：取出针头，向动脉施加压力以减少失血，同时沿导丝插入扩张器。
- 步骤4：将扩张器更换为5Fr鞘管，将J形导丝更换为0.035英寸导丝。
- 步骤5：用生理盐水冲洗鞘管。
- 步骤6：将软导丝插入所需的导管中，在X线透视引导下经鞘管推进至远端腹主动脉。
- 步骤7：进行盆腔动脉造影，随后进行双侧髂内动脉血管造影。

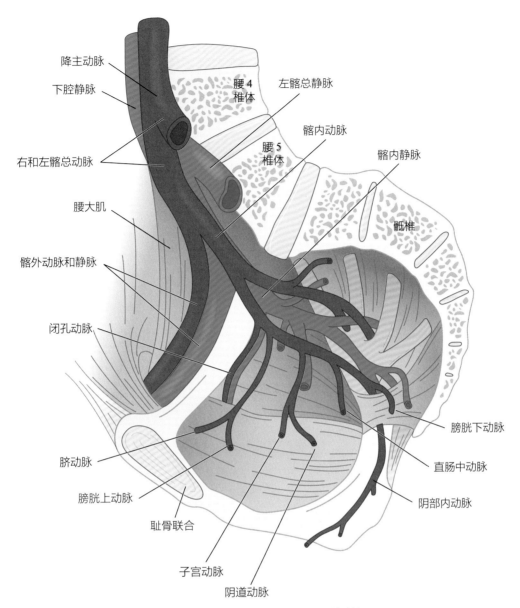

降主动脉

下腔静脉

右和左髂总动脉

腰大肌

髂外动脉和静脉

闭孔动脉

脐动脉

膀胱上动脉

耻骨联合

子宫动脉

阴道动脉

腰 4 椎体

左髂总静脉

髂内动脉

腰 5 椎体

髂内静脉

骶椎

膀胱下动脉

直肠中动脉

阴部内动脉

▲ 图 7-13 髂总动脉及其分支（女性）

经许可转载，引自 Rosenblum N, Nitti VW. Indications and Techniques for Vaginal Hysterectomy for Uterine Prolapse. In: Nitti VW, ed. *Vaginal Surgery for the Urologist*. Elsevier; 2012:F3.

- 步骤 8：如果确定了活动性外渗的部位，在需要时继续使用微导管超选目标动脉。
- 步骤 9：选择好出血动脉后，根据操作者对栓塞剂的偏好进行栓塞。
- 步骤 10：最后注射对比剂，确认血管是否阻塞。（图 7-15 显示左髂内动脉栓塞术后的血管造影状态。注意弹簧圈远端无血流。）
- 步骤 11：移除所有导丝和导管。
- 步骤 12：移除鞘管，手动施加压力或使用动

脉闭合装置。

（六）其他治疗

- 急性生命体征不稳定患者应进行腹腔镜 / 剖腹探查术。

（七）并发症

- 非靶向栓塞。
- 再出血。
- 穿刺部位并发症。

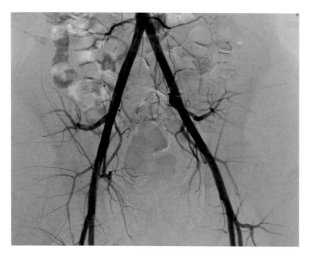

▲ 图 7-14 正常的双侧髂内动脉造影

图片由 Dr. James Walsh, Kings County Hospital, Brooklyn, NY. 提供

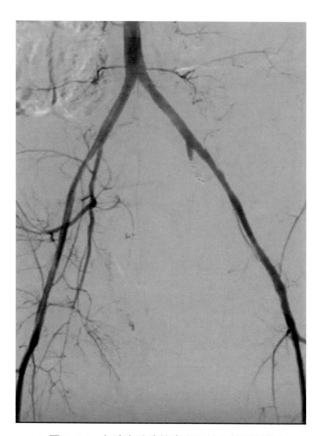

▲ 图 7-15 左髂内动脉栓塞术后的血管造影状态

图片由 Dr. James Walsh, Kings County Hospital, Brooklyn, NY. 提供

知识点回顾

介入放射学与血管外科的关系

- 介入放射学（IR）和血管外科治疗的许多动脉和静脉疾病过程之间存在大量重叠。
- 介入放射科医生和血管外科医生必须熟练掌握血管系统的体格检查。
- 血管造影可用于血管内病例的术前计划、术前计划或仅用于诊断目的。
- 如果有严重钙化的血管、狭窄血管、严重扭结的血管、腹股沟瘢痕增生和（或）肥胖的情况，血管外科医生可能需要切开和暴露股动脉。
- 了解血管外科患者接受治疗时遇到的常用抗凝血药和抗血小板药物至关重要。

实体器官移植手术技术总结

- 对移植候选者和受者的治疗是多方面的，IR可为这些患者提供多种干预措施。
- 对于协作的介入专家，良好的解剖学、外科技术、并发症和介入放射学知识至关重要。

创伤外科：下消化道出血

- 尽管栓塞不是急性下消化道出血（LGIB）的一线干预措施，但在持续性和症状性 LGIB 患者中确实能起作用。
- 即使临床高度怀疑急性 LGIB，由于 LGIB 的间歇性性质，血管造影术通常为阴性。

创伤外科：上消化道出血

- 尽管栓塞不是上消化道出血（UGIB）的一线治疗方法，但是内镜介入治疗后出现复发性 UGI 出血的患者通常是血管内介入治疗的良好候选者。
- 当评估患者是否存在可能的 UGIB 时，有必要观察肠系膜上动脉、胃左动脉和胃十二指肠动脉。
- 血管造影结果阴性并不能排除 UGI 出血，因为 UGIB 与 LGIB 一样，出血通常是间歇性的。

脾动脉栓塞

- 脾动脉栓塞是脾创伤公认的治疗选择。

- 没有通用的适应证可确定哪些患者将从该操作中获益最大。
- 没有通用技术，因为介入医生可自行选择近端栓塞还是远端栓塞。

创伤情况下的盆腔血管造影

- 怀疑继发于创伤的盆腔出血常是由于髂内动脉和（或）臀上动脉损伤。
- 如果临床高度怀疑髂内动脉损伤，尽管诊断性血管造影结果阴性，但经验性栓塞双侧髂内动脉是安全的。
- 在血管造影结果阴性的情况下，刺激性血管造影使用硝酸甘油引起出血。这允许在栓塞前识别活动性渗血和超选择性造影。

思考题

1. 患者在哪种 MELD 评分下，适合成为肝移植的候选者？

A. 5

B. 10

C. 15

D. 20

2. 患者女性，40 岁，有因血吸虫病和肝衰竭导致的肝硬化病史。该患者在 3 个月前接受了肝移植。她现在出现肝酶升高和全身不适。该患者治疗的首要步骤是什么？

A. 进行超声检查

B. 进行 CT 血管造影

C. 进行经颈静脉肝活体组织检查

D. 进行经皮肝活体组织检查

3. 以下哪一项不是背驮式吻合术的优势？

A. 热缺血时间缩短

B. 失血减少

C. 尽量减少血流动力学障碍

D. 肝静脉与下腔静脉解剖关系的维持

4. 患者男性，53 岁，无病史，出现肝衰竭体征。行腹部 CT，在肝脏发现肿块。肝活体组织检查符合肝细胞癌。下列哪一项不是肝移植的适应证？

A. 直径 4cm 的单个病灶，无肝外扩散

B. 2 处直径均为 3cm 的病灶，无肝外扩散

C. 3 处直径均为 2cm 的病灶，无肝外扩散

D. 直径 6cm 的单个病灶，无肝外扩散

5. 患者男性，75 岁，因慢性高血压导致终末期肾病，在 3 个月前接受了肾移植。他出现肌酐升高、蛋白尿和尿量减少。他声称他注意到他的腿部肿胀加重。诊断的金标准是什么？

A. 超声

B. CT

C. 血管造影

D. 肾活检

6. 股动脉入路的目标穿刺部位在哪里？

A. 髂外动脉靠近胃上动脉

B. 最容易进入的区域

C. 股总动脉越过股骨头处

D. 股动脉分叉远端

7. 假设解剖结构正常，为了排除活动性下消化道出血，必须观察哪些动脉？

　　A. 胃左动脉

　　B. 肠系膜上动脉和肠系膜下动脉

　　C. 仅肠系膜上动脉

　　D. 腹腔干和肠系膜上动脉

8. 假设解剖结构正常，为了排除活动性上消化出血，必须观察哪些动脉？

　　A. 肠系膜上动脉和肠系膜下动脉

　　B. 肠系膜上动脉、肠系膜下动脉和胃左动脉

　　C. 肠系膜上动脉和胃十二指肠动脉

　　D. 肠系膜上动脉、胃左动脉和胃十二指肠动脉

拓展阅读

[1] Ali M, Ul Haq T, Salam B, et al. Treatment of nonvariceal gastrointestinal hemorrhage by transcatheter embolization. *Radiol Res Pract*. 2013;2013:604328.

[2] Bookstein JJ, Chlosta EM, Foley D, et al. Transcatheter hemostasis of gastrointestinal bleeding using modified autogenous clot. *Radiology*. 1974;113(2):277-285.

[3] Gianturco C, Anderson JH, Wallace S. Mechanical devices for arterial occlusion. *Am J Roentgenol Radium Ther Nucl Med*. 1975;124(3):428-435.

[4] Gomes AS. Radiological evaluation in transplantation. In: Busuttil RW, Klintmalm GBG, eds. *Transplantation of the Liver*. 3rd ed. Philadelphia: Elsevier; 2015:455-477.

[5] Ingraham CR, Montenovo M. Interventional and surgical techniques in solid organ transplantation. *Radiol Clin North Am*. 2016;54 (2):267-280.

[6] Nelson TM, Pollak R, Jonasson O, et al. Anatomic variants of the celiac, superior mesenteric and inferior mesenteric arteries and their clinical relevance. *Clin Anat*. 1988;1(2):75-91.

[7] Rasmussen TE, Clouse WD, Tonnessen BH. *Handbook of Patient Care in Vascular Diseases*. 5th ed. Philadelphia: Wolters Kluwer; 2008.

[8] Schnüriger B, Inaba K, Konstantinidis A, et al. Outcomes of proximal versus distal splenic artery embolization after trauma: a systematic review and meta-analysis. *J Trauma*. 2011;70 (1):252-260.

[9] Sclafani SJ. The role of angiographic hemostasis in salvage of the injured spleen. *Radiology*. 1981;141(3):645-650.

[10] Starr AJ, Griffin DR, Reinert CM, et al. Pelvic ring disruptions: prediction of associated injuries, transfusion requirement, pelvic arteriography, complications, and mortality. *J Orthop Trauma*. 2002;16(8):553-561.

[11] Zurkiya O, Walker TG. Angiographic evaluation and management of nonvariceal gastrointestinal hemorrhage. *Am J Roentgenol*. 2015;205(4):753-763.

第 8 章 妇产科
Obstetrics and Gynecology

Emily R. Ochmanek   Alexander Covington   Jennifer Wan   Kevin T. Williams   著

介入放射科医生有各种各样的技能和工具可供使用，使我们的专业成为多学科患者治疗的基石。例如，在妇女健康领域，从危及生命的产后出血到在门诊治疗的不孕症和子宫肌瘤等良性疾病都能使用到微创方法，在治疗各种产科和妇科疾病方面均发挥了作用。本章概述了在产科和妇科疾病的治疗中使用的最常见的介入方法。

一、子宫动脉栓塞术

> **病例介绍**
>
> 患者女性，42 岁，妊娠 2 次顺产 2 次，既往没有明显的病史，患者向妇科医生提出想做年度健康女性体检。她说过去 6 年感觉小腹坠胀越来越明显，最近症状有所加重，在放置曼月乐宫内节育器后，闭经多年后月经又复潮且量很多。体格检查显示，她的子宫约为妊娠 20 周大小。超声显示她的子宫体积增大，是因为其子宫有多发的肌瘤，其中最大的一个直径超过 9cm。随后患者做了盆腔磁共振检查，图像显示有一个异质性增强的肌瘤，最大直径约 12cm。在评估了她的治疗方案后，她选择了子宫动脉栓塞术这一治疗方法。

- 经皮经导管子宫动脉栓塞术（uterine artery embolization，UAE）历来被用于治疗无法控制的产科或创伤性出血。然而，1995 年 J.H. Ravina 提出，该项技术可以替代子宫切除术和子宫肌瘤切除术来治疗有症状的子宫肌瘤，这在当时是一个相对较新的技术。
- 子宫肌瘤是发生于育龄期女性的良性肿瘤（图 8-1）。
- 子宫肌瘤是最常见的女性盆腔肿瘤——40 岁以上的女性中有近 50% 患有子宫肌瘤，但其中只有不到 20% 的人有症状。
- 非裔美国女性患子宫肌瘤的可能性是普通人群的 2~3 倍。
- UAE 的原理是栓塞物质通过导管进入 1 条或 2 条子宫动脉，导致肌瘤梗死，而不会对子宫的其余部分造成永久性损伤，从而维持生育能力。
- 对于药物无法治疗的有症状的子宫肌瘤，人们普遍认为 UAE 可以代替外科手术进行治疗。美国妇产科医师协会认为对于希望保留子宫的女性来说，UAE 是一种安全有效的手术。
- 进行 UAE 治疗后，肌瘤的体积通常会减少 50%~60%，85%~90% 的患者获得了满意的临床结果。

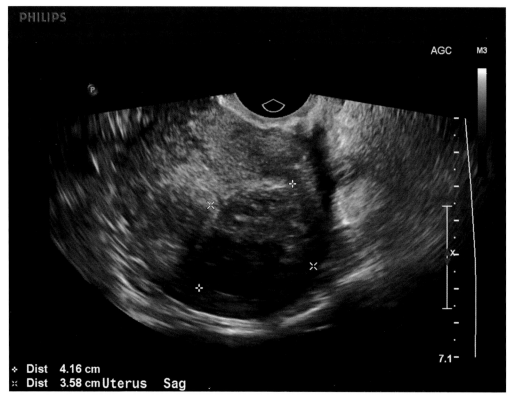

▲ 图 8-1　超声显示后位子宫中有多发圆形低回声和等回声灶，在子宫底有一个大小为 **4.2cm×4.0cm×3.6cm** 的不均匀黏膜下肿块，符合平滑肌瘤的特征

文献综述

　　两项突破性试验，即子宫动脉栓塞术（UAE）与手术治疗症状性子宫肌瘤（REST）试验和 UAE 与子宫切除术（EMMY）试验发现，UAE 是一种可行的手术替代方案。在这两个多中心随机对照试验中，患者在两组治疗组中均报告了相似的症状缓解、生活质量改善和满意度。研究发现 UAE 后的再干预通常与复发性肌瘤有关，子宫肌瘤切除术和其他保留子宫的治疗也存在这个问题。

- EMMY 试验。
  - 比较接受 UAE 与全子宫切除术的 177 例患者。
  - 在 6 个月和 24 个月随访时，进行 UAE 和进行子宫切除术的患者在健康相关的生活质量指标上没有差异。

- 治疗 10 年后，最初成功接受 UAE 的 77 例患者中有 24 例接受了二次子宫切除术。
- REST 试验。
  - 比较接受 UAE 与子宫肌瘤切除术 / 子宫切除术的 157 例患者。
  - 在 24 个月和 5 年的随访中没有发现两组患者在生活质量方面存在差异。
  - 发现接受 UAE 的患者比最初接受外科手术的患者恢复更快，但需要更多的再干预手段（12 个月时为 13%，60 个月时为 32%）。5 年内治疗的成本适中。

（一）适应证

- 保守治疗失败且有症状的子宫肌瘤患者（如使用促性腺激素释放激素治疗）。

▪ 符合条件的症状包括盆腔疼痛、月经过多、性交困难或小腹坠胀、尿频和（或）便秘等全身症状。

（二）禁忌证

• 绝对禁忌证。

　▪ 妊娠期。

　▪ 未经治疗的泌尿生殖系统感染。

　▪ 子宫、子宫颈或附件的恶性肿瘤。

• 相对禁忌证。

　▪ 既往手术或放疗可能改变盆腔动脉解剖结构。

　▪ 正在使用促性腺激素释放激素（血管痉挛）。

　▪ 子宫体积大于孕 20～24 周。

　▪ 巨大肌瘤（＞ 12cm）。

　▪ 带蒂或大的子宫黏膜下平滑肌瘤。

　▪ 严重的输卵管积水，可使患者在 UAE 术后易受感染。

　▪ 同时患有子宫腺肌症和（或）子宫内膜异位症。

　▪ 保持生育能力的意愿。

　▪ 凝血功能障碍、严重对比剂过敏或肾损害。

（三）设备

• 猪尾导管。

• 4Fr 或 5Fr 成角导管（如 Cobra、VCF flow、Rosch Inferior Mesenteric、Roberts 子宫导管或其他弯曲导管）。

• 导丝。

• 3Fr 微导管 / 微线。

• 直径在 300～900μm 范围内的栓塞颗粒。

• 吸收性明胶海绵。

（四）解剖（图 8-2 和表 8-1）

• 左右髂总动脉是腹主动脉的末端分支。

• 髂总动脉在骶髂关节前方的分出髂内动脉。

• 髂内动脉的分支走行是各种各样的，但它通常分为前支和后支。前支通常发出子宫动脉，为肌瘤供血，但有时也会有侧支（图 8-3 和图 8-4）。

• 框 8-1 为髂内动脉分支助记法（I love going

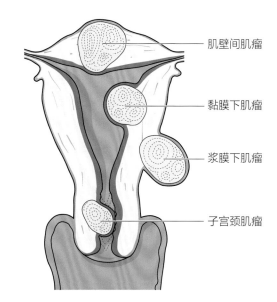

▲ 图 8-2　子宫肌瘤的位置

引自 Drife J, Magowan B. *Clinical Obstetrics and Gynaecology*. Edinburgh: WB Saunders; 2004.

表 8-1　子宫肌瘤的位置分类

位　置	定　义
黏膜下肌瘤	凸入子宫内膜腔
肌壁间肌瘤	在子宫肌层内
浆膜下肌瘤	位于肌层但被壁腹膜覆盖
带蒂的肌瘤	通过小柄附着在子宫上
子宫颈肌瘤	位于子宫颈内

引自 Kaufman JA. Abdominal aorta and pelvic arteries. In: Kaufman JA, Lee MJ, eds. *Vascular and Interventional Radiology*: The Requisites. 2nd ed. Philadelphia: Elsevier; 2014: 199–228.

places in my very own underwear）。这句话有助于记忆髂内动脉的分支。

临床要点
在 5% 的患者中，卵巢动脉将额外供应子宫，也需要栓塞。

（五）操作步骤

1. 术前准备

• 禁食禁水。

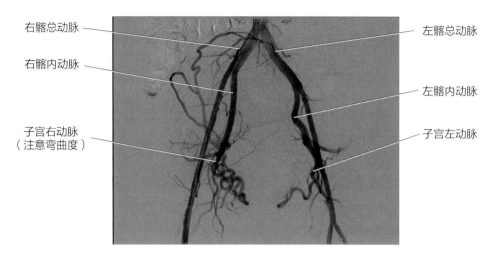

▲ 图 8-3　盆腔血管造影
显示女性盆腔动脉解剖，导管位于主动脉分叉处

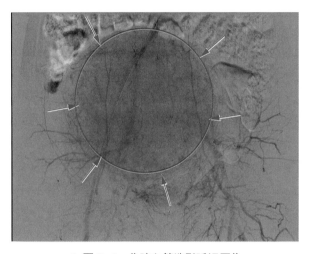

▲ 图 8-4　盆腔血管造影延迟图像
显示由左右子宫动脉供血的巨大子宫肌瘤显影（箭）

框 8-1　髂内动脉分支助记法
I：髂腰动脉
L：骶外侧动脉
G：臀（上、下）动脉
P：（内）阴部动脉
I：膀胱下（女性为阴道）动脉
M：直肠中动脉
V：阴道动脉（仅限女性）
O：闭孔动脉
U：脐动脉和子宫动脉（仅限女性）
[前 3 个分支（髂腰、骶外侧和臀上）是髂内动脉后段的分支，其余分支是髂内动脉前段分支]

- 常规实验室检查 [全血细胞计数（complete blood count，CBC）、肌酐、凝血酶原时间 / 国际标准化比值（prothrombin time/international normalized ratio，PT/INR）]。
- 预防性抗生素（如 1g 头孢唑林静脉注射）。
- 球囊导尿管。
- 除了常规镇静外，应用非甾体类抗炎药（nonsteroidal anti-inflammatory drug，NSAID）（如酮咯酸）和麻醉药 [如氢吗啡酮（盐酸二氢吗啡酮）] 由患者自控镇痛来进行围术期镇痛。
- 镇吐药（如昂丹司琼）。

2. 具体步骤

- 步骤 1：在右侧腹股沟区进行无菌操作，局部麻醉药使用 1% 利多卡因溶液。
- 步骤 2：使用 Seldinger 技术进入股总动脉，放置 5Fr 血管鞘。
- 步骤 3：将猪尾导管放置在腹主动脉远端内，并进行盆腔血管造影，来确定整个盆腔的血管结构和双侧子宫动脉。具有代表性的影像学表现为双侧子宫动脉弯曲（图 8-5）和子宫肌瘤不均匀灌注（如"晕状"）（图 8-6）。
- 步骤 4：将导丝引入对侧髂外动脉，将猪尾导管换成 4Fr 或 5Fr 斜端孔导管。然后将导管插入髂内动脉（图 8-7），在前斜位进行数字减影血管造影（digital subtraction angiogram，

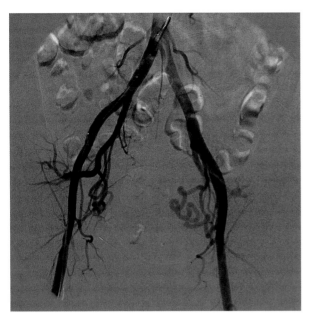

▲ 图 8-5 盆腔血管造影显示双侧子宫动脉弯曲度（左大于右）

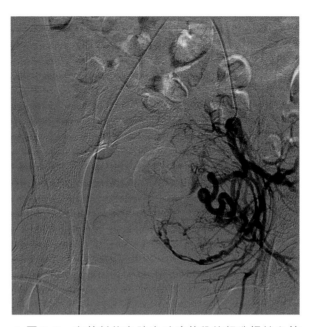

▲ 图 8-7 右前斜位左髂内动脉前段的超选择性血管造影

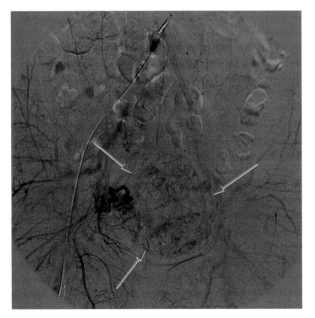

▲ 图 8-6 延迟盆腔血管造影

子宫内不均匀显影（箭）代表子宫肌瘤，包括左右子宫动脉

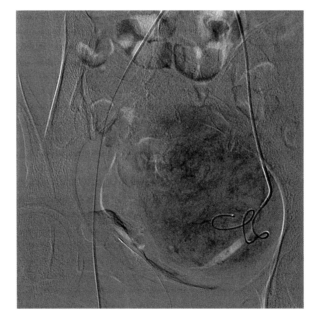

▲ 图 8-8 左侧子宫动脉超选择性血管造影显示肌瘤动脉显影

DSA），以最好地显示子宫动脉解剖。

- 步骤 5：3Fr 微导管 / 微导丝通过倾斜的导管同轴插入，以选择子宫动脉（图 8-8 和图 8-9），微导管超过宫颈阴道的主要分支，以防止非靶栓塞。

- 步骤 6：注射栓塞颗粒，直到血流接近停滞（约 5 次心脏搏动，以带走注射的对比剂团）。
- 步骤 7：成角导管通过在腹主动脉形成一个冗余环，并将导管拉入所需的血管，进入同侧髂内动脉，这种方法叫作 Waltman 环技术

（图 8-10 和图 8-11），然后逐步重复这个过程。

- 步骤 8：翻转 Waltman 环后，移除所有器械，并使用闭合装置或加压。

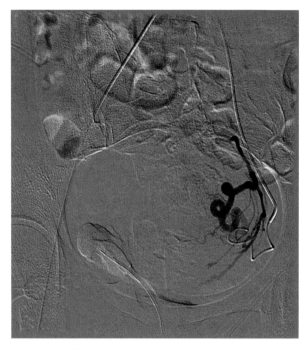

▲ 图 8-9　使用 2 瓶 700～900μm 的栓塞剂栓塞后，血管造影显示子宫左侧肌瘤显影减少

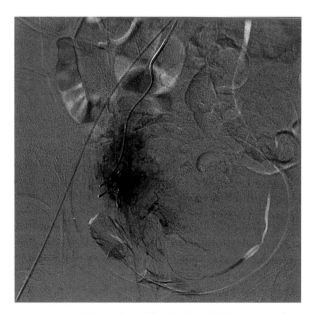

▲ 图 8-10　右侧子宫动脉超选择性血管造影显示肌瘤残余动脉显影

3. 术后治疗

- 大多数患者需要留院观察和疼痛治疗。

- 从术后 2～6h 开始，患者可能会经历长达 24h 的中度至重度痉挛和骨盆疼痛。这种情况将在接下来的 1 周内逐渐减少。症状的严重程度通常与接受治疗的子宫肌瘤的大小相关，但这仍然取决于患者。

- 栓塞后综合征很常见；症状包括疲劳、厌食、低热、恶心和呕吐。

- 最初的住院疼痛治疗通常包括静脉注射麻醉药和非甾体抗炎药（如酮咯酸）。患者出院后，口服麻醉药和非甾体抗炎药继续交替使用。大便软化药也很重要，因为麻醉药容易导致便秘。

- 建议在 2～4 周内到介入放射学（interventional radiology，IR）门诊就诊，以评估疼痛程度，并重新确定症状缓解的预期时间。

- 建议 6 个月后进行盆腔 MRI 扫描，并同时进行门诊随访进行对比，以便与患者一起回顾检查结果（图 8-12 和图 8-13）。

（六）其他治疗

- 药物治疗使 75% 的女性症状得到了一定程度

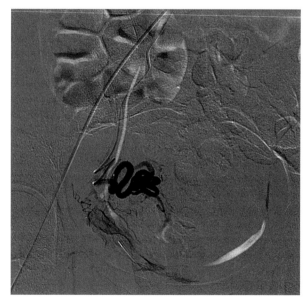

▲ 图 8-11　使用近 1 瓶 700～900μm 的栓塞剂栓塞后，血管造影显示子宫右侧肌瘤无明显显影

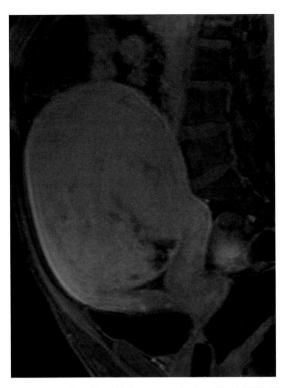

▲ 图 8-12　栓塞前矢状位 T_1 加权相脂肪抑制增强后图像显示大的且强化的子宫平滑肌瘤，直径约 16cm

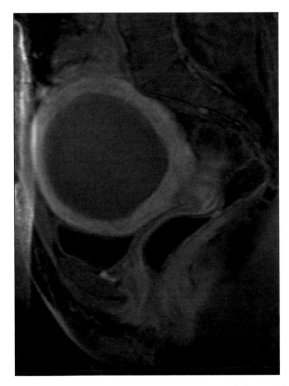

▲ 图 8-13　同一患者的栓塞后矢状位 T_1 加权相脂肪抑制增强后图像显示手术成功，肌瘤显著缩小（目前最大直径为 9cm），中心可见坏死，无明显强化

的改善，但由于药物的不良反应，长期使用失败率很高。可以选择使用下列药物。

- 雌激素 / 孕激素或只含孕激素的避孕药。
- 可释放左炔诺孕酮的宫内节育器。
- 促性腺激素释放激素激动药。
- 促性腺激素释放激素拮抗药。

- 子宫切除术：子宫肌瘤是子宫切除术最常见的适应证，根据患者的种族差异，病例占 30%～50%。这是最终的治疗方法，因为它可以缓解现有症状，而且不会复发（表 8-2）。
- 子宫肌瘤切除术是希望保持生育能力的患者的标准术式。UAE 与异常胎盘形成、自然流产和早产的风险增加有关。根据肌瘤的位置，可以使用宫腔镜或腹腔镜手术。一般复发率高达 60%，高达 25% 的患者需要重复干预。
- 肌溶解术是腹腔镜下使用热射频或冷冻消融来破坏平滑肌瘤组织。
- 子宫动脉闭塞：通过腹腔镜或阴道夹对子宫血管进行物理闭塞。
- MRI 引导的高强度聚焦超声是一种无创性的、基本上无痛的破坏纤维组织的方法。一次只能治疗很小的区域，因此对于大的纤维瘤来说，这不是一个好的选择。

（七）并发症

参见表 8-3。

二、选择性输卵管造影和经阴道输卵管再通术

病例介绍

患者女性，32 岁，平素健康，与其伴侣向妇科医生咨询，探讨他们在过去 12 个多月内停止避孕后仍无法妊娠的问题。她做了正常的巴氏涂片和盆腔超声检查。随后，她接受了子宫输卵管造影（hysterosalpingogram，HSG）检查，结果提示右侧输卵管近端闭塞。随后她咨询了诊断性输卵管造影和输卵管再通的方法。

表 8-2 手术并发症

	腹部试验 [n（%）]		阴道试验 [n（%）]	
	经腹子宫切除术（292 例）	经腹腔镜子宫切除术（584 例）	经阴道子宫切除术（168 例）	经腹腔镜子宫切除术（336 例）
大出血	7（2.4）	27（4.6）	5（2.9）	17（5.1）
肠损伤	3（1）	1（0.2）	0	0
输尿管损伤	0	5（0.9）	0	1（0.3）
膀胱损伤	3（1）	12（2.1）	2（1.2）	3（0.9）
转换术式	1（0.3）	23（3.9）	7（4.2）	9（2.7）
伤口裂开	1（0.3）	1（0.2）	0	1（0.3）
血肿	2（0.7）	4（0.7）	2（1.2）	7（2.1）
至少有一种并发症	18（6.2）	65（11.1）	16（9.5）	33（9.8）

引自 Garry R, Fountain J, Mason S, et al. The eVALuate study: two parallel randomized trials, one comparing laparoscopic with abdominal hysterectomy, the other comparing laparoscopic with vaginal hysterectomy. *BMJ*. 2004;328:129.

表 8-3 子宫动脉栓塞的并发症

永久性闭经（年龄＜45 岁）	0%～3%
永久性闭经（年龄＞45 岁）	20%～40%
阴道分泌物增多	2%～17%
经子宫颈子宫肌瘤脱出	3%～15%
败血症	1%～3%
深静脉血栓或肺栓塞	＜1%
非靶向栓塞	＜1%
紧急子宫切除术	＜1%
死亡	＜1%

引自 Stokes LS, Wallace MJ, Godwin RB. Quality improvement guidelines from uterine artery embolization for symptomatic leiomyomas. *J Vasc Interv Radiol*. 2010;21 (8):1153–1163.

- 输卵管阻塞是女性不孕症最常见的病因（30%～40% 的女性不孕症与输卵管疾病有关）。首先进行子宫输卵管造影（HSG）检查，它可以确定输卵管是否通畅，并显示输卵管的走向、大小和轮廓。HSG 也可以检测到输卵管周围的异常，如粘连。
  - 输卵管阻塞的鉴别诊断如下所示。

- 常见原因：痉挛、感染和早期手术。
- 罕见原因：结核引起的肉芽肿性输卵管炎，管腔内子宫内膜异位症、寄生虫感染和先天性闭锁

- HSG 的结果有助于转诊的临床医生和放射科医生确定下一步的诊断和治疗，包括以下方面。
  - 选择性输卵管造影是一种诊断性的检查，通过放置在输卵管口的导管注射对比剂直接使输卵管显影。
  - 这可以准确地看到输卵管的解剖结构。
  - 输卵管再通是一种通过导丝和导管穿过近端阻塞物来使输卵管通畅的治疗方法。
  - 它是输卵管手术的非手术替代疗法或辅助疗法，是一种辅助生育的操作。
  - 在特发性近端输卵管阻塞的治疗中，其有效率为 71%～100%。
  - 它还与 77%～82% 的结节性输卵管峡部炎的疗效有关，这是一种特发性炎症过程，导致输卵管峡部亚厘米突起。
  - 研究证明，在先前输卵管结扎术逆转后，设置阻塞管的有效性为 44%～77%。
  - 大约 50% 的双侧近端输卵管阻塞患者是进行再通术理想人选，因为她们仅患有局灶

性输卵管疾病，而没有盆腔粘连。

- 术后妊娠的成功率差异很大，反映了问题的多因素和多样性（包括男性因素）。

（一）适应证

1. 诊断性选择性输卵管造影

- HSG 输卵管不通。
- 技术上不充分的 HSG 或痉挛与真正的梗阻或输卵管疾病的鉴别。
- HSG 与腹腔镜的不一致性。
- HSG 与临床诊断不符。
- 输卵管吻合术后未妊娠的患者。

2. 治疗性输卵管再通

- 由输卵管近端闭塞引起的不孕症。
- 输卵管结扎术逆转后的再闭塞。

（二）禁忌证

- 绝对禁忌证。
  - 活动性盆腔感染。
- 相对禁忌证。
  - 不适合腹腔镜或手术修复的严重输卵管或输卵管周围病变。
  - 远端输卵管阻塞。
  - 严重宫内粘连。

（三）设备

- 带或不带挟钩的阴道窥器。
- 导管和导丝（可在预包装工具包中获得，Thurmond-Rosch 再通装置）。
  - 1 根较粗的 4Fr 或 5Fr 多用途导管，用于选择性输卵管造影。
  - 1 根 3Fr 直管导管和 1 根 0.018 英寸导丝用于输卵管再通。

（四）解剖学（图 8-14）

- 在 HSG 时可见输卵管的 3 个节段（图 8-15）。
  - 峡部位于子宫阔韧带内。
  - 壶腹部在卵巢上部弯曲，是最常见的受精部位。
  - 漏斗部是输卵管的末端部分。它和伞端一起收集排卵后的卵母细胞。

（五）操作步骤

1. 术前准备

- 由不孕症专家或妇科医生进行评估，包括验

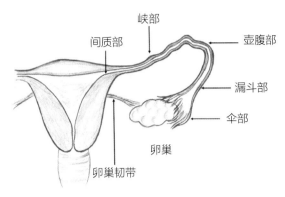

▲ 图 8-14 输卵管解剖

引自 Srisajjakul S, Prapai-silp P, Bangchokdee S. Magnetic resonance imaging in tubal and non-tubal ectopic pregnancy. *Eur J Radiol.* 2017; 93: 76–89.

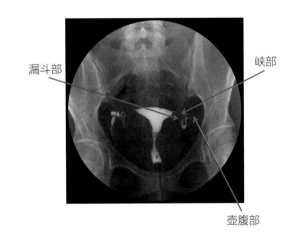

▲ 图 8-15 子宫输卵管造影术中可见输卵管的 3 个节段

证至少 6 个月内的无保护性交。患者可能已经接受了盆腔超声检查和（或）腹腔镜检查。

- 最好在患者有伴侣在场的情况下进行患者教育和期望管理。
- 将手术安排在月经出血停止后的头 5 天进行。
- 在手术前一晚或手术当日上午开始预防性使用抗生素（例如，多西环素 100mg 口服，每日 2 次），并在手术后持续使用 5 天。
- 预先使用劳拉西泮和芬太尼。

2. 具体步骤

- 步骤 1：患者取截石位。
- 步骤 2：用聚维酮碘溶液对会阴部进行消毒，铺无菌单。
- 步骤 3：插入阴道窥器，用聚维酮碘溶液擦

洗子宫颈。

- 步骤4：将5Fr引入导管插入子宫颈，如果之前没有进行HSG检查，则进行HSG检查（图8-16）。
- 步骤5：如果HSG证实近端输卵管阻塞，通过引入导管同轴插入1根多功能4Fr或5Fr导管，并选择性地插入阻塞的输卵管的输卵管–子宫口。
- 步骤6：将对比剂注入阻塞的输卵管。
- 步骤7：如果通过选择性输卵管–子宫口注射确认输卵管近端闭塞，则插入0.035英寸亲水性导丝，轻轻探查并使阻塞处再通。当导丝使阻塞处再通后，移除导丝，并通过多用途导管的注射重新评估远端输卵管的通畅程度。
- 步骤8：如果对侧有闭塞，重复上述同样的操作。
- 步骤9：通过引入导管进行最后的HSG检查，以记录双侧输卵管通畅情况。

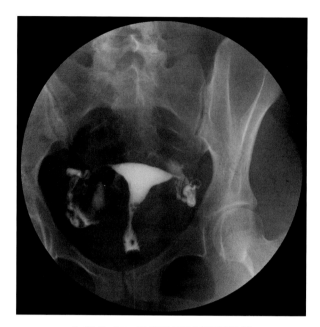

▲ 图8-16　正常的子宫输卵管造影
子宫内膜腔的形状、大小和位置正常。未见宫内充盈缺损。输卵管同步充盈，对比剂自由溢入盆腔

临床要点

为了克服常见的技术困难，做以下操作。
- 可以考虑使用大型金属窥器和（或）夹板，以便于后续操作。
- 将子宫颈牢固固定，使用亲水性导丝和（或）预成型弯曲导管，利于输卵管口的插管。

---

3. 术后治疗
- 观察患者至少1h，如果情况稳定，患者可返回病房。
- 告知患者1～2天内可能会出现子宫少量出血和疼挛的情况。
- 指导患者根据需要使用卫生巾而不是卫生棉条直到下一个月经周期。
- 告知患者术后1天内避免性交。

（六）其他治疗
- 手术重建。
  - 对于双侧近端或远端输卵管阻塞患者，可替代体外受精（in vitro fertilization，IVF）。

- 严重输卵管疾病患者或老年妇女的成功率较低。
- 输卵管成形术或新输卵管造口术。
  - 对于患有输卵管远端梗阻的患者，可替代体外受精。
  - 比体外受精效果差。
  - 发生异位妊娠风险高达15%。
- 输卵管子宫角吻合术。
  - 对于患有输卵管近端梗阻的患者，可替代体外受精。
  - 比体外受精效果差。
  - 发生异位妊娠风险高达30%。
- 输卵管再吻合术。
  - 对于至少有4cm残余输卵管的，先前进行过宫内节育环或节育夹绝育的年轻女性，可替代体外受精。
- 体外受精。
  - 每个周期的活产率约为30%。
  - 缺点包括成本高、可能需要多个周期、多胎妊娠率增加、需要使用有风险的生育药物以及胎儿并发症的轻微增加。

（七）并发症

- 输卵管再闭塞（25%）。
  - 如果术后 6 个月没有妊娠，可以重复进行经宫颈输卵管再通的评估。
- 输卵管穿孔（2%～4%）。
- 异位妊娠（1%～5%）。
  - 患者一旦妊娠测试呈阳性后应立即去妇科医生那里就诊。
- 盆腔感染（＜1%）。
- 辐射暴露约为 1rad（10mGy），相当于钡剂灌肠。

三、产后出血

病例介绍

患者女性，34 岁，妊娠 3 次生产 2 次，在孕 36 周零 4 天时经历了看似平安无事的双胞胎阴道分娩。2 个完整胎盘分娩后，在阴道口发现大量血液。尽管进行了子宫按摩，但子宫仍然很大且软，并且她有大量、持续的出血。视诊未发现阴道或子宫颈有明显撕裂伤。将 2 个大口径静脉注射器插入血管进行液体复苏，并静脉注射催产素。对血液进行分型和交叉配血。子宫里塞满了海绵。介入放射科医生会诊后进行紧急子宫动脉栓塞术。

- 产后出血（postpartum hemorrhage，PPH）被定义为阴道分娩后失血量超过 500ml，剖宫产术后失血量超过 1000ml，或者如果不输血可能导致休克或死亡的任何出血量。
  - 约 4% 的阴道分娩和 6% 的剖宫产伴随着需要输血的过度失血。
- 在全球范围内，产后出血占孕产妇死亡的 24%，特别是在欠发达国家。
- 在美国，产后出血是产后发病率的主要原因。
  - 休克可导致肾衰竭和（或）Sheehan 综合征。
  - 输血有相关风险。
  - 紧急子宫切除术意味着未来生育能力的丧失。

（一）产后出血的病因（框 8-2）

临床要点——胎盘粘连、胎盘植入及穿透性胎盘植入
• 早期识别异常的胎盘植入，可以进行产前计划和协调的围产期预防性干预，两者都是为了保护子宫。 • 侵袭性胎盘使患者在分娩过程中面临着大出血（90% 需要输血）和孕产妇死亡（7% 的风险）的高风险。 • 在剖宫产术前预防性放置经双侧股动脉途径的髂内动脉血管造影导管或球囊闭塞导管。分娩后立即对球囊导管充气可为可能需要的手术治疗留出时间，必要时可进行紧急动脉栓塞。这减少了输血的需要以及出血并发症的风险。

- 根据 PPH 的病因，PPH 的治疗如下所示。
  - 容量复苏。
  - 血管升压药。
  - 纠正凝血障碍。
  - 催产素和子宫按摩。
  - 宫腔球囊填塞。

框 8-2 助记方法
产后出血的病因——4T：宫缩乏力（tone）、组织残留（tissue）、创伤（trauma）、凝血异常（thrombin） • 宫缩乏力 　• 子宫收缩乏力（最常见的原因） 　• 绒毛膜羊膜炎 　• 硫酸镁 　• 多胎妊娠 　• 巨大儿 　• 羊水过多 　• 滞产 • 组织残留 　• 妊娠相关物残留 　• 感染 　• 胎盘植入异常（如胎盘粘连、胎盘植入、穿透性胎盘植入） • 创伤 　• 子宫破裂或子宫内翻 　• 阴道/宫颈撕裂 • 凝血异常 　• 凝血障碍

- ■ 阴道填塞。
- 如果主要的治疗方法失败，应考虑将经动脉栓塞作为紧急子宫切除术的替代方法。
- 栓塞控制产后出血的有效率为83%～95%。
  - ■ 无论原因如何，栓塞的目的都是在消耗性凝血病（失血2～3L）或终末器官损伤发生之前止血。
  - ■ 栓塞前需要确保有侧支血液供应。
  - ■ 在胎盘异常的情况下，成功率在20%～100%。
  - ■ 失败的主要预测因素是弥散性血管内凝血（disseminated intravascular coagulation，DIC）的发展。
  - ■ 如果仍然认为有必要，栓塞不排除随后的手术干预。

（二）适应证

- 主要措施失败后的持续产后出血。

（三）禁忌证

- 对危及生命的出血无绝对禁忌证。

（四）设备

- 首选吸收性明胶海绵作为栓塞剂。
  - ■ 如果发现活动性外溢，可以考虑使用3～10mm的弹簧圈。
  - ■ 较少使用的栓塞剂包括微球和聚乙烯醇。
  - ■ 可能会使用球囊闭塞导管。
- 导丝（可能包括亲水涂层导丝）。
- 5Fr或7Fr止血鞘。
- 选择5Fr导管（Cobra导管、子宫填塞球囊导管、Roberts子宫导管）。
- 3Fr微导管和0.018英寸导丝。

（五）解剖学

如先前子宫动脉栓塞（UAE）章节所述。

- 子宫动脉是髂内动脉前分支的一个分支。
- 它走行的经典路径为，穿过主韧带，越过输尿管，并在与卵巢动脉吻合之前沿着子宫体向头侧结束。
- 卵巢动脉起源于肾动脉正下方的前外侧主动脉（20%来自肾动脉）。
- 在1%的人群中，子宫动脉起源于同侧卵巢动脉。

（六）操作步骤

> **临床要点**
>
> - 术前预防性抗生素考虑使用头孢唑林1g静脉注射。
> - 如果许多操作可行，考虑双重方式。

1. 产后出血情况下的计划外栓塞

- 步骤1：使用Seldinger技术进入股总动脉。
- 步骤2：在X线透视下，将1根0.035英寸导丝推入腹主动脉。
- 步骤3：将5Fr止血鞘套在导丝上，侧臂可连接到加压至动脉压力以上的肝素化盐水输注。
- 步骤4：将标准冲洗猪尾导管推进至肾动脉水平。行主动脉造影（图8-17），将骨盆底包括在视野内。
- 步骤5：将猪尾导管更换为5F弯型（Cobra）导管，并将导丝插入对侧股总动脉。
- 步骤6：将弯型（Cobra）导管换成Roberts子宫导管，以选择对侧和同侧髂内动脉。或者，Waltman环路技术可与其他标准血管造影导管一起使用，以选择同侧动脉。

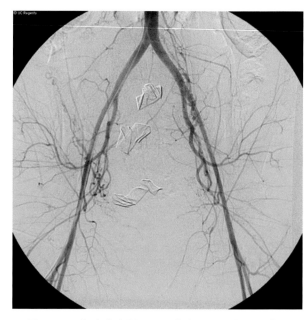

▲ 图8-17 主动脉造影显示子宫内的手术材料，未发现对比剂外溢

- 步骤7：对侧斜位髂内动脉的选择性血管造影（图8-18）可以定位前部分支血管。
- 步骤8：髂内动脉前支选择性血管造影，以识别子宫动脉。
- 步骤9：在血管痉挛的情况下，使用微导管对子宫动脉进行选择性插管（图8-19）。
  - 如果确定了外溢部位，可考虑使用路径图对较小末端分支进行超选择性插管。
  - 未发现活动性外溢（如42%的病例）并不能排除栓塞。
- 步骤10：插入栓塞材料（吸收性明胶海绵切割成1～3mm的小棉条或浆液）：
  - 如果出现外溢（很有可能在子宫动脉），应该进行选择性栓塞（图8-20）。
  - 如果未观察到外溢，则使用位于髂内动脉前部的导管（图8-21）进行非选择性经验性栓塞。
- 步骤11：栓塞一直持续到出现对比剂柱停滞，表明完全停滞（图8-22）。
- 步骤12：完成主动脉造影。

2. 异常胎盘情况下的计划性栓塞

- 步骤1：在超声引导下，分娩前实施2条股总动脉的预输送通路。

- 步骤2：将一个长的7Fr成角鞘插入双侧股总动脉。
- 步骤3：在0.035英寸Amplatz导丝上，将5Fr弯型（Cobra）导管插入对侧髂内动脉。
- 步骤4：7Fr导管鞘通过髂分叉处进入对侧髂总动脉。

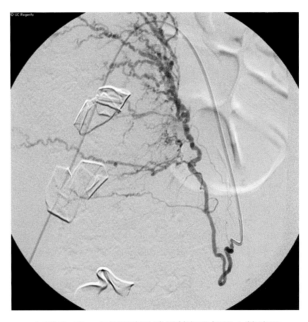

▲ 图8-19 左侧子宫动脉导管超选择性血管造影

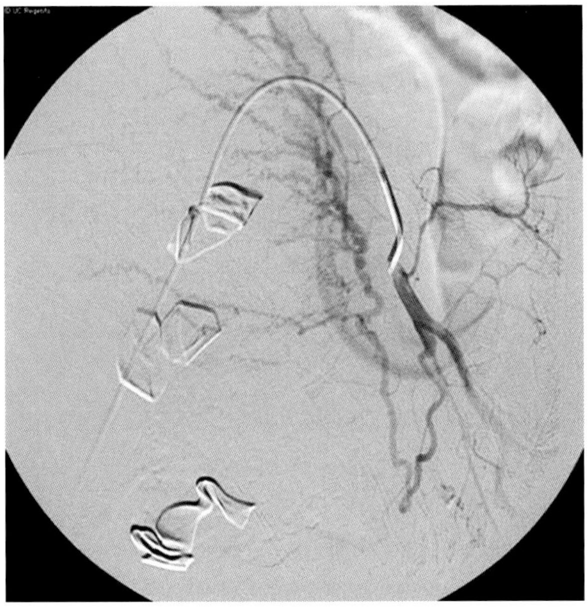

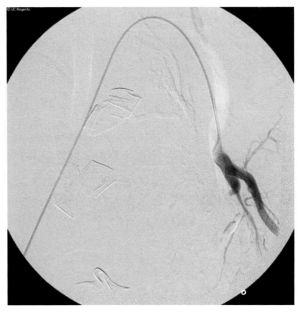

▲ 图8-18 左侧髂内动脉的选择性血管造影

▲ 图8-20 栓塞后血管造影显示左侧子宫动脉显影消失并伴有对比剂停滞

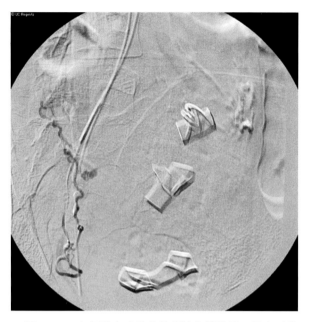

▲ 图 8-21　右侧髂内动脉的选择性血管造影，没有对比剂外溢

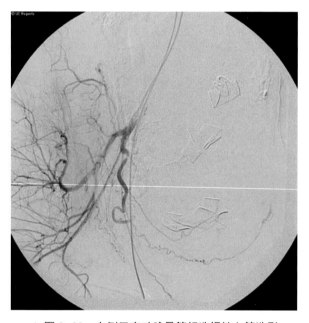

▲ 图 8-22　右侧子宫动脉导管超选择性血管造影

- 步骤 5：在导丝上放置 1 根 80cm 的球囊导管，远端尖端插入对侧髂内动脉。
- 步骤 6：用稀释的对比剂测试充气，以确保动脉充分闭塞。一旦确定了动脉达到充分闭塞的精确体积，就将球囊导管放气。
- 步骤 7：血管鞘和同轴系统通过无菌敷料固定在患者身上。
- 步骤 8：产科医生进行剖宫产手术。
- 步骤 9：如果剖宫产术后出血明显且不能立即控制，球囊应立即充气。
- 步骤 10：如果有必要，可以通过闭塞球囊进行栓塞，如前所述。

临床要点
通过在 2 个连接有三通阀塞的 10ml 注射器之间快速混合吸收性明胶海绵块与等份对比剂和生理盐水，形成浆液。

（七）其他治疗
- 剖腹探查术伴子宫动脉结扎术。
- 子宫切除术。

（八）并发症
- 不到 9% 的病例报告有以下并发症。
  - 短暂性发热。
  - 短暂性臀部麻木或缺血。
  - 足部缺血。
  - 子宫缺血或坏死。
  - 子宫感染 / 脓肿。
- 生育能力：回顾性轶事报道表明，接受栓塞治疗的患者妊娠并发症率较高。

知识点回顾

- 子宫动脉栓塞术（UAE）是一种被广泛接受且安全的替代手术治疗症状性肌瘤的方法，可被视为一线治疗手段。
- 症状缓解与手术相似，但主要并发症较少。

- 对因肌瘤而希望妊娠的不孕女性而言，UAE 不是一线治疗方法；然而，UAE 后成功妊娠的报道屡见不鲜。患者应在咨询其妇科医生和介入放射科医生后做出决定。

- 输卵管阻塞是女性不孕症（30%～40%）的最常见原因。
- 输卵管再通是一种有效的手术，在治疗特发性近端输卵管阻塞时成功率高达71%～100%。
- 输卵管再通术后的平均妊娠率为30%。
- 输卵管再通的潜在负面影响包括未来1%～5%的异位妊娠风险和6个月内25%的再闭塞风险。
- 产后出血是世界各地妇产科常见疾病和死亡的重要原因。子宫收缩乏力是最常见的原因。
- 对于无法控制的出血，经子宫动脉栓塞术或髂内前动脉栓塞术是紧急子宫切除术的合理替代方法，成功率高达95%。
- 在已知异常胎盘（粘连、植入或穿透性植入）的情况下，与产科医生协调在分娩前预防性放置闭塞球囊有助于降低相关的发病率和死亡率。

思考题

1. 以下哪项不适合做子宫动脉栓塞术？
A. 一名33岁的G_1P_1患者患有月经过多和数个最大尺寸达8cm的壁内平滑肌瘤
B. 一名52岁的G_2P_2绝经后女性，患有多发性壁内平滑肌瘤和出血，但子宫内膜活检阴性，她是一名基督教徒
C. 一名28岁的G_2P_0患者，妊娠困难，有多个带蒂的黏膜下平滑肌瘤
D. 一名40岁的G_0P_0患者，患有糖尿病且控制不佳、终末期肾病（透析中）和子宫肌瘤相关的全身症状

2. 45岁以下患者的永久性闭经率为多少？
A. 0%
B. ＜5%
C. 5%～10%
D. 20%～40%

3. 关于产后出血的栓塞，以下哪项陈述不准确？
A. 手术成功的定义是出血停止
B. 与用于治疗产后出血的急诊剖腹手术相比，报道的并发症（如短暂发热或臀部疼痛）较少
C. 用于处理产后出血的栓塞术使患者无法进行进一步的手术干预
D. 在已知胎盘植入的情况下，分娩前应将闭塞球囊应放置在双侧髂内动脉水平，如果发现出血且出血无法控制，应在剖宫产术后立即充气

拓展阅读

[1] Bulman JC, Ascher SM, Spies JB. Current concepts in uterine fibroid embolization. *Radiographics*. 2012;32:1735-1750.
[2] Fiori O, Deux JF, Kambale JC, et al. Impact of pelvic arterial embolization for intractable postpartum hemorrhage on fertility. *Am J Obstet Gynecol*. 2009;200(4):384.e1-384.e4.
[3] Hehenkamp WJK, Volkers NA, Birnie E, et al. Symptomatic uterine fibroids: treatment with uterine artery embolization or hysterectomy—results from the randomized clinical embolisation versus hysterectomy (EMMY) trial. *Radiology*. 2008;246(3):823-832.
[4] Josephs SC. Obstetric and gynecologic emergencies: a review of indications and interventional techniques. *Semin Intervent Radiol*. 2008;25(4):337-346.
[5] Katz MD, Sugay SB, Walker DK, et al. Beyond hemostasis: spectrum of gynecologic and obstetric indications for transcatheter embolization. *Radiographics*. 2012;32(6):1713-1731.
[6] Lee HY, Shin JH, Kim J, et al. Primary postpartum hemorrhage: outcome of pelvic arterial embolization in 251 patients at a single institution. *Radiology*. 2012;264(3):903-909.

[7] Machan L. Selective salpingography and fallopian tube recanalization. In: Kandarpa K, Machan L, eds. *Handbook of Interventional Radiologic Procedures*. 4th ed. Philadelphia: Lippincott Williams and Wilkins; 2011:607-610.

[8] Moss JG, Cooper KG, Khaund A, et al. Randomised comparison of uterine artery embolisation (UAE) with surgical treatment in patients with symptomatic uterine fibroids (REST trial): 5-year results. *BJOG*. 2011;118:936-944.

[9] Smith M, Gipson M. Endovascular therapies for primary postpartum hemorrhage: techniques and outcomes. *Semin Intervent Radiol*. 2013;30(4):333-339.

[10] Spies JB. Uterine fibroid embolization. In: Kandarpa K, Machan L, eds. *Handbook of Interventional Radiologic Procedures*. 4th ed. Philadelphia: Lippincott Williams and Wilkins; 2011:281-287.

[11] Stokes LS, Wallace MJ, Godwin RB. Quality improvement guidelines from uterine artery embolization for symptomatic leiomyomas. *J Vasc Inter Radiol*. 2010;21:1153-1163.

[12] van der Kooij SM, Hehenkamp WJ, Volkers NA, Birnie E, Ankum WM, Reekers JA. Uterine artery embolization vs hysterectomy in the treatment of symptomatic uterine fibroids: 5-year outcome from the randomized EMMY trial. *Am J Obstet Gynecol*. 2010;203:105e1.

第 9 章　儿科
Pediatrics

Rajat Chand　Bairbre Connolly　著

本章简要概述了影像引导下介入在儿科方面的诊断和治疗。儿科影像介入的发展需要对现有设备进行改进，开发适用于儿科人群的新技术和手术方式。许多儿科影像介入的应用是由成人类似的操作和器械改进而来的。也有一些起源于儿科的治疗方法后来也应用于成人（如盲肠造口管置入）。目前，还有一些不适用于儿童使用的器械（如下腔静脉滤器）。

与传统操作一样，儿科影像介入以临床为导向，需要多团队合作完成，包括术前、围术期和术后治疗护理。这样的多学科团队包括训练有素的护士、具儿科经验的医疗放射技师和介入放射科医生。同时，还需要儿科麻醉师、儿童生活专家和儿科医生的协助。参与的工作人员必须接受气道管理和镇静药理学方面的全面培训，最好获得儿科高级生命支持（pediatric advanced life support，PALS）认证。本章简要描述了最常见的儿科影像介入操作，着重介绍了与儿科人群最相关的特性。

一、成像方式

- 儿童影像介入的成像设备在规格上与成人不同。
- 更强调使用超声（而不是CT）以及辐射安全问题。
- 适用于从新生儿到青少年各个年龄的患者。

（一）超声

- 由于儿童的体脂少、无电离辐射的特点，超声成为最理想的成像方式。
- 超声具有快速、多方位、实时显示血管和安全的特点。
- 探头的选择由身体大小决定，适应证如下所示。
  - 5～7MHz 弯曲探头用于较大患儿组织活检和引流。
  - 8MHz 矢量探头用于肋间入路、纵隔入路、婴儿肾造口术、实体器官活检和腹腔引流。
  - 10～12MHz 线性探头用于新生儿经皮胆囊造影、肺浅表结节定位和活检，以及血管异常的检测。
  - 15MHz 线性探头"曲棍球棒"用于血管通路和关节/肌腱注射。
  - 腔内探针（如经直肠）用于盆腔脓肿引流。
- 便携式超声在新生儿重症监护病房（neonatal intensive care unit，NICU）和儿童重症监护病房（pediatric intensive care unit，PICU）床旁检查中具有重要价值。

（二）X 线、透视和 CT

- 低剂量脉冲透视、最后图像保持、存储透视运行和电子变焦是必要的功能。
- 高质量的数字减影血管造影（digital subtraction angiography，DSA）仅在必要时用于评估儿童大、小血管的高分辨率细节。
- 双平面成像对于同时采集 2 个平面的图像非常重要，从而减少对比剂的用量。

- 应在设备制造商和现场物理学家的协助下制订新生儿和儿童方案（如铜过滤、网格、气隙、降低剂量方案）。避免使用工厂设置的成人方案。
- CT 对肺深部病变和某些骨骼手术有一定的诊断价值。CT 透视检查应避免高辐射暴露。
- 使用锥形束 CT 可以降低辐射剂量，同时通过图像融合软件，帮助病灶定位。

（三）血管造影术

- 血管造影既可用于诊断，也可用于治疗。
- 评估脑内血管疾病、肾血管性高血压、胃肠道（gastrointestinal, GI）血管异常和创伤。
- 手术通常在全身麻醉下进行。适度的镇静药可应用于年龄较大的儿童，甚至是年幼的儿童。
- 新生儿和婴儿的血管浅表，更容易发生血管痉挛、血栓形成和闭塞。
- 困难的是建立儿童动脉通路。
  - 通常在超声引导下获得通路。新生儿、小婴儿和肥胖儿童的动脉触诊比较困难。
  - 脐动脉可在出生后使用长达 5 天。现有的脐动脉可以转换为血管造影通路。
  - 腋窝入路可用于股动脉闭塞的患者，或从上方进入所需血管的角度更有利的患者。
- 较小的儿童在术中不能过多使用对比剂，尤其是新生儿。必须仔细注意生理盐水和对比剂的用量（对比剂的最大用量为 36ml/kg，取决于手术的时间）。使用小注射器减少无意中过量液体的摄入。
- 对比剂的注射速率取决于患者的体型大小和选择的血管。对于体型较小的患者，尤其是体重 < 15kg 的患者，通常使用人工注射。
- 由于封堵器体积较小，通常不用于儿童。
- 体重 < 15kg 的患儿动脉通路相关并发症增加。
- 肝素化用于减少血栓并发症。
- 很少发生由股骨闭塞引起的跛行或下肢不等长。

（四）MRI 成像

- MRI 在儿科影像介入中的应用仍然有限。
- 治疗特定骨病变时必须使用 MRI 成像。

（五）其他设备

- 需要为所有年龄的儿童（新生儿至 18 岁）提供全套合适的设备。
  - 不同尺寸的血压（blood pressure, BP）袖套。
  - 脉搏血氧仪。
  - 保温和监测装置。
  - 一系列气管导管。
  - 儿科急救车。
- 此外，分散注意力的工具（音乐、DVD 和游戏）也很有用。

二、术前治疗

（一）术前评估

- 确认要进行的手术是患者需要的。
- 评估患者的风险获益比。
- 确定镇静或麻醉等级。
- 如果计划了其他手术（如外科、内镜或介入性手术），则应考虑在相同的麻醉或镇静时间内协调这些手术，以减少麻醉次数。

（二）术前门诊访视的作用

- 可以获得完整和详细的病史和体格检查。
- 患者及其家属有机会与手术参与者见面。
- 可以阐明即将进行的手术并讨论替代方案。
- 可以创建新的治疗计划。
- 如有需要，可组织进一步咨询或术前检查。
- 可以获得患者知情同意书。

（三）知情同意

- 与成人手术相比，儿科手术需要征得替代决策者（父母 / 监护人）的同意。
- 告知知情同意时，需要在充足的时间和安静的环境下进行。
- 必须阐明常见风险、罕见但严重的风险以及治疗的替代方案。
- 可以对患者或家属使用信息图册、特定的语言和图表进行阐述。

（四）实验室检查

- 并非所有手术都需要术前实验室检查。
- 对于有内在出血风险的手术（如器官活检、插入中心静脉通路装置等），需要进行相关实验室检查。

- 了解电解质水平（以避免心律失常）和肌酐水平（以避免肾损害）是非常重要的。
- 熟知一些正常的实验室数据是如何随患者年龄变化的。

（五）选择麻醉或镇静

- 新生儿和 6 月龄以下婴儿口服蔗糖进行小手术 [如经外周静脉置入中心静脉导管（peripherally inserted central catheter，PICC）]。
- 分散注意力的技巧（视频、CD、音乐、儿童生活专家等）有助于吸引患儿，并减少药物用量。
- 氧化亚氮是一种安全的自用吸入剂。
- 使用局部麻醉膏和喷雾剂可减轻局部麻醉注射部位的疼痛。
- 在成人手术中，局部麻醉或轻度镇静即可完成的手术，在儿童手术中往往需要深度镇静或全身麻醉。
- 影像介入镇静通常仅限于健康或有轻微全身性疾病的患者、ASA Ⅰ 和 ASA Ⅱ（美国麻醉学会的一种分类）。更复杂的患者通常需要有儿科麻醉师在场。
- 常见的药物如下所示。
  - 抗焦虑药(口服 / 鼻内）是有效的镇静药物。
    - 巴比妥类药物在镇静剂量下几乎没有镇痛作用，它会使儿童对环境或物理刺激高度敏感。
  - 联合使用吗啡和芬太尼。
    - 吗啡需要 10min 才能生效，可提供长达 2h 的镇痛。剂量为 0.05mg/kg 静脉注射。
    - 芬太尼以 1μg/kg 的剂量静脉注射，缓慢给药，安全地按 0.25μg/kg 静脉注射等分给药。它在几分钟内生效，效力是吗啡的 100 倍，但必须每 30～60 分钟重新给药一次。
  - 氯胺酮可以在疼痛时给药（如硬化疗法、尿道扩张），并与苯二氮䓬类药物联合使用，以减少幻觉、妄想和噩梦的不良反应。

（六）麻醉 / 镇静准备

- 禁食要求应符合机构准则，如下所示。
  - 奶粉喂养或进食固体食物后 6～8h 禁食水。
  - 母乳后 4h 禁食水。
  - 饮水后 2h 禁食水。
- 手术前应给予静脉维持液以避免脱水。这在接受静脉对比剂的患者中尤其重要。比率是按 4∶2∶1 的规则计算的。
  - 对于开始的 10kg，每小时 4ml/kg。
  - 接下来的 10kg，每小时 2ml/kg。
  - 此后，每千克每小时 1ml/kg。

三、术中治疗

在手术过程中进行适当的监测是必要的，包括注意镇静、生命体征 [心率（heart rate, HR）、呼吸频率(respiratory rate, RR）、脉搏血氧饱和度、血压和体温] 和辐射暴露。

（一）温度控制

- 儿童控制自己体温的能力有限。婴幼儿会迅速失去身体的热量，尤其是头部的热量，并可能出现严重的体温过低。
- 对于 1 岁以下的儿童和年龄较大的儿童进行长时间的手术，都需要监测外周和（或）核心温度。
- 保温设备是非常重要的，包括暖毯、布头罩或帽、插管儿童的塑料罩、暖风吹风机、暖风床垫和为极低出生体重（1.5kg）患者准备的化学毯。

（二）辐射暴露

- 儿童对辐射更敏感，因为他们的细胞周转率更高，体型更小，预期寿命更长，会产生不良影响。
- 如果可能，应采用不涉及辐射（如超声）的成像方式。
- 保护脆弱的组织（如晶状体、性腺、红骨髓、乳腺、肠黏膜、皮肤）免受辐射是非常重要的。
- 透视。
  - 通过不频繁和短暂地踩下透视踏板，使光束启动时间保持在最低限度。

- 选择适合该手术的最低脉冲率（例如，每秒 4 次）。
- 浏览最后一张图像，避免不必要的额外透视。
- 对感兴趣的区域进行严格的定位，避免不必要的器官暴露。
- 正确使用放大倍数。
- 存储式的透视检查代替新的曝光。
- DSA。
  - DSA 仅在必要时或存储式 X 线检查不足以达到所需目的时使用。
  - 每次 DSA 运行前仔细规划确保所有参数——合适的患者体位、准直、最小放大倍率、最低合适帧率（静脉或动脉）、对比剂量和泵设置。
  - 心率更快、心输出量更大的儿童通常需要更高的帧率。
- 旋转血管造影术。
  - 与在多个不同投影中重复成像相比，这节省了对比剂和减少了辐射剂量。
- CT。
  - 当需要使用 CT 时，必须使用低剂量的儿童方案。

（三）抗生素

- 儿科人群通常不需要常规使用抗生素。
- 抗生素的选择依赖于手术，并基于药物的摄取、排泄和使用浓度。

（四）对比剂

- 如果需要碘对比剂，剂量根据患者体重和手术时间进行滴定。
  - 一般使用 3ml/kg，在较长时间的手术中可以增加到 6ml/kg。
- 儿科人群中碘对比剂过敏反应的发生率较低（0.2%～3.5%）。
  - 轻微的反应可能是剂量依赖的，包括感觉温暖和疼痛、恶心和呕吐、金属味、心动过缓、低血压和血管迷走神经反应。
  - 已知对比剂过敏病例需要预先用药。
  - 在已知的对比剂过敏病例中，可考虑使用替代对比剂（CO_2、钆）。

四、术后治疗

- 术后治疗是儿科影像介入的重要组成部分。这是由手术的性质和风险决定的 [例如胃造口（gastrostomy，G）管插入后腹膜炎评估、活检后血红蛋白随访]。术后治疗可以采取以下一种或多种形式。
  - 住院患者的病房巡视。
  - 门诊 / 日间患者的随访电话。
  - 术后到影像介入科门诊进行评估。
  - 在线或打印相关材料，以补充个人说明，充分知情地出院。

五、常见儿科手术

（一）中央静脉通路

- 适应证包括需要全肠外营养（total parenteral nutrition，TPN）、中长期抗生素、化疗、频繁采血、补液、透析或单采，以及重症病例的医疗支持。
- 通路可以是临时性的或永久性的、带袖套的或不带袖套的、隧道式的或非隧道式的、植入式的或外置式的。
- 血管通路的选择如下所示。
  - PICC。
  - 中心静脉导管（central venous catheter，CVC）。
  - 输液港。
- 设备的选择基于适应证、需要的频率、预计持续时间、患者身高、患者年龄、血管通畅程度、潜在疾病，以及一些家庭、患者或医生的偏好（表 9-1）。
- 置于上静脉系统的中心静脉尖端应位于远端上腔静脉 / 右心房入口（腔房交界处）。位于下静脉系统的静脉尖端可短（在肾下的下腔静脉）可长（在膈 / 右心房的肾静脉上方）。
- 最常见的并发症是感染和血栓形成。

1. 经外周静脉置入中心静脉导管

- 大多数儿童的临床适应证使用 3Fr 或 4Fr 单腔 PICC 可满足需要。也可使用双腔 PICC，但应仅在需要时使用。
- 一般情况下，新生儿使用 1.9Fr 或 3Fr 单腔

表 9-1 血管介入装置的类型和特点

装 置	类 型	使用时间	使用频率	常见适应证	优 点	缺 点
PICC	外置（通常不带袖套）	短至中期（周）	每日使用	抗生素、TPN、药物治疗	置入时不需要用针。置入和取出的创伤较小	换药。外漏装置会增加脱出和感染的风险
CVC	外置（可以有隧道或无隧道，可以带袖套或不带袖套）	短至中期（月）	每日使用或频繁使用	长期 TPN、透析、单采、化疗、ICU 生命支持	置入时不需要用针。置入和取出的创伤较小	换药。外漏装置会增加脱出和感染的风险
PORT	完全内置	中至长期（月至年）	断续使用	化疗	几乎不可见，感染风险低	需要一个空心针才能进入。置入和移除创伤大

CVC. 中心静脉导管；ICU. 重症监护室；PICC. 经外周静脉置入中心静脉导管；TPN. 全肠外营养；PORT. 输液港

PICC 或者 2.6Fr 双腔 PICC 就足够了。

- 不能常规预防性使用抗生素。
- 在婴幼儿中，总手术时间和总静脉穿刺次数是重要的危险因素。
- 在幼龄儿童中植入 PICC 具有挑战性。如果不能实现外周通路，谨慎的做法是让监护人做好使用股静脉或颈静脉的准备。

2. 中心静脉导管
- 在幼儿中，CVC 比 PICC 更容易操作。
- 颈内静脉是最常用的置入部位。
- 股静脉 CVC 适用于上静脉系统闭塞、患有复杂先天性心脏病，以及需要急救的儿童（如复苏、单采、急性血液透析）。
- 感染和血栓形成是儿童股静脉 CVC 的常见并发症，尤其是需要穿尿布的患儿。

3. 输液港
- 通常放置于上静脉系统，常在锁骨下方，导管通过颈内静脉置入。
- 使用空心针，以避免损坏硅胶隔。
- 预防性抗生素不是常规指征。

（二）经皮活检
- 用于各种实质脏器疾病评估和诊断（如肝、肾、骨、脾等）。
- 与成人不同的是，儿科患者需要进行全身麻醉。
- 影像引导下经皮穿刺活检的诊断率与外科活检一致，但并发症少。

- 细针穿刺（fine-needle aspiration，FNA）最常用于评估感染性病变、淋巴结转移和甲状腺病变。与 FNA 相比，粗针活检可以获得更多的组织，并能够进行更多染色技术、生物学标志物研究和基因检测。
- 超声是活检最常用的成像方式，因为可以实时看到针头。探针的选择取决于患者的体型和目标组织的深度。也可以进行 CT 引导下的活检。MRI 引导下的活检是一种新兴的方式。
- 活检针的选择取决于活检部位、医院和介入医生的偏好以及病理要求（最常见的是 14～21 号活检针）。
- 需要进行活检前评估，包括血常规和凝血情况。血小板数量应 > 50×10^9/L，国际标准化比值（international normalized ratio，INR）应 ≤ 1.5。应该对血液进行分类和筛选，以防需要血液制品。
- 同轴技术可用于实体器官活检，以降低出血、渗漏（空气 / 胆汁）和（或）肿瘤播散的风险。
  - 外层针穿过病变组织缘。
  - 使用更细的活检针多次穿过外层针，能够在几个不同的路径中获得标本。
  - 在取出外针时，可以使用各种堵塞剂（吸收性明胶海绵、自体血块、线圈、胶水等）来封闭通道。

1. 肝活检

- 适应证包括肝脏疾病评估、肝脏病变评估和潜在移植排斥评估。
- 超声是标准的成像方式。
- 采取肋间入路（如果活检肝右叶）或剑下入路（如果活检肝左叶）。
- 经皮穿刺活检的主要危险是包膜穿刺后继发出血；如果出血太多，可能会危及生命。
  - 同轴技术可用于减少凝血功能轻微紊乱患者的出血，或用于需要多次粗通道以减少失血的患者。
  - 为了避免包膜穿透，可以对严重腹水和（或）未矫正的凝血病变患者进行经颈静脉肝活检（见肝胆介入）。
- 一般不发生动静脉瘘和胆道出血的情况。

2. 肾活检

- 适应证包括评估广泛性肾脏实质疾病（如肾病或肾病综合征），评估肾异体排斥反应，诊断局灶性病变（如肾肿瘤）。
- 原位肾活检时患者俯卧，移植肾活检时患者仰卧。
- 适度镇静和局部麻醉即可。
- 肿瘤诊断所需的采样组织通常多于内科肾脏疾病诊断。
- 主要危险包括出血、血尿和形成动静脉瘘。

3. 脾活检

- 用于脾局灶性病变和脾脏疾病的诊断。
- 超声是标准的成像方式。
- 为避免出血的风险，需要患儿凝血功能正常。

4. 骨组织活检

- 成像方式的选择取决于哪一种能最好地显示穿刺目标（透视、CT、超声或 MRI）。
- 由于骨组织穿刺活检非常痛苦，需要进行全身麻醉。
- 常见的适应证如下所示。
  - 判断病变是良性还是恶性的。
  - 确定全身性疾病的性质和程度。
  - 获取疑似感染的微生物学分析样本。
- 对肌肉骨骼病变的软组织部分进行取样可能比对骨骼取样更容易。
- 主要危险包括骨折、组织样本不足、出血和神经血管损伤。

5. 肌肉活检

- 用于评估肌肉内的原发病变（伴有或不伴有骨性病变）。
- 疑似代谢、线粒体和遗传疾病的取样需要沿肌纤维排列的大标本。
- 主要风险包括由活检方向与肌纤维切线错位、出血和假性动脉瘤形成导致的诊断失败。

6. 胸肺活检

- 在儿童人群中，非鳞状细胞肉瘤病变的患病率较高，需要对疑似病变进行核心活检。
  - FNA 可能适用于某些感染性或转移性疾病。
- 超声检查能够探测到胸壁、纵隔以及邻近胸膜的实质病变在，因此可在超声引导下活检。更深的实质病变因为空气覆盖，在超声波上不显影，通常需要 CT 引导。
- 主要的风险包括出现气胸、血胸和咯血。
  - 儿童气胸发生率低于成人，可能是由于肺组织更健康。
- 影像介入还为需要切除活检的病变或计划进行胸腔镜切除的情况提供图像引导。

7. 纵隔穿刺活检

- 前纵隔病变在病因学上常为淋巴瘤。只有当胸膜液样本或周围淋巴结活检无法诊断时，才需要活检。肿块需要取多部位组织，通常可通过超声检查获取。
  - 前纵隔肿块造成气道损害可能危及生命。因此，在对此类病变进行活检之前，应咨询儿科麻醉师。活检时患者取坐位。
- 后纵隔病变可在超声或 CT 引导下进行活检，在病因上常为神经源性病变（如神经节神经元瘤、成神经细胞瘤）。
- 主要危险为气道塌陷（前部病变）、出血、组织样本不足和气胸。

（三）胃肠道的介入治疗

- 充足的营养对于正常的生长和发育是必不可少的。

- 在可能的情况下，肠内喂养（表9–2）优于静脉高营养。
- 胃造口（gastrostomy，G）或胃空肠造口（gastrojejunostomy，GJ）适用于在一段时间内（通常超过3个月）不能口服摄入足够的热量或必需营养素的儿童。
- 常见的适应证包括神经系统疾病（如脑性瘫痪）、囊性纤维化、潜在恶性肿瘤、严重代谢性疾病、先天性心脏病以及实体器官和骨髓移植的营养支持。
- 在短期内（6周或更短时间）胃肠道功能正常的儿童，权宜措施如鼻胃（nasogastric，NG）或鼻空肠造瘘（nasojejunostomy，NJ）管可能就足够了。

1. 经皮胃造口

- 放置荧光引导G管可使用不同的方法。
  - 逆行（也称为推进）经皮入路通过腹壁进入胃。
  - 顺行（也称为拉动）方法，即导管通过食管向下拉出胃和腹壁。
    - 需要足够的食管口径和无食管病变（如狭窄、大疱性表皮松解症）。
  - 推拉技术是两者的混合体。
- G管通常比GJ管更容易管理。
- 主要的风险是腹膜炎。

2. 经皮胃空肠造口

- 适应证包括不能耐受G管喂养的儿童和严重胃食管反流、胃排空不良或胃内容物有误吸危险的儿童。
- 对于家庭来说，GJ管更难管理，它需要消耗更多的时间喂食（几乎连续），而且更容易堵塞。GJ管需要在透视下更换，并且可以诱发肠套叠。
- 插入过程在技术上比G管难度更大。
- 主要的风险是腹膜炎。

3. 结肠造口（图9–1）

- 在盲肠中放置猪尾导管（图9–1），以促进大便失禁儿童的常规/可控结肠冲洗。
- 有肛门括约肌功能障碍（如脊柱裂或肛门直肠畸形）的儿童也可适用。
- 放置结肠造口管比G管或GJ管更具挑战性。
- 脑室–腹腔分流术患儿的主要危险是粪便性腹膜炎和脑室炎。
- 需要持续进行管道维护。

4. 食管扩张（图9–2）

- 适应证包括气管食管修补术后狭窄、吸入腐蚀性异物后狭窄和大疱性表皮松解症。
- 在镇静或全身麻醉下，经口鼻顺行或经G管逆行。将导丝和球囊推进狭窄区域，并在透视下扩张。

表9–2 肠道导管的类型和特征

导管类型	适应证	优势	不足
NG	短期喂养需求（＜3个月）	在病房中置入、微创	肉眼可见，不舒服，导管穿过胃食管连接处可能加重反流
NJ	GERD患者的短期喂养需求（＜3个月）	微创	可能需要成像才能放置，肉眼可见，不舒服，管子穿过胃食管连接处可能加重反流
G	长期喂养需求（＞3个月）	允许团注、不显眼、可以在家更换	具有固有风险的有创性手术
GJ	胃食管反流患者长期喂养需求（＞3个月）	绕过胃，避免胃反流问题。如果反流改善，可转换为G管	具有固有风险的有创性手术，更换管时需要成像
G和GJ结合	长期喂养需求及胃通气（＞3个月）	允许胃减压通气，同时进食到空肠	具有固有风险的有创性手术

G. 胃造口；GERD. 胃食管反流病；GJ. 胃空肠造口；NG. 鼻胃；NJ. 鼻空肠造口

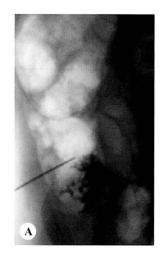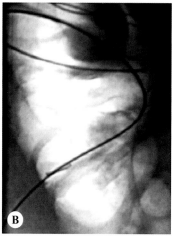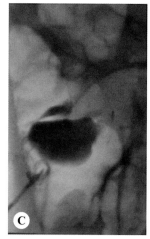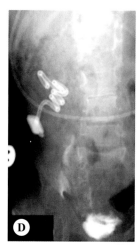

▲ 图 9-1　经皮结肠造口术

一系列透视图像显示升结肠和盲肠充满气体。图像保存技术常用于儿科，以减少照射在患者身上的辐射量。A. 盲肠穿刺后，在盲肠腔内可见注射对比剂；B. 随后，在升结肠中推进 1 根导丝，在盲肠内放置 2 根金属保留锚定缝合线；C. 穿过导丝，在盲肠内形成猪尾导管，并将导丝取出；D. 最终图像显示了成熟肠道内的低轮廓 Trapdoor 式结肠造口管（图片由 Bairbre Connolly 提供）

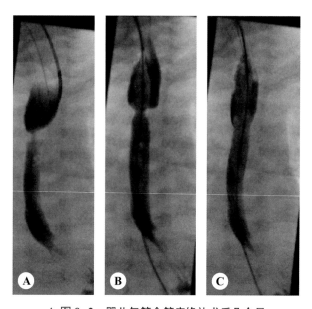

▲ 图 9-2　婴儿气管食管瘘修补术后几个月

透视图像保存用于减少年轻患者的辐射量。A. 典型的食管上段吻合口狭窄部位异常呈囊袋样扩张，其内有 1 根导管。注意，这个婴儿在手术中插管了。B. 导丝穿过狭窄处，充气球囊扩张狭窄处。C. 在狭窄处放置直径更大的球囊进行重复扩张（图片由 Bairbre Connolly 提供）

- 风险包括食管穿孔、出血和复发。

5. 肠道扩张

- 扩张适用于良性吻合口狭窄或结肠、直肠和十二指肠等部位的坏死性小肠结肠炎。

- 主要风险包括穿孔、出血和难以到达狭窄部位。

（四）肝胆介入

- 小儿肝移植适应证如下所示。
  - 肝内或肝外胆汁淤积。
  - 囊性纤维化。
  - 代谢疾病。
  - 急性肝衰竭。
  - 原发性肿瘤。

- 儿科患者胆汁淤积的原因如下所示。
  - 胆道闭锁。
  - 先天性肝纤维化。
  - 新生儿肝炎。
  - 囊性纤维化。
  - α_1 抗胰蛋白酶缺乏。
  - TPN 胆汁淤积。

1. 经皮肝穿刺胆道造影（图 9-3）

- 评估胆道树（如肝移植患者胆肠吻合）是否存在漏、狭窄等并发症。

- 使用超声引导针通过肝脏进入胆道系统，随后用 X 线阳性对比剂使胆道系统显影。

- 如果存在腹水，应先处理腹水，以降低出血的风险。

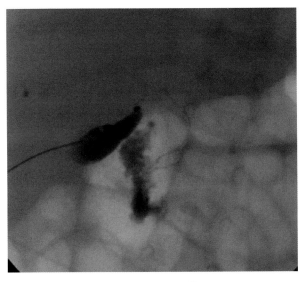

▲ 图 9-3 新生儿胆管造影

新生儿胆囊 25G 针胆管造影显示胆管（GB）大小正常，远端胆管通畅但发育不全，肝内胆管及肝总管未显影（图片由 Bairbre Connolly 提供）

- 如有需要，该手术可转换为引流、扩张或支架置入。
- 该手术的一种变化是超声引导下（25G 或 27G）直接进入先天性异常（如胆道闭锁、胆道发育不全、Alagille 综合征和 TPN 胆汁淤积症）患者的胆囊。

2. 经皮胆囊造瘘术

- 这种手术是在胆囊中放置一根猪尾导管。
- 在急性疾病和严重损害的患者（如无结石性胆囊炎或坏死性胆囊炎）中，胆囊减压是一种不常见的治疗选择。
  - 这是在高危患者群体中的高危手术。

3. 肝静脉造影术

- 用于评估 Budd-Chiari 综合征、静脉闭合性疾病、移植相关静脉狭窄和门静脉高压，并间接评估门静脉压力（肝窦）。
  - 肝移植的移植物减小增加了穿刺针进入目标静脉的难度。
- 肝静脉造影术是经颈静脉肝活检的首要步骤，可用于难以纠正的凝血病变。
  - 路径为：右颈内静脉→下腔静脉→肝右静脉。
- 它能够进行 REX 分流术，使门静脉显影。

4. 经颈静脉肝活检（图 9-4）

- 与成人一样，在出现不可纠正的凝血功能障碍和严重腹水儿童中，用于评估严重肝病。
- 活检针在影像引导下通过置于肝右静脉的导管推进。
- 活检是在不穿刺肝包膜的情况下对肝实质进行的（与穿刺肝包膜的经皮肝活检相反）。
- 称为再循环，出血发生于回肝静脉。
- 在儿童中，考虑到肝脏的大小和活检针的投掷长度，使用实时超声进行仔细的活检有助于避免包膜穿孔。
- 主要危险包括出血、心律失常和包膜穿孔。

5. 经颈静脉肝内门体分流术

- 在儿童中少见。
- 与成人一样，这是一种缓解门静脉高压的方法，经常用于肝移植儿童，绕过肝实质将血液从门静脉分流到肝静脉。
- 儿童门静脉高压的原因包括肝硬化、胆道闭锁、先天性肝纤维化、肝炎、囊性纤维化、α$_1$ 抗胰蛋白酶缺乏和 TPN 胆汁淤积。
- 主要的风险是分流阻塞、脑病和缺乏合适尺寸的支架。

（五）胸部介入治疗

1. 引流

- 利用超声、CT 或透视引导置入猪尾导管。
- 适应证包括术后排气、自发性或创伤性气胸的清除、继发于基础疾病（如肺炎、乳糜液、恶性肿瘤）的胸腔积液的引流。
- 脓胸（化脓性或感染的胸膜液）含有纤维蛋白和分隔，需要通过胸管注射纤维蛋白溶解（如 t-PA）。
- 主要危险包括漏气、出血、体液转移和再灌注肺水肿。

2. 胸内脓肿引流术

- 胸内脓肿是一种罕见的肺炎并发症。危险因素包括先天性或后天免疫疾病、早产、心内膜炎、脑性瘫痪、口腔卫生差和先天性肺部异常。
- 最常见的致病微生物是金黄色葡萄球菌和流感嗜血杆菌。

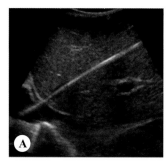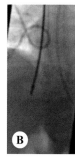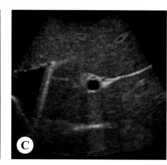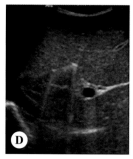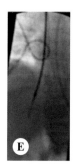

▲ 图 9-4　Pediatric Transjugular Liver Biopsy

(A) Sagittal ultrasound image with catheter and wire seen in the right atrium, IVC, and hepatic vein. (B) Fluoroscopic image-save of the biopsy canula in the hepatic vein prior to throw of needle. The image-save technique reduces the amount of radiation directed at the patient. (C) Ultrasound image of the canula in the hepatic vein, planning a safe trajectory for the biopsy needle prior to firing. (D) Ultrasound monitoring in real time of the throw of the biopsy needle as it extends from the canula, ensuring a safe trajectory. (E) Fluoroscopic image-save of the needle in its fired position. (Courtesy Bairbre Connolly.)

- 并不是所有的脓肿都需要引流，特别是当患者没有症状时。
- 应考虑的鉴别诊断包括腔室性脓胸、感染性先天性囊腺瘤样畸形、空腔结核、肺炎、血肿、肺梗死、前肠囊肿、肺隔离症和淋巴管瘤。
- 引流的主要危险包括出血及将脓液误吸入同侧和对侧支气管树。

3. 气管支气管支架置入

- 适应证包括气管软化症、气管支气管软化症、气管狭窄、因肿块引起的气道压迫和血管异常。
- 支气管软化症的原因是多方面的，如下所示。
  - 原发原因是先天性软骨环缺陷。
  - 继发原因如血管扩张、血管环或支气管源性囊肿的外部压迫。
  - 由气管食管（tracheoesophageal，TE）瘘或食管闭锁引起的 VACTERL 综合征。
- 建议在儿科人群中使用比狭窄直径至少大2mm 的支架，以允许未来的生长。
- 支架置入的局限性包括随着儿童的生长，支架无法生长、支架移位、支架内生长，以及支架移除困难。

（六）肾脏介入治疗

- 1%～5% 的儿童患有高血压，其中 5%～25% 的儿童患有动脉疾病（如狭窄）。
- 尽管 CTA 的应用越来越广泛，但肾动脉造影仍然是肾血管性高血压诊断的金标准。
- 对于药物难治性高血压患者，应采取介入治疗。
  - 约 50% 的病例使用肾狭窄扩张治愈高血压，其中 50% 将在 1 年后复发。再狭窄患者可使用血管成形术。
  - 主要危险包括夹层、动脉破裂、血栓形成、血管狭窄和假性动脉瘤形成。
- 在 18 月龄以下的小婴儿，用球囊血管成形术治疗病变是具有挑战性的。如果高血压能够控制，最好等到 2 岁或 3 岁再做动脉造影。
- 有时，对缺血血管区域进行栓塞（如乙醇注射）以中断引起高血压的肾素 – 血管紧张素循环。
- 肾血管性高血压的病因很多，包括纤维肌肉发育不良（占所有病因的 60%～80%）、Ⅰ 型神经纤维瘤病、中主动脉综合征、Williams综合征、Takayasu 动脉炎、结节性多动脉炎和放射治疗。

（七）肺血管介入

- 在儿科影像介入中，大多数肺血管造影的目的如下所示。
  - 取出栓塞性异物（如导管碎片）。
  - 肺动静脉畸形的治疗。
  - 溶解肺栓塞（pulmonary embolism，PE）。

1. 儿科肺栓塞

- 儿科 PE 发生率为 0.14/10 万。死亡率比成人低。
- 大约 84% 的 PE 患儿表现为呼吸短促和（或）胸痛。在疑似 PE 患儿中，CTA 检出率约 15%。

- 儿童血栓和 PE 的主要原因是存在静脉通路装置。

2. 儿科中的肺静动脉畸形

- 在儿科，肺动静脉畸形（pulmonary arteriovenous malformation，PAVM）是比较罕见的。

  - 70%～95% 的 PAVM 患者同时有遗传性出血性毛细血管扩张症（hereditary hemorrhagic telangiectasia，HHT）。25% 的 HHT 患者同时有 PAVM。不到 5% 的病例出现在儿童时期，因为大多数病例直到成年后才出现症状。

  - 约 10% 的 PAVM 是由于肝肺综合征等全身性疾病。

- 可用弹簧圈、球囊或填塞物来进行栓塞，以减少右向左分流和防止脑脓肿形成。病变的复杂性取决于解剖结构和供给动静脉畸形的动脉段的数量。

- 主要风险包括弹簧圈的全身性栓塞、脑卒中和 PAVM 的重新开放。

（八）血管介入

1. 血管内血栓的治疗

- 治疗方法因人而异，取决于血栓的严重程度和范围、血栓的时间、并发症及四肢或器官是否有危险。

- 治疗方案包括抗凝（如肝素）、化学溶栓（全身性 t-PA 或导管定向 t-PA）、机械溶栓（抽吸、破凝块和各种取栓装置）或联合应用。

- 小儿动脉血栓形成继发于创伤、休克、脱水或医源性原因。

  - 小儿动脉容易痉挛，因此应考虑同时使用血管扩张药，如钙通道阻滞药。

  - 可能导致腿长差异（慢性）或急性肢体 / 器官损失。

- 小儿静脉血栓通常继发于 CVC、解剖异常（如 May-Thurner 综合征、胸廓出口综合征）、嗜血栓症或口服避孕药。

  - 深静脉血栓形成（deep venous thrombosis，DVT）导致高达 26% 的儿科病例出现血栓后综合征（postthrombotic syndrome，PTS）。

主要原因是与年龄相关的凝血因子和天然抗凝血剂水平的变化。

  - 可以通过放置下腔静脉滤器来防止 DVT 进入肺血管。然而，还没有设计出针对儿科小型患者的下腔静脉滤器。

- 儿科患者血管内治疗后血管再阻塞是常见的，需要积极的术后抗凝。

2. 血管异常

- 国际血管异常研究学会（International Society for the Study of Vascular Anomalies，ISSVA）根据生物学和临床行为对血管异常（框 9-1）进行了划分，并将其大致分为血管肿瘤或血管畸形（高流量或低流量）。

- 影像介入医生在治疗这些异常患者诊疗方面发挥着重要作用，是包括儿科整形外科医生、皮肤科医生和血液科医生在内的多学科

框 9-1 ISSVA 血管异常分类

血管肿瘤
- 婴儿型血管瘤
- 先天性血管瘤（RICH 和 NICH）
- 簇状血管瘤
- Kaposi 样血管内皮瘤
- 梭形细胞血管内皮瘤
- 其他罕见血管内皮瘤（上皮样、复合、网状多形等）
- 皮肤获得性血管肿瘤（化脓性肉芽肿、靶样血管瘤、肾小球样血管瘤等）

血管畸形
- 慢血流
  - 毛细血管畸形（CM）
  - 静脉畸形（VM）
  - 淋巴管畸形（LM）
- 快血流
  - 动脉畸形（AM）
  - 动静脉瘘（AVF）
  - 动静脉畸形（AVM）
- 复杂型
  毛细血管静脉畸形（CVM）、毛细血管淋巴管畸形（CLM）、淋巴管静脉畸形（LVM）、毛细血管淋巴管静脉畸形（CLVM）、动静脉畸形 – 淋巴管畸形（AVM-LM）、毛细血管畸形 – 动静脉畸形（CM-AVM）等

ISSVA. 国际血管异常研究学会；RICH. 快速消退型先天性血管瘤；NICH. 非消退型先天性血管瘤

团队的一部分。

- 虽然 80%～90% 的异常可仅通过病史和检查诊断，但超声和 MRI 有助于进一步评估组织被侵犯的性质和程度。

- 通常，慢血流病变用硬化疗法治疗；而快血流病变则采用栓塞治疗。

  - 广泛硬化治疗存在血红蛋白尿的风险，需要积极的静脉补水，并在术中和术后通过 Foley 导管仔细监测尿量。

  - 硬化剂有各种各样的。乙醇作为硬化剂有导致心血管衰竭的风险。在手术过程中，放射科医生和麻醉师之间的密切沟通也是非常重要的。

- 硬化的风险包括肿胀、皮肤起泡 / 坏死、血红蛋白尿、疼痛和心血管衰竭。

（九）肌肉骨骼的介入治疗

1. 骨样骨瘤

- 是一种骨髓瘤皮层、髓质或骨膜下的良性疼痛病变，由未矿化的类骨和矿化的骨及疏松的纤维血管组织组成。

- 多见于 10—35 岁的男性。

- 常见发生部位为长骨（如股骨、胫骨）和脊柱。

- 疼痛通常会导致夜间醒来，偶尔会改变步态。大多数患者服用非甾体抗炎药能够缓解。

- X 线或 CT 典型表现为骨硬化伴中央低密度

病灶。

- 可使用同轴针系统进入骨病变，然后进行消融（如射频或激光）（图 9-5）。高强度聚焦超声消融是完全无创的。

- 消融的主要风险包括手术失败、复发、疼痛、感染和皮肤烧伤。

2. 动脉瘤样骨囊肿

- 这是一种局部侵袭性、多室囊性的良性骨肿瘤，包含纤维增生性间充质间质、巨细胞样破骨细胞和血管间隙。

- 影像学表现为"肥皂泡"（图 9-6），CT 和 MRI 常显示液 - 液平面。它们最常见于股骨、胫骨、肱骨、脊柱和骨盆。

- 治疗目的是阻止扩张，提高稳定性，降低未来骨折风险。动脉栓塞可作为手术切除前的主要治疗或辅助治疗。多种药物的硬化疗法是一种替代治疗方案。

- 治疗的主要风险包括骨折、出血、复发和过早生长的钢板融合。

3. 类固醇注射

- 关节间隙或腱鞘内注射皮质类固醇是治疗小关节炎和其他炎症的有效方法。

- 仅使用临床标志进行关节定位的准确度低于50%。超声引导治疗（有或没有透视）提高注射的准确性，在避免全身高剂量的类固醇

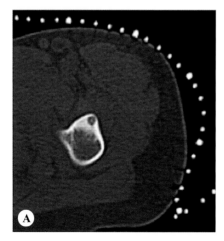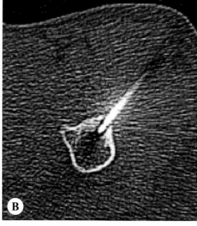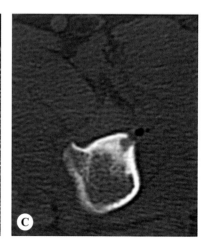

▲ 图 9-5 骨样骨瘤

A. 轴位 CT 显示左股骨骨样骨瘤。放置皮肤标记以计划手术入路。B. 病变部位活检针的 CT 图像，用于消融前取样。C. 病变活检后的骨皮质缺损（图片由 Bairbre Connolly 提供）

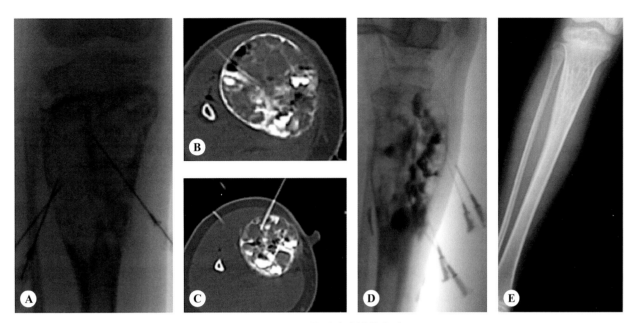

▲ 图 9-6 胫骨动脉瘤样骨囊肿

A. 患儿胫骨上部的透视图像保存（一种减少针对患者辐射的技术），典型的动脉瘤样骨囊肿，泡状外观几乎完全取代了上部干骺端。在第 1 次用十四烷基硫酸钠泡沫硬化治疗时，几根针已经就位。B 和 C. 动脉瘤样骨囊肿内原位针和已注射对比剂的病变的轴位图像。D. 在硬化治疗期间，4 根针在病灶处时透视图像保存，并在骨性病灶原位腔室内观察对比。E. 经过 3 次治疗，2.5 年后，胫骨几乎完全愈合（图片由 Bairbre Connolly 提供）

的同时使注射部位达到高剂量。

- 主要风险包括感染、皮肤萎缩、结晶性关节病和对治疗的不同反应。
  - 患者和家长应了解脓毒症关节炎的体征和症状，如果出现脓毒症的迹象，应联系他们的风湿科医生或介入放射科医生。

4. 注射肉毒杆菌毒素

- 在儿科，肉毒杆菌毒素 A（一种由肉毒梭菌产生的神经毒素）被用于治疗肌肉痉挛和流涎。效果通常持续 3～6 个月。
- 超声引导下肌内注射肉毒杆菌毒素至目标肌肉（图 9-7），通过靶向神经肌肉连接处，有助于减少痉挛、改善步态和功能、缓解疼痛、减少肌张力障碍。
  - 最常应用于脑性瘫痪患者。
- 超声引导下涎腺注射肉毒杆菌毒素（图 9-8）适用于流涎患者。
  - 注射肉毒杆菌毒素阻断了唾液腺的副交感神经支配，减少了唾液中液体和电解质的量，但留下了交感神经支配，它负责生成

唾液中的蛋白质和黏液成分，以保持患者牙列的完整。

- 主要风险包括全身扩散导致肉毒杆菌毒素中毒、神经血管损伤和肉毒杆菌毒素抗体的形成。

（十）泌尿生殖器的介入治疗

1. 经皮肾造口术

- 小儿尿路梗阻最常见的原因是肾盂输尿管连接处（ureteropelvic junction，UPJ）和输尿管膀胱连接处（ureterovesical junction，UVJ）狭窄。
- 儿童经皮肾造瘘术常见适应证如下所示。
  - 缓解梗阻（肾盂成形术后 UPJ 梗阻，输尿管膀胱再造术后 UVJ 梗阻）。
  - 后尿道阀。
  - 复杂阻塞性巨输尿管症。
  - 肾碎石术前的第一步。
- 由于肾的活动性，经皮肾造瘘术在新生儿中具有挑战性。
- 主要风险包括尿漏、盆腔破裂和出血。

2. 输尿管狭窄球囊扩张与输尿管支架置入

- 狭窄主要原因包括先天性狭窄或因缺血、

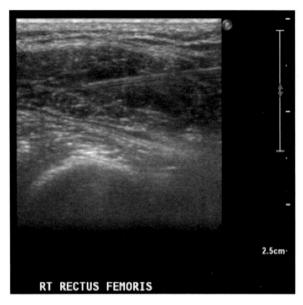

▲ 图 9-7 肌内注射肉毒杆菌毒素

严重痉挛患儿股骨干上方股直肌的超声图像。在注射肉毒杆菌毒素 A 时，将针放在原位，注射到肌内的几个部位。剂量根据儿童体重、注射部位数量、治疗肌肉数量计算（图片由 Bairbre Connolly 提供）

创伤、感染、术后改变或恶性肿瘤导致的狭窄。

• 进行狭窄扩张之前需要先置入双 J 支架（一个 J 头在肾盂，一个 J 头在膀胱）。

• 放置支架是短期的介入治疗方法。为了避免支架被包裹，需要定期更换支架。

• 主要危险包括感染、输尿管破坏、尿漏、血尿和出血。

3. 精索静脉曲张治疗

• 约 1% 的小男孩患有精索静脉曲张；到青春期后期，发病率增加到 15%。

• 约 90% 的精索静脉曲张是单侧的，通常在左侧，而 10% 是双侧的。

• 胡桃夹综合征是指左肾静脉在主动脉和肠系膜上动脉之间受到压迫。左侧性腺静脉以锐角进入左肾静脉，可能无功能（无瓣膜）。

• 文献表明这样的一个假设：精索静脉曲张对睾丸和未来生育有显著的负面影响，而精索静脉曲张修复可以逆转或预防这种影响。

• 精索静脉曲张可根据解剖结构和反流程度，在临床上或超声中以各种方式进行分级。

• 经导管栓塞治疗精索静脉曲张是一种可行、安全、快速、低成本的手术。

• 主要危险包括栓塞物移位、精索静脉曲张复发、睾丸炎和睾丸缺血。

临床要点

Bähren 分类系统（图 9-9）

0 型——正常，无静脉回流。

Ⅰ型——单一性腺静脉，无重复。

Ⅱ型——单一性腺静脉伴副静脉（性腺静脉、腰静脉、髂静脉、下腔静脉）。

Ⅲ型——重复性腺静脉，单一干。

Ⅳ型——肾 / 性腺交界，反流至侧支血管。

Ⅴ型——性腺静脉流入主动脉周围肾静脉。

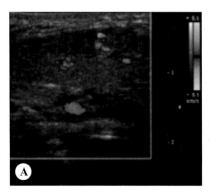
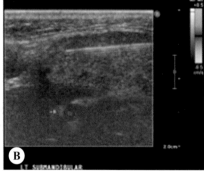
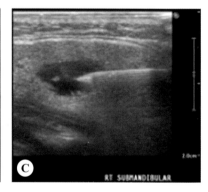

▲ 图 9-8 颌下腺注射

A. 5 岁严重流涎和脑瘫儿童颌下腺超声。彩色多普勒图像显示腺体的血管和注射时应避免的部位。B. 另一名儿童下颌腺内的针。C. 针稍退至腺体内，斜面朝上，可见 0.25ml 的肉毒杆菌毒素 A（5U/kg 溶解于无菌无防腐剂生理盐水中）包含在腺体囊内（图片由 Bairbre Connolly 提供）

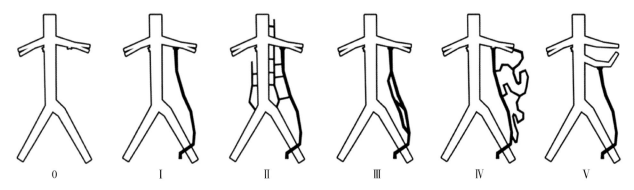

▲ 图 9-9　精索静脉曲张解剖 Bähren 分类系统

0 型解剖显示静脉造影无静脉回流迹象。Ⅰ型解剖显示回流至单一性腺静脉，无重复。Ⅱ型解剖显示回流至单一性腺静脉，该静脉与副性腺静脉、腰静脉和（或）髂静脉或下腔静脉相通。Ⅲ型解剖显示回流至尾侧重复的性腺静脉，并在肾静脉交界处合并成单一干。Ⅳ型解剖显示在肾/性腺交界处有一个功能正常的瓣膜，但反流至与性腺静脉相通的肾门或包膜侧支血管。Ⅴ型解剖显示回流至性腺静脉，引流至主动脉周围肾静脉（经许可转载，引自 Sze DY, Kao JS, Frisoli JK, et al. Persistent and recurrent postsurgical varicoceles: venographic anatomy and treatment with N-butyl cyanoacrylate embolization. *J Vasc Interv Radiol*. 2008;19:539-545.）

知识点回顾

- 儿科 IR 是一个不断发展的领域，具有广泛的临床应用。这一领域的手术依赖于多学科团队合作，其中包括接受过儿科培训的护士和技术人员、儿科麻醉师、儿童生活专家和儿科医生。
- 儿童 IR 与成人 IR 在以下几个方面有所不同。
  - 手术类型。
  - 手术的适应证。
  - 临床症状。
  - 患者、装置和设备的范围。
  - 如果可能的话，尽量使用微创和无辐射技术。
  - 要求以家庭为中心。
- 在儿科介入中更依赖超声的使用，因为它便于携带，可提供实时图像，显示血管分布，而且是安全的。最重要的是，与透视和 CT 不同，超声没有电离辐射。

思考题

1. 经皮肝活检术后最常见的并发症是什么？

A. 腹腔内出血

B. 形成动静脉瘘

C. 胆道出血

D. 胆汁瘤形成

A. 组织样本小

B. 使用细针穿刺而不是粗针穿刺

C. 活检定位不准确

D. 组织样品降解

E. 以上所有

2. 肌肉活检未能获得诊断性组织样本最有可能与什么原因有关？

3. 与胃造口管相比，关于胃空肠造口管，下列哪一项是正确的？

A. 更容易诱发肠套叠　　　　　　　　　C. 食物误吸风险较大

B. 不容易堵塞　　　　　　　　　　　　D. 更容易更换

拓展阅读

[1] Crowley JJ, Pereira JK, Harris LS, et al. Peripherally inserted central catheters: experience in 523 children. *Radiology*. 204: 617-621.

[2] Kaufman C, James C, Harned R, et al. Pediatric interventional radiology workforce survey: 10-year follow-up. *Pediatr Radiol*. 2017;47(6):649-650.

[3] Krishnamurthy G, Keller MS. Vascular access in children. *Cardiovasc Intervent Radiol*. 2011;34:14-24.

[4] Nelson O, Bailey P. Pediatric anesthesia considerations for interventional radiology. *Anesthesiol Clin*. 2017;35:701-714.

[5] Roebuck DJ. Paediatric interventional radiology. *Imaging*. 2001; 13:302-320.

[6] Roebuck D, Hogan M, Connolly B, et al. Interventions in the chest in children. *Tech Vasc Interv Radiol*. 2011;14(1):8-15.

[7] Rubenstein J, Zettel J, Lee E, et al. Pediatric interventional radiology clinic—how are we doing? *Pediatr Radiol*. 2016; 46(8): 1165-1172.

第 10 章　介入放射学前沿
Frontiers of Interventional Radiology

Jeremy I. Kim　Thaddeus F. Sze　Pratik A. Shukla　Marcin K. Kolber　Kavi K. Devulapalli　Ari J. Isaacson　Eric M. Walser　Aaron Fischman　Maureen P. Kohi　著

自 Charles Dotter 医生无视外科医生的警告"可视化，但不要试图修复！"——请求做股动脉造影，半个多世纪以来，介入放射学（interventional radiology，IR）领域一直在革新现代医学。在那之后的几十年里，IR 已经将其范围扩展到从头到足的疾病诊断和治疗，使用微创技术来触及身体最难以触及的一些部位。本章着眼于介入放射学的未来，重点介绍了一些可能在未来几年影响医学的方法和操作。

一、前列腺动脉栓塞术

> **病例介绍**
>
> 患者男性，60 岁，有继发于已知良性前列腺增生的下尿路症状。他的前列腺特异抗原水平在 4.0～6.0ng/ml，过去的前列腺活检显示没有癌的证据。他试过服用坦索洛辛和非那雄胺，但效果不佳。患者的国际前列腺症状评分为 20 分，生活质量评分为 5 分；他很痛苦，因此咨询了他当地的介入放射学门诊，表示对前列腺动脉栓塞有兴趣。

- 20 世纪 70 年代，髂内动脉栓塞首次被描述为控制前列腺切除术或前列腺活检后大出血的方法。
- 2000 年，Demeritt 等描述了 1 例患有良性前列腺增生症（benign prostatic hyperplasia，BPH）的患者，他因明显血尿而接受选择性前列腺动脉栓塞治疗，随后发现其前列腺缩小，尿路症状有所改善。
- 21 世纪初，在多个动物模型中发现前列腺动脉栓塞（prostatic artery embolization，PAE）治疗前列腺增生是安全的。
- 2010—2013 年，巴西的 Francisco Carnevale 博士和葡萄牙的 Joao Pisco 博士发表了多个成功治疗人类前列腺增生的病例系列。
- 2014 年，Sandeep Bagla 博士报道了美国首个描述 PAE 安全性和有效性的研究结果。此后，在英国、法国、意大利、俄罗斯、阿根廷、中国和日本进行的试验均证明 PAE 是有效的，并发症最少。

临床要点

随着男性年龄的增长，良性前列腺增生变得越来越常见。50 岁以上的男性中有 50% 的人会出现尿频、夜尿、尿犹豫、尿急、漏尿、尿流微弱等症状。这增加了尿潴留、反复尿路感染、膀胱结石、肾功能不全、血尿和膀胱失代偿的风险。

- 药物治疗是中度下尿路症状的一线治疗，手术治疗用于重度 BPH 病例（在其他治疗中进一步讨论）。
- PAE 已被证明可显著改善国际前列腺症状

评分（International Prostate Symptom Score，IPSS）、生活质量（quality-of-life，QOL）、峰尿流率和排尿后残余尿量等临床症状，其结果与经尿道前列腺切除术（transurethral prostate resection，TURP）相当。

- 与 TURP 相比，PAE 的优势如下所示。
  - 微创，恢复时间短，通常可门诊进行。
  - 降低出血、性功能障碍和尿失禁的风险。
- 与 TURP 相比，PAE 的缺点如下所示。
  - 由于血管迂曲、动脉粥样硬化性疾病和复杂的前列腺血管供应导致技术失败率增加，手术具有技术挑战性。
  - 非靶栓塞造成的损伤。
  - 与 TURP 相比，症状改善不那么迅速。

（一）国际前列腺症状评分

- 用于筛查、诊断和分析 BPH 相关患者症状趋势的评分系统。
- 它提出 7 个问题，评估以下方面。
  - 膀胱排空。
  - 尿频。
  - 间歇现象。
  - 紧急情况。
  - 尿流强度。
  - 排尿张力。
  - 夜尿症。
- 评分范围为 0～35 分。
  - 1～7 分：轻度症状。
  - 8～19 分：中度症状。
  - 20～35 分：严重症状。

（二）生活质量评分

- 评估患者在当前泌尿系统症状水平下对其生活质量的感受。

（三）适应证

- 患有 BPH 和中度至重度慢性下尿路症状的患者。
- 药物治疗失败的患者。
- 由于担心其他治疗的潜在不良反应和并发症的患者。
- 由于医学并发症而无法在全身麻醉下接受前列腺切除术的前列腺较大的患者。

（四）禁忌证

- 前列腺恶性肿瘤——担心在缺血环境下导致癌症变得更具侵袭性。
- 急性尿潴留——可能首先需要膀胱导管插入术减压。
- 急性肾功能不全 / 损伤——可能首先需要经皮肾造口术。
- 神经源性膀胱——减少前列腺梗阻在膀胱无力的情况下不会改善尿路症状。
- 严重不可纠正的凝血障碍。

（五）设备

- 4Fr 或 5Fr 鞘管。
- 4Fr 或 5Fr 诊断导管。
- 2.0Fr 或 2.4Fr 微导管。
- 0.014 英寸或 0.018 英寸导丝。
- 栓塞剂（聚乙烯醇或球形明胶颗粒，尺寸范围从 < 100～300μm）。

（六）解剖学

1. 前列腺解剖学

- 正常前列腺体积小于 $30cm^3$。
- 前列腺位于膀胱底部。前列腺尖为尾侧，基部为颅侧。
- 前列腺与输精管和精囊一起为射精提供液体并流入尿道前列腺部。
- 分为 3 个区域（图 10-1）。
  - 外周部——正常前列腺体积的 70%。
  - 中央部——正常前列腺体积的 25%，最致密。
  - 结合部——正常前列腺体积的 5%，前列腺增生部位。

2. 动脉解剖学

- 髂内动脉从髂总动脉分支出来，分为两部分。
  - 前干主要供应盆腔脏器，包括前列腺。分支包括以下动脉。
    - 直肠下 / 中动脉。
    - 膀胱动脉。
    - 前列腺动脉（男性）；子宫动脉（女性）。
    - 闭孔动脉。

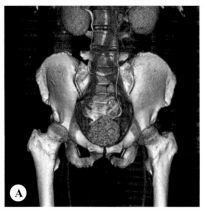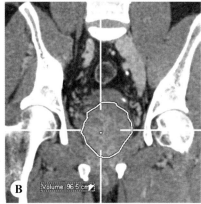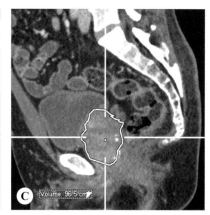

▲ 图 10-1 根据计算机断层扫描体积测量（B 和 C）对增大的前列腺进行三维重建（A）

图片由 Jeremy I. Kim 提供

◆ 阴部内动脉。

◆ 臀下动脉。

▪ 后干主要供应骨盆和臀肌。分支包括以下动脉。

◆ 骶外侧动脉。

◆ 髂腰动脉。

◆ 臀上动脉。

• Bilhim 等（2012）发现前列腺动脉的起源存在高度变异性（图 10-2），其中阴部内动脉是最常见的起源。

▪ 他们还发现可能存在多个侧支血管和（或）分流，这可能分别给栓塞和非靶向栓塞带来挑战。

• 前列腺动脉通常呈螺旋形。[图 10-3 是右前列腺动脉的数字减影血管造影（digital subtraction angiogram，DSA）。还观察到对比剂通过双侧输尿管排泄到膀胱中（箭头）。]

（七）操作步骤

1. 术前准备

• 前列腺特异性抗原（prostate-specific antigen，PSA）水平。

▪ 游离血清 PSA 水平，如果 PSA 升高，进一步评估癌症风险。

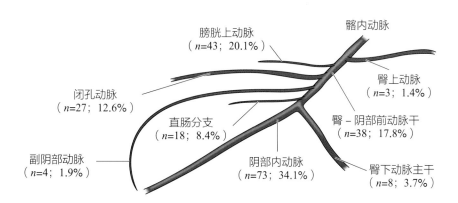

▲ 图 10-2 前列腺动脉的高度变异性显示了与阴部内动脉起源不同的前列腺动脉起源

引自 Bilhim T, Pisco JM, Rio Tinto H, et al. Prostatic arterial supply: anatomic and imaging findings relevant for selective arterial embolization. *J Vasc Interv Radiol*. 2012;23 (11):1403–1415.

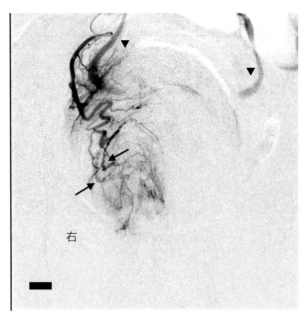

▲ 图10-3　螺旋形前列腺动脉
图片由 Jeremy I. Kim 提供

- 尿流率测定，包括峰值尿流和排尿后残余尿量。
- 尿动力学，以评估膀胱强度。
- 前列腺动脉活检，以排除疑似恶性肿瘤。
- 计算机断层扫描血管造影（computed tomography angiography，CTA）或磁共振血管造影术（magnetic resonance angiography，MRA）可用于评估血管和前列腺解剖结构。
  - 可以识别供血动脉的起源部位和数量。
  - 可见动脉粥样硬化引起的阻塞。
- 围术期用药方案包括抗生素、非甾体抗炎药（NSAID）、镇痛药、镇吐药和抗反流药。

  2. 具体步骤
- 步骤1：使用局部麻醉药伴或不伴中度镇静。
- 步骤2：通过股总动脉入路建立血管通路。
- 步骤3：4Fr 或 5Fr 鞘管通常与 4Fr 或 5Fr 导管一起使用，导管被引入髂内动脉。
- 步骤4：进行同侧斜位血管造影以显示髂内动脉分支并识别前列腺动脉。
- 步骤5：使用同轴微导管选择性地插入前列腺动脉血管。
  - 可进行对比锥形束 CT（contrasted cone-beam CT，CBCT）扫描以验证微导管定位是否正确。
- 步骤6：一旦确认定位，则输送所选栓塞材料直至对比剂淤滞。在另一侧重复这些步骤。

（八）其他治疗
- 药物治疗是中度下尿路症状的一线治疗。
  - 适用于中度症状，无绝对手术指征。
  - 治疗选择包括 α 受体阻滞药、5α- 还原酶抑制药和磷酸二酯酶抑制药。
- 对药物治疗无效的严重前列腺增生病例应行手术治疗。
  - TURP 是最常见的手术治疗，通常用于"较小"的前列腺（＜90cm³）。
  - 前列腺切除术或钬激光前列腺剜除术适用于较大的前列腺（＞90cm³）。
  - 手术风险包括出血、经尿道电切综合征、尿道狭窄、膀胱颈挛缩、逆行射精、勃起功能障碍和尿失禁。
- 其他微创治疗包括间质激光消融、经尿道微波消融和针消融。

（九）并发症
- 非靶栓塞，最常见于膀胱、直肠和阴茎。
- 栓塞后综合征：恶心、呕吐、发热和疼痛。
- 尿潴留，被认为由前列腺肿胀 / 炎症压迫尿道所致。
- 有学者认为栓塞后综合征和尿潴留是治疗的预期暂时性不良反应。适当的患者管理有助于缓解症状。

二、前列腺癌的磁共振成像引导活检和消融

病例介绍

患者男性，60岁，在其全科医生的年度筛查中被发现前列腺特异性抗原升高。转诊泌尿科医生后，经会阴活检显示为中度外周区肿瘤。他来到介入放射学门诊咨询根治性前列腺切除术的替代方案。

- 前列腺癌是美国男性中最常见的恶性肿瘤，患病率约为 15.9%。
- 血清 PSA 检测是筛查的主要手段，但也存在过度诊断嫌疑。PSA 筛查现在被美国预防服务工作组评为 "D" 级（不推荐），但它仍然是首选的筛查方法。高 PSA 水平通常进行经直肠或经会阴活检，如果活检为阳性，随后可进行前列腺切除术。
- 基于 MRI 的筛查克服了一些活检和手术的弊端，其益处如下所示。
  - 提供局灶性而非整个腺体的治疗能力。
  - 减少对不重要的低风险前列腺癌的过度治疗。
  - 减少明显前列腺癌的漏诊（与盲法活检技术相反）。
  - 提高对小肿瘤的敏感性。
  - 减少因活检导致耐环丙沙星大肠埃希菌败血症病例（最近 TRUS 活检的发生率从 0.4% 增加到 4.0%）。
- 2004 年 3T MRI 被批准，它能够对前列腺进行高分辨率成像，在检测前列腺恶性肿瘤方面的敏感性为 85%，特异性接近 100%。
  - 经直肠超声的灵敏度为 50%，CT 的灵敏度较低。
- 2015 年，前列腺 MRI 是 MRI 检查增长最快的领域。它提供了周围重要结构的良好可视化，如尿道和前列腺周围神经束。精确定位和热量监测的干预措施可最大限度地降低对这些结构造成意外损伤的风险。
- 成像技术和表面线圈的改进使得介入和 MRI 测温的经直肠器械开发成为可能。用于肿瘤消融的可用技术包括冷冻消融、高强度聚焦超声（highintensity focused ultrasound, HIFU）和聚焦激光消融（将进一步详细讨论）。

（一）适应证
- 适合消融部位的低至中危前列腺癌（Gleason 评分为 6 分或 7 分）。肿瘤应局限于前列腺。不应累及精囊、神经束或周围组织。

重要定义

Gleason 评分（范围为 2～10 分）是前列腺癌的分级系统。两个样本按 1～5 的等级进行评分，并将这些评分相加。癌症的最低 Gleason 评分为 6 分，提示分化良好、低级别、侵袭性较低的癌症。

（二）禁忌证
- MRI 禁忌证。
  - 体内存在某些金属植入物、起搏器和其他金属物体。
- 相对禁忌证。
  - 尽管经会阴入路仍有可能，但既往曾行腹膜切除术。
  - 双侧髋关节假体——这些植入物的伪影影响 MRI 测温序列。

（三）设备
- 3T MRI 系统。
  - 房间必须配备激光波导。
- 活检。
  - 经直肠探针系统，如 DynaTRIM，用于定位直肠内探针的支架，以及用于将 MRI 图像与探针配准的 DynaLOC 软件。
- 局灶消融。
  - 冷冻消融：伽利略 "冰棒" 和 "冰种子" 冷冻探针。
  - 高强度聚焦超声：目前处于第一阶段试验的经直肠探针。
  - 激光：980nm 扩散尖端可视化酶激光系统。
    - 纤维光学装置包含在连接到盐水泵的冷却套管内，以防止邻近组织过热和炭化。
    - 用于与 MRI 测温数据进行图像共配准的软件。

（四）解剖学
- 一般解剖学，见标题为 "前列腺动脉栓塞术" 中的相关内容。
- 大多数肿瘤（70%）发生在外周区。

- 必须注意尿道、前列腺周围神经束和精囊。

（五）操作步骤（局部激光消融）

1. 术前准备

- 根据既往影像学检查设计理想的入路。

2. 具体步骤

- 步骤 1：患者俯卧，头部朝前进入 MRI 扫描仪。
- 步骤 2：靶病变被重新识别。
- 步骤 3：经直肠系统展开。
- 步骤 4：生理盐水和利多卡因通过 22G Chiba 针经直肠探针注射。在 T_2 序列上勾画出神经血管束，并可提供热保护。
- 步骤 5：然后将冷却套管推进到目标位置，并取出钛加强件。
- 步骤 6：选择治疗平面后，治疗区域的实时温度测量开始。
- 步骤 7：进行低功率测试（在温度测量显示器上可见加热的组织），以确认光纤的放置和定位。
- 步骤 8：调整后，激光功率增加至消融强度。
- 步骤 9：在进行治疗时，持续监测消融区以及感兴趣的受保护区域（尿道和神经血管束）。
  - 在 15～20W 下，典型的燃烧时间为 2～4min。
  - 如果在受保护区域上方的感兴趣区（regions of interest，ROI）温度超过 50℃ 或消融区中心温度超过 90℃（防止炭化），消融将自动停止。
- 步骤 10：激光光纤可在冷却套管中推进或缩回，以根据需要创建重叠消融区。
- 步骤 11：肿瘤周围保留 5～10mm 的消融边界。

3. 随访

- 消融后前列腺的正常外观是由纤维化组织引起的局灶性萎缩而形成的"瘢胎"形态。消融部位的 MRI 信号较暗。消融部位的囊性变性也是一种正常现象，消融腔内的组织被液体取代。
  - 在 6 个月随访时重复 PSA 和多参数 MRI 检查。该时间间隔允许解决潜在混淆的术后炎症。
    - 在此期间，PSA 通常下降约 50%。
- 使用男性性健康量表（Sexual Health Inventory in Men，SHIM）和 IPSS 评分进行术后评估。

（六）其他治疗

- 雄激素剥夺：激素疗法旨在减少肿瘤生长信号。
- 前列腺切除术：手术替代疗法与显著的发病率、较长的恢复时间和并发症（包括阳痿）相关。
- 放射治疗及放射性粒子置入。

（七）并发症

- 未能完全消融肿瘤，复发需要重复活检和消融。
- 形成直肠瘘或窦道。
- 精液囊肿。

三、用于非冠状动脉介入治疗的经桡动脉入路

病例介绍

患者女性，40 岁，绝经前期，既往无明显病史，因月经过多伴症状性贫血就诊于妇科医生。患者的血红蛋白为 9mg/dl，低于基线值 14mg/dl。超声显示有大的黏膜下平滑肌瘤，子宫内膜管内等回声液体提示出血。盆腔磁共振成像显示 T_2 加权的明亮子宫肌瘤，无坏死。她被转诊到介入放射学门诊拟行子宫动脉栓塞术（uterine artery embolization，UAE）。患者指出，她的朋友接受了经股动脉入路 UAE 手术，术后出现明显疼痛和不适。该患者除体重指数为 40kg/m^2 外，体格检查无异常。与患者讨论后拟行经桡动脉入路，改善患者术后的舒适度。

- 动脉入路是许多介入手术所必需的，股总动脉为最常见的动脉入路。

- 手动压迫用于实现经股动脉入路（TFA）患者的术后止血。亦可用动脉闭合器械来帮助止血，但这些装置与独特的并发症相关，包括动脉血栓形成、感染和止血失败，有时需开放手术修复。
- 其他与 TFA 相关的一般并发症包括血肿、腹膜后出血和假性动脉瘤形成等。
- 经桡动脉入路（transfemoral arterial access，TRA）已被广泛用于冠状动脉介入治疗，尽管其在介入放射学中的应用历来受到限制。TRA 最近在非冠状动脉介入治疗中得到普及。Posham 等于 2016 年进行的一项大型单中心研究证明了 TRA 用于外周的安全性和有效性。
- 比较两种方法，TRA 方法的优点包括：减少出血；减少穿刺部位潜在并发症；缩短术后监测时间；使用桡动脉压迫器械更容易实现止血；术后舒适度提高；术后更早下床活动。

（一）适应证
- 虽然 TRA 没有明确的适应证，但它可能在许多不同的情况下被证明是有益的，如下所示。
  - 股总动脉非常深的肥胖患者。
  - 既往接受过腹股沟手术的患者。
  - 置入过股动脉支架的患者。
  - 在术后要求的时间内不太可能保持下肢平整的失能患者。
  - 具有特定动脉解剖结构的患者。

（二）禁忌证
- 绝对禁忌证。
  - 术前评估的 Barbeau 试验为 D 波形。
  - 既往 TRA 导致症状性或无症状性桡动脉闭塞。
- 相对禁忌证。
  - 桡动脉尺寸小（＜2mm，无法插入 6Fr 鞘管）。

（三）设备
- 5～7Hz 高分辨率线性探头，可用于桡动脉术前评估和术中精确穿刺。

- 5～7Fr 血管鞘。
- 设计用于外周干预的颅内入路导管；这些导管必须比 TFA 中使用的导管更长才能到达相同的目标血管。
  - 通常用于 UAE 的椎动脉导管（长 100～150cm）。
  - 使用 Sarah 桡动脉 OPTITORQUE 诊断导管进行肝脏干预。
  - TRA 用于髂股动脉治疗进行了系列研究，过程中需要长鞘、长导管、球囊及支架，这些还有待开发。
- 长微导管。
- 桡动脉切开压迫器械（即 TR 带、Bengal 带、Hemoband、RadStat、RadiStop 等）

（四）解剖学
- 桡动脉入路在技术上是可行的，因为解剖结构变异不多。
  - 高桡动脉起点是一种常见的变异，通常不会影响 TRA。
  - 桡动脉襻（图 10-4）存在一些技术困难，有些技术描述了通过桡动脉襻的方法。
  - 需要注意的是透析通路患者的桡动脉血流

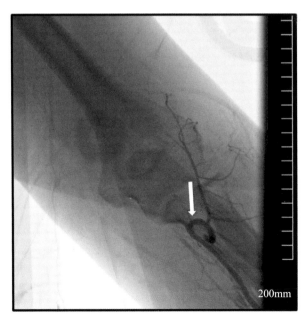

▲ 图 10-4 桡动脉襻（箭）
尽管已经描述了通过该襻的技术，但是它造成了一些技术困难（图片由 Jeremy I. Kim 提供）

动力学可能发生改变。

（五）经桡动脉入路技术

1. 术前准备

- 体格检查应包括桡动脉和尺动脉脉搏检查。
- 在术前咨询期间，按如下方式进行 Barbeau 测试。
  - 脉搏血氧仪放在患者的拇指上，产生灌注波形。
  - 在分析初始波形之后，压迫桡动脉，并且分析新波形。
  - Barbeau D 波形是 TRA 的禁忌证（表 10–1 和图 10–5）。
- 超声评价桡动脉通畅性、测量尺寸并确定有无解剖变异。
- 在手术当天，重复 Barbeau 试验和超声评价。
- 术前药物准备（抗生素、镇静药等）。术前腕部可予硝酸甘油和利多卡因凝胶外用，分别用于桡动脉扩张和局部麻醉作用。

2. 具体步骤

- 步骤 1：患者的左侧腕部做好消毒、铺巾。
  - 左侧桡动脉入路优于右侧，避免导管通过主动脉弓。有文献报道经右侧入路可能引起脑卒中。
- 步骤 2：皮肤 1% 利多卡因局部麻醉。
- 步骤 3：在超声引导下，使用 21G 微穿刺针穿过桡动脉远端前壁进入桡动脉（图 10–6）。

表 10–1　Barbeau 波形分类

Barbeau 波形	波形手掌通畅度（经桡动脉入路含义）
A	桡动脉压迫后初始波形无变化（可以继续）
B	桡动脉压迫后波形持续但衰减（可继续）
C	桡动脉压迫后波形初始衰减，并在压迫后 2min 内恢复（可继续）
D	桡动脉压迫后波形衰减，且在压迫后 2min 内未恢复（禁忌）

引自 Barbeau GR, Arsenault F, Dugas L, et al. Evaluation of the ulnopalmar arterial arches with pulse oximetry and plethysmography: comparison with the Allen's test in 1010 patients. *Am Heart J.* 2004;147 (3):489–493.

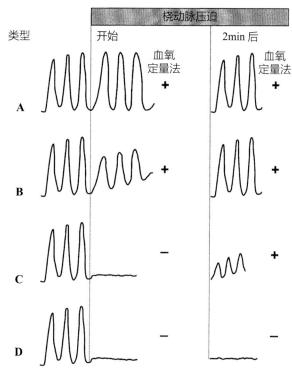

▲ 图 10–5　非冠状动脉 / 周围血管应用的经桡动脉入路技术

引自 Barbeau GR, Arsenault F, Dugas L, et al. Evaluation of the ulnopalmar arterial arches with pulse oximetry and plethysmography: comparison with the Allen's test in 1010 patients. *Am Heart J.* 2004;147 (3):489–493.

- 步骤 4：插入血管鞘。3000U 肝素，2.5mg 维拉帕米（钙通道阻滞药）和 200µg 硝酸盐经鞘给药，以防止桡动脉血管痉挛及闭塞。
- 步骤 5：以长导管及同轴微导管进行接下来的操作。图 10–7 显示经桡动脉入路行子宫动脉栓塞。
- 步骤 6：手术结束后，桡动脉压迫器 [如 TR 带（图 10–8）] 放置在动脉穿刺处，先用 11～12ml 空气充盈气囊。在血管鞘被移除后，缓慢放气，直到在条带下看到少许动脉血后，再注入 1ml 空气到达止血目的。这种技术能保证有足够的压力来达到止血目的，又防止压迫过度引起缺血。

3. 术后

- 步骤 1：手术结束后，患者被送入病房进行康复治疗。
- 步骤 2：术后 1～1.5h，通过缓慢气囊放气去

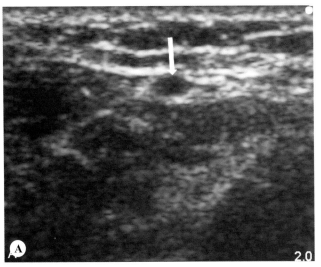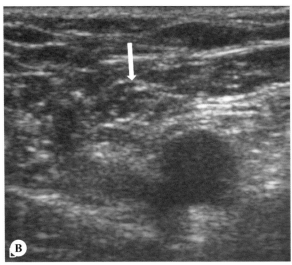

▲ 图 10-6　A. 桡动脉（箭）可见高频高分辨率线性探头；B. 超声引导下微穿刺针进入桡动脉（箭）（图片由 Jeremy I. Kim. 提供）

除 TR 带（如果压迫带下仍有出血，TR 带重新充气以持续加压）。

- 步骤 3：在去除桡动脉压迫器 1h 内仍需观察有无穿刺点相关的并发症。

- 步骤 4：术后 1~2 周，患者需接受全面的体格检查和超声检查，以评估手术相关并发症。

（六）其他治疗

- TRA 近年来越来越受欢迎。但目前 TFA 仍然主要手段。

- 经肱动脉入路（transbrachial access，TBA）也有报道。

  - 与 TFA 一样，TBA 需要用手压迫止血。

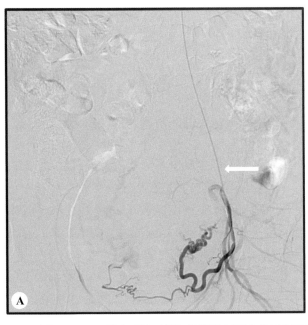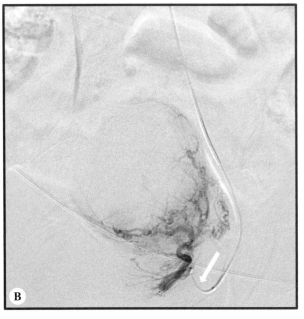

▲ 图 10-7　A. 髂内动脉（箭）造影显示扭曲的子宫远端动脉；B. 另一例患者使用同轴微导管行子宫动脉（箭）造影。注意诊断导管和微导管均经桡动脉入路（与经股动脉入路相比）以头尾方式进入左髂动脉（图片由 Jeremy I. Kim 提供）

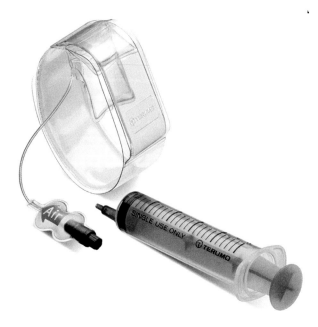

▲ 图 10-8　TR 带桡动脉压迫装置
图片由 TERUMO Corp., Tokyo, Japan 提供

- TBA 有更高的神经损伤和出血风险。
- 目前可用的 TRA 导管长度不足难以进行下肢手术。扭转这些长导管远端的能力也有限。尽管已报道 TRA 可有效治疗主髂动脉疾病，但这些手术通常仍首选 TFA。
- 也有报道经足逆行入路与 TFA 联合用于治疗下肢动脉闭塞难以开通的病例。最近，也有报道 TRA 与经足逆行入路联合用于治疗下肢病变。
- 透析通路干预传统上采用 TBA 或 TFA 方法，但最近的研究也报道了 TRA 方法。

（七）并发症

- 严重并发症。
  - 假性动脉瘤形成。
  - 癫痫。
- 轻微并发症。
  - 血肿。
  - 感染。
  - 无症状的桡动脉闭塞。
  - 手臂疼痛。
  - 桡动脉痉挛。
- 在迄今为止最大的系列中，Posham 等（2016）分析了 1500 例使用 TRA 进行外周动脉干预

的病例。他们报道的技术成功率为 98.2%，只有 1.2% 的患者需转为 TFA。
- 心脏病学文献中描述的另一个并发症是脑卒中，尽管在 Posham 的研究中没有发现这种并发症。
  - 通过左上肢而不是右上肢的方法可以减少导丝导管穿过主动脉弓的频率，理论上可以减少脑卒中的概率。

四、肥胖症动脉栓塞术

> **病例介绍**
>
> 患者女性，55 岁，患有病态肥胖（体重指数为 45kg/m² ）、2 型糖尿病、冠状动脉疾病和阻塞性睡眠呼吸暂停，在生活方式改变（治疗、营养和运动）未能显著减轻体重后，就诊于介入放射科。患者是一个不太理想的手术候选人，她的减肥外科医生有意让她参加一项临床试验，评估肥胖症动脉栓塞术对她的安全性和有效性。

- 肥胖和与肥胖相关的健康状况正在增加。2/3 的美国人被归类为超重、肥胖或病态肥胖。
- 与非手术治疗相比，手术治疗肥胖可导致更多的体重减轻。减肥手术的一个常见的显著效果是在手术后几天内逆转 2 型糖尿病，然后再进行任何有效的减重手术。体重减轻，表明手术与代谢相关。
- 胃肠道受多种神经内分泌反馈机制的调节。有几种激素与食欲和饱腹感有关（表 10-2 ）。
  - 已知的唯一刺激食欲的激素是胃饥饿素（Ghrelin），这是一种由胃底 X/a 细胞分泌的 28 个氨基酸的肽，人体近 3/4 的 Ghrelin 都是在胃底产生的。据了解，血浆胃饥饿素水平在餐前显著升高，餐后显著降低。
- 在动物模型中，经胃左动脉（left gastric artery，LGA）栓塞的临床前研究表明，与对照组相比，血浆 Ghrelin 水平显著降低，体

表 10-2　食欲和饱腹感的神经内分泌调节

激　素	胃肠道来源	作　用
饥饿素 （Ghrelin）	胃底（多数）、十二指肠、垂体（少数）	刺激食欲，增加胃肠道动力，降低胰岛素水平
胰岛素 （GLP-1）	回肠和结肠	促进饱腹感，减缓胃排空，降低胰高血糖素水平
胆囊收缩素 （CCK）	近端小肠	减慢胃排空，收缩胆囊
瘦素 （Leptin）	全身脂肪细胞	促进饱腹感
多肽 （PYY）	回肠和结肠	减缓胃排空，抑制胃酸

重减轻。GLP-1 水平也显著升高。

- 对人类的早期临床研究有望降低胃饥饿素水平，使 LGA 栓塞治疗患者的体重减轻。
- 研究肥胖症动脉栓塞术（bariatric artery embolization，BAE）的临床试验正在进行，标准化方案正在制订中。
- 与减重手术一样，要想长期有效地减肥，最终需要一种多学科的方法，需联合内分泌学、营养学、心理学、物理疗法、外科和介入放射学的临床医生团队。

（一）适应证

- BAE 的具体适应证尚未明确，可能类似于减重手术的适应证。
  - BMI > 40kg/m²。
  - BMI > 35kg/m²，伴有肥胖相关疾病，且保守措施无效。
- 另一个建议的适应证是使用 BAE 作为过渡，为患有肥胖相关共病的较差手术候选人进行减重手术。

（二）禁忌证

- 绝对禁忌证。
  - 通过术前 CTA 评估，介入放射科医生认为腹腔干的血管解剖结构不适合 BAE。
- 相对禁忌证。
  - 肾功能不全、碘对比剂过敏。

（三）设备

- 微穿刺套件。
- 5Fr 鞘管和 J 形导丝。
- 多种导管和微导管（5Fr 导管、2.4Fr 或 2.8Fr 微导管）
- 0.035 英寸导丝、0.014 英寸或 0.018 英寸微导丝。
- 导管、导丝长度取决于经桡动脉入路还是经股动脉入路。
- 栓塞剂（目前的临床试验使用微球）。

（四）解剖学

- 腹腔动脉（腹腔干）在 T_{12} 水平从腹主动脉向前发出。
- LGA 是腹腔动脉的第 1 支，也是最小的一支，在与胃右动脉吻合前沿着胃小弯上行。
  - 分支延伸至胃底与胃短动脉吻合。
- BAE 栓塞的目标是胃底，即贲门和形成胃上弯的胃体之间的胃上极（图 10-9）。
- LGA 解剖变异（介入放射科医生应知道）。

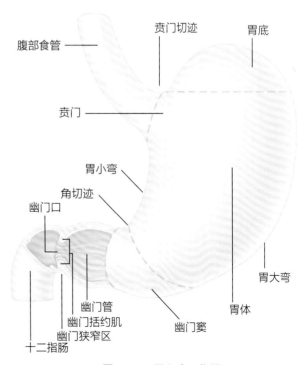

▲ 图 10-9　胃和十二指肠
经许可转载，引自 Rake R, Vogl AW, Mithcell AWM, et al. *Gray's Anatomy for Students*. 3rd ed. Philadelphia: Elsevier; 253–420, 2015, F4–61.

- LGA 发出左肝动脉（4%～11%）。
- LGA 起源于主动脉（2%～3%）。
- LGA 发出肝总动脉（0.5%）。
- 胃肠系膜、胃脾和肝胃干（极其罕见）。

（五）具体步骤

目前正在进行临床试验，研究最佳方法。

- 步骤 1：建立动脉通路。经股动脉入路或桡动脉入路。
- 步骤 2：将 1 根 4Fr 或 5Fr 导管推进至腹腔干并置入 LGA 的开口（图 10-10A）。
- 步骤 3：将微导管沿 LGA 向上推进至胃底水平（图 10-10B）。
- 步骤 4：造影与锥形束 CT（CBCT）成像同步进行（图 10-10C），以定位栓塞物质的预期分布，识别血管造影中不明确的血管侧支循环，避免非靶栓塞。
- 步骤 5：栓塞微球在荧光显示器引导下缓慢注射，直至流向胃底的血流明显减少。
- 步骤 6：栓塞后再次造影和 CBCT。
- 步骤 7：术后定期随访应包括血清生长激素释放肽水平和体重趋势。

（六）其他治疗

- Roux-en-Y 胃旁路术、袖状胃切除术和可调节胃束带术是治疗肥胖症的最常用外科手术。
- 与非手术（生活方式）改变相比，手术干预可以更好地减轻体重，改善肥胖相关状况，但同时也会增加手术并发症，如吻合口周围漏、胆结石和需要手术翻修。

（七）并发症

- 严重并发症。
  - 猪模型显示，当使用大容量栓塞剂时，浅表胃底溃疡进展，随后发生胃穿孔。
  - 非靶向栓塞。
    - 胃血管解剖结构复杂，有丰富的侧支循环，这是一个需要避免的重要并发症，需要术前 CTA 评估。
- 轻微并发症。
  - 上腹部不适，在迄今为止唯一报道的前瞻性试验中，5 例接受 BAE 的患者中有 3 例出现上腹部不适（Kipshidze，2013）。

五、磁共振引导聚焦超声

> **病例介绍**
>
> 患者女性，45 岁，因月经过多到介入放射科就诊。超声和磁共振成像显示 1 个巨大的前壁内肌瘤。患者子宫肌瘤症状和健康相关生活质量调查问卷为 60 分。患者试过口服避孕药，但症状几乎没有缓解，故寻求子宫肌瘤的微创治疗，医生对她介绍了磁共振引导聚焦超声（magnetic resonance-guided focused ultrasound，MRgFUS）治疗的可能。

- 子宫肌瘤（或纤维瘤）是常见的平滑肌肿瘤，

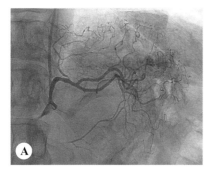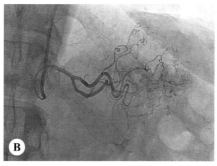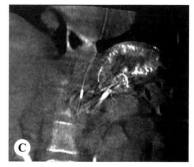

▲ 图 10-10 肥胖症动脉栓塞

将导管导入胃左动脉并进行血管造影。A. 贲门、胃底和胃体的分支，下方可见胃右动脉吻合。将导管推进到胃底支，进行血管造影，吻合不再可见。B. 胃底支注射期间的锥形束计算机断层扫描。C. 胃底孤立性增强，未摄取非靶对比剂（图片由 Aaron Fischman 提供）

影响高达 60% 的妇女至 45 岁。

- 子宫肌瘤的大小和位置各不相同，可导致多种症状，包括月经过多、盆腔压迫和疼痛、尿频、便秘、性交困难和不孕。

- 肌瘤的治疗方法因患者的偏好和症状程度而异，可选择内科治疗、外科治疗和微创治疗。

临床要点

子宫肌瘤症状和健康相关生活质量调查问卷

- 用以量化出血、体积和其他肌瘤相关症状的工具。

- 包括 8 项症状严重程度量表和 29 项健康相关生活质量问卷，涉及关注力、活动、精力、情绪、控制、自我意识和性功能。

- 用 5 分量表对项目进行评分，原始症状严重程度评分范围为 8～40。

- 使用方程变化得分（原始总分 –8）$/32 \times 100$，将症状严重程度分数转化为 0～100 分量表。

- 症状严重程度评分为 41 分及以上，被当作进入 MRgFUS 治疗肌瘤的截止值。

- 严格遵守 UFS-QOL 可能不适用于所有临床情况。

- 在进行药物或手术治疗之前，必须考虑在肌瘤大小和位置的背景下评估症状。

- HIFU 在组织中产生热量，导致凝固性坏死。

- 从历史上看，HIFU 作为一种消融疗法的发展一直很缓慢，因为很难找到一种既能指导治疗又能提供实时热反馈的合适成像模式。

- MRI 引导的概念于 1993 年提出，并于 1995年首次在动物模型中实施。

- 早期系统存在治疗时间长、缺乏热反馈等缺点，这增加了治疗不充分和周围组织热损伤的风险。较新的 MRgFUS 系统通过缩短治疗时间并在可预防的组织损伤之前提供充分的热反馈，实现了更安全、更有效的治疗。

- 2004 年，ExAblate MRgFUS 系统显示出显著改善肌瘤相关体积和出血症状的能力，被美国食品药品管理局（FDA）批准用于治疗症状性子宫肌瘤。

- MRgFUS 的优势如下所示。
  - 无电离辐射的无创治疗。
  - 通过 MRI 引导精确定位病灶，并通过热

成像实时评估治疗反应。
  - 可门诊手术。

- MRgFUS 的缺点如下所示。
  - 对于子宫肌瘤较大的患者，治疗效果较差，最好采用子宫动脉栓塞术或子宫切除术。
  - 治疗过程耗时，典型的治疗持续 3～5h。
  - 一些患者难以长时间俯卧。
  - 治疗风险包括皮肤损伤、膀胱和肠道损伤，以及继发于神经刺激的背部、腿部疼痛。

（一）适应证

- 具有与子宫肌瘤相关的临床显著症状的患者，如月经过多、盆腔压力、盆腔疼痛和泌尿系统症。

- 以下成像特征是 MRgFUS 治疗的最佳特征。
  - T_2 低信号。
    - T_2 高信号肌瘤可能更难治疗。然而，更新的 HIFU 技术可以克服这种限制。
  - 钆强化均匀的肌瘤。
  - 位于前腹壁 12cm 以内。
    - 位置靠后的肌瘤可能因超声波束范围限制而治疗不充分。
  - 肌瘤总负荷小。
    - 在 MRgFUS 治疗前可能需要使用 GnRH 激动药进行多次治疗使肌瘤体积减小，以治疗大体积肌瘤。
  - 非钙化肌瘤。
    - 钙化会反射超声波束，导致治疗不充分和非靶组织发热。

（二）禁忌证

- 患者有任何接受 3T MRI 或接受钆对比剂的一般禁忌证。
  - 带有铁磁性物体（如颅内动脉瘤夹或嵌入金属异物）的患者。

- ExAblate 系统的患者体重超过 250 镑，Sonalleve 系统的患者体重超过 310 镑。

- 可能发生非靶组织发热的任何情况。
  - 超声波束路径中的皮肤瘢痕或皮肤不规则处易于烧伤。

- 肠道和骨骼不得处于超声波束的直接路径中，以避免潜在的组织损伤。
- 必须避免光束路径中的异物，如宫内节育器或手术夹，以防止非目标组织加热。

（三）设备

- 改良的 MRI 扫描床（图 10-11），其中包含相控阵超声换能器。
  - 封闭在含有脱气水和聚酯薄膜的水浴中的传感器。
- 凝胶和骨盆超声耦合应用凝胶垫。
- 盆腔 MRI 线圈。

（四）解剖学

- 子宫 MRI 的主要特征（图 10-12）如下所示。
  - 子宫肌层（图 10-12 白箭）。
  - 交界区（图 10-12 黑箭）。
    - 正常厚度 < 8mm。
- 子宫内膜管（图 10-12 白星号）。

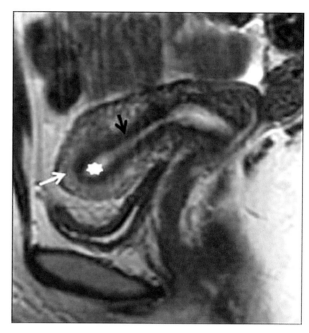

▲ 图 10-12　正常子宫矢状位 T₂WI 表现
图片由 Maureen P. Kohi 提供

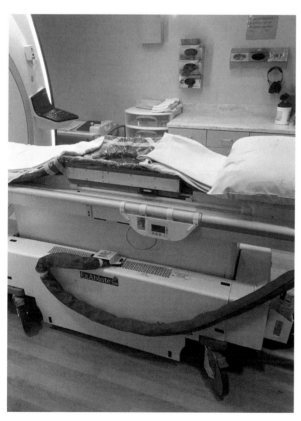

▲ 图 10-11　磁共振引导聚焦超声治疗床和探头的设置
患者在 MRI 扫描仪中接受治疗期间将俯卧在治疗床上（图片由 ExAlate O.R.© 2018 General Electric Company 提供）

（五）操作步骤

1. 术前准备

- 使用中度镇静。
- 考虑到可能需要较长的治疗时间，以及需要排空或充盈膀胱以实现子宫的适当定位，应放置留置导尿管。
- 为了将膀胱移出射束路径或将子宫向前移动，可能需要直肠导管进行直肠充盈。

2. 具体步骤

- 步骤 1：患者俯卧在检查床上。
- 步骤 2：患者的腹部必须充分备皮。
- 步骤 3：为了避免皮肤灼伤和达到充分的目标可视化，必须注意去除超声波凝胶和患者皮肤之间的气泡。
- 步骤 4：拍摄多平面定位图像，以便正确定位探头正前方的子宫。
- 步骤 5：获取轴位、冠状位和矢状位的初始 T₂ 快速自旋回波图像。
- 步骤 6：然后将图像发送到 MRgHIFU 工作站，在此执行治疗计划和病变定位。
- 步骤 7：然后将被称为声处理的单个聚焦超声脉冲输送到肌瘤中的点上。

- 步骤 8：超声束路径与 MRI 解剖图像重叠。这允许根据需要调整射束，以确保最佳治疗并避免非目标组织发热。
- 步骤 9：叠加在 MRI 解剖图像上的热图和剂量估计值允许在手术过程中实时监测组织发热。

（六）并发症

- MRgFUS 的并发症主要归因于沿波束路径的高聚焦超声的影响。根据位置可分为 3 类：发生在目标病灶前的，发生在目标病灶水平的，以及发生在目标病灶之外的。
- 近场并发症主要包括皮肤热烧伤，原因是靶向部位过于靠近皮肤表面，或者由于瘢痕或皮肤褶皱而导致耦合不当。
  - 由于毛发的存在而造成的热损伤可通过治疗前的充分清洁和备皮来预防。
  - 在治疗计划中可以标记某些瘢痕，从而防止治疗过程中发热。
  - 图 10-13 示前皮下组织 T_1 低值所致的热损伤。
- 在目标病变本身的层面上，并发症如下所示（图 10-14）。
  - 超声引起的短暂疼痛和子宫痉挛。
    - 患者在手术过程中被置于中度镇静下可

以减轻这种感觉。
  - 作为一项额外的安全措施，患者可以用停止按钮选择性地停止当前的超声检查。
  - 邻近肠管或膀胱的非靶向超声处理。
    - 辅助操作可用于防止直肠和膀胱损伤，包括通过留置导尿管充盈或排空膀胱和（或）通过直肠导管充盈直肠。
- 发生在靶点以外的并发症如下所示。
  - 高聚焦超声引起下肢和腰背部疼痛，延伸至腰骶交界处神经根水平。

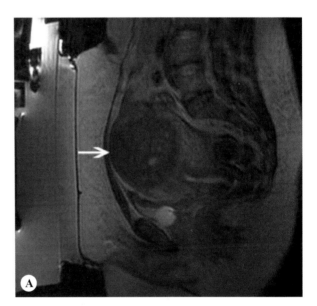

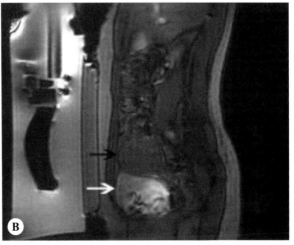

▲ 图 10-14　A. 磁共振引导聚焦超声治疗前的局部序列。注意子宫前面的小肠有一个减压的膀胱。B. 膀胱在通过 Foley 导管填充 200～300ml 生理盐水后，将肠道移出声束路径（图片由 **Maureen P. Kohi** 提供）

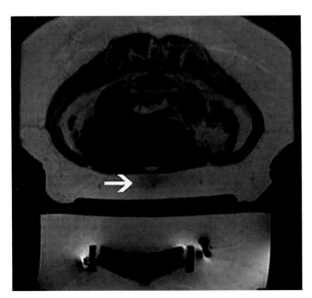

▲ 图 10-13　热损伤示例
图片由 Maureen P.Kohi 提供

◆ 骨盆超声也可能引起间接神经损伤。

（七）其他治疗

- 药物。
    - 口服避孕药。
        - 常用处方，尤其是月经过多患者。
    - GnRH 激动药。
        - 通过减少肿瘤血管导致肌瘤大小迅速缩小。
        - 雌激素减少引起的不良反应——潮热、阴道干燥和骨质疏松，可能会使一些患者无法忍受这种方式的治疗。
        - 使用 GnRH 激动药不建议超过 6 个月。
- 手术治疗：包括子宫切除术、子宫肌瘤切除

术和腹腔镜射频消融术。

- 子宫切除术是一种明确的治疗方法，并发症包括盆底功能障碍、性功能障碍和长期尿失禁。
- 子宫肌瘤切除术：可以在宫腔镜、腹腔镜或剖腹手术中进行，比子宫切除术有创性小，但肌瘤可能复发。
- 腹腔镜消融术利用热能来诱发纤维样坏死。
- 子宫动脉栓塞术。
    - 由介入放射科医生实施的微创治疗方法。
    - 缺点包括使用电离辐射，可能导致更年期过早。
    - 第 8 章妇产科已进一步讨论。

知识点回顾

前列腺动脉栓塞术（PAE）

- PAE 是治疗良性前列腺肥大和相关下尿路症状的有效微创治疗选择。
- 与经尿道前列腺电切术（TURP）相比，PAE 的即刻疗效较差，但在症状学方面的晚期改善相似。PAE 术后住院时间和总体恢复时间较短。
- 与 TURP 不同，PAE 术后很少甚至没有性功能障碍或尿失禁的机会。
- PAE 后临床和技术上的失败通常可归因于血管迂曲、严重的动脉粥样硬化性疾病和前列腺血管较少。可能需要多次治疗。

磁共振引导下前列腺癌消融术

- 在前列腺癌的病例中，局部治疗如磁共振引导下的聚焦激光消融正在成为整个腺体治疗的替代方法。由于 MRI 引导下精确靶向治疗的作用，阳痿等并发症减少。

经桡动脉通路

- 经桡动脉入路是经股动脉入路导管导向动脉治疗的安全有效替代方法。

- Barbeau 试验的术前评估对于评估患者掌弓对手术的耐受性至关重要。
- 患者在 TRA 入路后无须卧床制动，提高了患者的舒适性。
- 肥胖患者可能受益于 TRA，因为股总动脉位置较深，术后止血更加困难。
- TRA 的主要并发症很少，与 TRA 相关的轻微并发症比经股动脉入路更少。

肥胖症动脉栓塞

- 生长激素释放肽主要由胃底细胞产生，是刺激食欲的主要激素。
- 经动脉栓塞胃左动脉可降低动物模型血清生长激素水平并诱导体重减轻，目前正在进行临床试验。
- 胃底丰富的侧支供应和动脉解剖的变异可能是手术的陷阱。为了避免非靶向栓塞和潜在的器官缺血，建议在术前 CTA 检查。

磁共振引导聚焦超声

- 磁共振引导聚焦超声（MRgFUS）是一种新的无创治疗症状性子宫肌瘤的方法。

- 与子宫动脉栓塞术或其他手术相比，它可以在门诊基础上进行，术后恢复时间更短。

- 需要进一步研究，以确定其长期疗效和比较疗效。

思考题

1. 关于前列腺动脉解剖学，下列哪一种说法是错误的？

　A. 解剖变异高

　B. 最典型的是每侧有 2 条主要的前列腺动脉

　C. 前列腺动脉通常有一个"开瓶器"外观

　D. 前列腺动脉是髂内动脉后分的一个分支

2. 下列哪个陈述是错的？

　A. 正常前列腺体积<30cm^3

　B. 过渡带是良性前列腺增生症的发生部位和经尿道前列腺切除术的靶区

　C. 经尿道前列腺切除术是治疗良性前列腺增生症的首选方法

　D. 50 岁以上的男性中约有 50% 患有前列腺增生症

3. 以下哪项是经桡动脉入路的绝对禁忌证？

　A. Barbeau A

　B. Barbeau B

　C. Barbeau C

　D. Barbeau D

4. 为了防止桡动脉血管痉挛 / 闭塞，下列哪一项应该在经桡动脉入路进入桡动脉后立即通过经桡动脉入路鞘实施？

　A. 生理盐水或乳酸林格液冲洗

　B. 碘化对比剂

　C. 肝素、钙通道阻滞药和硝酸盐的混合物

　D. 华法林、β 受体阻滞药和硝酸盐的混合物

　E. 以上都不是

5. 经桡动脉入路术后止血通常可用以下哪种方法？

　A. 手动压迫 15min

　B. 入路部位封闭装置

　C. 压迫带应用在腕部几秒钟

　D. 经桡动脉入路患者的手术闭合

6. 以下哪一项是与胃左动脉最常见的变异解剖？

　A. 胃左动脉起源异常

　B. 与肠系膜共干

　C. 替代肝总动脉

　D. 替代肝左动脉

拓展阅读

[1] Barbeau GR, Arsenault F, Dugas L, et al. MM. Evaluation of the ulnopalmar arterial arches with pulse oximetry and plethysmography: comparison with the Allen's test in 1010 patients. *Am Heart J*. 2004;147:489-493.

[2] Carnevale FC, Antunes AA, da Motta Leal Filho JM, et al. Prostatic artery embolization as a primary treatment for benign prostatic hyperplasia: preliminary results in two patients. *Cardiovasc Intervent Radiol*. 2010;33(2):355-361.

[3] Coakley FV, Foster BR, Farsad K, et al. Pelvic applications of MRguided high intensity focused ultrasound. *Abdom Imaging*. 2013;38(5):1120-1129.

[4] DeMeritt JS, Elmasri FF, Esposito MP, Rosenberg GS, et al. Relief of benign prostatic hyperplasia-related bladder outlet obstruction after transarterial polyvinyl alcohol prostate embolization. *J Vasc Interv Radiol*. 2000;11(6):767-770.

[5] Fischman AM, Swinburne NC, Patel RS. A technical guide describing the use of transradial access technique for endovascular interventions. *Tech Vasc Interv Radiol*. 2015;18 (2):58-65.

[6] Gunn AJ, Oklu R. A preliminary observation of weight loss

following left gastric artery embolization in humans. *J Obes*. 2014; 2014: 185349.

[7] Isaacson AJ, Fischman AM, Burke CT. Technical feasibility of prostatic artery embolization from a transradial approach. *AJR Am J Roentgenol*. 2016;206(2):442-444.

[8] Kipshidze N, Archvadze A, Kantaria M. First-in-man study of left gastric artery embolization for weight loss. In: *Presented at the 62nd Annual Scientific Meeting of the American College of Cardiology*; Mar 10 2013. San Francisco, CA.

[9] Oto A, Sethi I, Karczmar G, et al. MR imaging-guidedfocal laser ablation for prostate cancer: phase I trial. *Radiology*. 2013;267(3):932-940.

[10] Pisco J, Campos Pinheiro L, Bilhim T, et al. Prostatic

arterial embolization for benign prostatic hyperplasia: short- and intermediate-term results. *Radiology*. 2013;266(2):668-677.

[11] Pisco JM, Pinheiro LC, Bilhim T, et al. Prostatic arterial embolization to treat benign prostatic hyperplasia. *J Vasc Interv Radiol*. 2011;22 (1):11-19.

[12] Posham R, Biederman DM, Patel RS, et al. Transradial approach for noncoronary interventions: a single-center review of safety and feasibility in the first 1,500 cases. *J Vasc Interv Radiol*. 2016;27 (2):159-166.

[13] Weiss CR, Gunn AJ, Kim CY, et al. Bariatric embolization of the gastric arteries for the treatment of obesity. *J Vasc Interv Radiol*. 2015;26(5):613-624.

中篇 血管病例
Vascular Cases

第 11 章　肾上腺静脉取样
Adrenal Venous Sampling

James J. Morrison　Frederick S. Keller　著

患者女性，50 岁，高血压，多种药物治疗无效，曾尝试呋塞米、肼屈嗪、哌唑嗪和维拉帕米治疗。患者有低钾血症，医生开了补充剂。她的醛固酮 - 肾素比值升高，内分泌科怀疑其患有醛固酮增多症。在体格检查时，腹部计算机断层扫描（computed tomography，CT）显示左肾上腺有 1 个低密度直径为 1.2cm 的结节。患者转到介入放射学（interventional radiology，IR）科进行肾上腺静脉取样。

- 肾上腺静脉取样（adrenal venous sampling，AVS）是鉴别原发性醛固酮增多症（无论是单侧还是双侧）亚型的金标准。
  - 在 AVS 中，从每侧肾上腺的静脉以及周围循环中获得血液样本，以比较皮质醇和醛固酮的水平。
- CT 评估用于肾上腺腺瘤的诊断和分型是不充分的。
  - 无法发现亚厘米级的醛固酮腺瘤。
  - 由于无功能的皮脂腺瘤普遍存在，即使检测到结节也并不意味着高分泌。
- 术前腹部增强 CT 可帮助确定左右两侧肾上腺静脉的位置，并评估左侧肾静脉等异型。
- 原发性醛固酮增多症是高血压潜在可治愈原

因，在高血压患者中发生率 5%～10%。
- 双侧肾上腺增生是原发性醛固酮增多症最常见的病因，可用盐皮质激素受体拮抗药治疗。
- 单侧肾上腺切除术可用于醛固酮分泌腺瘤患者，从而缓解低钾血症和高血压症状。几乎所有患者均有此症状，高达 80% 的患者完全治愈。

一、适应证

- 醛固酮分泌腺瘤（显微镜下或肉眼可见）、非分泌腺瘤和双侧肾上腺增生的鉴别。
- 肾上腺激素（如去甲肾上腺素、肾上腺素）的取样。
- 高分泌性肾上腺疾病的检查：嗜铬细胞瘤（肿瘤在其他任何影像学检查方式上不明显）、库欣病和雄激素过量综合征。

二、禁忌证

- 无绝对禁忌证。
- 相对禁忌证包括严重肾功能损害和碘对比剂过敏。

三、设备

- 微穿刺试剂盒。
- 超声。
- 6Fr 鞘管。
- 0.035 英寸 J 形导丝、亲水性导丝。

- 2根5.5Fr直导管（根据操作者喜好，可使用预制导管）（图11-1）。
- 打孔机。
- 样品收集用10ml注射器。
- 水蒸气。

四、解剖学

- 肾上腺的静脉引流主要通过两侧的单一中心静脉进行（图11-2）。

（一）右肾上腺（图11-3）

- 右肾上腺通常是较难取样的腺体，因为右肾上腺中央静脉直接流入下腔静脉（inferior vena cava，IVC）。
- 右肾上腺静脉最常见于IVC的右后外侧。在寻找右肾上腺静脉时，下导静脉可能是一个令人欣慰的发现。
- 右肾上腺可见不同的静脉引流，如下所示。

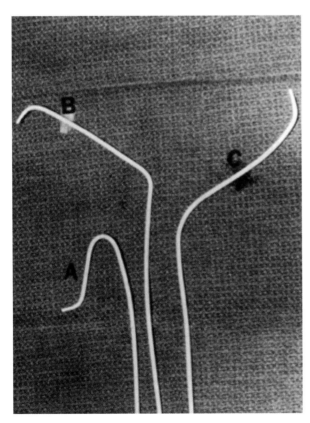

▲ 图11-1 常见导管形状

A. 反向曲线导管；B. 双曲线导管；C. 左肾上腺导管（图片由Frederick Keller提供）

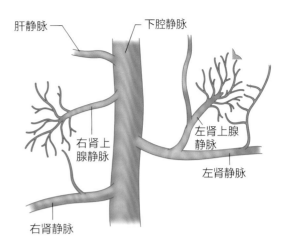

▲ 图11-2 肾上腺静脉标准解剖图

- 引流至IVC左后外侧。
- 流入肝短静脉。

（二）左肾上腺（图11-4）

- 左肾上腺静脉流入左肾静脉上部。
- 左肾上腺静脉和左膈下静脉常在到达左肾静脉之前汇合。
- 重要的是要了解左肾静脉的变异，如左肾后静脉或环左肾静脉，因为这些变异可增加左肾上腺静脉发现和取样的难度。

（三）腺瘤（图11-5）

- 肿瘤通常不可见，但发现时可能很有特征。

五、操作步骤

- AVS的操作方案因机构而异。机构协议的主要区别如下所示。
  - 序贯抽样与同时抽样。
  - 在使用或不使用促肾上腺皮质激素刺激的情况下取样。
- 术前应纠正电解质失衡（通常是低钾血症）。

序贯肾上腺静脉取样（肾上腺刺激）方案

- 步骤1：用水蒸气将导管塑成所需的形状。
- 步骤2：用打孔机在导管尖端附近打一个孔，以便采集样本。这种技术可以防止在抽取样本时肾上腺静脉塌陷。
- 步骤3：静脉注射促肾上腺皮质激素0.25mg。
- 步骤4：超声引导下右股静脉微穿刺。

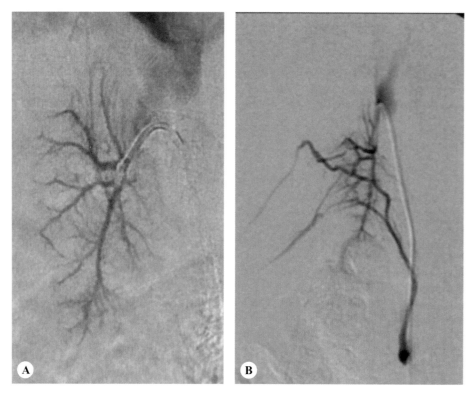

▲ 图 11-3　右肾上腺静脉

A. 右肾上腺静脉的常见表现，源于右后外侧下腔静脉；B. 导管尖端位于右肾上腺静脉，下导静脉对比剂浑浊，向下延伸至右肾静脉（图片由 Frederick Keller 提供）

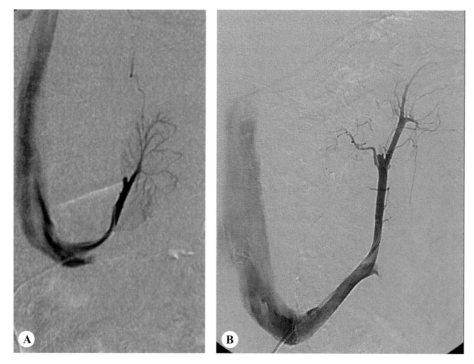

▲ 图 11-4　左肾上腺静脉

A. 左肾上腺静脉的典型外观。左膈下静脉起自左肾上腺静脉的内侧。B. 左肾上腺静脉起自主动脉后的左肾静脉（图片由 Frederick Keller 提供）

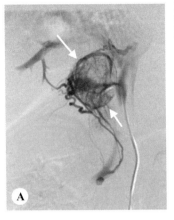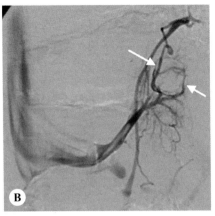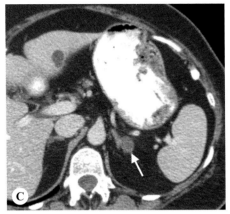

▲ 图 11-5　肾上腺腺瘤

A. 右侧肾上腺腺瘤（箭）；B. 左侧肾上腺腺瘤（箭）；C. 左侧肾上腺腺瘤（箭）的 CT 表现，对应于静脉造影所见的腺瘤（B）（图片由 Frederick Keller 提供）

- 步骤 5：给予肝素（70～100U/kg），通常为肝素 1000U 静脉注射。
- 步骤 6：扩大到 0.035 英寸导丝，并将导丝推进到下腔静脉。
- 步骤 7：放置鞘管。
- 步骤 8：将右侧肾上腺导管推进至右侧肾上腺水平，然后撤出导丝。
- 步骤 9：用导管尖端沿 IVC 探查（CT 示右侧肾上腺静脉一般区域）。
- 步骤 10：右侧肾上腺静脉插管。
- 步骤 11：轻轻注射对比剂，以确认右侧肾上腺静脉。
- 步骤 12：从右侧肾上腺静脉采集血样（8～10ml）。这应该在注射促肾上腺皮质激素至少 15min 后完成。
- 步骤 13：从右侧肾上腺静脉撤出导管，向左旋转，向下拉。
- 步骤 14：用亲水性导丝辅助左侧肾静脉插管。
- 步骤 15：沿导丝交换引入左侧肾上腺静脉导管。
- 步骤 16：慢慢撤回左侧肾上腺静脉导管，直到导管尖端位于左肾上腺静脉开口。
- 步骤 17：轻推注射对比剂以确认选择的左侧肾上腺静脉。
- 步骤 18：左侧肾上腺静脉采血 8～10ml。

- 步骤 19：撤出导管。
- 步骤 20：从鞘管中取一份外周血样本。
- 步骤 21：拔除鞘管。
- 步骤 22：压迫穿刺点直至实现止血。

临床要点——结果解释

- AVS 的血液样本被送去做醛固酮和皮质醇测试。结果用于确认每条肾上腺静脉插管术的成功，以及确定双侧还是单侧患病。
- 计算每侧肾上腺静脉血皮质醇与外周血皮质醇的比值，以确定肾上腺静脉插管是否成功。这就是所谓的选择性指数（表 11-1）。
  - 选择性指数＞ 5 则证实了肾上腺静脉插管成功。
- 计算醛固酮 / 皮质醇比值，以确定是否有单侧或双侧患病。这被称为偏侧化指数（表 11-2）。
  - 偏侧化指数＞ 4 表明为单侧患病。

表 11-1　选择性指数

≤ 5	肾上腺静脉插管失败
＞ 5	肾上腺静脉取样成功

表 11-2　偏侧化指数

≥ 4	单侧醛固酮分泌腺瘤
2～4	边缘
≤ 2	双侧肾上腺增生

六、其他治疗

- AVS 是鉴别醛固酮分泌腺瘤与双侧肾上腺增生和醛固酮分泌肿瘤偏侧化的金标准。目前还没有其他诊断方法。
- 仅靠 CT 评估和实验室分析，不足以确定需要治疗的一侧。
- 有一种替代 AVS 的技术，同时双侧肾上腺静脉取样而不是连续取样（如前所述）。
  - 同时取样方案包括在取样前（通过单侧或双侧股静脉鞘）对双侧肾上腺静脉插管。
  - 一旦导管就位，样本就会被平行抽取。从鞘管中抽取外周血液样本。

- 同时取样可在使用或不使用促肾上腺皮质激素的情况下进行；但选择性和偏侧化指数的截止值将随所使用的方案而变化。
- 锥形束 CT（图 11-6）可用于疑难病例，以确认导管定位。

七、并发症

- AVS 的并发症很少见。与静脉取样相关的并发症，如下所示。
  - 肾上腺静脉血栓形成。
  - 肾上腺静脉分离。
  - 肾上腺出血。
- 典型的穿刺点相关并发症。

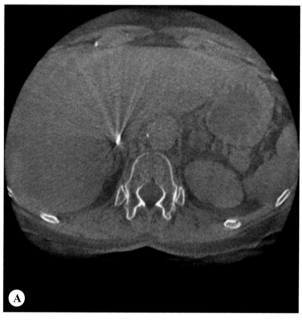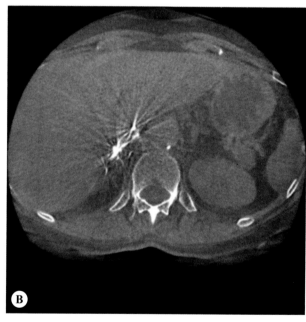

▲ 图 11-6　注射对比剂，锥形束 CT 确认右肾上腺静脉导管。注射的对比剂使右肾上腺静脉（A）和腺体（B）变得不透明（图片由 Frederick Keller 提供）

知识点回顾

- 肾上腺静脉取样是区分双侧和单侧醛固酮分泌过多，以及鉴别单侧醛固酮分泌腺瘤的金标准。

- 来自单侧分裂性腺瘤的原发性醛固酮增多症，占了高血压患者的一部分，干预可以改善甚至治愈病情。

思考题

1. 肾上腺静脉皮质醇与外周静脉皮质醇的比值称为什么？

    A. 选择性指数

    B. 偏侧化指数

    C. 敏感性指数

    D. 特异性指数

2. 右侧肾上腺静脉醛固酮 / 皮质醇比值与左侧肾上腺静脉醛固酮 / 皮质醇比值的比较称为什么？

    A. 选择性指数

    B. 偏侧化指数

    C. 敏感性指数

    D. 特异性指数

3. 为什么病例开始时在导管末端加一个侧孔？

    A. 使找到肾上腺静脉的导管操作更容易

    B. 在用手注射过程中增加对比剂的流速

    C. 防止采集样本时肾上腺静脉塌陷

    D. 避免损伤下腔静脉壁

拓展阅读

[1] Carr CE, Cope C, Cohen DL, et al. Comparison of sequential versus simultaneous methods of adrenal venous sampling. *J Vasc Interv Radiol.* 2004;15(11):1245-1250.

[2] Daunt N. Adrenal vein sampling: how to make it quick, easy, and successful. *Radiographics.* 2005;25(suppl 1):S143-S158.

[3] Kahn SL, Angle JF. Adrenal vein sampling. *Tech Vasc Interv Radiol.* 2010;13(2):110-125.

[4] Rossi GP, Auchus RJ, Brown M, et al. An expert consensus statement on use of adrenal vein sampling for the subtyping of primary aldosteronism. *Hypertension.* 2014;63(1):151-160.

第 12 章 动静脉瘘和移植
Arteriovenous Fistulas and Grafts

Ryan Trojan　Chad Thompson　著

病例介绍

　　患者男性，54 岁，患有终末期肾病（end-stage renal disease，ESRD）、高血压（hypertension，HTN）和糖尿病（diabetes mellitus，DM），出现透析后左侧头臂动脉瘘管出血增加。患者在周一、周三和周五接受透析，他昨天接受了一次完整的治疗。他的肾病医生要求，患者在下一次透析疗程前做一个瘘管造影。

一、历史

- 1924 年，Georg Haas 在德国进行了第一次血液透析（hemodialysis，HD）。
- 1943 年，Willem Kolff 使用鼓式透析器完成了第一次现代透析。
- 1965 年，第 1 例动静脉瘘（arteriovenous fistula，AVF）通过手术被创造出来。第二年，Michael Brescia、James Cimino、Kenneth Appel 和 Baruch Hurwich 的论文《使用静脉穿刺和外科创造的动静脉瘘的慢性血液透析》（Chronic Hemodialysis Using Venipuncture and a Surgically Created Arteriovenous Fistula）发表在 New England Journal of Medicine 上。
  - 与此同时，Charles Dotter 及其同事们在用一种新开发的球囊血管成形术导管进行第

1 例血管成形术。
- 1982 年，David H. Gordon 和 Sidney Glanz 发表了用球囊血管成形术治疗 16 例狭窄 AVF 的结果。

二、病理生理学

- 肾衰竭患者需要一个插入部位接受 HD。
- 紧急情况下可以放置静脉透析导管。然而，它们并不是长期使用的最佳选择，因为有中心静脉狭窄、中心静脉感染、血栓形成和一般导管功能障碍的风险。
- AVF 是通过外科手术在原生动脉和静脉之间建立的连接。动静脉移植（arteriovenous graft，AVG）是用人造移植物通过外科手术在动静脉之间建立的连接。两者都用于长期透析。
- 介入放射科医生在保护和维护这些有价值的通路方面发挥着核心作用。最低限度有创性介入放射学（interventional radiology，IR）技术已经取代手术修补，作为手术失败或血栓形成的瘘管和动静脉移植的治疗选择。
  - 血管成形术和取栓术是最常见的干预措施。
- AVF 和动静脉移植的常见问题包括发育不成熟、血栓形成和流出管狭窄。
- 肾衰竭患者的血管通路问题仍然是这类患者发病和住院的主要原因。
- 据估计，美国每年因血管通路失败造成的损失超过 10 亿美元。

重要定义

原发性失败见于 AVF/ 动静脉移植不能使用或使用 3 个月内失效。

初始通畅是指未修复的开放瘘管。

继发通畅是指修复后的开放瘘管。

三、适应证

- AVF 流量下降至＜ 500ml/min 或从基线下降＞ 20%。
- AV 移植流量下降至＜ 650ml/min 或较基线下降＞ 20%。
- 静脉压升高。
- 血栓形成。
- 未成熟。
- 任何功能障碍的迹象。
- 放置支架的适应证如下所示。
  - 血管成形术后静脉破裂，球囊填塞失败。
  - 静脉狭窄，球囊血管成形术无效。
  - 球囊血管成形术成功后 3 个月内中央狭窄复发。

四、禁忌证

- 绝对禁忌证。
  - 插入部位感染。
  - 不能纠正的凝血障碍。
- 相对禁忌证。
  - 对比剂过敏。
  - 高血钾。
  - 如果血钾为＞ 6.0mEq/L，则放置临时股透析导管，立即透析。瘘管造影在透析后进行。
- 血栓切除的禁忌证。
  - 提示从右向左分流的存在，如卵圆孔未闭。
  - 严重肺动脉高压或右侧心力衰竭。
  - 同侧肢体窃血现象。
- 药物溶栓的禁忌证。
  - 3 周内做过大手术。
  - 6 周内出现内出血。
  - 颅内肿瘤。
  - 6 个月内做过脑部手术。
  - 出血性脑卒中病史。
  - 3 个月内有短暂性脑缺血发作（TIA）或脑卒中。

五、设备

- 微穿刺工具。
- 血流控制器。
- 导丝选择——Bentson、Glidewire 或 Roadrunner。
- 导管选择——5Fr 40cm 长 Berenstein 导管或 5Fr 40cm 长直导管。
- 导管鞘——5～9Fr，4cm 长（6Fr 和 7Fr 鞘管最为常用）。
- 血管成形术球囊（表 12-1）和充气装置。
- 5Fr Fogarty 导管。
- 支架。
  - 几乎所有用于透析通路的支架都是自扩张的。球囊支架可用于中心狭窄病例。
- 取栓设备的选择——AngioJet、Cleaner 或

表 12-1　不同类型的血管成形术球囊

商品名	类　型	直径（mm）	长度（mm）	成本（美元）	NP（atm）	RBP（atm）	导丝（英寸）
Ultraverse（Bard）	标准压力	3～12	20～300	80～85	6～8	9～21	0.035
Dorado（Bard）	标准压力	3～10	20～200	160～170	8	20～24	0.035
Atlas（bard）	标准压力	12～26	20～60	260～465	4～7	12～18	0.035
Mustang（Boston Scientific）	标准压力	3～12	12～200	370～380	8～10	14～24	0.035

（续表）

商品名	类　型	直径（mm）	长度（mm）	成本（美元）	NP（atm）	RBP（atm）	导丝（英寸）
Conquesst（Bard）	标准压力	5～12	20～80	150～155	6～8	20～30	0.035
Peripheral Cutting（Boston Scientific）	高压力	2～8	15～20	820～830	4～6	8～12	0.014～0.18

NP. 公称压力；RBP. 额定爆破压力；atm. 大气压

Trerotola。

- AngioJet（Boston Scientific，Marlborough，MA，USA；Arrow，Wayne，PA，USA；Argon，Frisco，Tx，USA）——吸出血栓并喷射 t-PA 溶液的药物机械取栓装置。
- Cleaner XT（氩气）——机械旋转取栓系统。
- Arrow-Trerotola PTD（Arrow）——机械取栓装置。

> **重要定义**
>
> 公称压力（nominal pressure，NP）是使球囊达到规定的直径所需的膨胀压力。
>
> 额定爆破压力（rated burst pressure，RBP）是指在该膨胀压力下 99.9% 的球囊有 95% 的信心能够存活。

六、解剖学

（一）上肢动脉解剖（图 12-1）

- 锁骨下动脉。
  - 右侧锁骨下动脉起自头臂干，止于右侧第一肋骨的外侧边界。
  - 左侧锁骨下动脉起自主动脉弓，止于左侧第一肋骨的外侧边界。
- 腋动脉起自第一肋骨的侧缘，止于大圆肌的下缘。
- 肱动脉起自大圆肌的下缘，止于桡动脉和尺动脉的分界线。
- 桡动脉沿前臂桡骨方向行进，终点为掌浅弓。
- 尺动脉沿前臂尺侧走向，终点为掌浅弓。
  - 骨间总动脉是尺动脉的分支。

（二）上肢静脉解剖（图 12-2）

- 浅表静脉解剖。
  - 贵要静脉沿上肢内侧，与肱静脉汇合形成腋静脉。
  - 头静脉在与腋静脉汇合前，沿上肢前外侧延伸。
- 深静脉解剖。
  - 桡静脉、尺静脉、臂静脉、腋静脉和锁骨下静脉沿其成对动脉的走行分布。

（三）动静脉瘘的类型

- 下臂：桡动脉→头静脉。
- 上臂：肱动脉→头静脉或肱动脉→基底静脉。

（四）动静脉移植的类型

- 下臂：肱动脉→头静脉（环状）（图 12-3）。
- 上臂：肱动脉→腋静脉（直）或肱动脉→腋

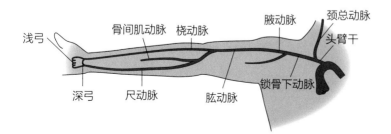

◀ 图 12-1　上肢动脉解剖
图片由 Ryan Trojan and Chad Thompson 提供

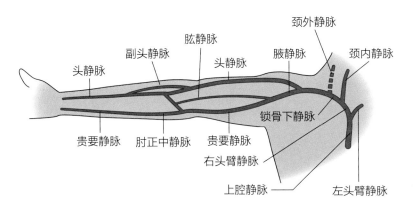

▲ 图 12-2　上肢静脉解剖
图片由 Ryan Trojan and Chad Thompson 提供

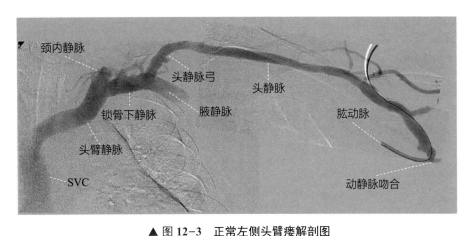

▲ 图 12-3　正常左侧头臂瘘解剖图
SVC. 上腔静脉（图片由 Ryan Trojan 和 Chad Thompson 提供）

静脉（环状）。
- 下肢：股动脉→股静脉（环状）。

- 直径为 6mm。
- 插管用 6cm 直段。
- 血液流量 600ml/min。

（五）确定瘘管或移植物
- 考虑到长期开放性、总体上较少的并发症，瘘管通常优于移植。
- AVG 适用于预期寿命较短的患者，因为移植物成熟时间较短，原发性失败率较低。表 12-2 总结了这些一般差异。

文献综述
2006 年美国国家肾脏基金会肾脏疾病结果质量倡议（National Kidney Foundation Kidney Disease Outcomes Quality Initiative, KDOQI）临床实践的指导方针
- 透析通道创建的优先顺序如下所示。
  - 桡动脉 AVF。
  - 头臂动脉 AVF。
  - 头臂贵要动脉 AVF 转位。
  - 动静脉移植。
- 6 周内瘘管充分成熟的标准（6s 规则）。
  - 距离皮肤表面 6mm 或以下。

文献综述
Young 等（2002）发现，相较于原生瘘，

> 动静脉移植有 3 倍的需要通路介入的可能性和超过 3 倍的要求取栓的可能性。

表 12-2　动静脉瘘与动静脉移植

	动静脉瘘	动静脉移植
中位使用时间	4 周至 1 年	1～3 周
初始失败	9%～36%	＜ 15%
术后 1 年二次通畅率，不包括首次失败	82%	67%
术后 2 年二次通畅率，不包括首次失败	73%	50%
构成	原生血管	聚四氟乙烯
直径	可变	4～8mm
平均感染率	2%～5%	10%

七、操作步骤

（一）体格检查（表 12-3）

- 检查血管通路部位的同侧手是否有坏死的迹象。
- 评估覆盖在接触部位的皮肤是否有感染迹象。
- 触诊瘘管/移植物以评估刺激并听诊确认杂音。
- 确定瘘管内的流动方向。如果不明显，用指尖按压瘘管，并在瘘管的另一侧感受脉搏。没有脉搏的一侧是流出的一侧。

临床要点
震颤和杂音有什么区别？ 震颤是一种通过触诊感到的震动，杂音是血管扰动产生的声音，可通过听诊听到。

（二）术前准备

- 实验室：全血细胞计数（complete blood count，CBC），基本生化全套（basic metabolic panel，

表 12-3　体格检查

静脉流出狭窄	动脉狭窄	中心静脉狭窄
高搏动性瘘管	扁平瘘管	同侧臂/面部水肿
透析后持续出血	搏动减少	肩部和胸部上部的侧支静脉
同侧臂水肿	插管失败引起四肢瘀血	

BMP）。

- 如血钾为＞ 6.0mEq/L，置股动脉临时透析导管，对患者进行透析。
- 如果国际标准化比值（international normalized ratio，INR）＞ 2.0，则考虑修正。
- 如果血小板＜ 50×10^9/L，输血。
- 不要停用氯吡格雷或阿司匹林，但在计划手术前使用 1 天低分子肝素。
- 适度镇静：是的。
- 抗生素：不经常使用。

（三）操作规划

- 回顾以前的瘘管造影检查，如果有的话，回顾最初的瘘管手术报告。
- 根据患者主诉、体格检查结果和超声检查结果，确定是否存在流入（近吻合口狭窄或动脉吻合口狭窄）或流出（流出静脉狭窄或中心静脉狭窄）问题。瘘管经常遭受流入和流出问题，随后将需要 2 个插入部位完成治疗。
  - 流入问题：针头应置于离动静脉吻合口至少 7～10cm 的流出静脉，针头指向流入静脉。
  - 流出问题：针应放在动静脉吻合处 4～6cm 内的流出静脉，针头指向流出静脉。
  - 问题部位未知：导管应放置于流出静脉朝向动静脉吻合处，并使用 Glidewire 导管和 Berenstein 导管组合引导至传入肱动脉。在放置鞘管之前，应通过导管进行诊断性瘘管造影。
- 检查瘘管上方的皮肤，寻找感染的迹象。检查同侧肢体的远端脉搏。

（四）操作步骤——瘘管造影

- 步骤1：患者仰卧位，需接触上臂外展60°～90°，掌心向上。
- 步骤2：以无菌的方式处理预期接触部位的皮肤。
- 步骤3：在每个插入部位注射利多卡因。
- 步骤4：超声引导下，可以通过标准的微穿刺获得通路。
- 步骤5：在流出/中心狭窄放置时，22G针顺行插入瘘静脉（即朝向中心静脉）。
- 步骤6：0.018英寸导丝进入瘘管。
- 步骤7：取下针头，换成同轴扩张器。
- 步骤8：撤出导丝和内部扩张器，留下外鞘在瘘管中。
- 步骤9：诊断性瘘管造影可通过微穿刺装置的外鞘进行。注射对比剂以评估流出静脉或中心静脉是否狭窄。完整的瘘管造影包括动脉吻合、流出静脉和中心静脉的评估。单一的顺行入路可能不允许进行完整的瘘管造影；因此，也可能需要逆行通路（即朝向动脉吻合口）。
- 步骤10：如果计划进行干预，将微穿刺套件的外鞘与血管鞘交换，这样可以通过导丝、球囊和取栓设备或支架。如果没有计划进行干预，拔出导管并压迫。

临床要点
通过手动压迫实现穿刺点的止血，静脉通路的速率为每French size 2min，动脉通路的速率为每French size 3min。

（五）治疗狭窄

临床要点
功能显著性狭窄的定义是正常血管直径减小>50%，伴血流动力学异常或临床异常。 血管成形术失败是血管成形术后有>30%的残余狭窄。 50%的狭窄导致血管横截面积减小>75%。

- 步骤1：用导丝（如0.035英寸Bentson导丝）穿过狭窄处。过于狭窄的话可能需要交叉导管和Glidewire导丝。
- 步骤2：测量狭窄邻近处静脉，选择比原生血管直径大10%～20%的球囊。如果狭窄严重，在达到目标直径之前，考虑用中等大小的球囊进行连续扩张。
- 步骤3：将球囊插入导丝上方，并将其置于狭窄处的中心，使用参考图像作为指导。
- 步骤4：使用充气装置，将对比剂/生理盐水以1:1的比例混合，在透视下缓慢充气。
- 步骤5：一旦狭窄扩张，给球囊充气1～2min。
- 步骤6：在保持导丝穿过狭窄处的同时放气并取出球囊。
- 步骤7：通过鞘管注射对比剂行扩张后瘘道造影，检查是否有残余狭窄或静脉损伤。

（六）治疗血栓

- 步骤1：以先前描述的非血栓形成瘘管的同样方式进入血栓形成的瘘管。如果是血栓形成环路移植物，需要同时进入静脉肢体和动脉肢体靠近移植物顶端的6Fr或7Fr短鞘（交叉导管技术，一根导管指向动脉，另一个指向静脉吻合）（图12-4）。
- 步骤2：静脉注射3000～5000U肝素。
- 步骤3：使用5Fr Berenstein导管和导丝进入中心静脉。

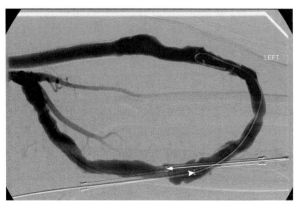

▲ **图12-4 交叉导管技术用于环路移植取栓。6Fr鞘管（白箭）指向动脉吻合，7Fr鞘管（白箭头）指向静脉流出**
图片由Ryan Trojan and Chad Thompson 提供

- 步骤 4：通过静脉吻合口进行中心静脉血管造影以记录通畅性。
- 步骤 5：拔除导丝上方的导管，同时保亲水性导丝持导丝尖端在上腔静脉（superior vena cava，SVC）或下腔静脉（inferior vena cava，IVC）内。
- 步骤 6：通过 Berenstein 导管和，在流入动脉中插入导丝。
- 步骤 7：溶栓是用血管喷射器（或其他设备，取决于偏好）首先在静脉流出部分，然后在移植物或瘘的流入段进行。
- 步骤 8：通过导丝外技术，将 5Fr Fogarty 导管插入流入动脉，轻轻给球囊充气。
- 步骤 9：把充气球囊拉过动脉吻合口，将血栓拖入静脉流出部分。将球囊放气，重复 2～3 次。
- 步骤 10：一旦大部分血栓被移除，用适当大小的球囊扩张任何有残余狭窄部位。
- 步骤 11：瘘管应该有持续的震颤。完全性瘘管造影可以确认和记录治疗的成功。

（七）放置支架

- 步骤 1：用导丝穿过狭窄处。
- 步骤 2：支架的尺寸要比待治疗的血管大 1～2mm。支架应足够长以治疗病变血管，且不应超过狭窄两侧的正常血管 10mm。
- 步骤 3：将支架通过导丝推进到需治疗区域。
- 步骤 4：缓慢收缩支架，使其扩张完全。在手术过程中，支架有时会向前移动，且输送导管在透视下必须缩回，以确保准确放置。

（八）侧支血管栓塞

- 侧支血管可以用线圈放置或手术结扎来治疗。
- 侧支血管的治疗依赖于操作人员，主要适用于未成熟的瘘管。

八、其他治疗

- 以导管为基础的介入已经取代手术修正，作为瘘管和移植失败或血栓形成的治疗选择。
- 转行手术的指征。
  - 感染性移植物假性动脉瘤。

- 血管性缺血综合征。

九、并发症

- 血管狭窄（图 12-5 至图 12-9）。
  - 通路：内皮损伤→释放炎症介质→诱导平滑肌细胞迁移和增殖→内膜增生导致狭窄。
  - 内皮损伤的原因包括穿刺性损伤、湍流、瓣膜部位内膜增生和中心静脉导管损伤。
- 形成血栓瘘。
  - 通常继发于潜在的狭窄。
  - 必须移除血栓和狭窄治疗。
- 不够成熟。
  - 描述一个 AVF/ 移植物在使用前 3 个月内不能使用或失效。
  - 未成熟的原因包括流入动脉狭窄、局灶性静脉狭窄、弥漫性静脉狭窄和副（侧）静脉的存在。
- 假动脉瘤。

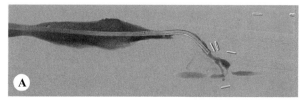
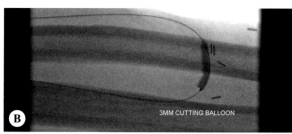
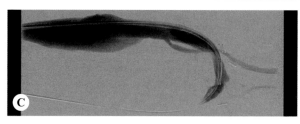

▲ 图 12-5　伴有近端吻合口狭窄的桡头瘘
A. 血管成形术前；B. 用 3mm 切割球囊进行球囊成形术期间；C. 血管成形术后（图片由 Ryan Trojan and Chad Thompson 提供）

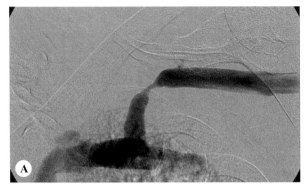

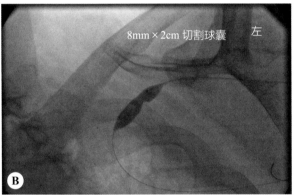

8mm×2cm 切割球囊   左

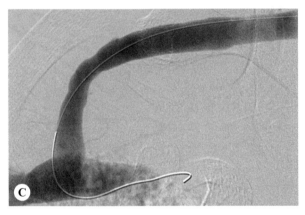

▲ 图 12-6 伴有头弓狭窄的头臂瘘

A. 血管成形术前；B. 用 8mm×2cm 切割球囊进行血管成形术期间；C. 血管成形术后（图片由 Ryan Trojan and Chad Thompson 提供）

- 假性动脉瘤易在移植物中形成，并有感染风险。
- 移植物或瘘管置管易形成假性动脉瘤。
- 如果有感染的迹象，转行手术是必要的。
- 动脉瘤（图 12-10）。
  - 定义为流出静脉段的异常扩张，大于血管正常直径的 150%。
  - 大多数血管通路动脉瘤病程是良性的，应

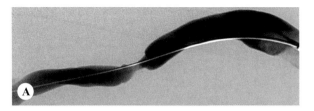

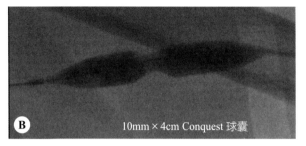

10mm×4cm Conquest 球囊

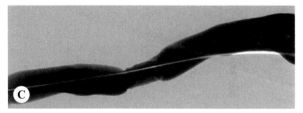

▲ 图 12-7 肱贵要动脉瘘伴贵要静脉流出道狭窄

A. 血管成形术前；B. 用 10mm×4cm Conquest 球囊进行球囊成形术期间；C. 血管成形术后（图片由 Ryan Trojan and Chad Thompson 提供）

进行瘘管造影以评估潜在的狭窄，狭窄可能导致动脉瘤形成。
- 如果动脉瘤急剧增大，或者有感染/覆盖皮肤变性，瘘管有自发破裂的风险，外科会诊是必要的。

临床要点

Laplace 定律：壁面张力（T）=内压（P）×半径（R）。随着半径的增加，张力也随之增加。这一原理使迅速扩大的血管通路动脉瘤的破裂不可避免，并要求立即转行手术，可能进行手术结扎。

- 感染。
  - 占血管通路失败的 20%，是 HD 患者最可能的菌血症来源。
  - 移植物感染时应外科转诊以进行可能的干预。

■ 瘘管感染用抗生素静脉注射治疗 6 周。如果存在脓毒性栓塞,建议切除瘘管。

• 手缺血。

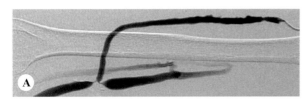

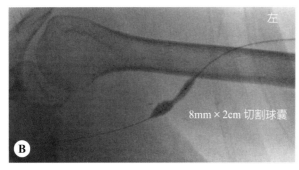

8mm×2cm 切割球囊

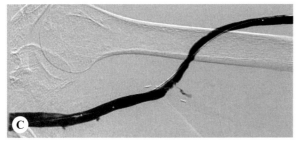

▲ 图 12-8　肱腋直型移植物伴静脉吻合口狭窄
A. 血管成形术前;B. 血管成形术中;C. 血管成形术后(图片由 Ryan Trojan and Chad Thompson 提供)

■ 血管通路相关的窃血综合征是由于动脉流经上游 AVF 或移植物而导致的血管功能不全。

■ 体格检查征象包括皮肤坏死、动脉搏动减少、手痛和血管通路部位远端皮肤苍白。

■ 治疗方案包括手术修补 / 结扎或绑扎。对于有窃血综合征症状的患者,要谨慎治疗与血管通路相关的狭窄,因为它会加剧窃血综合征的症状。

• 血管成形术后静脉破裂。

■ 发生在 2%~3% 的扩张中。

■ 处理流程。

◆ 步骤 1:用 1 根导丝穿过破裂的地方,立即将球囊放在破裂的地方,并保持充气 5min。

◆ 步骤 2:球囊填塞后,重复瘘管造影。

◆ 步骤 3:如果仍可见活动性外渗,则考虑置入覆膜支架。

◆ 步骤 4:如果破裂发生在动静脉吻合区,考虑在肱动脉放置闭塞性 Fogarty 球囊,并紧急血管外科会诊。

• 取栓过程中的栓塞。

■ 发生在 5% 的取栓手术中。

■ 处理流程。

◆ 步骤 1:将软金属丝(如 Bentson)穿过血栓。

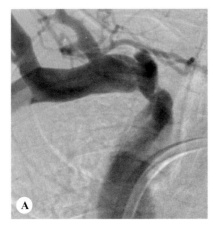

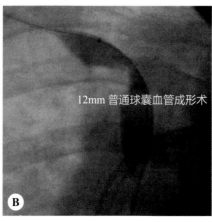

12mm 普通球囊血管成形术

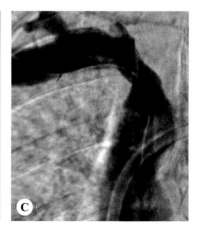

▲ 图 12-9　头臂动脉狭窄
A. 血管成形术前;B. 血管成形术中;C. 血管成形术后。在血管成形术前的血管造影上有多个侧支,这些在血管成形术后不再可见。患者有右侧颈内静脉通路透析导管病史(图片由 Ryan Trojan and Chad Thompson 提供)

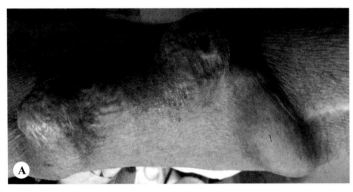 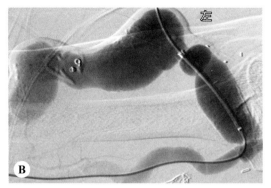

▲ 图 12-10　瘘管并发症

A. 左侧肱贵要动静脉瘘的动脉瘤样扩张。患者因动静脉瘘导致心力衰竭，这是放置动静脉瘘管的罕见并发症。B. 流出静脉狭窄未治疗。手术切除了瘘管，放置了肱腋移植物（图片由 Ryan Trojan and Chad Thompson 提供）

◆ 步骤 2：用带有 5Fr Fogarty 球囊的金属丝穿过血栓。使用球囊将血栓充气并缩回到移植物 / 瘘管中。

◆ 步骤 3：使用抽吸导管装置取出栓子。
• 有肺栓塞症状。
  ▪ 停止手术，按适应证进行医疗 / 介入治疗。

知识点回顾

• 需要肾脏替代疗法的患者人数持续增加。AVF 和 AVG 是永久性透析通路的理想手段。
• 介入放射科医生是持续维持 AVF 和移植物的关键。
• 介入放射科医生对 AVF/AVG 的常见手术包括血管成形术、溶栓术、血管成形术和支架置入术。
• 瘘、移植物功能障碍和移植后并发症是常见的。最常见的问题是瘘管 / 移植物狭窄和血栓形成、AVG/AVF 发育不成熟、动脉瘤形成。严重的术中并发症包括血管破裂和动脉栓塞。

思考题

1. 患者表现为疼痛的手臂肿胀和面部水肿。瘘管有很强的搏动。最可能的诊断是什么？
   A. 流出静脉狭窄
   B. 吻合口近侧狭窄
   C. 中心静脉狭窄
   D. 瘘管血栓形成

2. 患者男性，73 岁，有右侧头臂瘘管，并报告血液透析难以进入。血液透析在周一、周三和周五进行，最后一次完整的治疗在 4 天前完成。

实验室检查：Na 为 145mmol/L，K 为 6.1mmol/L，Cr 为 8.4mg/dl，INR 为 1.5，血小板为 75×10^9/L。超声检查显示瘘管有血栓形成。下一个最佳处理步骤是什么？
   A. 进行瘘管造影术
   B. 放置右侧颈内静脉通路透析导管，进行血液透析
   C. 给予全身溶栓药
   D. 放置股骨 TDC 并进行血液透析
   E. 在开始瘘管造影治疗前进行心电图检查

拓展阅读

[1] Aruny JE, Lewis CA, Cardella JF, et al. Quality improvement guidelines for percutaneous management of the thrombosed or dysfunctional dialysis access. *J Vasc Interv Radiol.* 1999;10 (4):491-498.

[2] National Kidney Foundation. KDOQI clinical practice guidelines and clinical practice recommendations for 2006 updates: hemodialysis adequacy, peritoneal dialysis adequacy and vascular access. *Am J Kidney Dis.* 2006;48:S1-S322.

[3] Oliver M, Woo K, Beathard G. Overview of chronic hemodialysis vascular access. In: Collins K, Motwani S, eds. *UpToDate*. Waltham, MA: UpToDate Inc. https://www.uptodate.com/contents/overview-of-chronic-hemodialysis-vascular-access.

[4] Turmel-Rodrigues L, Renaud CJ. *Diagnostic and Interventional Radiology of Arteriovenous Accesses for Hemodialysis*. Dordrecht, The Netherlands: Springer; 2013.

[5] Young EW, Dykstra DM, Goodwin DA, et al. Hemodialysis vascular access preferences and outcomes in the Dialysis Outcomes and Practice Patterns Study (DOPPS). *Kidney Int.* 2002;61(6): 2266-2271.

[6] Woo K. Arteriovenous fistula creation for hemodialysis and its complications. In: Collins K, Lam A, eds. *UpToDate*. Waltham, MA: UpToDate Inc. https://www.uptodate.com/contents/arteriovenous-fistula-creation-for-hemodialysis-and-itscomplications.

第 13 章　动静脉畸形
Arteriovenous Malformations

Jeffrey A. Brown　Luke A. Lennard　Gustavo Elias　Malcolm K. Sydnor　著

病例介绍

患者女性，16 岁，被转诊到介入放射学门诊，评估右下肢肿胀。她描述她的右腿肿胀加重伴有淡蓝色变，已有几年时间。她主诉长时间走路或站立时会出现疼痛，休息和平卧会减轻。体格检查发现右小腿内侧可触及压痛的肿块。诊断为血管畸形动脉栓塞可能。超声显示并经血管造影成像（CT angiography，CTA）证实，为高血流动静脉畸形（arteriovenous malformation，AVM）。患者接受了应用弹簧圈与胶合剂结合的动脉栓塞手术，成功地治疗了她的 AVM。

一、历史

- 第 1 个对血管畸形的描述来自公元前 1550 年的埃及僧侣 Papyrus Ebers，其中描述了痔疮、皮肤肿瘤、静脉曲张和动脉瘤。
- 200 多年前最早期的血管外科开始尝试修复由穿透性损伤引起的房室瘘。
- AVM 最早由 19 世纪的 Drs. Luschka（1854 年）和 Virchow（1863 年）描述。
- 早期 AVM 修复手术，集中在供血动脉的结扎（骨架化）或消除，这些手术常分别导致远端坏疽或者出血。

- 首例血管内 AVM 栓塞术是在 1960 年，由 Luessenhop 和 Spence 两位医生完成的。
- 首例应用经皮血管内消融术是在 20 世纪 60 年代末，由神经放射学家 John Doppman 和 Thomas Newton 完成的，用于治疗脊柱动静脉畸形。
- 20 世纪 70 年代末至 80 年代初，随着技术及栓塞材料的进步，经导管栓塞在治疗先天性的血管畸形治疗中起到了主要作用。
- 1982 年 Mulliken 医生和 Glowacki 医生发表了一篇论文，基于内皮细胞特点提出了血管异常分类体系。
- 1993 年，Jackson 等提出一种基于血流特征（高流量及低流量）互补的血管畸形分类方法。
- 1996 年国际脉管异常研究协会（International Society for the Study of Vascular Anomalies，ISSVA）建立了基于 Mulliken 共识的分类体系，继而为 AVM 分类提供了当前框架。

二、病理生理

- 血管畸形通常是先天性异常，一般在子宫内第 4～10 周因血管形成异常而发生。
- 动脉、静脉之间或没有毛细血管床的淋巴系统之间形成直接连接。
- 异常血管连接点称为瘤囊，在 AVM 中，血液经过这些瘤囊从高压动脉循环分流至低压静脉循环，一种畸形可能包含多个瘤囊。
- 血管畸形的一个重要区别是细胞表面覆盖着

成熟内皮细胞，倾向于以与个体相同的速度生长。

- 大多数的血管畸形是在其他方面健康的个体中孤立发生。不过，有几个与血管畸形相关的综合征，如下所示。
    - 动静脉畸形（AVM）。
        - 遗传性出血性毛细血管扩张症（hereditary hemorrhagic telangiectasia，HHT），也就是 Osler-Weber-Rendu 综合征。
        - Parkes-Weber 综合征。
    - 静脉畸形（venous malformation. VM）。
        - Klippel-Trenaunay 综合征。
        - 蓝色橡皮泡痣综合征。

临床要点

升高的 D–二聚体对 VM 具有高度特异性，并能帮助区分淋巴管畸形与慢血流 Klippel-Trenaunay 综合征，以及与高血流 Parkes-Weber 综合征的鉴别。

三、解剖学

血管异常分类（图 13-1）

- ISSVA 开发的分类系统是基于由 Mulliken 和 Glowacki 提出的，利用内皮细胞特征（框 13-1）。
- 基于流出特征的补充系统是由 Jackson 等介绍，也常用于描述血管畸形。
    - 高血流：AVM 房室瘘。
    - 低血流：VM 淋巴管畸形。
- 低血流病变由于部分栓塞常表现为肿胀和疼痛。
- 血管畸形的进一步分类是基于血管造影或超声检查时的形态学，并指出具体的治疗方法。
    - AVM（图 13-2）。
        - Ⅰ 型（动静脉）：不超过 3 次动脉分流至单一静脉成分的起始部分。
        - Ⅱ 型（小动静脉）：多条小动脉分流到单一静脉成分的起始部分。
            - 小动脉成分在血管造影表现为丛状。
        - Ⅲa 型（小动静脉，非扩张）：多发性小动脉和小静脉之间出现分流。
            - 血管造影时出现红斑或细条纹。
        - Ⅲb 型（小动静脉，扩张）：表现为多发性小动脉 – 小静脉分流和扩张。
            - 血管造影时表现为复杂的血管网络。
    - 静脉畸形（图 13-3）。
        - Ⅰ 型：隔离静脉畸形，微小静脉引流管

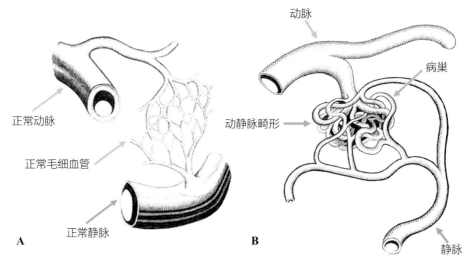

▲ 图 13-1 动静脉畸形

A. 正常动静脉解剖；B. 伴有多种引流静脉的动静脉畸形 [引自 McCafferty IJ, Jones RG. Imaging and management of vascular malformations. *Clin Radiol*. 2011;66 (12): 1208–1218.]

框 13-1　国际血管异常疾病研究协会血管异常分类

血管瘤
- 良性
  - 婴儿毛细血管瘤
  - 先天性血管瘤
  - 簇状血管瘤
- 局部侵犯
  - Kaposi 样血管内皮瘤
  - 网状血管内皮瘤
  - Kaposi 肉瘤
- 恶性
  - 血管肉瘤
  - 上皮样血管内皮瘤

血管畸形
- 单纯型
  - 毛细血管畸形
  - 淋巴管畸形
  - 静脉畸形
  - 动静脉畸形 a
  - 动静脉瘘 a
- 混合型
  - 毛细血管静脉畸形、毛细血管淋巴管畸形
  - 淋巴管静脉畸形、毛细血管淋巴管静脉畸形
  - 毛细血管动静脉畸形 a
  - 毛细血管淋巴管动静脉畸形 a

a. 高血流量病变

引自 International Society for the Study of Vascular Anomalies: ISSVA classification for vascular anomalies (Approved at the 20th ISSVA Workshop, Melbourne, April 2014). Available at http://www.issva.org/ classification. Accessed June 6, 2018.

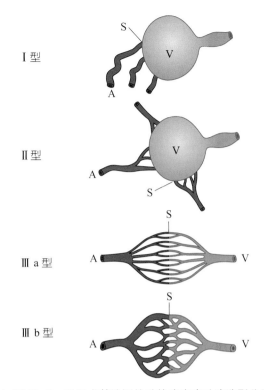

▲ 图 13-2　用于术前计划的动静脉疾病动脉造影分类

A. 动脉；S. 分流；V. 静脉 [引自 Markovic JN, Shortell CE. Multidisciplinary treatment of extremity arteriovenous malformations. *J Vasc Surg Venous Lymphat Disord*. 2015;3 (2): 209–218, Fig. 9.]

（图 13-3A）。

- ◆ Ⅱ型：引流至正常静脉的静脉畸形及合并慢引流的静脉畸形（图 13-3B）。
- ◆ Ⅲ型：引流至发育不良静脉的静脉畸形及合并有快速静脉引流的静脉畸形（图 13-3C）。
- ◆ Ⅳ型：由发育不良的静脉组成的静脉畸形（图 13-3D）。
  - 淋巴管畸形通过超声检查进一步确定为大囊肿（＞ 2cm）或小囊肿（＜ 2cm）。

四、临床特征

- 在出生时，血管畸形可能出现，由于位置和

生长速度的改变，临床表现会有一定的变化，浅表肢体病变在查体时容易发现，而深部病变可无临床症状。

- 生长缓慢的病变与个体生长速度相适应，这样导致发现病变进一步延迟，特别是深部病变。
  - 生长速度可能因激素波动（妊娠、青春期）而加速，由此导致干预失败。
- 畸形可以是单个的、多发的、局灶的，或跨过多个软组织平面呈浸润性的。
- 静脉畸形。
  - 40% 位于头颈部，40% 位于四肢，20% 位于躯干。
  - 表现为疼痛和肿胀，与以下有关。
    - ◆ 邻近结构的肿块效应。
    - ◆ 出血。
    - ◆ 与活动或静止有关的静脉充血。
    - ◆ 血栓形成。

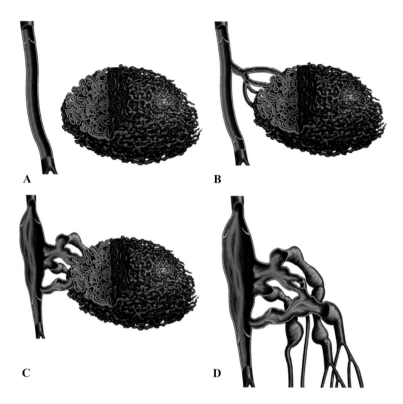

◀ **图 13-3　基于静脉引流模式的静脉畸形分类**
A. Ⅰ型静脉畸形显示少量静脉引流到正常的静脉循环；B. Ⅱ型静脉畸形解剖显示正常静脉引流至正常的静脉循环；C. Ⅲ型静脉畸形解剖显示引流至异常扩张或发育不良的静脉；D. Ⅳ型静脉畸形完全由异常扩张或发育不良的静脉组成 [引自 Legiehn GM, Heran MK. Venous malformations: classification, development, diagnosis, and interventional radiologic management. *Radiol Clin North Am.* 2008;46 (3):545–597.]

◆ 局部肌肉功能障碍。
▪ 体格检查表现。
　◆ 软的 / 橡胶样的、蔓行状的、瘀血样的 / 淡蓝色的病变，这是由被动体位或 Valsalva 动作引起充血而导致的。
• 淋巴管畸形。
　▪ 与静脉畸形表现类似，可能因病灶内出血或感染而迅速扩大。
　▪ 查体可发现与异常淋巴引流相关的变化，可包括皮肤组织改变、变色、角化过度或淋巴水肿。
• 动静脉畸形。
　▪ 主要发生于四肢和骨盆。
　▪ 40% 在出生时可检测到。
　▪ 一般表现为搏动性、无触痛的肿块。如果未治疗，动静脉畸形可随临床病程进展，临床表现依分期而定。
　　◆ Ⅰ期（无症状期）：皮肤发红、皮肤发热。
　　◆ Ⅱ期（扩大期）：皮肤发红变黑、搏动性、震颤 / 杂音。
　　◆ Ⅲ期（破坏期）：盗血、疼痛、皮肤营养不良改变、远端缺血、溃疡、坏死（图 13-4 和图 13-5）。
　　◆ Ⅳ期（失代偿期）：高排出量的心力衰竭。
　▪ 动静脉畸形通常只需保守治疗，众所周知，它治疗困难，复发和治疗失败常见。

（一）影像学特征
• 查体中发现的血管畸形有可能受到高度怀疑，影像学检查在这些疾病的诊断、分类和治疗中是有重要作用的。
• 影像学检查遵循避免过度检查、诊断和治疗延误。患者通常已经做过不同程度的诊断性影像学检查。
• 初始影像检查应包括灰阶超声和多普勒超声，这样能鉴别出低血流和高血流病变，以及静脉与淋巴管畸形。
• 磁共振成像 / 磁共振血管成像是确认、分类和进一步血管畸形分型的选择，它不仅给病变周围结构提供详细信息，也是一个治疗后随访的客观手段。

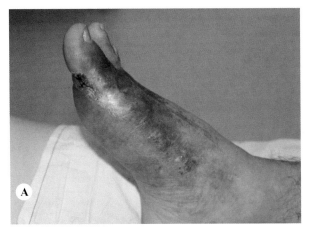

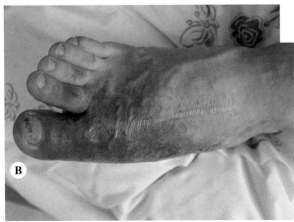

▲ 图 13-4　动静脉畸形临床Ⅲ期相关的皮肤营养不良、溃疡及坏死改变

右足侧位（A）和右足前后位（B）照片显示临床Ⅲ期动静脉畸形造成皮肤营养不良、溃疡及坏死改变 [引自 Rosen RJ, Nassiri N, Drury JE. Interventional manage-ment of high-flow vascular malformations. *Tech Vasc Interv Radiol*.2013;16 (1):22–38.]

- 血管造影和静脉造影（直接穿刺）很少单独用于诊断目的，但在血管介入治疗中是必不可少的。

（二）动静脉畸形

- 超声和多普勒。
  - 明确的无回声结构（图 13-6）。
  - 彩色多普勒图像显示血供和引流模式，瘤囊内可见混合回声。
  - 引流静脉可见搏动性血流，表明缺乏毛细血管床。
- MRI/MRA（图 13-7）。
  - T_1WI 和 T_2WI 显示低信号血流排空，代表了肥大的供血动脉和扩张的引流静脉线样连接。
  - 无软组织成分（磁共振成像非常适合发现邻近结构或穿越软组织平面）。
  - 在压差回波序列及钆增强序列内血管通道内信号增加。
- 血管造影（图 13-8 和图 13-9）。
  - 多发性扩大的供血动脉快速分流注入扩张的引流静脉。
  - 瘤囊形成是由供血动脉引起的引流静脉最早的显影点。
- CT/CTA（图 13-10 和图 13-11）。
  - 扩大的供血动脉迅速分流至无组织灌注的引流静脉。

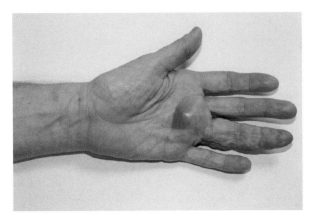

▲ 图 13-5　手掌部动静脉畸形相关的肿块

注意远端皮肤改变及第 4 指血管充血 [出自 Rosen RJ, Nassiri N, Drury JE. Interventional management of high-flow vascular malformations. *Tech Vasc Interv Radiol*.2013;16 (1):22–38.]

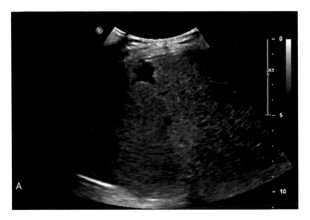

▲ 图 13-6　肝部动静脉畸形

肝部灰阶超声检查显示界限清楚的无回声结构（图片由 Jeff Brown, Virginia Commonwealth University 提供）

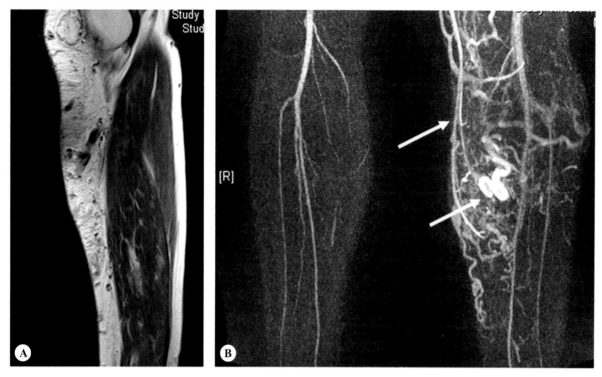

▲ 图 13-7　动静脉畸形的磁共振成像

A. 皮下高流速动静脉畸形患者的矢状位 T_2 图像，其静脉扩张，可见皮下脂肪内的多个流空；B. 同一患者的磁共振血管造影的最大密度投影（MIP），显示弯曲扩张的静脉结构内的早期充盈（箭）[引自 McCafferty IJ, Jones RG. Imaging and management of vascular malformations. *Clin Radiol*. 2011;66 (12):1208–1218.]

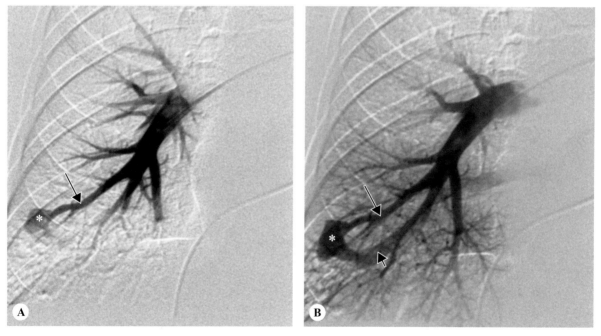

▲ 图 13-8　A. 早期血管造影显示肺动静脉畸形瘤囊（＊）动脉充盈（箭）；B. 晚期血管造影显示供血动脉（长箭）、瘤囊（＊）、引流静脉（短箭）显影

引自 Valji K,ed.Pulmonary and bronchial arteries.In:*The Practice of Interventional Radiology With Online Cases & Videos*. Philadelphia: Elsevier; 2012: 443–475.

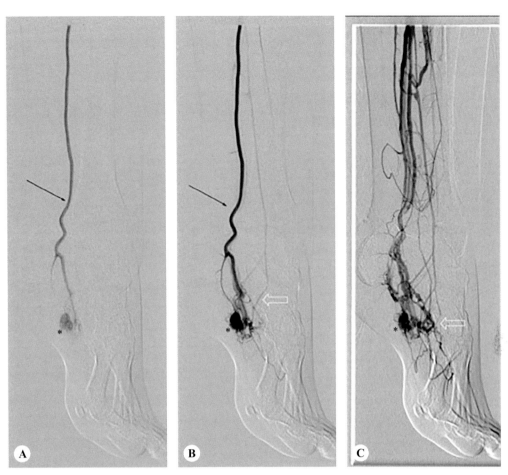

▲ 图 13-9　**A.** 动脉血管造影显示下肢动静脉畸形伴初级供血动脉（箭）及瘤囊（*）显影；**B.** 晚期血管造影显示供血动脉（细箭）、瘤囊（*）、早期静脉充盈（空心箭）；**C.** 进一步延迟显像显示静脉进一步分流（空心箭）和瘤囊（*）
图片由 Jeff Brown, Virginia Commonwealth University 提供

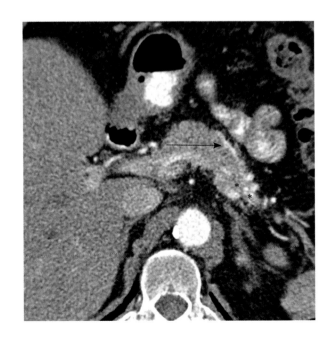

◀ 图 13-10　**腹部 CT 血管造影**
显示胰腺内线性高密度影至多发高密度灶。初始鉴别考虑包括神经内分泌肿瘤和动静脉畸形。随后的血管造影显示胰腺动静脉畸形。线性密度影是起源于腹腔干的供血动脉（长箭）延伸到瘤囊（*）（图片由 Jeff Brown, Virginia Commonwealth University 提供）

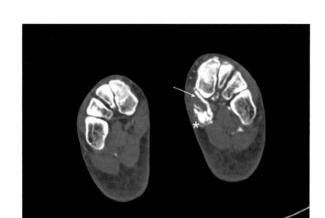

▲ 图 13-11 下肢 CT 血管造影显示动静脉畸形瘤囊（*）和异常供血动脉（箭）

图片由 Jeff Brown, Virginia Commonwealth University 提供

- 这种方法通常仅用于对邻近结构的出血或压迫进行评估，可能在 MRI 检查可疑时有用。
- 放射学。
  - 在评估动静脉畸形中的作用有限，可用来显示骨性并发症，如局部破坏、骨过度生长或病理性骨折。

（三）静脉畸形

- 超声和多普勒。
  - 一般为低回声（82%），可伴有混合回声组织结构。
  - 在多普勒图像上，84% 的患者有单相或双相血流，16% 的患者无血流。
- MRI/MRA（图 13-12 至图 13-14）。
  - 可出现单个或多分叶状、空洞状、匐行状的包块。
  - 典型病变在 T_1 加权上呈等信号或低信号，在 T_2 上呈高信号。
  - 压差回波的低信号区域可能为钙化（静脉石）、血铁黄素或血栓形成。
  - 增强扫描呈同质性或异质性增强。
- 血管造影。
  - 对病变形态学特征和在治疗前评估深静脉系统的通畅性是有所帮助的。
  - 重要的是确定充实畸形所需的对比剂剂量，进而确定在治疗中使用硬化剂的剂量。
- CT/CTA。
  - 在非增强图像上表现为低密度至混杂密度，取决于脂肪的多少。对比剂增强扫描表现为渐进性周围型增强。
  - 可见到营养不良性钙化。
  - 有助于评估邻近骨的受累情况。
- 放射学。
  - 作用有限，可见静脉石或邻近的骨质破坏。

（四）淋巴管畸形

- 超声和多普勒（图 13-15）。

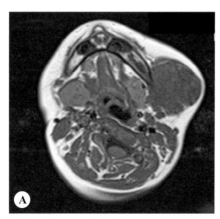
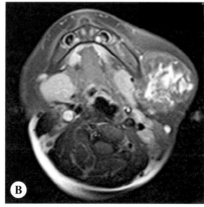
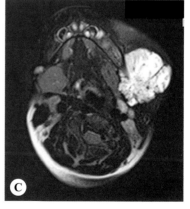

▲ 图 13-12　A. 轴位强化前 T_1 磁共振成像显示分叶状肿块，信号与肌肉相似；B. 轴位强化后 T_1 磁共振成像显示异质性增强；C. T_2 磁共振成像显示高信号，结果与静脉畸形形成相符

引自 McCafferty IJ, Jones RG. Imaging and management of vascular malformations. *Clin Radiol*. 2011;66 (12):1208-1218.

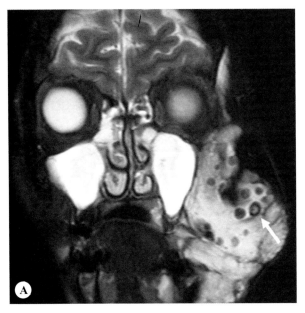 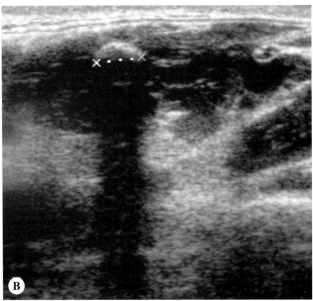

▲ 图 13-13 **A.** 冠状位 T_2 磁共振成像显示左侧面部高信号静脉畸形影像。内部多发低信号灶代表血栓形成和静脉畸形的病理特征。**B.** 静脉畸形灰阶超声显示回声病灶和后声阴影

引自 McCafferty IJ, Jones RG. Imagingand management of vascular malformations. *Clin Radiol*. 2011;66 (12):1208–1218.

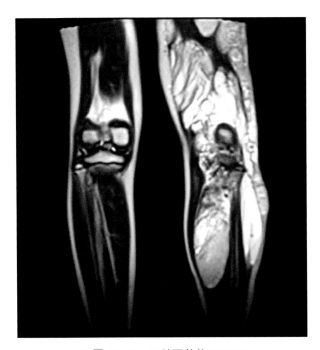

▲ 图 13-14　下肢冠状位 T_2 MRI

左腿大的、多分叶、高信号病变，具有典型的静脉畸形影像学特征（图片由 Jeff Brown, Virginia Commonwealth University 提供）

- 囊性淋巴管畸形呈大小不等的无回声腔隙，内部有分隔和碎片，这将它们与动静

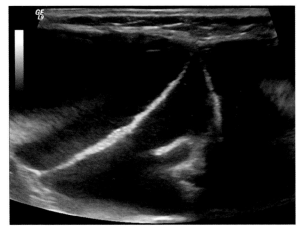

▲ 图 13-15　灰阶超声

颈部大囊性淋巴管畸形伴有大的无回声间隙、厚间隔和低水平的内部回声，提示有碎片 [引自 McCafferty IJ, Jones RG. Imaging and management of vascular malformations. *Clin Radiol*. 2011; 66 (12):1208–1218.]

脉畸形区分开来。在多普勒图像上腔隙内无血流，但分隔可能存在。

- 微囊性淋巴管畸形如果没有血流则表现为强回声，这样表现为强回声和无血流，导致难以与动静脉畸形区分开来。
- MRI（图 13-16）。

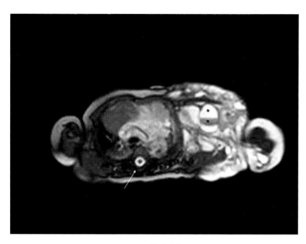

▲ 图 13-16　胸廓轴位 T₂ MRI

患儿广泛性 T₂ 高信号淋巴管畸形累及左胸大部和腋部。作为参照，脊髓管位于中间（白箭）。注意液 - 液水平（*）囊性结构，与内出血相符（图片由 Jeff Brown, Virginia Commonwealth University 提供）

- 表现为充满液体的多发性囊性肿块、不同的分隔和脂肪成分。
- T₁ 呈低信号，T₂ 呈高信号。在突出的间隔经造影后呈最明显的增强。
- 大囊性成分和小囊性成分易于辨别。
- CT。
  - 作用有限，通常仅用于评估病变对邻近组织的扩张或压迫情况。
  - 低密度、液性肿块，如果内部出血可能有液 - 液平面。
  - 增强检查可见到外壁增强。

五、适应证

（一）绝对适应证

- 出血。
- 急性高输出量性充血性心力衰竭。
  - 一种极罕见的并发症，通常与高血流的骨盆或肾动静脉畸形相关。
- 病变位于危及生命和（或）肢体的区域（如近端气道）。
- 病变危及重要功能（如视力、听力、进食或呼吸）。
- 在肺 AVM 病例中，所有病变均伴有供血动脉直径至少为 3mm，因为这似乎是一个几乎所有可能导致脑卒中的轻度血栓栓塞的阈值。

（二）相对适应证

- 治疗血管畸形是基于患者生活质量的潜在改善及权衡并发症的风险。在大多数情况下，建议进行保守治疗；然而，以下适应证可能是需要立即处理的。
  - 复发的或恶化的疼痛和肿胀。
  - 缺血性改变（如萎缩或溃疡）。
  - 静脉高压的后遗症（如皮肤增厚，色素沉着过度或溃疡）。
  - 畸形（例如通常由过度增长引起的肢体长度差异）。
  - 血栓栓塞并发症。
  - 引起步态紊乱或干扰身体活动。
  - 病变位于并发症高危区域（如关节积血、深静脉血栓形成）。
  - 引起反复感染或败血症的病变。
  - 激素变化（生长快、青春期、初潮和妊娠）常可引起现存通道和新通道扩大，在这时候需要进行治疗，或甚至在这些事件发生临床恶化之前进行。

六、禁忌证

- 治疗没有绝对的禁忌证，只要患者有症状，治疗通常是可以的，下面是一些相对禁忌证。
  - 凝血功能障碍通常给予 FFP、冷凝剂或补充缺陷因子。
  - 血管病变靠近主要神经干，尤其是在已有神经病变时。
  - 累及或邻近气道或眼眶的病变。
  - 皮肤广泛受累的 VM。
  - 累及下肢深静脉的 VM。
  - 已知卵圆孔未闭伴有右向左分流病史。
  - 伴有储备减少的慢性肺栓塞性疾病。
  - 肾功能不全。
  - 既往栓塞导致治疗血管通路有限。

七、设备

- 基本微穿刺套件，同轴微导管系统。

- 0.035 英寸导丝（Amplatz、Bentson 或亲水性导丝）。
- 5Fr 导管。
- 根据操作者偏好选择闭塞器械，选择如下所示。
  - 机械部件。
  - 栓塞线圈或闭塞栓（Amplatzer）（图 13-17）。
- 化学药品（表 13-1）。

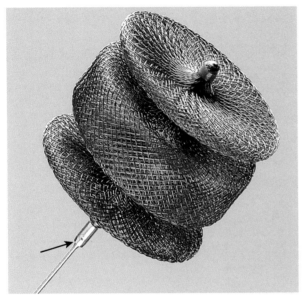

▲ 图 13-17 **Amplatzer Ⅱ** 血管栓有三叶和输送导丝（箭）
图片由 AGA Medical, Plymouth, MN 提供

八、操作步骤

（一）围术期的注意事项

- 对于存在广泛性 VM 和低纤维蛋白原患者，在手术前应用低分子肝素治疗 2 周，如果手术当天纤维蛋白原仍低，则需输注冷凝蛋白质。
- 术前应用预防性抗生素。
- 为减少术中血栓形成和血管痉挛的风险，动脉内给予血管扩张药（如硝酸甘油）。
- 为降低受累患肢继发血栓形成的风险，在进行硬化治疗时，通过外周静脉输注肝素化盐水，在硬化治疗前后确认深静脉的通畅性。
- 应用活化凝血时间行术中全身抗凝情况监测。
- 如果使用博来霉素，建议术前和术后行胸部 X 线片和肺功能检查。
- 如果使用无水乙醇时，建议行肺动脉和外周动脉压力监测。

（二）动静脉畸形（高流量）

血管内入路

- 步骤 1：通常为患者舒适采取全身麻醉，行生理监测、呼吸控制，也可施行局部麻醉。
- 步骤 2：在超声引导下采用标准 Selding 技

表 13-1 不同栓塞剂的对比

栓塞剂	作用机制	优 点	缺 点
无水乙醇	导致蛋白质变性和内皮细胞脱水，并有即刻血小板黏附血栓形成，引起明显的炎症反应	• 随时可用 • 价格便宜 • 强力高效 • 可加入乙碘油中以提高可视化，增加黏度，提高疗效	• 局部和全身毒性高，因此不利于治疗在浅表 / 黏膜或邻近重要神经的病变 • 可引起血红蛋白尿、少尿、急性肾损伤、呼吸抑制、心律失常、肺动脉高压、癫痫发作、高热、横纹肌溶解 • 射线可透过
STS	离子表面活性物质，诱导内皮细胞炎症、红细胞滞留，以及血管内血栓形成，导致最终纤维化和管腔塌陷	• 具有洗涤剂性质，会产生微泡，减少流出，增加与内皮接触的时间 • 毒性较小（与乙醇相比） • 能形成一个相对稳定的泡沫，具有更强的硬化作用	• 不如乙醇持久

（续表）

栓塞剂	作用机制	优　点	缺　点
聚多卡醇	一种清洁剂硬化剂	• 有局部麻醉作用 • 有效性好 • 局部和全身性并发症比率低	• 内皮杀灭作用较小 • 缓慢心律失常和可逆性心搏骤停是罕见的并发症
n-BCA	永久性液体栓塞和组织黏附剂，与血液接触并迅速聚合并形成一种血管床	• 无急性或长期组织损伤毒性	• 动静脉畸形瘤囊再通 • 肺栓塞 • 导管意外粘连，皮下或肌内与胶形成团块，引起感染、组织糜烂或肌肉失能
Onyx 非黏附性栓塞剂	乙烯－乙烯醇共聚物（EVOH）和二甲基亚砜（DMSO）的混合物，DMSO弥散入血沉淀形成一种血管床	• 低黏度 • 减少导管黏滞的风险	• 费用昂贵
博来霉素	细胞毒性抗肿瘤抗生素，诱导单单股和双股 DNA 断裂，是一种内皮细胞硬化药	• 低炎症反应，它对治疗肌内、眶内，或通常因水肿损害功能的气道病变，是有益的。	• 肺纤维化尽管罕见，却是一种可怕的并发症 • 皮肤色素沉着
多西环素	引起炎症反应，产生纤维蛋白和胶原沉积，抑制基质金属蛋白酶和抑制血管内皮生长因子（促进血管新生）	• 神经毒性作用较小 • 局部皮肤反应较少 • 有效治疗微囊性淋巴管畸形	• 溶血性贫血 • 低血糖伴代谢性酸中毒
OK-432（溶血性链球菌制剂）	一种冻干粉，诱导淋巴内皮细胞凋亡，引起局部细胞炎症反应	• 巨囊性淋巴管畸形反应良好	• 可能发生严重延迟性肿胀导致气道阻塞 • 禁用于青霉素过敏者

术，并利用微通路系统获得血管内入路：使用配有 0.018 英寸微导丝的 21G 穿刺针，经微导丝置入 5Fr 同轴穿刺鞘，移除内置扩张器和微导丝，经过外鞘引入 0.035 英寸标准导丝。穿刺点取决于 AVM 位置。

• 步骤 3：导管沿导丝上进入 AVM 近端，导管的选择根据 AVM 的位置，为到达理想位置，有可能会更换多种导管。

• 步骤 4：选择性血管造影显示营养动脉的解剖结构、引流静脉、局部侧支血管和正常的局部血管。

• 步骤 5：撤除 0.035 英寸导丝，应用兼容 0.010～1.018 英寸导丝的 2～3Fr 微导管通过标准导管，尽可能靠近 AVM 的瘤囊。

• 步骤 6：行超选择性血管造影有助于确定硬化剂的合适剂量。

• 步骤 7：然后通过微导管部署栓塞物质。栓塞材料的选择是基于多种因素的，没有一种

栓塞材料被认为是理想的，为达到预期的治疗效果，经常应用多种栓塞材料。

• 步骤 8：当行附加栓塞时，需再行血管造影。

• 步骤 9：患者需在几小时内进行皮肤监护和神经血管检测。

• 步骤 10：患者可在当天出院，除非有并发症。

（三）经皮入路

• 步骤 1：如果血管腔内入路无法达到瘤囊，那么直接穿刺可能是有效的一种选择。

• 步骤 2：超声引导下，应用 21G 穿刺针置入瘤囊内，经微导丝将穿刺针更换为合适的鞘管。

• 步骤 3：行血管造影以确定适当的硬化剂剂量。

• 步骤 4：将栓塞剂注入瘤囊内，再行血管造影。

- 步骤 5：可反复进行栓塞和血管造影，直至达预期效果。
- 步骤 6：撤出器材，按压动脉穿刺点使用缝合器可能有益。

九、其他治疗

- 手术切除。
- 热消融。
- 根据症状的严重程度和组织的可牺牲性，可选择切除受累的器官（如肾 AVM）。

十、并发症

- 感染。
- 出血。

- 组织坏死。
- 神经损伤。
- 深静脉血栓。
- 急性肾衰竭。
  - 硬化剂引起溶血、血红蛋白尿，随着静脉对比剂的使用可能导致急性肾衰竭。
- 末梢 / 反常栓子。
- 畸形的迁延、再灌注或再通。
  - 尤其是高血流病变。
  - 如果穿刺点被先前治疗阻塞，后续的治疗就变得较为困难了。
- 栓塞后综合征：恶心、疼痛、发热和白细胞增多。
- 胸膜炎（肺 AVM 治疗后）。

知识点回顾

- AVM 由发育不良的动脉组成，形成动 - 静脉分流，产生没有正常交通的毛细血管网，破坏瘤囊是至关重要的有效治疗。
- 高血流 AVM 通常出现在儿童期，快速增长通常见于生长高峰期、妊娠期和青春期。

- 与 AVM 相关的显著综合征包括出血性遗传性毛细血管扩张症与 Parkes-Weber 综合征。
- 在成人里，营养动脉＞ 3mm 的肺动脉畸形应予治疗。

思考题

1. 下列哪一种不是良性血管病变?
A. 婴儿性毛细血管瘤
B. 血管肉瘤
C. 丛状血管病
D. 先天性血管瘤

2. 硬化治疗的术后并发症包括下面哪一个?
A. 感染
B. 组织坏死

C. 出血
D. 深静脉血栓
E. 以上全部

3. 关于动静脉畸形，超声可见在引流静脉内的搏动血流，提示病变内没有交通的毛细血管床，对不对?
A. 是
B. 否

拓展阅读

[1] Burrows PE. Endovascular treatment of slow-flow vascular malformations. *Tech Vasc Interv Radiol*. 2013;16(1):12-21.

[2] Cahill AM, Nijs EL. Pediatric vascular malformations: pathophysiology, diagnosis, and the role of interventional radiology. *Cardiovasc Intervent Radiol*. 2011;34(4): 691-704.

[3] Greben CR, Setton A, Putterman D, et al. Pulmonary arteriovenous malformation embolization: how we do it. *Tech Vasc Interv Radiol*. 2013;16(1):39-44.

[4] Legiehn GM, Heran MK. A step-by-step practical approach to imaging diagnosis and interventional radiologic therapy in vascular malformations. *Semin Intervent Radiol*. 2010;27(2): 209-231.

[5] Madani H, Farrant J, Chhaya N, et al. Peripheral limb vascular malformations: an update of appropriate imaging and treatment options of a challenging condition. *Br J Radiol*. 2015;88(1047). 20140406.

[6] Pimpalwar S. Vascular malformations: approach by an interventional radiologist. *Semin Plast Surg*. 2014;28(2):91-103.

[7] Pollak JS, White Jr. RI. Pulmonary arteriovenous malformations. In: Baum S, Pentecost MJ, eds. *Abrams' Angiography: Interventional Radiology*. 2nd ed. Philadelphia: Lippincott Williams & Wilkins; 2006.

[8] Rosen RJ, Nassiri N, Drury JE. Interventional management of high-flow vascular malformations. *Tech Vasc Interv Radiol*. 2013;16(1):22-38.

第 14 章　球囊辅助逆行性静脉闭塞术
Balloon–Assisted Retrograde Transvenous Obliteration

Alicia L. Eubanks　Edward W. Lee　著

病例介绍

　　患者男性，53 岁，既往有酒精性肝硬化病史和食管静脉曲张出血病史，并发腹水和 Ⅱ 期肝性脑病。患者的食管静脉曲张已经成功地通过束带和应用普萘洛尔治疗得到处理，但以前经食管胃十二指肠内镜检查显示了较大的胃底静脉曲张。患者在过去的 2 年内曾因腹痛、肝性胸水和肝性脑病多次就诊，但他并没有被认为是经颈静脉肝内门体分流术（transjugular intrahepatic portosystemic shunt，TIPS）的良好候选者。腹部增强 CT 检查显示肝硬化、少量腹水、广泛的胃静脉曲张伴自发性胃肾分流和广泛的脾静脉未闭。患者被转诊到介入放射科，拟采取球囊辅助逆行性静脉闭塞术（BRTO）来治疗胃静脉曲张。

- 球囊辅助逆行性静脉闭塞术（balloon-assisted retrograde transvenous obliteration，BRTO）是一种微创治疗紧急胃静脉曲张出血和预防性治疗胃静脉曲张出血的手术。该手术包括将一个闭塞球囊插入自发性门体分流（最常见的是胃肾分流）的流出静脉，以完全阻断血流，然后通过导管定向将硬化剂注射到静脉曲张部位。

- BRTO 是一种相对较新的手术，最初在亚洲比较普及，作为一种有效的治疗选择来替代胃静脉曲张的内镜治疗。
- BRTO 具有确定的安全性和有效性，在门静脉高压继发静脉曲张出血中避免了与 TIPS 相关的一些并发症（肝性脑病、暴发性肝衰竭）。
- BRTO 的临床目的是完全消除胃静脉曲张，停止任何持续的胃出血，并防止再出血。
- 术前增强 MRI 或 CT 影像对于设计手术入路很重要（图 14–1）。

文献综述

　　Park 等（2014 年）回顾了 24 项关于 BRTO 的研究，共计 1016 例患者，认为 BRTO 是一种安全有效的治疗胃静脉曲张患者的方法，总体技术成功率为 96.4%，临床成功率（定义为无复发或再出血或随访静脉曲张完全消除）为 97.3%。

一、适应证

- 主要适应证（良好的技术和临床成功的证据）如下所示。
  - 既往发生过出血的胃静脉曲张。

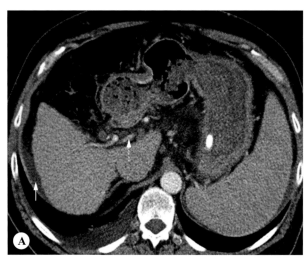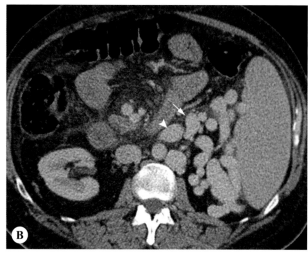

▲ 图 14-1　术前 CT 检查

A. 轴位对比增强 CT 显示细小门静脉（虚箭）和少量肝周腹水（白箭）。B. 轴位 CT 显示脾增大并有多个脾周侧支血管。从左侧扩张的肾静脉（白箭）发出一个大的脾肾分流（箭头）（引自 Park JK, Cho SK, Kee S, et al. Vascular plug-assisted retrograde transvenous obliteration of portosystemic shunts for refractory hepatic encephalopathy: a case report. *Case Rep Radiol.* 2014; 2014: 391–420. ）

- 活动性出血性胃静脉曲张。
- 预防性治疗可能会出血的胃静脉曲张。
- 内科治疗无效的肝性脑病患者的胃静脉曲张。
- 次要适应证（支持性证据较少和正在进行的研究）如下所示。
  - 食管静脉曲张。
  - 胃肾分流的肝性脑病。

二、禁忌证

- BRTO 的禁忌证相对较少，与高死亡率相关的活动性胃静脉曲张出血是它的主要适应证。
- 已建议的禁忌证如下所示。
  - 肝细胞癌直径＞ 5cm。
  - 大量难治性腹水。
  - 门静脉血栓形成。
    - 在存在慢性门静脉血栓形成的情况下，胃肾分流可能是唯一的静脉流出道，因此 BRTO 可能构成严重的风险。
  - 脾静脉血栓形成。
  - 存在高危食管静脉曲张。
- 在相对禁忌证中，严重凝血病和碘对比剂过敏应予以相应处理。

三、设备

- 超声和 X 线透视设备。
- 微穿刺套件。
- 0.035 英寸导丝（Bentson 或 SuperStiff Amplatzer、Glidewire、Rosen 导丝）。
- 8Fr 或 14Fr 加固血管鞘。
- 4Fr 或 5Fr 选择性导管，如 Glide 导管或 C2 导管。
- 闭塞球囊，大小基于患者的解剖结构。
- 硬胶（乙醇胺油酸盐、四脱氧基硫酸钠泡沫、聚多糖泡沫或吸收性明胶海绵）。

四、解剖学（图 14-2）

- 了解正常门体系统的解剖结构并将其与术前影像中所见的个体患者的门体侧支进行比较是很重要的。
  - 接受此手术的患者，其静脉解剖结构可能会有很大的变异。
- BRTO 可阻断的分流如下所示。
  - 胃肾（最常见的）。
  - 脾肾。
  - 胃脾肾。

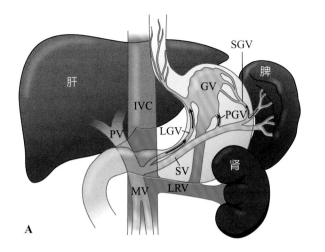

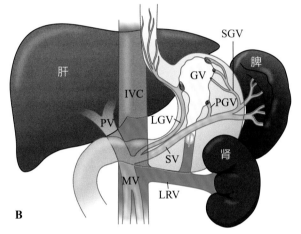

▲ 图 14-2 **A.** 胃静脉（GV）经典胃肾或脾肾分流术的基本门体静脉解剖。**B.** 常规经股动脉入路行球囊辅助逆行性静脉闭塞术，在胃肾分流道放置球囊

IVC. 下腔静脉；LGV. 胃左静脉；LRV. 左肾静脉；MV. 肠系膜静脉；PGV. 胃后静脉；PV. 主门静脉；SGV. 胃短静脉；SV. 脾静脉。输入静脉（细箭）。引流静脉（粗箭）[引自 Garcia-Pagán JC, Barrufet M, Cardenas A, et al. Management of gastric varices. *Clin Gastroenterol Hepatol.* 2014; 12 (6): 919–928.e1.]

- 胃腔静脉。
- 胃膈。
- 胃心包。
- 丛样系统。

临床要点

BRTO 在无胃肾分流的胃静脉曲张中应用较少，除非是经验丰富的操作者使用。在这些病例中，谨慎考虑其他治疗方案。

- 有许多分类系统可以用来描述这些门体分流的解剖和血流动力学，如下所示。
  - Kiyosue 系统根据流入门静脉和可能影响手术的血流动力学来分类变异解剖。使用这个系统来规划手术入路，介入放射科医生考虑如何在特定的门静脉供血和胃静脉内达到压力平衡，从而发生停滞并且没有硬化剂溢出。
  - Kiyosue 分类系统的 Saad 修订根据流出、全身引流静脉对变异解剖进行分类。这是严格的解剖分类，并可用于预测硬化剂溢出的潜在部位。

五、操作步骤

（一）术前准备

- 复习患者的病历、实验室检查和影像检查。对急性出血患者来说，CBC、血小板计数和凝血情况是至关重要的。
- 所有参与患者诊疗的团队协调合作。如果患者血流动力学不稳定，麻醉小组应在手术过程中负责处理。

（二）具体步骤

- 步骤 1：回顾术前影像，选择一个入路位点（经颈静脉或经股动脉），使术者从体侧进入门体分流。最常见的分流是通过左肾静脉。
- 步骤 2：采用 Seldinger 技术，应用标准的微穿刺装置进入静脉。
- 步骤 3：在保持导丝通路的同时，用 8Fr 或 14Fr 加固血管鞘替换穿刺针，血管鞘沿导丝进入下腔静脉。
- 步骤 4：用 0.035 英寸 Glidewire 替代引导导丝。
- 步骤 5：将 4Fr 或 5Fr 导引导管或 C2 导管经 Glidewire 导丝，根据解剖目标选择至左肾静脉 / 左淋巴静脉 / 重复进入下腔静脉。
- 步骤 6：选择分流，然后将选择导管推进到输出分流。
- 步骤 7：一旦用 5Fr 选择性导管到达理想的位置，就用导管沿锚定导丝交换闭塞球囊。

- 步骤 8：球囊输送导管到位，则将球囊充气使其完全关闭分流。
- 步骤 9：移除导丝，此时通过球囊导管行静脉造影，以评估硬化剂逃逸的潜在位置（图 14-3）。
- 步骤 10：如果出现对比剂流出，可将球囊推进更接近胃静脉曲张的位置进行重新定位，也可按下列之一的方式对逃逸位点进行处理。
  - 注入少量硬化剂以选择性充填非靶静脉。
  - 弹簧圈栓塞或球囊闭塞流出静脉。
- 步骤 11：一旦确定硬化剂将被滞留在分流中，通过球囊导管注射硬化剂（＋液体栓塞剂），直至达到静止状态并治疗整个静脉曲张（图 14-3）。
- 步骤 12：让球囊充气 4～48h（一般为 6～12h），保持硬化剂持续有效，在此期间，患者卧床休息。
- 步骤 13：回到介入放射学室，在 X 线透视下，将闭塞的球囊放气，通过静脉造影检查

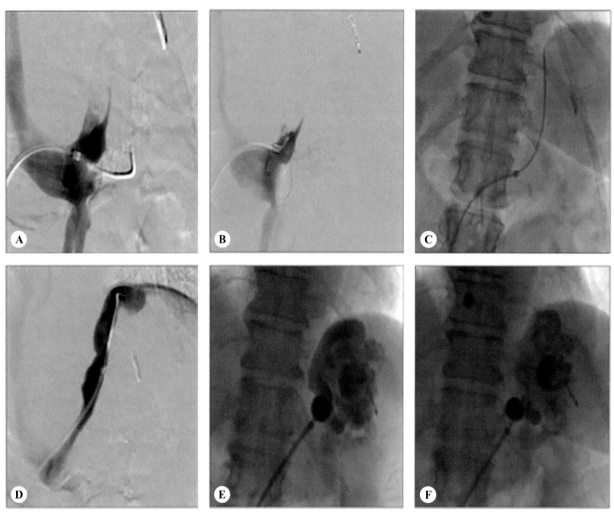

▲ 图 14-3　球囊辅助逆行性静脉闭塞术（BRTO）步骤

A. 左肾静脉造影，在肾门处插入导管。性腺静脉顺行向下充盈。B. 将导管插入膈下静脉和（或）肾上腺静脉汇合处。C. 将导管小心地插入胃肾分流处以提供支持。D. 注射数字减影对比剂勾画静脉曲张流出道。E. 用充气的闭塞球囊导管，将胃肠分流和胃静脉（GV）全部显影至脾静脉起点。F. 分流道和（或）静脉曲张复合体硬化剂泡沫注射的混合密度 [经 Basseri S，Lightfoot CB 许可转载，引自 Balloon-occluded retrograde transvenous obliteration for treatment of bleeding gastric varices: case report and review of literature. *Radiol Case Rep*. 2016;11 (4):365–369.]

静脉曲张是否完全停止血流，以及有没有硬化剂移位（图 14-3）。

- 步骤 14：取出球囊 / 管鞘系统，给穿刺点加压止血，一旦止血成功，清洁手术部位，包扎好穿刺点部位。

临床要点
为什么将硬化剂注射到闭塞球囊远端？ 通过曲张静脉的前向血流压力阻止硬化物质移行，使它进入闭塞的球囊而变为静态。

（三）术后治疗

- 手术结束后，患者应住院并整夜观察，通过生命体征检查和周期性 CBC 抽取，仔细观察血流动力学异常和出血征象。
- 监测肝功能和氨水平，以防术后升高，如果确实发生升高，这通常也是短暂的。
- 术后 2～3 天进行三期腹部增强 CT 检查，以评估静脉曲张是否完全闭塞，并确定近期的并发症或未来出血的潜在来源。

- 出院后，1 个月、3 个月、6 个月进行常规随访，随访内容包括三期增强 CT 和胃肠镜检查（图 14-4）。

六、其他治疗

- 内镜结扎。
  - 它在治疗食管静脉曲张中具有较强的疗效，但在治疗胃静脉曲张中效果较差。
- TIPS。
  - 由介入放射科医生施行的手术，将在专门章节中进一步讨论。
  - 可以缓解引起静脉曲张出血的门静脉高压，但对肝功能不良和（或）肝性脑病的患者是禁忌的。

临床要点——其他技术
弹簧圈辅助逆行性静脉闭塞术 • 使用血管弹簧圈和吸收性明胶海绵而不是嵌入的球囊和硬化剂来栓塞胃静脉曲张。 • 这样就不需要留置球囊，也避免了使用硬化剂的并发症。

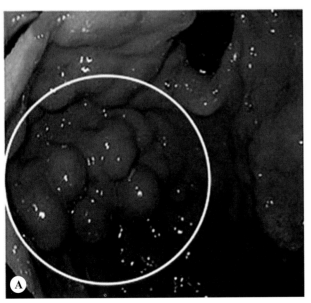 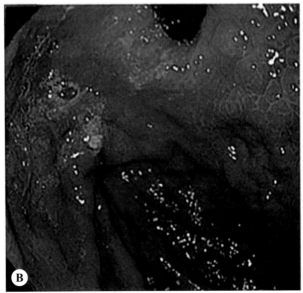

▲ 图 14-4　弹簧圈辅助逆行性静脉闭塞术前后内镜检查

A. 术前影像显示大量胃静脉曲张（圆圈）；B. 术后 6 个月上消化道内镜显示既往胃静脉曲张（GV）完全消失 [引自 Lee EW, Saab S, Gomes AS, et al. Coil-assisted retrograde transvenous obliteration（CARTO）for the treatment of portal hypertensive variceal bleeding: preliminary results. *Clin Transl Gastroenterol*. 2014;5:e61, Fig. 4.]

- 在 BRTO 的球囊闭塞静脉造影步骤后，采用双微导管系统。远端放置渐变高流量导管，近端放置渐变 STC 导管。可拆卸的线圈通过近端导管释放，并推动明胶泡沫材料穿过远端导管（图 14-5）。

血管栓塞辅助逆行性静脉闭塞术

- 类似弹簧圈辅助逆行性静脉闭塞术（coilassisted retrograde transvenous obliteration，CARTO），在近端应用一个血管栓，而不是弹簧圈。
- 使用血管栓可消除与硬化剂有关的并发症，但最好用于较小的胃肾分流，因为只有直径达 22mm 的血管栓（堵塞分流直径达 18 mm）可供使用（图 14-6）。弹簧圈可以应用于更大的分流。

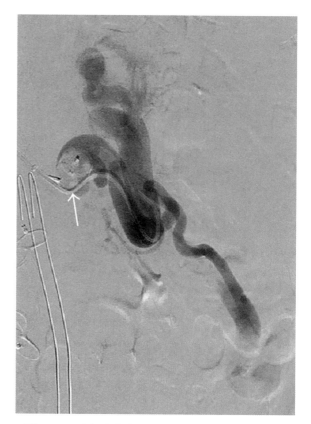

▲ **图 14-6** 脾肾分流内置入 Amplatzer 血管栓（箭）后的静脉造影

引自 Park JK, Cho SK, Kee S, et al. Vascular plug-assisted retrograde transvenous obliteration of portosystemic shunts for refractory hepatic encephalopathy: a case report. *Case Rep Radiol*. 2014; 2014: 391–420.

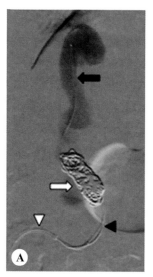 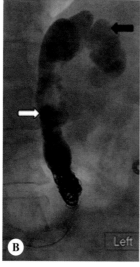

▲ **图 14-5** 弹簧圈辅助逆行性静脉闭塞术（CARTO）的透视影像

A. 采用近端微导管（黑箭头）释放弹簧圈的双微导管系统，以及采用远端微导管（黑箭）注射吸收性明胶海绵的双微导管系统。多个可拆卸螺圈（白箭）位于适当位置。B. CARTO 技术成功显示胃肾分流（白箭）和胃静脉曲张（黑箭）完全闭塞和混浊化 [引自 Lee EW, Saab S, Gomes AS, et al. Coilassisted retrograde transvenous obliteration (CARTO) for the treatment of portal hypertensive variceal bleeding: preliminary results. *Clin Transl Gastroenterol*. 2014;5:e61.]

七、并发症

（一）短期

- 血尿。
  - 常用的硬化剂油酸乙醇胺（Ethanolamine oleate）具有溶血特性，用替代的硬化剂可减少这一不良反应。
- 肺栓塞。
- 心律失常。
- 过敏。
- 发热。
- 球囊早破。
  - 可能导致潜在危险的硬化剂或栓塞物发生迁移。

（二）长期

- 脑病。
- 门静脉高压性胃病。
- BRTO 后胃病。
- 食管或十二指肠静脉曲张恶化。
- 腹水。
- 感染。

知识点回顾

- 考虑将 BRTO 作为活动性出血的胃静脉曲张破裂患者的潜在一线治疗，特别是当 TIPS 由于肝功能不良或肝性脑病的存在而禁用时。
- 使用术前影像仔细规划入路。
- 确保分流完全阻塞，硬化剂不能通过交替路径逃逸。
- 术后监测包括生命体征检查、CBC 趋势和反复腹部增强 CT。

思考题

1. 患者男性，58 岁，因呕血、便血 2 周就诊于急诊。其妻子代诉患者既往 20 年酗酒史，近期减少饮酒但未戒酒。1 年前被诊断为酒精性肝硬化失代偿期、肝性脑病。行胃肠镜检查显示稳定的、孤立的胃底静脉曲张，无食管受累。未行内镜治疗。嘱患者定期随访检查，患者因工作未能遵从医嘱。本次入院后患者行腹部 CT 检查示：广泛胃底静脉曲张并伴有活动性出血。现考虑对患者进行哪种治疗最为合适？

A. 仅限内镜下结扎和束带

B. 经颈静脉肝内门体分流术（TIPS）和球囊辅助逆行性静脉闭塞术（BRTO）

C. 内镜治疗或 BRTO

D. 仅限 TIPS

2. 患者女性，63 岁，约 3h 前接受球囊辅助逆行性静脉闭塞术，术程顺利，术后静脉造影显示行治疗的曲张静脉闭塞良好，无硬化剂侧支逃逸。术后返回病房后，护士回报患者出现血压降低及心动过速。且过去 1h 内患者血红蛋白及红细胞压积急剧下降。以下哪种情况是可能导致患者病情变化的原因？

A. 对手术过程中使用的碘化对比剂的过敏反应

B. 闭塞性球囊破裂

C. 食管静脉曲张出血

D. 由于使用油酸乙醇胺作为硬化剂，出现溶血反应

拓展阅读

[1] Chang MY, Kim MD, Kim T, et al. Plug-assisted retrograde transvenous obliteration for the treatment of gastric variceal hemorrhage. *Korean J Radiol.* 2016;17(2):230-238.

[2] Lee EW, Saab S, Gomes AS, et al. Coil-assisted retrograde transvenous obliteration (CARTO) for the treatment of portal hypertensive variceal bleeding: preliminary results. *Clin Transl Gastroenterol.* 2014;5:e61.

[3] McCarty TR, Bakhit M, Rustagi T. Isolated gastric varices and use of balloon-occlusive retrograde transvenous obliteration: a case report and literature review. *J Gastrointestin Liver Dis.*

2016; 25(1):115-117.

[4] Park JK, Cho SK, Kee S, et al. Vascular plug-assisted retrograde transvenous obliteration of portosystemic shunts for refractory hepatic encephalopathy: a case report. *Case Rep Radiol.* 2014;2014:391-420.

[5] Park JK, Saab S, Kee ST, et al. Balloon-occluded retrograde transvenous obliteration (BRTO) for treatment of gastric varices: review and meta-analysis. *Dig Dis Sci.* 2015; 60(6): 1543-1553.

第15章 支气管动脉栓塞术
Bronchial Artery Embolization

Clayton W. Commander　Charles T. Burke　著

病例介绍

　　患者男性，21 岁，患囊性纤维化（cystic fibrosis, CF），病情加重入院。患者突然出现咯血、血氧降低，在随后的 8h 内，呕出约 500ml 鲜红色血液，被转至重症监护室（intensive care unit, ICU）。胸部 X 线片示右肺中部存在一新发高密度影。支气管镜检查证实气道存在活动性出血。行胸外科会诊，考虑患者存在潜在的肺部疾病，肺储备功能不足，不宜行手术治疗，介入放射科会诊建议对其进行支气管动脉栓塞。

一、历史

- Remy 等于 1973 年首次提出支气管动脉栓塞术（bronchial artery embolization, BAE）用于治疗大咯血。
  - BAE 提供了一种微创、靶向性的治疗方法，可快速控制支气管动脉源性出血。
  - 患者无须全身麻醉，不过考虑到患者气道可能因活动性出血而受到损害，全身麻醉会作为特别选项。
- 在此创新之前，手术是治疗咯血的唯一治疗方法，且存在术后并发症多及术后高死亡率。

- BAE 目前仍被认为是治疗大咯血患者的首选治疗方案。
- 一般来说，患有慢性肺部炎症的患者咯血的风险最大，需要 BAE。病理生理特点如下所示。
  - 慢性炎症导致局部组织缺氧和肺动脉血流量减少。
  - 为了弥补这一点，多种血管生成蛋白被释放，导致全身血管的募集和支气管动脉的肥大。
  - 这导致这些新生血管的血压相对升高，使它们容易形成假性动脉瘤并破裂。这些侧支血管往往比原生血管管壁更薄，更容易破裂。
- 在恶性肿瘤的情况下，血管新生和邻近血管的募集是常见的，可导致肺出血和咯血。
- BAE 的一个常见指征是囊性纤维化患者的出血。
  - 囊性纤维化是最常见的致死性常染色体隐性遗传病，在白种人中发病率为 1/3000，它由 *CFTR* 基因突变引起。CFTR 是一种氯离子转运蛋白，当存在缺陷时，会导致肺分泌物增厚和黏液纤毛清除受损。这就产生了一个分泌物增厚的循环，导致肺部炎症和感染，造成肺功能恶化。
  - 约 1% 的囊性纤维化患者每年至少会有 1 次大咯血发作。

> **临床要点**
>
> 在全球范围内，该治疗仍存在局限性：虽然囊性纤维化是发达国家 BAE 最常见的适应证，但全球范围内最常见的咯血原因仍然是结核病。

- 其他造成黏液纤毛清除功能受损的情况可能导致咯血，需介入放射学（interventional radiology，IR）干预的情况如下所示。
  - 原发性纤毛运动障碍。
  - 支气管扩张。
  - 慢性阻塞性肺疾病（chronic obstructive pulmonary disease，COPD）。
  - 结节病。
  - 慢性肉芽肿病。
  - 分枝杆菌病。
  - 真菌感染。
  - 支气管动脉瘤。
  - 肺动静脉畸形（如遗传性出血性毛细血管扩张症）。

> **临床要点**
>
> 大咯血患者最常见的死亡原因是什么？
> 窒息（而非出血）！血液充满了气道，使患者窒息死亡。

二、适应证

- 大咯血，定义为在 24h 内咳血 200～300ml。
- 中度咯血，定义为 1 周内至少 3 次，每天至少有 100ml 的咳血。
- 轻度咯血，为慢性、少量（＜ 100ml）的咳血。
- 复发性或衰弱性咯血缓解后。
- 支气管动脉瘤栓塞。

三、禁忌证

- 非支气管动脉来源的出血，包括上消化道出血、上呼吸道出血、全身侧支动脉出血和肺动脉出血。

- 考虑潜在的非靶点栓塞可能会影响邻近的脊髓动脉，导致脊髓缺血。

四、设备

- 微穿刺套件。
- 导管。
  - 5Fr 或 6Fr 猪尾导管（用于主动脉造影）。
  - 反向弯曲导管——Michaelson、Shepherd's Crook 或 Simmons I。
  - 前视导管——Cobra、HIH 或 RC 微导管（有助于防止非靶点栓塞）。
- 导丝。
- 微导管（有助于防止非靶点栓塞）。
- 栓塞剂。
  - 粒子（首选）——粒径为 300～500μm 的聚乙烯醇（PVA）。
  - 弹簧圈（用于紧急栓塞）。
    - 在 BAE 中弹簧圈非首选，因为它们在经常发生的反复咯血的情况下会妨碍再次进入栓塞动脉。因此，如果使用弹簧圈，将不可能在该部位远端进行重复栓塞。
  - 吸收性明胶海绵（用于临时栓塞；以浆液形式输送）。

五、解剖学

- 支气管动脉通常起源于 $T_{5/6}$ 水平的主动脉（图 15-1A），左主支气管可作为透视标志。
- 高达 20% 的患者支气管动脉起源异常。起始部位包括但不限于锁骨下动脉（图 15-1B）、肋间动脉和膈下动脉。
- 最常见的变异是有 1 条左支气管动脉和 2 条右支气管动脉，其中左侧起源于主动脉，右侧共同起源于肋间支气管干。
- 在手术前或手术过程中，必须评估脊髓动脉的供血情况。
- 脊髓前动脉由多条髓动脉供血，是给脊髓供血的主要动脉。在大多数情况下，给脊髓前动脉供血的髓动脉起源于胸椎中下段的肋间动脉。

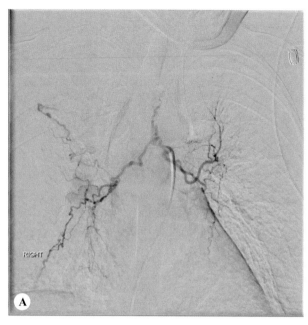
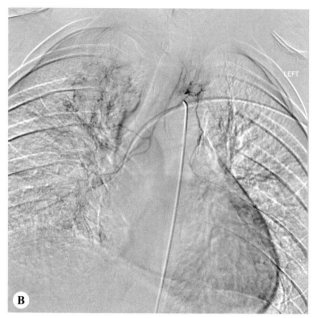

▲ 图 15-1　支气管动脉血管造影术
A. 选择性血管造影，两侧支气管动脉均起源于主动脉外的共同主干；B. 异常起源于左锁骨下动脉

• 然而，在某些病例中，髓动脉主要分支动脉起源于肋间支气管干。该分支的非靶向栓塞与横贯性脊髓炎或脊髓炎症有关。

临床要点
给脊髓下 2/3 供血的脊髓前动脉的主要分支是什么？Ademkiewicz 动脉。

六、操作步骤

（一）术前准备

• 进行有针对性的神经学检查，以确定患者的基本情况。

• 检查胸部 X 线或胸部 CT 以排除异物并可能确定出血部位。

（二）具体步骤

• 步骤 1：通过股动脉穿刺术进入股总动脉。

• 步骤 2：胸主动脉造影（图 15-2），规划路径。

• 步骤 3：用 5Fr 或 6Fr 导管接入疑似支气管动脉（图 15-3A）。

• 步骤 4：将微导管引入选定的动脉，并进行

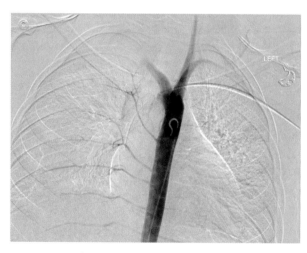

▲ 图 15-2　胸主动脉造影显示大血管和几条肋间动脉，注意左上肢经外周置入中心静脉导管（PICC）

支气管动脉造影（图 15-3B）。

• 步骤 5：仔细检查，选择血管造影，以确定以下几点。

▪ 证实它是一条支气管动脉，沿主干支气管走行，而肋间动脉在肋骨之间走行。

▪ 来自脊髓前动脉。

▪ 出血外渗、扩张、弯曲、支气管 - 肺分流的证据（图 15-4）。

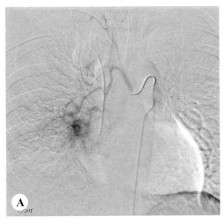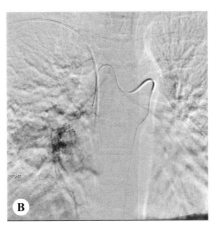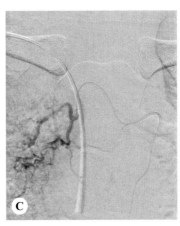

▲ 图 15-3 **A.** 右支气管动脉外渗选择性动脉造影；**B.** 用微导管对出血分支的选择；**C.** 栓塞后动脉造影，无残余出血

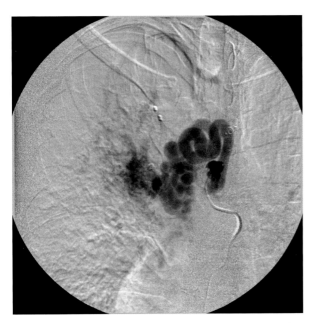

▲ 图 15-4 右支气管动脉明显扩张弯曲，伴主动外渗

- 步骤 6：执行栓塞。注射后，应记录血流停滞的情况（图 15-3C）。

临床要点
什么结构可以作为支气管动脉位置的透视标志？ 左主支气管。

七、其他治疗

- 手术。

  - 是支气管动脉源性咯血患者唯一确定的治疗方法。
  - 潜在的并发症和紧急性质使手术存在较大危险性。大咯血患者的死亡率在 18%～40%。
  - 与肺叶切除术相比，BAE 具有保留肺功能的优势。目前尚不清楚 BAE 对肺功能的负面影响程度，特别是在 CF 患者中。这是一个有待研究的领域。
- 支气管镜检查。
  - 可以同时进行诊断和治疗。然而，在多达 50% 的病例中，它无法明确定位出血部位。
  - 已有研究表明，对于适合 BAE 的患者，支气管镜检查在咯血治疗中未增加额外益处。
- 药物治疗。
  - 据报道，"观察等待"的方法死亡率至少为 50%。

八、并发症

- 脊髓缺血和横贯性脊髓炎。
  - BAE 最严重的并发症。
  - 横贯性脊髓炎的后遗症包括痉挛性双瘫和下肢无力。
  - 非离子对比剂的普遍使用和超选择性微导管术有效消除了横贯性脊髓炎的风险。

- 复发性出血。
  - 一般发生率为 10%～55%。
  - 典型的 BAE 患者存在慢性肺部炎症性疾病。尽管 BAE 成功，但新生血管的募集仍在继续，咯血往往会复发，因此需要重复 BAE 治疗。
  - 对于反复咯血的患者，重复栓塞是适当且有效的，成功率接近最初的 BAE（接近 90%）。
- 胸痛。
  - 最常见的并发症，据报道其发病率为 24%～91%。
  - 通常是一种自限性情况，往往在手术后的第 1 周内缓解。
  - 超选择性栓塞治疗，可以降低风险。
- 吞咽困难。
  - 约 20% 的病例发生在食管动脉非靶栓塞。
  - 通常是一种自限性情况，倾向于术后的 1 周内缓解。
  - 通过坚持超选择性栓塞治疗，可以降低风险。
- 其他罕见但已报道的并发症如下所示。
  - 支气管坏死。
  - 支气管食管瘘。
  - 下肢神经功能缺损。

知识点回顾

- BAE 是一种非常有效的控制咯血的首先治疗方式。据报道，75%～98% 的大咯血病例可立即得到控制。
- 常见的适应证包括轻度咯血、中度咯血或大咯血患者的紧急治疗，包括作为出血性恶性肿瘤的姑息治疗。
- 导致慢性肺部炎症的疾病通常与咯血有关。在全球范围内，结核病是最常见的病因，但囊性纤维化在发达国家是最常见的。
- 在治疗前，应对现有的放射学检查进行详细的回顾，以尝试定位出血的部位，并了解患者的解剖结构，因为支气管动脉常有解剖结构的变化。数字减影主动脉造影有助于定位支气管动脉、脊髓前动脉和 Ademkiewicz 动脉的起始部。
  - 在约 70% 的患者中，支气管动脉起源于 T_5～T_6 水平的降主动脉。
  - 10% 的患者的支气管动脉起源于其他水平的主动脉。
  - 其余 20% 的患者中，支气管动脉起源于主动脉的各种血管（头臂动脉、锁骨下动脉等）的二级分支。
  - Ademkiewicz 动脉通常起源于 T_8～L_1 水平的肋间动脉。
- PVA 粒子是首选的栓塞剂，但在紧急情况下可使用弹簧圈。临时栓塞剂（吸收性明胶海绵）通常会导致快速再通和复发性出血。如果发生再通导致复发性出血，需要再次进行 BAE 治疗，弹簧圈的使用会妨碍未来再次进入栓塞的动脉。然而，在危及生命的咯血或假性动脉瘤的情况下，弹簧圈是一个有用的工具。
- 成功率很高（＞90%），尽管复发性出血并不少见，并伴有某些潜在的病理变化（高达 55%）。在复发性出血的情况下，可重复使用 BAE。

思考题

1. 支气管动脉通常起源于主动脉的什么水平?

　A. $T_3 \sim T_4$

　B. $T_4 \sim T_5$

　C. $T_5 \sim T_6$

　D. $T_6 \sim T_7$

2. 大咯血定义为24h内咳多少毫升血液?

　A. 100ml

　B. 250ml

　C. 300ml

　D. 500ml

　E. 1000ml

3. 支气管动脉栓塞患者首选的栓塞剂是什么?

　A. Onyx

　B. 吸收性明胶海绵

　C. PVA 粒子

　D. 栓塞弹簧圈

拓展阅读

[1] Brinson GM, Noone PG, Mauro MA, et al. Bronchial artery embolization for the treatment of hemoptysis in patients with cystic fibrosis. *Am J Respir Crit Care Med*. 1998; 157(6):1951-1958.

[2] Burke CT, Dixon RG. *High yield imaging: interventional*. Philadelphia: Elsevier; 2010:236-238.

[3] Burke CT, Mauro MA. Bronchial artery embolization. *Semin Intervent Radiol*. 2004;21(1):43-48.

[4] Lorenz J, Sheth D, Patel J. Bronchial artery embolization. *Semin Intervent Radiol*. 2012;29(3):155-160.

[5] Sopko DR, Smith TP. Bronchial artery embolization for hemoptysis. *Semin Intervent Radiol*. 2011;28(1):48-62.

第 16 章 深静脉血栓形成
Deep Vein Thrombosis

Manu K. Singh　Muhammad Umer Nisar　Stuart E. Braverman　著

病例介绍

患者女性，25 岁，因左大腿疼痛伴肿胀 3 天于急诊（emergency room，ER）就诊。查体时左大腿有压痛、发热、红斑、浅静脉扩张，考虑深静脉血栓形成（deep venous thrombosis，DVT），并经下肢多普勒检查明确诊断。腹部和骨盆 CT 示 May-Thurner 综合征阳性，并进行介入放射学检查。

- 1271 年，Henri de Perche 报道了第 1 例 DVT 病例，患者为一名 20 岁的鞋匠，出现单侧右小腿的疼痛和肿胀。
- 18 世纪，人们注意到分娩后女性的 DVT 发病率增加。
- 1856 年，德国病理学家 Rudolf Virchow 发表了关于 Virchow 三联征的文章，解释了该疾病的病理生理学。
- 20 世纪 40 年代，口服抗凝血药首次用于治疗 DVT。
- 1957 年，May 和 Thurner 描述了一种髂血管的解剖学变异——左髂总静脉被交叉的右髂总动脉压迫，此现象使患者易发生 DVT（图 16-1）。
- 在 20 世纪 90 年代，首次进行了导管定向溶栓治疗。

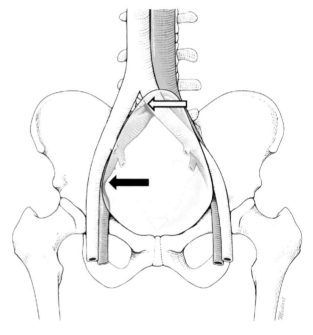

▲ 图 16-1 May-Thurner 综合征

右髂总动脉压迫左髂总静脉，导致深静脉血栓形成。示意图为左髂总动脉穿过右髂总静脉前方。图示 2 个局部压迫部位，一个位于右髂外静脉（黑箭），另一个位于右髂总静脉（白箭）[经许可转载，引自 Im S, Lim SH, Chun HJ, et al. Leg edema with deep venous thrombosis-like symptoms as an unusual complication of occult bladder distension and right May-Thurner syndrome in a stroke patient: a case report. *Arch Phys Med Rehabil*. 2009; 90 (5):886–890, Copyright © 2009 American Congress of Rehabilitation Medicine, Elsevier, Fig.3.]

- DVT 的体征和症状如下所示。
  - 疼痛、组织红肿、皮温升高。
  - 与未受影响的一侧相比，肢体明显增大。

- 明显曲张的栓塞性血管。
- 发生 DVT 的危险因素如下所示。
  - 最近长期制动（飞行）或住院治疗。
  - 近期手术。
  - 恶性肿瘤。
  - 既往 DVT。
  - 下肢创伤。
  - 使用口服避孕药或使用激素替代疗法。
  - 妊娠或产后状况。
- Wells 评分用于评估患者患 DVT 的风险率（表 16-1）。
- D- 二聚体是交联纤维蛋白的降解产物。当出现急性 DVT 时，D- 二聚体水平升高至 > 500ng/ml。这是一项敏感但缺乏特异性的实验室检查，因此 D- 二聚体水平偏低（即 < 500ng/ml）基本可以排除急性 DVT。
- 多普勒超声常被用于确诊。可看到血栓回声；然而，更可靠的超声检查结果如下所示。
  - 压缩性损失。
  - 相流损失。
  - 颜色流动缺失（如果完全闭塞）。
  - 缺乏流量增加（在小腿挤压期间）。

表 16-1　Wells 评分

临床症状	得　分
瘫痪、麻痹，或近期下肢石膏固定	1
近期卧床 3 天以上或 4 周内存在重大手术史	1
存在沿深静脉分布的局部压痛	1
整条腿肿胀	1
与无症状腿相比，小腿肿胀 > 3cm	1
凹陷性水肿	1
侧支浅静脉	1
活动性恶性肿瘤	1
可能的替代诊断	−2

评分 3 分或更高→发生深静脉血栓的概率高；评分 1 分或 2 分→发生深静脉血栓的概率中等；评分 0 分→发生深静脉血栓的概率低

临床要点

Virchow 三联征描述了血管中血栓形成的因素：①高凝状态，②血流停滞，③血管内皮损伤。

一、适应证

- 急性深静脉血栓药物治疗的一般适应证如下所示。
  - 肢体功能受限。
  - 广泛的血栓形成，进展为肺栓塞的风险较高。
  - 近期出现症状（< 14 天）。
  - 髂静脉或股静脉的近端深静脉血栓形成。
  - 解剖结构异常，存在潜在的诱发性因素。
  - 生理状态良好（18—75 岁）。
  - 远期生存期限 > 6 个月。
- 导管定向溶栓（catheter-directed thrombolysis，CDT）可作为药物治疗的辅助治疗手段。
  - 这种联合治疗的优点包括更快速的血栓溶解，更好的长期血管通畅率和更少的血栓后综合征的风险。
  - 缺点包括出血风险增加，最常见的是颅内出血、腹膜后血肿和胃肠道出血。

二、禁忌证

- 导管定向溶栓的绝对禁忌证如下所示。
  - 活动性内出血。
  - 弥散性血管内凝血。
  - 近期（< 3 个月）神经外科手术、脑血管事件或颅内外伤。
  - 任何抗凝血药物治疗绝对禁忌证。
- 导管定向溶栓的相对禁忌证如下所示。
  - 出血倾向 / 血小板减少。
  - 器官特异性出血风险（如近期心肌梗死、脑血管意外、胃肠出血、手术或创伤）。
  - 肾衰竭或肝衰竭。
  - 恶性肿瘤（即脑转移）。
  - 孕妇或哺乳期患者。
  - 严重的不受控制的高血压。

三、解剖学（图 16-2）

- 下肢的深静脉与相应的动脉伴行。
- 小腿的深静脉包括胫骨前静脉、胫骨后静脉、腓静脉（或腓骨静脉）。
  - 胫前静脉接收来自足背静脉的血液。它在胫骨和腓骨之间的骨间膜前面的腿前腔室走行。
  - 胫后静脉引流足趾面和腿部后腔室。顾名思义，它位于胫骨的后方。
  - 腓骨静脉在胫骨后静脉汇合之前，沿着腓骨的后内侧方向延伸。
- 胫前、胫后静脉汇合形成胫腓干和胭静脉。胭静脉沿着膝关节后侧和大腿前内侧上升。它位于膝下部胭动脉内侧，后腔室动脉浅表，膝关节上方动脉外侧。
- 胭静脉在内收肌裂孔处成为股浅静脉。其在大腿下部，位于股动脉的外侧，而在大腿上部，位于股动脉的内侧。它与股深静脉汇合，形成股总静脉。
- 在腹股沟韧带处，股总静脉变成了髂外静脉。

四、设备

- 基本血管造影装置。
- 6Fr 和 8Fr 鞘管。
- 亲水性导丝。
- 输注导管系统，可能需要机械取栓装置。

五、操作步骤

- 步骤 1：使用 21G 微穿刺装置，在超声引导下建立胭静脉通路。
- 步骤 2：在微丝上放置 1 个微穿刺导管。
- 步骤 3：微穿刺导管和导丝被交换成一个 6Fr 鞘管。
- 步骤 4：进行静脉造影以评估血栓的程度（图 16-3）。
- 步骤 5：然后导丝通过血栓。
- 步骤 6：在血栓形成的节段放置带有多个侧孔的输注导管，沿整个血栓输送溶栓药物（图 16-4）。
- 步骤 7：使用机械取栓装置（如 AngioJet 导管）进行多次抽吸，以抽吸出残留的血栓（图 16-5）。

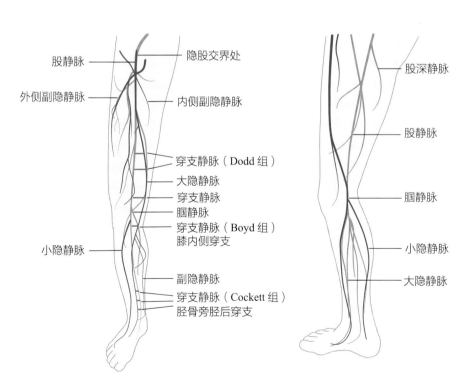

▲ 图 16-2　下肢静脉解剖图

经许可转载，引自 Creager M, Beckman J, Loscalzo J. *Vascular Medicine*. 2nd ed. Elsevier; 2012:F54-F51.

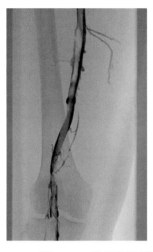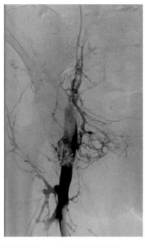

▲ 图 16-3 静脉造影显示深静脉血栓形成的程度

图片由 Stuart E. Braverman 提供

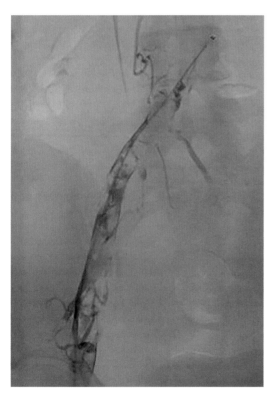

▲ 图 16-4 穿过血栓放置 1 根输注导管

图片由 Stuart E. Braverman 提供

临床要点

根据 DVT 的位置，US 引导下经腘静脉入路是通常选择的方法。通过胫静脉、颈静脉或对侧股静脉的入路也被描述。

- 步骤 8：任何发现的导致深静脉血栓的潜在原因都进行适当的治疗。图示髂静脉"刺"被球囊扩张（图 16-6）。可在病变部位放置支架。
- 步骤 9：最终静脉造影显示血管通畅（图 16-7）。

临床要点

是否应该放置一个 IVC 滤器？

滤器不适用于单纯的 DVT 治疗，除非患者不能进行抗凝治疗，心肺功能较差，或既往有过大面积 PE。

六、其他治疗

- EkoSonic 血管内系统（EkoS）。
  - 利用超声波，其声波脉冲有效地使纤维蛋白凝块更加多孔，同时给予溶栓药物进行溶栓，以加快血栓溶解时间。
  - 常用于肺栓塞的血管内治疗。
  - 思考这个案例，一名 27 岁的专业举重运动员，患有右上肢肿胀伴刺痛 2 周（图 16-8）用 EkoS 治疗成功。
- 药物治疗。
  - 深静脉血栓治疗的主要方法是抗凝血药物治疗。抗凝的目的是通过限制血凝块的累积和促进内源性的溶解来降低肺栓塞的可能性。
  - 药物疗法。
  - 肠外抗凝治疗如下所示。
    - 低分子肝素（首选）。
    - 普通肝素（用于肾衰竭）。

临床要点

在治疗肾衰竭（CrCl < 30）的患者时，推荐使用与华法林桥接的普通肝素，而低分子肝素和 NOAC 是禁忌证。

  - 长期抗凝治疗的考虑因素如下所示。

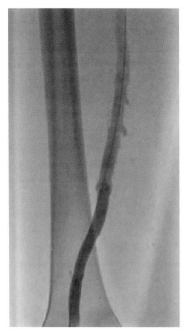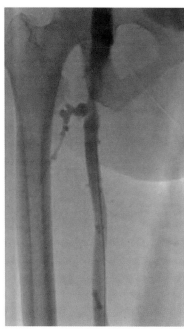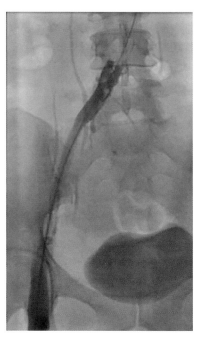

▲ 图 16-5　用组织纤溶酶原激活剂（t-PA）并 AngioJet 导管机械取栓后状态
图片由 Stuart E. Braverman 提供

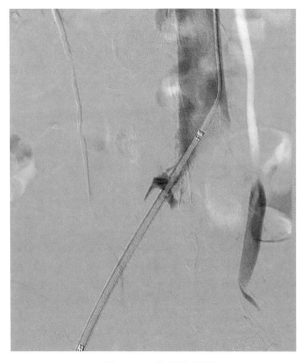

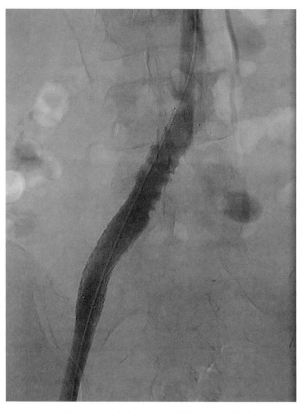

▲ 图 16-6　髂静脉"刺"

May-Thurner 综合征的"刺"形成被认为继发于右髂动脉的慢性搏动 / 创伤。这导致了弹性蛋白和胶原蛋白的积累，从而形成了"刺"（图片由 Stuart E. Braverman 提供）

▲ 图 16-7　支架置入后通畅的右髂静脉
图片由 Stuart E. Braverman 提供

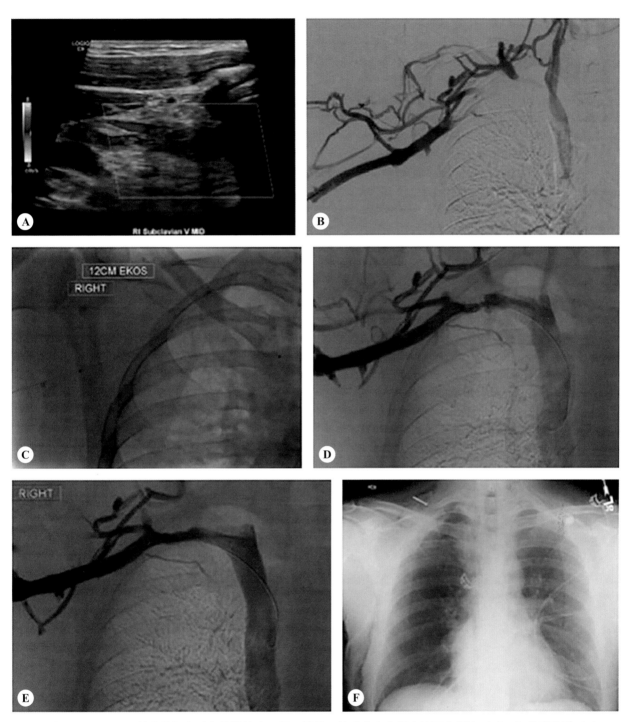

▲ 图 16-8 **A** 和 **B.** 首次进行上肢多普勒检查，显示锁骨下静脉内存在闭塞性回声凝块（**A**），经静脉造影（**B**）证实；**C.** 在闭塞处放置 1 根 **12cm** 的 EkoS 导管，并开始输注 **24h**；**D.** 随访显示血栓消退，但残留狭窄，并可能形成网状血管；**E.** 重复静脉造影显示无残留狭窄，该 Paget-Schrotter 综合征患者进行了手术减压；**F.** 术后 **X** 线片显示右侧第 **1** 根肋骨切除后右侧的胸部状态（白箭）

图片由 Stuart E. Braverman 提供

- ◆ 华法林（香豆素）、维生素 K 拮抗（vitamin K antagonist，VKA）口服抗凝血药。
- ◆ 非维生素 K 拮抗口服抗凝血药（non-vitamin K antagonist oral anticoagulants，NOAC），如利伐沙班（Xarelto）、阿哌沙班（Eliquis）、达比加群酯（Pradaxa）和艾多沙班（Savaysa）。
- ◆ 抗血栓指南第 10 版推荐 NOAC 用于非癌症患者静脉血栓栓塞的初始和长期治疗，其疗效优于华法林。
  - 对于"癌症相关血栓"的长期治疗，建议使用低分子肝素。
- 在达比加群酯和艾多沙班之前给予初始剂量的肠外抗凝，在利伐沙班和阿哌沙班之前不给予，并与 VKA 治疗重叠。
- 几乎所有方案均建议至少持续维持治疗 3 个月（表 16-2）。

七、并发症

- 无症状性肺栓塞。
- 房间隔异常引起的脑血管栓塞。
- 血栓形成后综合征。
  - 血栓和瓣膜功能不全 / 反流引起的静脉高压会导致水肿、皮肤色素沉着、静脉溃疡和静脉扩张。

表 16-2 治疗时间

情 况	治疗时间
有可逆性危险因素的患者（手术、创伤、长期卧床）	至少 3 个月或直到危险因素消失
深静脉血栓形成患者（低 / 中度出血风险）	在最初的 3~6 个月治疗后，与医务人员咨询延长 / 无限期治疗
深静脉血栓形成患者（出血风险高）	在大多数情况下，建议使用 3 个月
与活动性癌症相关的深静脉血栓形成	无限期治疗，只要癌症治疗是正在进行的（至少 3 个月）
2 次或 2 次以上的深静脉血栓形成或有长期存在的危险因素	考虑终身治疗

- 大出血。
- 穿刺部位的相关问题。
- 罕见但发病率 / 死亡率高。
  - 症状性肺栓塞、颅内出血和死亡。

文献综述
Vedantham 等（2005）在对 30 项研究的综述中报道称，大出血是最常见的主要并发症，发生率为 2.8%。

知识点回顾

- 对于出现急性 DVT 的患者，抗凝治疗是治疗的基石。对于长期抗凝治疗，一般建议使用 NOAC 而不是 VKA。有关更具体的建议，请参阅最新的抗血栓指南。
- 静脉溶栓的主要适应证是 DVT 引起的肢体威胁。
- 对于预期寿命合理的功能性患者，以下情况下可考虑溶栓。
  - 急性髂股 DVT 症状出现后 < 21 天。

- 常规抗凝治疗临床失败。
  - 预防静脉炎后综合征。
- 导管导向干预的思维过程如下所示。
  - 新血栓通常以最快的速度溶解。
  - 要使用的导管的长度要能够灌注整个血栓。
- 在简单溶栓前考虑药物机械血栓切除术，尽可能快地建立血流。
- 考虑髂静脉阻塞区域的静脉支架置入术。

思考题

1. 以下哪一项不会增加血栓栓塞的风险？

A. 近期手术

B. 恶性肿瘤

C. DVT 既往病史

D. 锻炼

E. 妊娠期

2. 以下哪项不包括在 Wells 评分标准前检查 DVT 的概率中？

A. 活动性癌症

B. 凹陷性水肿

C. 制动

D. 小腿肿胀与无症状腿相比＞1cm

E. 近期手术

3. 深静脉血栓的药物治疗除外哪项以下？

A. 低分子肝素

B. 普通肝素

C. 华法林

D. 利伐沙班

E. 氯吡格雷

拓展阅读

[1] Kaufman J, Lee M. *Vascular and Interventional Radiology: The Requisites*. 2nd ed. Philadelphia: Elsevier; 2014.

[2] Kearon C, Akl EA, Omelas J, et al. Antithrombotic therapy for VTE disease: CHEST guideline and expert panel report. *Chest*. 2016; 149(2):315-352.

[3] Patterson BO, Hinchliffe R, Loftus IM, et al. Indications for catheter-directed thrombolysis in the management of acute proximal deep venous thrombosis. *Arterioscler Thromb Vasc Biol*. 2010;30(4):669-674.

[4] Valji K. *Vascular and Interventional Radiology*. 2nd ed. Philadelphia: Elsevier; 2007.

[5] Vedantham S, Padginton C. Percutaneous options for acute deep vein thrombosis. *Semin Intervent Radiol*. 2005; 22(3): 195-203.

第 17 章　血管内动脉瘤修复术
Endovascular Aneurysm Repair

Eric C. King　Eric C. Kim　Cuong (Ken) Lam　著

病例介绍

患者男性，65 岁，白种人，既往患有高血压、高脂血症，吸烟 30 年，因腹痛、腰背部疼痛于急诊就诊。体格检查示血流动力学稳定，腹部可触及搏动性包块，远端搏动减弱。腹部 CT 示腹主动脉瘤未破裂，直径为 5.9cm。患者被送往急诊行腹主动脉瘤（abdominal aortic aneurysm，AAA）血管内修复术。

- 虽然血管内动脉瘤修复（endovascular aneurysm repair，EVAR）最初用于不适合接受开放手术修复的患者，但现在被认为是治疗 AAA 的金标准。

  - 作为一种微创技术，EVAR 不需要开放主动脉、暴露或阻断主动脉，显著降低了围术期的死亡率。

  - 由于 EVAR 可用于有开放手术修复禁忌证的患者，因此在美国，AAA 破裂的发生率及其相关的发病率和死亡率均有所下降。

- AAA 是老年人常见的血管疾病。与年龄相关的主动脉壁弱化，导致主动脉局灶性梭状或囊状膨大。

  - 动脉瘤膨大的定义：主动脉膨大部分直径至少是正常主动脉的 1.5 倍，或腹主动脉的任何部分膨大超过 3cm（图 17-1）。

- AAA 最常位于肾下位置（＞ 80%）。少数在肾旁或肾上位置。

- 梭状形态更为常见。囊状动脉瘤仅占动脉瘤的 1%～2%，理论上有较高的破裂率，尽管其发病经过尚不清楚。

- 虽然引起 AAA 的原因有很多，但动脉粥样硬化的改变是最常见的致病原因。

- AAA 的常见危险因素包括年龄增加、男性、动脉粥样硬化、高血压、家族史和吸烟状况。

- AAA 最可怕的并发症是破裂，破裂的风险与动脉瘤的直径成正比（表 17-1）。

- EVAR 是通过血管通路（最常见的是股总动脉）在导管和鞘内插入压缩移植物。在推进到腹主动脉后，移植物被展开并扩张，近端接触主动脉壁，远端接触髂血管，将主动脉瘤从体循环中排除。

一、适应证

- EVAR 适用于以下患者。

  - 有症状的 AAA（腹部或背部疼痛 / 压痛、破裂迹象或栓塞迹象）。

  - 男性 AAA 直径 ≥ 5.5mm，女性 AAA 直径 ≥ 5mm。

  - 6 个月内直径增长 ＞ 5mm 的 AAA。

  - 包含破裂的 AAA。

  - 炎症性 AAA。

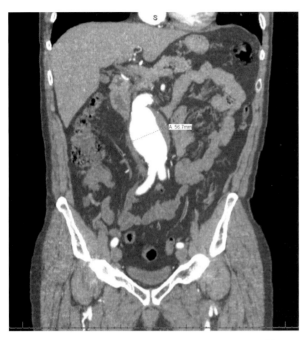

▲ 图 17-1　患者 A：冠状动脉计算机断层扫描血管造影（CTA），可见 **5.7cm** 的肾下腹主动脉瘤

图片由 Dr. Cuong (Ken) Lam, Kaiser Permanente Los Angeles Medical Center 提供

表 17-1　动脉瘤直径和破裂的年风险

直径（cm）	破裂风险（%）
＜ 4.0	＜ 0.5
4.0～4.9	0.5～5
5.0～5.9	3～15
6.0～6.9	10～20
7.0～7.9	20～40
≥ 8.0	30～50

- 为了优化 EVAR 的成功率，在支架与动脉壁连接的地方建立适当的密封是至关重要的。这一点尤为重要，因为内移植物不依赖于主动的手术吻合。因此，患者也必须符合解剖学纳入标准（见"操作步骤"下的影像学评估）。

二、禁忌证

- 排除标准（见"操作步骤"下的影像学评估）。

- ▪ 颈部近端解剖不良。
- ▪ 髂动脉不良解剖。
- ▪ 主动脉周向钙化。
- ▪ 程度较大的弯曲。
- 对碘对比剂过敏。
- 真菌性动脉瘤——如果患者需要治疗，首选手术治疗。
- 严重的不可矫正的髂骨闭塞性疾病。
- Marfan 综合征或 Ehlers-Danlos 综合征。

三、设备

（一）支架（图 17-2）

- 移植物应为聚酯（商品名：Dacron）或聚四氟乙烯（polytetrafluoroethylene，PTFE）。
- 支架为 MRI 相容合金(镍肽合金或合格合金）或 MRI 不相容铁磁合金（钢）。
- 支架移植物的尺寸通常比近端颈部直径大 10%～20%，以与主动脉壁紧密贴合，而不会导致移植物的褶皱，从而导致湍流和血栓形成。
- 支架移植物既有现成的，也有为患者特殊定制的。
- 常见的变化如下所示。
  - ▪ 分叉支架从腹主动脉近端延伸至两个髂总动脉。

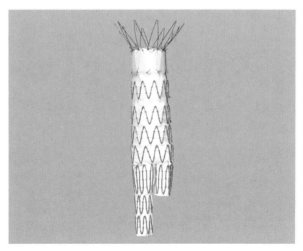

▲ 图 17-2　**Zenith Flex** 腹主动脉瘤血管内移植物分叉主体移植物

图片由 Cook Medical 提供

- ▪ 主动脉单髂支架从腹主动脉延伸至单个髂总动脉。这种方法需要阻断对侧髂总动脉，随后进行 fem-fem 搭桥术。
- ▪ 开窗支架是定制的，为主动脉分支血管提供预制的增强孔。这种定制技术允许与主动脉壁有更大的接触。
- ▪ 分支支架类似于开窗支架，增加了分支臂，插入位于动脉瘤区域的主动脉分支。
- 主动脉大分支血管必须通过手术导管或支架保持。
  - ▪ 在紧急手术中，如果主动脉主要分支意外被腔内移植物覆盖，可在主腔内移植物附近置入第 2 个支架，称为通气管或烟囱技术。

临床要点

开窗和分支移植需要 2～4 周的定制时间，因此在紧急情况下是不可能进行这些移植的。

（二）动脉闭合装置

- 传统操作上，EVAR 的血管通路需要手术切断，以容纳高达 21Fr 的大型输送系统。
- 血管闭合装置现在允许经皮关闭动脉通路部位。
  - ▪ 大多数闭合装置最多可闭合 8Fr 动脉穿刺孔。
  - ▪ 血管闭合器是一种常用的设备，它可以形成胶原蛋白栓。
  - ▪ Perclose 闭合器是一种缝合介导的装置，可闭合 24Fr 动脉穿刺孔。

四、解剖学

- 腹主动脉起于横膈裂孔（T_{12}），止于髂总动脉的分叉处（L_3～L_5）。
  - ▪ 主动脉的主要分支动脉包括膈动脉、腹腔动脉、肠系膜上动脉、肾上腺动脉、肾动脉、性腺动脉、肠系膜下动脉、腰椎动脉和骶中动脉。
- 20% 的 AAA 患者可见髂总动脉瘤。

- 髂总动脉分为髂内动脉和髂外动脉。
  - ▪ 髂外动脉在腹股沟韧带处成为股总动脉。由于腹股沟韧带在透视下不可见，因此相应的血管造影标志是旋髂动脉（外侧）和腹壁下动脉（内侧）。

五、操作步骤

（一）影像学评价

- 前后对比 CTA 是首选的方式，但如果需要，也可以使用 MRA。
- 传统的血管造影并不是首选，因为它只提供管腔直径，而未考虑附壁血栓。
- 为了准确地测量血管的长度、宽度和角度，应该使用垂直于管腔的三维重建（中心线重建）（图 17-3）。冠状位和矢状位重建图像也应进行检查。
- 检查所有血管的通畅性、弯曲度、动脉粥样硬化负荷和大小。通路部位（最常见的是股总动脉）必须能够容纳 18～28Fr 大小的鞘管。
- 评估是否有异常的主动脉分支血管。

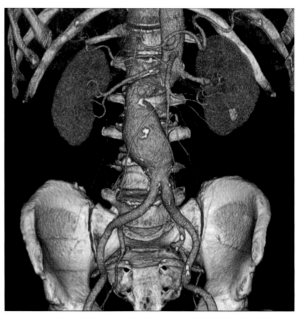

▲ 图 17-3　CTA 三维重建显示较大的肾下腹主动脉瘤，近颈部倾斜
图片由 Dr. Cuong (Ken) Lam, Kaiser Permanente Los Angeles Medical Center 提供

- 评估腘动脉动脉瘤和髂总动脉动脉瘤。
- 检查器械使用指征（indications for use，IFU），以确保合适的解剖结构。
- 虽然每个器械制造商对 EVAR 部署适用性的标准不同，但约 1/3 的患者解剖结果良好，1/3 的患者解剖结果复杂，1/3 的患者解剖结构禁忌进行 EVAR。
- 良好的解剖结构（图 17-4）。
  - 近端贴合区长度＞ 10～15mm。
    - 从最下肾动脉至动脉瘤的最上侧进行测量。
  - 远端贴合区长度＞ 30mm。
  - 近端成角＜ 60°。
  - 主动脉分叉成角＜ 90°。
- 复杂的解剖结构。
  - 近端贴合区＜ 10mm。
  - 近端成角＞ 60°。
  - 锥形颈（近端和远端颈部直径相差＞ 3mm）。
  - 贴合区最大直径＞ 22～30mm。
  - 主动脉狭窄分叉。
  - 髂总动脉动脉瘤。

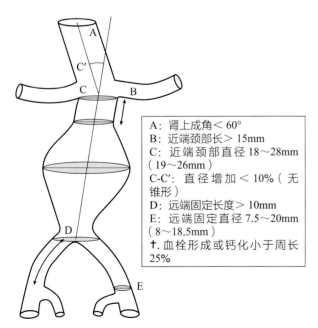

▲ 图 17-4 有利于腹主动脉瘤血管内修复的良好解剖
图片由 Dr. Cuong (Ken) Lam, Kaiser Permanente Los Angeles Medical Center 提供

A：肾上成角＜ 60°
B：近端颈部长＞ 15mm
C：近端颈部直径 18～28mm（19～26mm）
C-C'：直径增加＜ 10%（无锥形）
D：远端固定长度＞ 10mm
E：远端固定直径 7.5～20mm（8～18.5mm）
†.血栓形成或钙化小于周长 25%

- 可考虑术前髂内动脉栓塞，并将远端移植物延伸至髂外动脉（图 17-5）。

（二）术前准备

- 回顾支架移植物的设计，包括所有不透射线

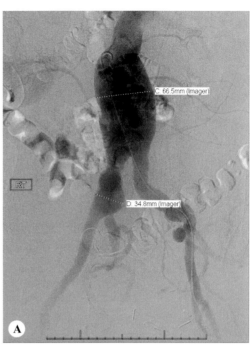

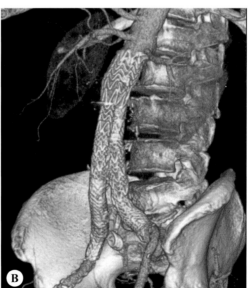

▲ 图 17-5 A. 冠状位斜投影中的常规血管造影，注意右髂总动脉动脉瘤。**B.** 右髂内动脉血管闭塞装置的 CTA 三维重建，该装置在血管内动脉瘤修复前 **2** 周放置。这使得腔内移植物延伸至右髂外动脉，以治疗右髂总动脉动脉瘤
图片由 Dr. Cuong (Ken) Lam, Kaiser Permanente Los Angeles Medical Center 提供

标记物的位置。如果有需要，咨询制造商和设备网站。

- 确定是进行全身麻醉，还是局部麻醉加适度镇静即可。
- 开始预防性使用抗生素（如头孢唑林），抗菌谱需要覆盖金黄色葡萄球菌、表皮葡萄球菌和肠道革兰阴性杆菌。
- 在 1 个月、6 个月和此后每年安排门诊就诊和影像学随访。

（三）具体步骤

- 步骤 1：经皮或经手术切开进入股总动脉。
- 步骤 2：将 5Fr 或 6Fr 鞘管插入双股总动脉。
- 步骤 3：通过鞘注射 80～100U/kg 肝素，并在初始状态、肝素后 3min 以及此后每 30 分钟检查激活凝血时间（目标为初始状态的 2～2.5 倍）。
- 步骤 4：于对侧股总动脉（common femoral artery，CFA）使用猪尾导管进行诊断性血管造影。
  - 定位肾动脉的开口，并注意最下方动脉的位置（图 17-6）。

- 锁定检查床，并在屏幕上标记出最低的开口。
- 步骤 5：使用同侧 CFA 经超硬导丝将腔内移植物输送装置输送到肾下主动脉。
  - 将近端不透射线标记对齐，使透视镜成角度以去除视差。
  - 在最下肾动脉尾端立即缓慢释放支架。
  - 放置移植物，直到腔内移植物的同侧肢体完全释放（图 17-7）。
  - 收回输送装置的鼻锥体。
- 步骤 6：使用对侧 CFA 进行腔内移植物对侧肢体的插管（图 17-8）。
- 步骤 7：当猪尾导管在移植物颈部时，旋转导管以确保导管在移植物内。
- 步骤 8：进行血管造影以明确髂内动脉开口，并在屏幕上标记其位置。
- 步骤 9：插入对侧肢体支架 - 移植物输送系统，并释放装置，确保与主移植物有足够的重叠。
- 步骤 10：在移植物重叠 / 附着点使用柔顺的低压球囊来塑造移植物，并确保良好的密

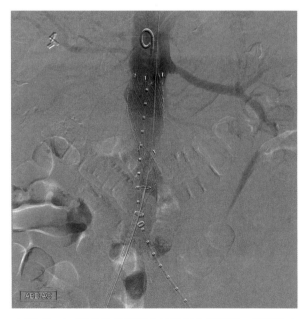

▲ 图 17-6 冠状位斜投影中的常规血管造影，近端腔内移植物被放置在左肾动脉下方
图片由 Dr. Cuong (Ken) Lam, Kaiser Permanente Los Angeles Medical Center 提供

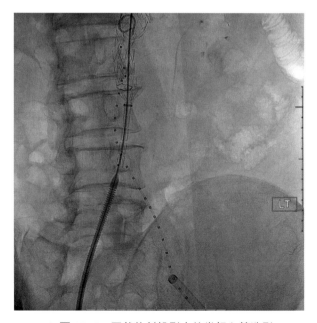

▲ 图 17-7 冠状位斜投影中的常规血管造影
移植物被放置直到对侧开口被释放。注意对侧开口的不透射线标记 [图片由 Dr. Cuong (Ken) Lam, Kaiser Permanente Los Angeles Medical Center 提供]

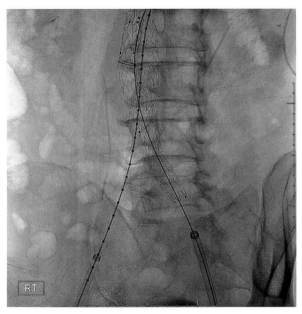

▲ **图 17-8 冠状位斜投影中的常规血管造影**
移植物已延伸到对侧髂总动脉。注意对侧材料的放射性标记
[图片由 Dr. Cuong (Ken) Lam, Kaiser Permanente Los Angeles Medical Center 提供]

封性。
- 步骤 11：将猪尾导管插入主动脉主移植物上方，并进行血管造影以评估移植物位置、内膜渗漏和主动脉分支血管通畅程度。
- 步骤 12：用缝合线或用血管闭合装置闭合入路动脉。

六、其他治疗

腹主动脉瘤的开腹手术修复术

- 开放式手术修复包括打开动脉瘤囊，移除主动脉血栓，并将移植物缝合到主动脉的近端和远端。
- 开放式手术修复术后并发症发生率为 11%，EVAR 术后并发症发生率为 3%。
  - 在随后的 8 年期间，EVAR 的再干预率为 20%～30%。
    - 大多数的再干预都是为了治疗内渗漏。
  - 只有 2%～4% 的 EVAR 后并发症需要开放手术干预。
  - 开放式手术修复术后的 30 天死亡率为 4%，EVAR 术后死亡率为 1%。

- EVAR 的死亡率随着肾衰竭、年龄 > 80 岁、下肢缺血和充血性心力衰竭而增加。
- 随访 2 年后，死亡率变得相当。由于 EVAR 更频繁的再干预，最初节省的成本在这 2 年后失去。
- 对于围术期风险较低或平均的年轻患者，开放式手术修复可能是首选。EVAR 最适合用于解剖结构良好且围术期风险较高的患者。

七、并发症

- 内漏（表 17-2 和图 17-9）。
  - 发生在 20%～40% 的病例中。
  - 2 型是最常见的内漏。
    - 侧支供血血管是典型的腰椎动脉或肠系膜下动脉。
    - 高达 40% 的患者会自发形成血栓，但血管的栓塞表现为囊增大。
  - 1 型和 3 型应立即对移植物附着部位进行血管成形术、延长移植物或在移植物内放置球囊可膨胀裸金属支架进行治疗。
- 移植后综合征。
  - 常见的、良性的、自限性的发热后遗症和类似脓毒症的白细胞增多。

表 17-2 内漏类型和处理措施

类 型	说 明	治 疗
1A/B	支架在近端（IA）或远端（IB）与原生血管的密封不完全	立即治疗，通常是延长支架移植物
2	侧支血管逆行填充动脉瘤囊	如果囊继续扩大，通常采用永久栓塞
3	模块化支架 – 移植组件之间密封性不足或移植物缺陷	立即治疗，通常在支架内置入附加装置
4	多孔支架移植材料	通常在停止围术期抗凝治疗后有自限性
5	内源性扩张（没有明确证据）	如果囊继续扩大，通常采用多种方法联合治疗

内漏

1 型
附着渗漏

2 型
分支动脉渗漏

3 型
ELG 完整性丧失

4 型
织物孔隙率

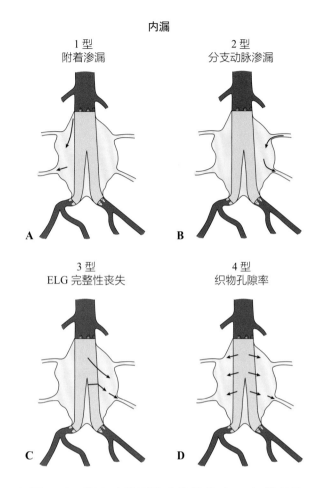

▲ 图 17-9　腹主动脉瘤腔内移植物（ELG）修复后内漏

A.1 型渗漏（附着渗漏）。血液继续从 ELG 分叉的 3 个端点之一进入动脉瘤囊，ELG 的这 3 个端点应紧密地附着在动脉壁上。与所有的内漏一样，出口通过主动脉分支保持通畅。1 型渗漏需要治疗。B.2 型渗漏（分支动脉渗漏）。血液通过一条未闭的分支动脉进入动脉瘤囊。这种类型的渗漏可以是自限性的，而且可能只能观察到。如果动脉瘤增大，就需要治疗。C.3 型渗漏（ELG 完整性丧失）。ELG 的模块要么已经分离，要么结构已经形成裂缝。血液通过 ELG 丧失完整性的部位进入囊。治疗是必需的。D.4 型渗漏（织物孔隙率）。血液通过完整的 ELG 覆层从 ELG 腔进入囊（引自 Bertino RE, et al. *Diagnostic Ultrasound*. Philadelphia: Elsevier; 2011:Fig. 12. 10. ）

- 　▪ 考虑术前应用甲泼尼松来降低风险。
- 对比剂肾病。
- 　▪ 围术期的水合作用可降低风险。
- 　▪ 使用血管内超声可以减少对透视的依赖，从而降低对比剂负荷。
- Buttock 跛行。
- 　▪ 由于髂内动脉栓塞，存在 30%～50% 的短暂性跛行的风险。
- 　▪ 年轻患者和左心室功能不全患者的风险增加。
- 血栓形成。
- 　▪ 5% 的风险，通常发生在术后的前 2 个月。
- 　▪ 对常规抗凝治疗无任何作用。
- 移植物迁移。
- 　▪ 1 年内的风险为 3.6%。
- 　▪ 如果为 > 5mm 的迁移，则具有临床意义。
- 移植物弯折。
- 　▪ 尝试用血管成形术或支架置入术进行挽救。
- 移植物破裂。
- 　▪ 血管内移植物破裂的风险为 5%～6%，而在外科病例中风险为 1%～2%。
- 脊髓缺血。
- 　▪ Adamkiewicz 动脉供应脊髓前动脉。它通常起源于 T_9～T_{12}，但也可以起源于 T_5～L_3 的任何地方。
- 　▪ 由于覆盖了供血胸椎及腰椎的动脉，腹主动脉广泛覆盖或预先修复的风险增加。
- 　▪ 考虑围术期放置腰椎引流管以减少这种风险。
- 感染。
- 　▪ 围术期使用抗生素可降低感染风险。

知识点回顾

- AAA 最常见的原因是动脉粥样硬化，其定义为管腔直径 > 3cm 或是大于患者正常直径的 1.5 倍。

- 治疗适应证包括男性 AAA > 5.5cm 或女性 AAA > 5.0cm，1 年内生长 > 1cm，或出现症状。

- 开放式手术与血管内支架修复的进行取决于患者的年龄、并发症、手术风险和个体解剖因素。
- EVAR 的一个常见并发症是血管内渗漏，这使得再干预率是开放式手术修复的 4 倍以上。

- 与开放式手术修复组相比，EVAR 患者的 30 天死亡率和平均住院时间都较低。由于更频繁的再干预，EVAR 的死亡率最终达到平衡，血管内干预的初始成本节省在 2 年后就会损失。

思考题

1. 关于腹主动脉瘤，下列说法正确的是?

A. 它们最常在检查其他疾病的过程中被发现

B. 75% 的病例位于肾下病变

C. 它们破裂的发生率随着动脉瘤大小的增大而增加

D. 当其直径超过 4cm 时，应进行修复

2. 血管内动脉瘤修复术后出现内渗漏的风险为 20%～40%。哪种类型的内渗漏需要立即纠正?

A. 1 型，由于支架与血管的密封不完全

B. 2 型，由于侧支血管逆行充盈

C. 3 型，由于模块化支架组件之间的密封不足或移植物缺陷

D. A 和 B

E. A 和 C

3. 6.0cm 动脉瘤破裂的风险约是多少? 动脉瘤平均以每年多少厘米的速度扩张?

A. 5；0.4

B. 5；1.0

C. 15；0.4

D. 15；1.0

拓展阅读

[1] Blankensteijn JD, de Jong SECA, Prinssen M, et al. Two-year outcomes after conventional or endovascular repair of abdominal aortic aneurysms. *N Engl J Med*. 2005; 352:2398-2405.

[2] Bryce Y, Rogoff P, Romanelli D, et al. Endovascular repair of abdominal aortic aneurysms: vascular anatomy, device selection, procedure, and procedure-specific complications. *Radio Graph*. 2015;35:593-615.

[3] Trial Participants EVAR. Endovascular aneurysm repair versus open repair in patients with abdominal aortic aneurysm (EVAR trial 1): randomized controlled trial. *Lancet*. 2005; 365:2179-2186.

[4] Kothandan H, Haw Chieh GL, Khan SA, et al. Anesthetic considerations for endovascular abdominal aortic aneurysm repair. *Ann Card Anaesth*. 2016;19:132-141.

[5] Lederle FA, Wilson SE, Johnson GR, et al. Immediate repair compared with surveillance of small abdominal aortic aneurysms. *N Engl J Med*. 2002;346:1437-1444.

[6] Powell JT. Final 12-year follow-up of surgery versus surveillance in the UK Small Aneurysm Trial. *Br J Surg*. 2007; 94:702-708.

[7] Schermerhorn ML, Buck DB, O'Malley AJ, et al. Long-term outcomes of abdominal aortic aneurysm in the Medicare population. *N Engl J Med*. 2015;373:328-338.

[8] Stavropoulos SW, Charagundla SR. Imaging techniques for detection and management of endoleaks after endovascular aortic aneurysm repair. *Radiology*. 2007;243:641-655.

[9] Walker TG, Kalva SP, Yeddula K, et al. Clinical practice guidelines for endovascular abdominal aortic aneurysm repair. *J Vasc Interv Radiol*. 2010;21:1632-1655.

第 18 章　异物取出
Foreign Body Retrieval

Shantanu Warhadpande　Pranav Moudgil　Monte L. Harvill　著

病例介绍

患者女性，43 岁，确诊乳腺癌，患者因突发胸部不适、心悸于急诊就诊。患者右胸于 1 天前放置了 1 个 Port-a-Cath（植入式静脉装置）。胸部 X 线片显示右上胸可见端口；然而导管滑脱，迁移至心脏，卡在三尖瓣内——导管一半位于右心房，另一半位于右心室。每次心脏搏动，三尖瓣都会于导管中轴闭合，明显使其弯曲。更严重的是，导管可能会进一步进入肺动脉，导致肺栓塞。治疗方案包括心脏直视手术或尝试血管内取出。紧急咨询介入放射科医生，复查影像学并明确血管内导管取出的可行性。

- John Thomas 于 1964 年首次描述了血管内异物（intravascular foreign body，IFB）取出术。
- 此后，经皮血管内异物取出术已经超过了开放式手术取出术，成为首选的治疗方法。
- 血管内操作数量的增加和治疗性血管内异物（下腔静脉滤器、支架、弹簧圈、导管等）在患者中的使用增加，导致移位 / 分离 / 断裂 / 定位不良的 IFB 增加。在大多数情况下，IFB 的操作是可行和安全的。
- 常见的 IFB 如下所示。
  - 导管碎片（最常见）。
  - 导丝。
  - IVC 滤器 / 断腿。
  - 支架。
  - 栓塞弹簧圈。
- 许多 IFB 是可以预防的，是由操作人员缺乏经验造成的。
- 静脉 IFB 通常是由于器械断裂或一个模块与器械其余部分分离（即导管与中孔分离或 IVC 滤器腿与滤器的其余部分分离）。
- 动脉 IFB 通常是由于放置计划不当（即栓塞弹簧圈定位不当）。
- 静脉异物向心脏中心移动，而动脉异物远端向外周移动。
  - 静脉 IFB 的主要问题包括心脏穿孔和肺栓塞。
  - 动脉 IFB 的主要问题包括动脉穿孔和动脉闭塞。
- 有各种设备可用于辅助这些病例，但在许多情况下，介入医生必须调整和使用最初并非用于 IFB 取出的血管内工具。
- 介入医生必须首先确定是否有必要进行 IFB 取出。下一个需要考虑的问题是 IFB 是否可以在血管内取出。有时，多学科方法是必要的，以权衡血管内情况与手术方式之间的风险与收益。
  - 血管内 IFB 取出的主要优点是避免了外科手术，而外科手术有较高的并发症发生率。

- 文献表明，留置 IFB 的严重并发症发生率非常高。在存在适应证的病例中，血管内 IFB 取出的成功率高达 94%。
- 然而，在考虑了手术风险 / 可行性、IFB 的位置、影像学表现和患者的症状后，有些情况下不去处理 IFB，可能是慎重的选择。
- 从历史上看，由于留置 IFB 继发严重并发症和症状的高发生率，因此人们积极治疗 IFB，并迅速尝试取出。
- IFB 引起的症状各不相同，并由异物的位置决定。
  - 表 18-1 详细说明了一些最常见的症状。
  - 值得注意的是，许多患者没有继发于 IFB 的症状。

一、适应证

- 在下列情况下，应立即取出 IFB。
  - 患者出现症状。
  - 可能迁移到心脏或肺动脉（典型的静脉性 IFB）。
  - 可能引起动脉闭塞。

二、禁忌证

- 每个 IFB 患者都必须根据自身的情况进行分析。
  - 在无症状患者中保留 IFB 是一种可行的选择，必须加以考虑，特别是对于临床上 IFB 不显著的绝症患者。
- 绝对禁忌证。
  - 不能在血管内取出的大型 IFB。
  - 不稳定的患者，可能即将发生临床恶化。

表 18-1　常见血管内异物的临床症状

由动脉血管内异物引起	由静脉血管内异物引起
跛行	局部胸痛
肢体缺血	室性心动过速
肢体肿胀	肺栓塞

- 相对禁忌证。
  - 难以探查的 IFB 位置。
  - IFB 继发的血管穿孔。

三、解剖学

- 基于大量报道，将解剖学的任何一个特定的方面独立来进行全面的讨论是不可行的。对血管解剖和血管分布的一般了解对于指导治疗是必不可少的。
- 我们必须考虑 IFB 相对于潜在栓塞部位的位置，并了解每个潜在栓塞过程的血管通路。
- 同样重要的是，将血管通路部位的解剖结构与异物的部位联系起来，因为这将决定取出过程的通路路径。

四、设备

- 基本血管造影装置。
- 8Fr 管鞘。
- 0.035 英寸亲水性导丝。
- 5Fr 导引导管。
- 圈套器（图 18-1）。
  - Amplatz 鹅颈圈套器。
  - En 圈套器。
  - 双环导丝导管圈套器。
  - 篮式圈套器。
- 柔性抓取钳。

五、操作步骤

（一）术前准备

- 回顾以前的影像学检查对于任何 IFB 取出的计划和成功都是至关重要的（图 18-2 和图 18-3）。
- 为确保适当的患者镇静水平，与麻醉师的持续沟通也很重要。
- 应从患者 /DPOA 处获得充分知情的同意，并详细介绍所有潜在的系列事件、并发症、风险、益处和替代方案。

（二）具体步骤

- 步骤 1：血管通路通常用股总动脉、股总静脉或颈静脉，以及使用 18G 针头实现。

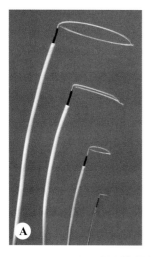
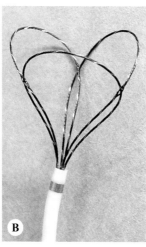
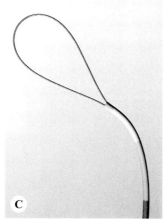
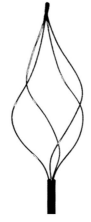

▲ 图 18-1 不同的圈套器

A. Amplatz 鹅颈圈套器；B. En 圈套器；C. 单导丝圈套器；D. 篮式圈套器（A 图片经 Medtronic 许可转载，©2018 Medtronic. All rights reserved；B 图片由 Merit Medical Systems Inc.,South Jordan, Utah 提供；C 和 D 图片引自 Kaufman JA: *Vascular and Interventional Radiology:The Requisites*. Philadelphia: Elsevier; 2014, Figure 4-51.）

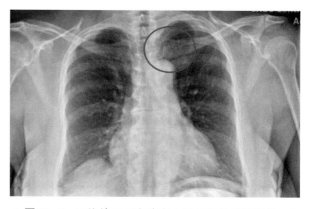

▲ 图 18-2 X 线片显示左胸有 1 根导丝的保留部分，血管内导丝（圆圈）微弱可见

经许可转载，引自 Segal M, Krauthamer A,Hall B,et al. Endovascular retrieval of foreign body in persistent left-sided superior vena cava. *Radiology Case Reports*. 2017;12 (4):768–771.

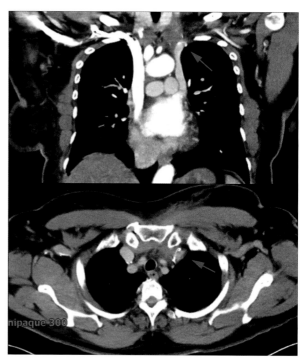

▲ 图 18-3 左侧头臂静脉内的异物

胸部 CT 静脉造影，3mm 螺旋轴位成像，冠状位重建，显示左上腔静脉（SVC）、左臂肱动脉交界处（箭）有导丝留存 [经许可转载，引自 Segal M, Krauthamer A, Hall B, et al. Endovascular retrieval of foreign body in persistent left-sided superior vena cava. *Radiology Case Reports*. 2017;12 (4): 768–771.]

- 步骤 2：先引入 0.035 英寸微导丝，并将针移除，建立 Seldinger 技术。
- 步骤 3：接下来将置入 1 个大小适当、能够包围异物的鞘管。普通鞘管直径为 8～10Fr。此时，可以将入口导丝切换为疏水性导丝。
- 步骤 4：在导丝上引入 6～7Fr 导引导管。
- 步骤 5：通过这个导引导管，引入一个取出装置，最常见的是一个环状圈套器（Amplatz 鹅颈圈套器），并定位在异物附近。
- 步骤 6：移除导丝，并操纵圈套器来抓住异物（图 18-4A）。

- 步骤 7：此时，圈套器被缩回，同时保持环状圈套器的张力，异物被去除（图 18-4B）。
  - 如果环状圈套器不能抓取异物，三环圈

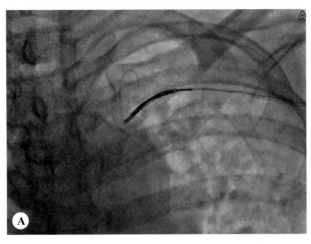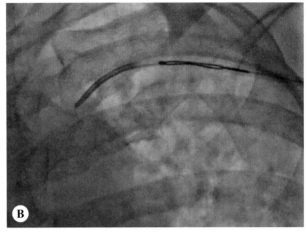

▲ 图 18-4　使用 15mm Amplatz 鹅颈圈套器和 6Fr 多用途 -A（MPA）导管（Covi-dien Medtronic HQ, Minneapolis, MN）对持续性位于左上腔静脉的血管内异物进行腔内取出的透视成像。成像显示异物（A）的初始捕获和异物被去除，无残留物（B）

经许可转载，引自 Segal M, Krauthamer A, Hall B, et al. Endovascular retrieval of foreign body in persistent left-sided superior vena cava. *Radiology Case Reports*. 2017;12 (4): 768−771.

套器（EN 圈套器）或 Dormia 篮式圈套器（Gemini）已被证明是有效的。作为最后的手段，柔性夹钳（Cook Urological）或尖端偏转导丝也被证明是有用的辅助手段。

六、其他治疗

- 手术取出。
  - 占 IFB 病例的 6%～10%。
  - 通常使用有创性和开放式手术来清除异物。
  - 只有当血管内切除尝试失败或异物被认为无法修复时才会考虑。
- 无干预措施。
  - 通常在手术被认为风险过大或可能毫无结果时，密切观察和随访，不尝试取出。

- 这种选择最常见于垂死的患者和绝症患者。

七、并发症

- 并发症在很大程度上取决于 IFB 的位置和取出它的策略。
  - 这可能包括心律失常、瓣膜 / 心肌损伤、心内膜炎、血栓性静脉炎、脓毒症、局部缺血。
  - 血栓栓塞与异物留置或手术时间延长有关。
  - 血管内操作可继发穿孔或血管壁损伤。
  - 令人担忧的是异物的远端栓塞，特别是在一个使其在血管内无法恢复的位置。
- 典型的进入部位相关并发症。
  - 穿刺部位血肿是最常见的并发症。

知识点回顾

- 血管内异物可细分为动脉 IFB 或静脉 IFB。动脉 IFB 向远心端移动，可导致动脉闭塞，而静脉 IFB 在近心位置移动，并可导致肺栓塞。
- 当面对 IFB 时，要思考的第 1 个问题是 IFB 是否需要取出。正在引起症状或有引起动

脉闭塞 / 肺动脉栓塞高风险的 IFB 需要及时取出。无症状或无病态疾病的患者可仅保持观察。

- 异物的取出依赖于一般介入手术中使用的许多基本的针头、导管和导丝。特殊的圈套器是此操作中唯一独特的设备。

- IFB 取出的并发症发生率很低，最常见的并发症是穿刺部位血肿。目前的文献包括一些并发症发生率为 0% 的报道。严重但罕见的并发症包括脓毒症和心律失常。

思考题

1. IFB 取出的绝对适应证是什么？

A. IFB 位于静脉系统中

B. IFB 位于动脉系统中

C. 患者有症状

D. 患者病危

E. IFB 总是被移除

2. 以下哪些可能是 IFB 可能出现的并发症？

A. 脓毒症

B. 远端栓塞

C. 心律失常

D. 血管穿孔

E. 以上所有

3. 异物取出装备套装中哪一部分是独有的？

A. 18G 针

C. IVC 滤器

C. Dormia 篮

D. Fogarty 导管

E. C 臂

拓展阅读

[1] Motta Leal Filho JM, et al. Endovascular techniques and procedures, methods for removal of intravascular foreign bodies. *Rev Bras Cir Cardiovasc*. 2010;25(2):202-208.

[2] Schechter MA, O'Brien PJ, Cox MW. Retrieval of iatrogenic intravascular foreign bodies. *J Vasc Surg*. 2013;57(1): 276-281.

[3] Woodhouse JB, Uberoi R. Techniques for intravascular foreign body retrieval. *Cardiovasc Intervent Radiol*. 2013; 36: 888-897.

第19章　下腔静脉滤器
Inferior Vena Cava Filter

Jeffrey H. Savin　Andrew Kesselman　Ryan M. Kiefer　Andrew S. Niekamp

Michael A. Savin　著

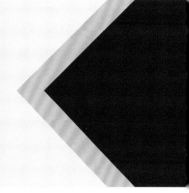

> **病例介绍**
>
> 　患者男性，56岁，于一场事故后双侧股骨骨折。切开复位内固定术定于明天进行。由于存在手术计划，不能对患者进行抗凝治疗，因此由介入放射科放置了1个可取出的下腔静脉（inferior vena cava，IVC）滤器。3个月后，患者开始行走并返回介入放射科就诊拟行IVC滤器取出。

• 美国肺栓塞的发病率约为每年60万例。
• 未经治疗的肺栓塞的死亡率在18%～38%。
• 抗凝治疗是预防肺栓塞（pulmonary emboli，PE）的首选治疗方法。
　■ IVC滤器用于预防接受治疗性抗凝的PE复发患者或有抗凝禁忌证的PE复发患者。
• IVC滤器创新的历史。
　■ 1893年，首次进行IVC结扎以预防肺栓塞。
　■ 1943年，第1个关于IVC结扎的现代报道显示，IVC血栓形成是该手术的常见并发症。
　■ 1957年，IVC开窗首次用于预防PE。最初使用缝合线，1959年使用夹子，1964年使用钉。IVC血栓形成仍然是一个问题。
　■ 1960年，第1次（也是唯一）随机对照试验明确证明抗凝治疗降低了PE复发的风险。

　■ 1968年，首次使用Mobin-Uddin伞进行了经皮IVC中断手术。这是一个在IVC中放置多孔装置的操作，试图防止IVC阻塞。
　■ 1969年，人们使用了一种类似弹簧的过滤装置。
　■ 1972年，Greenfield IVC滤器问世，成为现代滤器的前身。
　■ 2003年，美国食品药品管理局（Food and Drug Administration, FDA）批准了第1个可回收的IVC滤器。

一、适应证

　以下适应证适用于所有滤器类型；但是，当滤器仅需要短期（最多1年）应用时，应考虑可回收滤器。

临床要点

对于Greenfield滤器进行的一项大型前瞻性20年随访研究发现，PE复发率为4%，下腔静脉闭塞率为4%，没有发生明显的滤器移位。

（一）放置适应证
• 静脉血栓栓塞性疾病 [VTE=PE和（或）DVT] 患者和以下患者之一。
　■ 抗凝治疗的绝对或相对禁忌证。
　■ 抗凝治疗引起的并发症。
　■ 抗凝失败。

◆ 尽管有足够的治疗，但仍有复发性 PE。

◆ 治疗性抗凝过程中深静脉血栓（deep venous thrombosis，DVT）形成 / 进展。

▪ 无法达到或维持足够的抗凝能力。

▪ 限制肺储备或严重的心肺疾病和残余深静脉血栓形成。

▪ 自由漂浮的髂股血栓或 IVC 血栓。

• 血栓栓塞性疾病高风险但不能抗凝的患者预防性放置。此类情况如下所示。

▪ 严重创伤。

◆ 闭合性头部或脊髓损伤。

◆ 多发性长骨或骨盆骨折。

▪ 手术前预防。

（二）取出适应证

• VTE 有充分的原发（药物）治疗。

• 不再有发生 PE 风险的 VTE 患者。

• 滤器是主要疾病的来源，可以通过取出来缓解（例如，肢体穿孔引起的难以控制的疼痛）。

• 滤器由于位置的改变或结构完整性的丧失不再具有保护作用。

二、禁忌证

（一）放置禁忌证

• 绝对禁忌证。

▪ 完全 IVC 血栓形成。

▪ 在滤器放置期间无法获益。

▪ IVC 太大，无法容纳滤器（鸟巢滤器可以放置在直径 40mm 大小的 IVC 中）。

▪ 对滤器组件有严重的、不可纠正的过敏反应。

• 相对禁忌证。

▪ 严重的、不可纠正的凝血功能障碍。

▪ 菌血症或未经治疗的感染。

（二）取出禁忌证

• 腔静脉滤过的持续适应证。

• 滤器内明显残留血栓。

• 预计未来回归 PE 高风险状态。

• 预期寿命不足 6 个月。

• 缺乏可供取出的血管通路。

三、设备

（一）放置设备

• 基本血管造影装置。

• 5Fr 管鞘。

• 猪尾导管（标记的猪尾可以帮助确定 IVC 宽度）。

• 导丝。

• 滤器（图 19-1 和图 19-2）。

▪ 滤器套件通常包含 IVC 滤器、护套、装载筒和推进器。

（二）取出设备

• 基础血管造影装置、导入针、扩张器和同轴回收鞘系统。

• 取出可使用器材如下所示。

▪ 取出圈套器。

▪ 圈套锥。

▪ 预期取出困难 / 复杂的情况。

◆ 刚性支气管内钳。

◆ 激光辅助系统（CVX-300 准分子 XeCl 激光器系统）。

四、解剖学

• 来自下肢的血液通过下腔静脉，即体内最大的静脉返回到心脏。血液进入右心房，在那里被泵入右心室，然后进入肺动脉。肺动脉主干分为左肺动脉和右肺动脉，在整个肺中进一步分为节段动脉和亚节段动脉。下肢 DVT 在沉积于肺之前可以沿着这条通路游走，导致 PE。

• IVC 是过滤的首选部位，因为易于进入、物理特性（长和直）和低静脉血压，这使得滤器迁移和移位的可能性降低。

• IVC 的平均宽度为 19～20mm，大多数滤器被批准用于最大 28～30mm 的尺寸。

• 在 2%～3% 的患者中，宽度 > 28mm，称为大腔静脉。这可能是继发于右心压升高导致的 IVC 回流受阻和膨胀。鸟巢滤器可用于 IVC 高达 40mm 的大小。或者也可以在双侧髂总动脉中放置滤器。

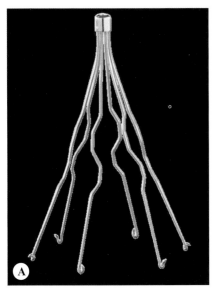 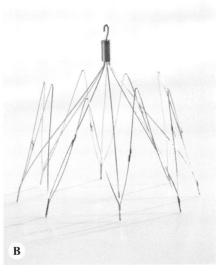 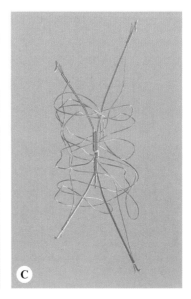

▲ 图 19-1 永久性下腔静脉滤器

A. Greenfield™ 滤器；B.VenaTech © Convertible™；C. 鸟巢®Vena Cava 滤器（除"取出圈套器"之外，任何取出装置都没有由 Cook Medical 推广或销售，与此处显示的装置一同使用）（A 图片由 Boston Scientific 提供；B 图片由 Braun Interventional Systems Inc. 提供）

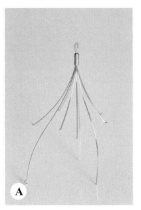 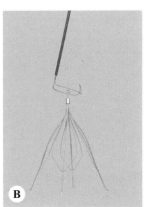 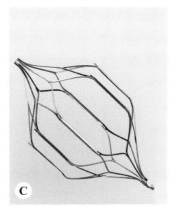 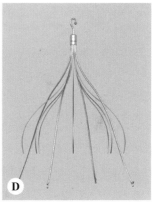

▲ 图 19-2 可回收的下腔静脉滤器

A. ALN 可选的静脉和腔静脉滤器；B. Günther Tulip® 腔静脉滤器；C. OPTEASE® 腔静脉滤器；D. Celecttm™ 白金腔静脉滤器（除"取出圈套器"之外，任何取出装置都没有由 Cook Medical 推广或销售，与此处显示的装置一同使用）（A 图片由 ALN International Inc. 提供；C 图片由 Cordis 提供）

- 涉及 IVC 的解剖变异是罕见的，但有时可能需要改变治疗方法。变异如下所示。
  - 左侧 IVC，在不到 1% 的患者中发现。
  - 在 1% 的患者中发现了重复的 IVC。
    - 可能需要在每个 IVC 中放置一个滤器。
  - 肾静脉回路，在多达 11% 的患者中发现。
    - 重要的是要注意这种变异，因为皮质后静脉进入 IVC 的水平比常见的水平要低，通常在 L₃ 水平。

五、操作步骤

（一）下腔静脉放置

- 步骤 1：通过 Seldinger 技术进入右侧颈内静脉（internal jugular，IJ）或股总静脉（common femoral vein，CFV）。
  - 股静脉通路的优点如下所示。

- ◆ 空气栓塞的可能性小于颈静脉通路。
  - ◆ 不需要通过右心房，可以降低心律失常的风险。
  - ◆ 减少了错位进入性腺静脉的机会。
  - ▪ 颈静脉通路的优点如下所示。
    - ◆ 避免了髂股血栓阻碍进入 IVC 的可能性。
    - ◆ 降低插入后血栓形成的风险。
- 步骤 2：进行 IVC 静脉造影，以确定下腔静脉通畅和大小，并识别先天性变异（图 19-3）。
  - ▪ 对于罕见的巨型腔静脉，可以放置鸟巢滤器或在双侧髂总静脉中放置滤器。
  - ▪ 对于左肾环脉静脉，滤器应放置在该静脉下方。
  - ▪ 对于重复的 IVC，可以在 2 个 IVC 中都放置滤器。
- 步骤 3：在髂总静脉交汇处放置猪尾导管进行体静脉造影。标记的猪尾可用于测量 IVC 宽度。
- 步骤 4：可以使用数字减影血管造影，每秒

4～6 帧，注射速率为每 2 秒 15～20ml。
- 步骤 5：在透视引导下，将导丝重新插入猪尾导丝，并在保持导丝就位的同时取下猪尾导丝。
- 步骤 6：根据制造商的说明展开滤器，通常是在导丝上。滤器在肾下 IVC 的适当位置是至关重要的。
  - ▪ 理想情况下，滤器的上端应位于肾静脉最下方。
  - ▪ 在以下情况下，可以考虑肾上 IVC 滤器的放置。
    - ◆ 肾下血栓阻碍肾下滤器的放置。
    - ◆ 血栓从以前的肾下 IVC 滤器延伸出来。
    - ◆ 肾下 IVC 的外部压迫（如腹部大肿块或孕妇）。
    - ◆ 性腺静脉血栓形成。
    - ◆ 需要为正在考虑进行手术 IVC 动员的患者保留手术候选资格。
- 步骤 7：静脉造影。
- 步骤 8：设备移除，按压穿刺部位。

临床要点

滤器放置在肾静脉或肾静脉最下方，以便在不常见的滤器闭塞的情况下，保证肾静脉血流保持。

（二）滤器回收

- 在放置一个可回收的 IVC 滤器后，常规监测和及时回收是患者治疗的关键方面。
- 对于可回收的滤器，内部停留时间的长度与滤器倾斜、位置不当、下腔静脉穿透、装置断裂和下腔静脉闭塞等并发症的发生率直接相关。这促使了美国放射学会和介入放射学学会更加重视滤器回收。
- 绝大多数可回收的 IVC 滤器在顶端设计有一个钩子，使它们易于通过颈静脉通路进行回收。然而，即使是没有钩子的滤器，也可以用后面描述的各种方法来移除。

1. 标准方法

- 步骤 1：在标准的右侧 IJ 通路、短鞘插入和将导丝 / 导管放置在 IVC 滤器之外，选择一

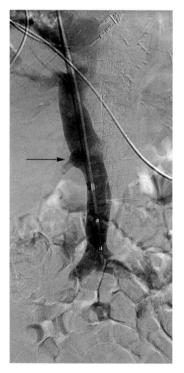

▲ 图 19-3 下腔静脉造影检查正常
通过右颈内静脉进入，可以同时放置临时中心线。对比剂注射到远端腹主动脉，识别出最低的肾静脉（箭）（图片由 Justin Shafa, MD. 提供）

个合适的圈套器。当没有钩子时，可以使用一个圈套锥来接合滤器的顶端。

- 步骤 2：捕获在 IVC 滤器的顶端的钩子（图 19-4）。
- 步骤 3：将一个伸缩式护套穿滤器，使其折叠。
- 步骤 4：将整个滤器从体内移除。
- 步骤 5：移除设备，按压穿刺部位。

2. 高级回收方法

- 滤器位置的变化（次要于下腔静脉穿透、错位和倾斜）可能使标准的回收技术无效。在这些情况下，已经开发出了先进的技术，其总体回收率超过 95%。
- 滤器重新排列和重新定位。
  - 严重倾斜或定位不当的滤器可以使用坚硬的导丝或球囊重新定位（图 19-5）。
  - 重新定位可以用传统的圈套技术成功地去除滤器。
- 环 - 圈套技术（图 19-6A）。
  - 在这种技术中，一根导丝首先从经颈静脉入路穿过滤器的顶端。然后使用弯曲的导管将导丝转向头部。导丝的自由端被一个圈套器抓住，拉出颈静脉鞘，使导丝的两端离开患者，导丝环在滤器尖上。然后将伸缩鞘管插入导丝末端和滤器上，然后移除系统。
- 吊架技术（图 19-6B）。
  - 这是一种高级滤器回收的常用方法，是对环 - 圈套技术的修正。不是在滤器腿周围创建一个环，而是在滤器颈和 IVC 壁之间创建一个导丝环（图 19-7）。在嵌入钩中，这种技术可能会失败。
- 支气管内钳。
  - 当传统的圈套失败时，可以使用支气管内钳，以更牢固地抓住滤器的尖端（图 19-8）。
- 准分子激光鞘（图 19-9）。
  - 滤器顶端采用标准圈套。然后使用激光鞘将滤器的嵌入部分从下腔壁中释放出来，允许塌陷和回收。

六、其他治疗

- 药物抗凝。
  - 如果存在深静脉血栓，药物抗凝是预防和治疗 VTE 的首选治疗。
    - 在过去的几十年里，选择肝素、华法林、依诺肝素和它们的类似物。
    - 新型口服抗凝药物，包括达比加群（泰毕全）、利伐沙班（Xarelto）、阿哌沙班（艾乐妥）。
  - 对于不能接受抗凝治疗的患者，很少有替代 IVC 滤器放置的方法。
- 非药物预防。
  - 压缩长袜和顺序压缩装置（sequential compression device，SCD）。
  - 患者运动也是 VTE 预防的一个关键方面，因为这减少了静脉淤积（Virchow 三联征之一）。
- 外科手术和血管内治疗。
  - 严重的或次严重级别危及生命的急性 PE（如鞍状栓子），可通过手术取栓 / 栓塞切除术或血管内取栓 / 溶栓进行治疗。

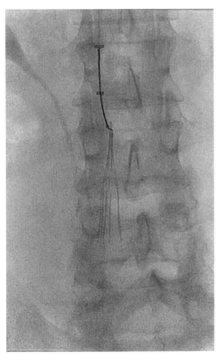

▲ 图 19-4　滤器回收

捕获滤器的钩子，圈套器被拉回来提供轻微的张力，然后伸缩鞘管可以推进到滤器（图片由 Justin Shafa, MD 提供）

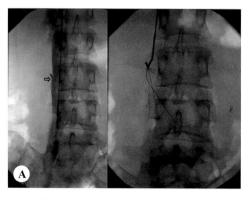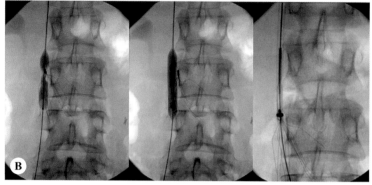

▲ 图 19-5　A. 静脉造影显示滤器尖端与下腔静脉壁之间有一个小开口（箭），用导丝插管；B. 使用 **8mm×30mm** 球囊成功地将滤器从壁上移位，允许随后通过标准技术移除

经许可转载，引自 Lynch FC. Balloon-assisted removal of tilted inferior vena cava filters with embedded tips. *J Vasc Intervent Radiol.* 2009;20 (9):1210–1214; Elsevier, Fig. 1BC.

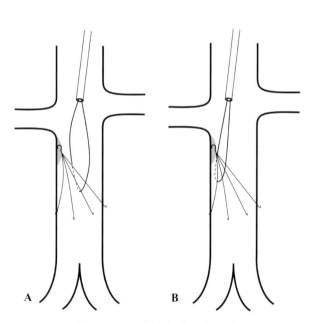

▲ 图 19-6　下腔静脉（IVC）示意图

包含一个倾斜的圆锥形滤器，其有附着于纤维胶囊的嵌入钩（灰色阴影）。环 – 圈套技术（A）与滤器支柱之间的导丝采用吊架技术（B），导丝在滤器颈与 IVC 之间就在嵌入的钩子下面的壁上（引自 Al-Hakim R, McWilliams JP, Derry W, et al. The hangman technique: a modified loop-snare technique for the retrieval of inferior vena cava filters with embedded hooks. *J Vasc Interv Radiol.* 2015;26:107–110, Fig. 1.）

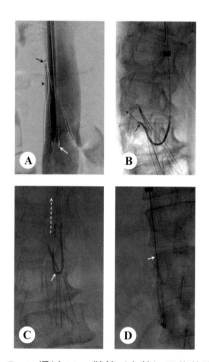

▲ 图 19-7　A. 通过 14Fr 鞘管（白箭）回收前的静脉造影显示了具有显著横向倾斜的 **Option** 可回收滤器和嵌入的滤器钩（黑箭）。注意滤器颈与下腔静脉（IVC）壁之间的对比度不透明间隙（箭头）。B. 反向曲线导管放置在滤器附近，导管前端位于滤器颈外侧（箭），**0.035** 英寸 **Glidewire** 导丝位于滤器颈与 IVC 壁之间（箭头）。C. 导丝的前端被诱捕并穿过鞘管退出，在滤器颈部周围形成一个环（实箭）。回收反向曲线导管，并向颅骨方向施加张力（虚箭）。D. 将嵌入钩释放并圈住（箭），然后拆除滤器

引自 Al-Hakim R, McWilliams JP, Derry W, et al. The hangman technique: a modified loop snare technique for the retrieval of inferior vena cava filters with embedded hooks. *J Vasc Interv Radiol.* 2015; 26:107–110, Fig. 2.

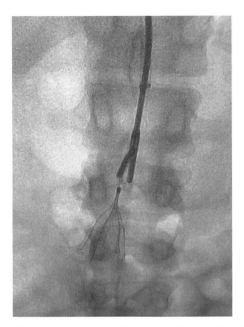

▲ 图 19-8 回收复杂下腔静脉滤器的支气管内钳
图片由 James Walsh, MD, and Andrew Kesselman, MD, Brooklyn, NY. 提供

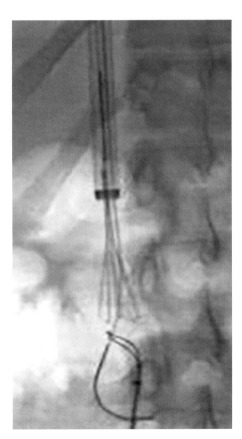

▲ 图 19-9 使用激光鞘管将滤器的嵌入部分从下腔静脉壁中释放出来，允许塌陷和回收
图片由 Andrew Niekamp 提供

- 介入医生有几种不同类型的药物机械溶栓 / 血栓摘除方法，如下所示。
  - 常规溶栓。
  - 超声加速溶栓。
  - 抽吸 / 抽吸性血栓切除术。
  - 裂解性血栓切除术。
  - 机械性血栓切除术。

七、并发症

- 虽然使用 IVC 滤器通常是安全的，但也可能会发生并发症。
- 与任何血管内手术一样，静脉通路和血管内干预的一般风险也适用，包括出血、血肿、房室瘘、感染、对比剂过敏反应和对比剂引起的肾毒性等。
- 使用滤器后潜在的长期并发症如下所示。
  - IVC 血栓形成。
  - 滤器迁移（图 19-10 至图 19-12）。
  - 滤器断裂。
  - IVC 穿孔，通常无症状，但有可能导致主动脉损伤、小肠损伤、粘连、肠梗阻和腹膜炎。
  - 滤器倾斜。
- 永久滤器和可回收滤器均被批准永久使用。然而，可回收滤器的并发症发生率高于永久滤器。因此，如果滤器不期望被取出，则应放置一个永久滤器。

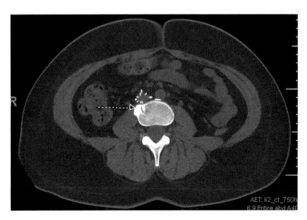

▲ 图 19-10 指向左侧的检查显示分叉水平突出于腹主动脉后方
图片由 Andrew Niekamp 提供

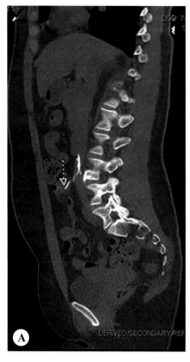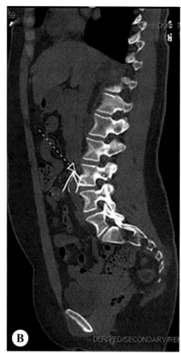

◀图 19-11 前尖头延伸至下腔静脉壁外，毗邻一个小肠襻（脂肪平面减少）。这可能延伸到肠壁；然而，周围没有炎症改变或异常的液体聚集

图片由 Andrew Niekamp 提供

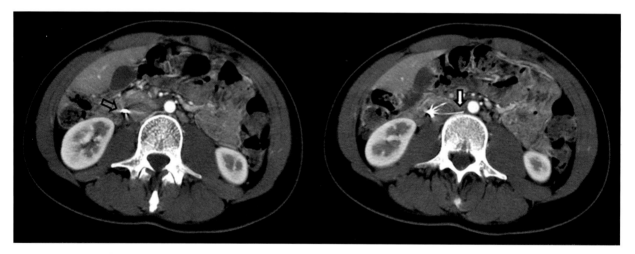

▲图 19-12 在多发长骨骨折预防性放置滤器 34 天后进行的 CT 显示滤器顶端在腔静脉外（空心箭），几条滤器腿穿过腔静脉内侧（实心箭）

经许可转载，引自 Lynch FC. Balloon-assisted removal of tilted inferior vena cava filters with embedded tips. *J Vasc Intervent Radiol.* 2009;20 (9):1210–1214, Fig. 1A.

知识点回顾

• 下腔静脉（IVC）滤器是有肺栓塞（PE）风险且无法接受抗凝治疗或抗凝治疗失败的患者的栓塞保护装置。

• 放置滤器的禁忌证很罕见，包括 IVC 血栓形成和无法进入或 IVC 无法成像。

• 在放置滤器之前进行 IVC 下腔静脉造影，以确定下腔静脉通畅、大小和识别先天性变异。有解剖变异时，可以改变放置滤器的方法 / 位置 / 数量。

• 可回收 IVC 滤器允许保护那些只有暂时有感染风险的患者远离 PE。当不再需要时，应进行拆除滤器，以限制潜在的长期并发症。

思考题

1. 以下哪种滤器类型未设计为可取出的？

A. Celect

B. Option

C. Greenfield

D. Tulip

2. 以下关于下腔静脉（IVC）滤器的哪种说法是正确的？

A. IVC 滤器仅用于永久过滤

B. 理想情况下，IVC 滤器被放置在肾静脉的上方

C. 鸟巢滤器仅适用于下腔静脉直径＜28mm

D. 如果滤器内存在明显的血栓，则禁忌 IVC 滤器回收

3. 以下哪一个是颈静脉通路放置 IVC 滤器的优点？

A. 心律失常风险降低

B. 降低空气栓塞的风险

C. 血栓形成风险降低

D. 放置错误的风险降低

拓展阅读

[1] Angel LF, Tapson V, Galgon RE, et al. Systematic review of the use of retrievable inferior vena cava filters. *J Vasc Interv Radiol*. 2011;22(11):1522-1530. e3.

[2] Caplin DM, Nikolic B, Kalva SP, et al. Quality improvement guidelines for the performance of inferior vena cava filter placement for the prevention of pulmonary embolism. *J Vasc Interv Radiol*. 2011;22(11):1499-1506. https://doi.org/10.1016/j.jvir.2011.07.012.

[3] Decousus H, Leizorovicz A, Parent F, et al. A clinical trial of vena caval filters in the prevention of pulmonary embolism in patients with proximal deep-vein thrombosis. *N Engl J Med*. 1998;338(7):409-416.

[4] Greenfield LJ, McCurdy JR, Brown PP, et al. A new intracaval filter permitting continued flow and resolution of emboli. *Surgery* 1972;73:599-606.

[5] Greenfield LJ, Proctor MC. Twenty-year clinical experience with the Greenfield Filter. *Cardiovas Surg*. 1995;3:199-205.

[6] Kuo WT, Cupp JS. The excimer laser sheath technique for embedded inferior vena cava filter removal. *JVIR* 2010; 21: 1896-1899.

[7] Mismetti P, Laporte S, Pellerin O, et al. Effect of a retrievable inferior vena cava filter plus anticoagulation vs anticoagulation alone on risk of recurrent pulmonary embolism: a randomized clinical trial. *JAMA*. 2015; 313(16): 1627-1635. https://doi.org/10.1001/jama.2015.3780.

[8] Niekamp A, Majdalany B, Dittmar K. *Advanced Retrieval Techniques for Inferior Vena Cava Filters. American Roengten Ray Society*. Electronic Educational Exhibit: Toronto, Canada; 2015.

[9] Savin MA, Shlansky-Goldberg RD. Greenfield filter fixation in large venae cavae. *JVIR* 1998;9:75-80.

[10] Stavropoulos SW, Ge BH, Mondschein JI, et al. Retrieval of tip-embedded inferior vena cava filters by using the endobronchial forceps technique: experience at a single institution. *Radiology* 2015;275:900-907.

第20章 外周动脉疾病
Peripheral Arterial Disease

Brandon P. Olivieri　Stephen Seedial　Larry E. Mathias　Keith Pereira　著

病例介绍

患者男性，73岁，有糖尿病、高血压、高脂血症病史、60包年吸烟史，临床表现为行走500m后出现下肢间歇性跛行，已严重影响生活质量，且内科保守治疗无效。踝臂指数（ankle-brachial indices，ABI）、脉搏容量和超声检查证实存在右股浅动脉重度狭窄。由于药物治疗无法缓解现有症状，拟行血管重建治疗。

文献综述

Hirsh 2001 PARTNERS（外周动脉疾病的认识、风险和治疗：生存率最新数据）研究

- 对6979例70岁以上或50—69岁有吸烟史的患者进行外周动脉疾病（PAD）筛查。诊断标准：ABI ≤ 0.9，或有记录的PAD病史，或有下肢血管重建史。
  - 29%（1865例）被诊断为PAD，其中55%首次被诊断为PAD，35%首次被诊断为PAD合并冠状动脉疾病（coronary artery disease，CAD）。
- 在有PAD病史的患者中，仅有83%的患者和49%的初级保健医生认识到PAD的重要性。
- 以上发现说明，尽管PAD有较高的发病率，但患者和医生都对其重要性认识不足。

- Charles Dotter 于 1964 年应用同轴导管施行股浅动脉扩张以改善狭窄症状。1969 年，他首次完成了动脉腔内螺旋弹簧移植物的置入术，开创了血管内支架置入的时代。
- 德国心血管病专家 Andreas Grüntzig 于 1974 年首次完成球囊导管的介入治疗。
- Julio Palmaz 于 1985 年首次完成了球囊扩张导管的介入治疗。
- 美国疾病控制与预防中心（Centers for Disease Control and Prevention，CDC）预计美国有 800 万患有外周动脉疾病（peripheral artery disease，PAD）或严重肢体缺血（critical limb ischemia，CLI）的患者，其中 12%～20% 的患者年龄 > 60 岁。

一、临床表现

- PAD 临床表现特点（表 20-1）。
  - 20%～50% 的患者无临床症状，尽在诊断性试验时表现出功能损伤。
  - 10%～35% 的患者表现为下肢跛行。跛行

表 20-1 Rutherford-Baker 和 Fontaine 外周动脉疾病严重程度分期

症 状	Rutherford-Baker 分期	Fontaine 分期
无症状	0 期	Ⅰ 期
轻度跛行	1 期	ⅡA 期（行走距离 > 200m）
中度跛行	2 期	ⅡB 期（行走距离 < 200m）
重度跛行	3 期	
静息痛	4 期	Ⅲ 期
缺血性溃疡	5 期	Ⅳ 期
严重缺血性溃疡或坏疽	6 期	

症状可重复出现，表现为运动一定距离或一定程度后出现，休息后缓解。以上症状由可逆性的肌肉缺血引起，典型症状包括疼痛、不适、酸痛、沉重感、疲劳、肌肉紧张 / 痉挛、烧灼痛。

■ 40%～50% 的患者表现为非典型的下肢疼痛，特点为下肢用力后出现的不适症状需要更长的休息时间才能缓解。

■ 1%～2% 的患者表现为严重的下肢缺血症状，包括静息痛（Rutherford 4 级）、缺血性溃疡（Rutherford 5 级）、坏疽（Rutherford 6 级）。

二、危险因素

• 有多种因素影响 PAD 的疾病进展（图 20-1），如下所示。

■ 动脉粥样硬化是一类系统性疾病，心血管风险因素对于 PAD 和 CLI 患者来说至关重要（图 20-2）。大多数 PAD 和 CLI 患者的死因均是心血管疾病。

■ 在 5 年的随访中，PAD 患者的死亡率达 15%～30%，其中 75% 的死因均与心血管疾病相关，如心肌梗死（myocardial infarction，MI）和脑卒中。

■ 25% 的 CLI 患者将会在 1 年内死于心血管疾病。

三、治疗原则

• PAD/CLI 治疗原则的主要目的在于降低全因心血管疾病发病率和死亡率，并为患者提供可改善生活质量的连续性治疗。

• 对 PAD 患者，治疗目的在于维持闭塞性 / 亚闭塞性血管的长期通畅性，预防下肢缺血的进展。

• 对于 CLI 患者，治疗目的在于预防下肢截肢的发生，改善血流的营养程度以提高现有伤口（Rutherford 5 期、Rutherford 6 期）的愈合速度、提高外科清创术和（或）小范围截肢的愈合概率。

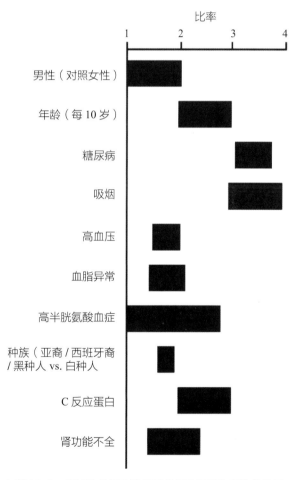

▲ 图 20-1 症状性外周动脉疾病的危险因素比率估值范围

经许可转载，引自 Norgren L, Hiatt WR, Dormandy JA, et al. Fowkes. Inter-Society Consensus for the Management of Peripheral Arterial Disease (TASC II). *J Vasc Surg.* 2007; 45 (1 suppl): S5-S67, FA2.

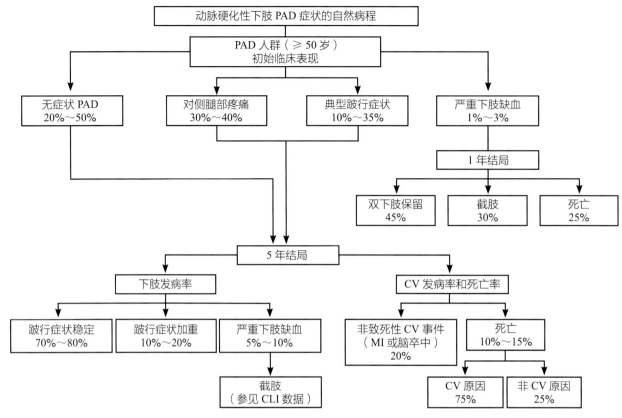

▲ 图 20-2　跛行症状超过 5 年的预后（按照 ACC/AHA 指南 5 进行修订）

CLI. 严重下肢缺血；CV. 心血管；MI. 心肌梗死；PAD. 外周动脉疾病（经许可转载，引自 Hirsch AT, et al. *J Am Coll Cardiol.* 2006; 47: 1239–1312.）

- 降低心血管疾病的风险因素，包括戒烟、改善饮食结构，制订并执行锻炼计划。
  - 吸烟是 PAD 进展的重要影响因素，不仅促进疾病进展，还降低血管重建后的通畅率，提高截肢的发生率。
  - 所有有症状的患者都应开始锻炼。适当的锻炼能提高血流速度、内皮反应及血管生成，减少局部炎症。
  - 如果患者合并有糖尿病，血红蛋白 A1C 应控制在 7.0 以下。

（一）内科治疗（表 20-2）

- 大剂量他汀类药物降血脂的治疗方案。
  - 将低密度脂蛋白（low density lipoprotein, LDL）控制在 79mg/dl 以下。
  - 能有效减缓疾病进展，提高活动后的耐受程度，减少全身性心血管事件的发生，降低截肢的发生率。

- 其具体机制包括降低炎症活性，稳定斑块，改善内皮功能，还具有促进血管生成的潜在获益。
- 抗血小板治疗方案（阿司匹林、氯吡格雷、噻氯匹定）。
  - 该方案能有效降低心肌梗死、脑血管意外（cerebrovascular accident, CVA）以及血管性疾病导致死亡的发生风险。
- 抗高血压药物。
  - 血压控制目标在 < 140/90mmHg（不合并糖尿病的患者）或 < 130/80mmHg（合并糖尿病的患者）。
  - 血管紧张素转换酶（angiotensin converting enzyme, ACE）抑制药是首选的初始治疗方案。该药物能降低 PAD 患者的心肌梗死、CVA 和心血管性疾病导致死亡的发生风险。

表 20-2 跛行 / 外周动脉疾病的内科处理

治疗方法	获 益
抗血小板治疗	无法改善临床症状，但能降低 PAD/CLI 患者 MI、CVA 和血管源性死亡的发生
降血脂治疗	能有效缓解症状，改善疾病转归，增加活动耐量，减少心血管事件的发生，降低截肢的发生率。美国心脏病学会 / 美国心脏协会（ACC-AHA）指南给予 PAD/CLI 患者使用高强度他汀类药物治疗 1a 级推荐（阿托伐他汀 40～80mg/d 或罗苏伐他汀 20～40mg/d）
糖尿病患者的血糖控制	对于糖尿病患者，建议将糖化血红蛋白保持在 7.0 左右，能有效预防动脉硬化疾病的进展。对部分患者（高龄、有多种并存症）可适当放宽标准
戒烟	吸烟是导致 PAD 进展的最重要影响因素。吸烟不仅能促进疾病进展，降低血管再通率，还提高截肢发生率和心血管死亡率
血压控制	ACE 抑制药能降低 PAD 患者的 MI、CVA 发生风险和心血管死亡可能。推荐使用 β 受体阻滞药，其可发挥心脏保护作用
运动疗法	运动能增加血流速度、提高内皮反应、降低局部炎症活性、促进血管生成，达到改善临床症状的效果。所有出现症状的患者均应转诊至运动医学科制订运动计划
西洛他唑	磷酸二酯酶Ⅲ抑制药，是直接的血管扩张药，具有抗血小板聚集的特性。开始治疗 4 周后即可出现运动耐量增加、疼痛程度下降
5- 羟色胺	黄嘌呤衍生物（间接磷酸二酯酶抑制药），可改善疾病症状，但不能取代更明确的治疗，其效果略逊于喷托菲林（Pentoxifylline）
在研药物	目前在研的药物包括抗胆碱酯酶药、抗氧化药（谷胱甘肽）、波生坦（Bosentan），其他治疗有血液稀释、干细胞治疗、促血管生成、高压氧治疗和脊髓刺激

CLI. 下肢严重缺血；CVA. 脑血管事件；MI. 心肌梗死；PAD. 外周动脉疾病

- β 受体阻滞药能提供心脏保护效应。
- 抗血栓形成药物。
  - 西洛他唑：是一种磷酸二酯酶Ⅲ抑制药，具有抗血小板、扩张血管、抑制血管平滑肌细胞增生的作用，开始服用 4 周后可提高运动耐量和减轻疼痛程度。
  - 己酮可可碱：总体疗效数据因使用而受限。

（二）外科治疗

- 血管重建术。该手术可用于跛行患者。其目的是通过血管内技术或血管分离以确保下肢血管的长期通畅性。
- CLI 肢体挽救。
  - 其目的是迅速建立通往溃疡 / 坏疽区的动脉血流，从而防止截肢的发生。
  - 改善小腿的血流灌注能促进伤口愈合，是防止溃疡进展和截肢的主要因素。

- 如果患者因并发症而不适合进行血管重建，应立即开始进行内科治疗，并考虑截肢的可能。

四、适应证

- PAD 患者在坚持内科治疗后，疾病仍影响患者的生活质量，可以考虑血管重建术。
- 对于 CLI 患者，如果出现休息疼痛、缺血性溃疡或 Rutherford 4 期、Rutherford 5 期、Rutherford 6 期坏疽，应立即行血管重建术。

五、禁忌证

- 不能从肢体挽救治疗获益的患者（如不能自行活动的患者）。
- 无血流动力学意义的血管狭窄。
- 任何禁忌使用血管造影或使用对比剂的患者。

文献综述
- Henry 等对 2011 年 100 万例严重下肢缺血（CLI）的病例进行研究，发现血管造影检查能将截肢的发生率降低 90%，但只有 27% 的病例进行了血管造影检查。
- 2012 年 Goodney 等对 20 464 例 CLI 患者的研究表明，54% 的患者没有进行血管造影检查，71% 的患者在大面积截肢前未行血管重建术以避免截肢的可能。
- CLEVER（跛行：锻炼 vs. 血管腔内再血管化）试验将外周动脉疾病患者随机分配为接受监督下的锻炼组、支架手术组或内科保守治疗组。锻炼组和支架组两组的无痛步行时间均明显改善，且两组无统计学差异。

六、解剖学（图 20-3 和图 20-4）

- 动脉壁由内膜、中膜和外膜 3 层构成。

  - 内膜：由内皮细胞组成。
  - 中膜：由平滑肌细胞组成。
  - 外膜：由胶原纤维和成纤维细胞组成。
- 主动脉血管闭塞性疾病中形成的常见下肢侧支循环如下所示。

  - 锁骨下动脉→乳腺内动脉→腹壁上动脉→腹壁下动脉→髂外动脉。
  - 主动脉→肋间 / 腰动脉→臀上动脉→逆流入髂内动脉→髂外动脉。
  - 主动脉→肋间动脉 / 腰动脉→髂内动脉血管网→髂外动脉。
  - 肠系膜上动脉（superior mesenteric artery, SMA）→ Drummond 缘动脉（肠系膜上动脉发出的回肠、右结肠和中肠动脉的吻合分支形成；以及肠系膜下动脉发出的左结肠动脉和乙状动脉分支）+ Riolan 弓（血管造影显示的 Riolan 弓通常是由 SMA、IMA 和腹主动脉狭窄或逐渐闭塞所致）→肠系膜下动脉（inferior mesenteric artery, IMA）→直肠上动脉→直肠中、下动脉→逆行入髂内动脉→髂外动脉。
- 血管重建术的策略基于血管体（angiosomes）的分布。

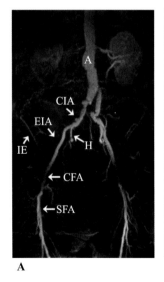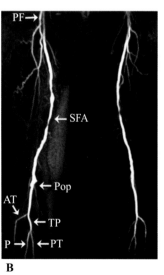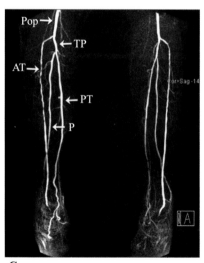

▲ 图 20-3　下肢磁共振血管造影

下腹 / 盆腔（A）、大腿和腘窝（B）、腘窝和小腿（C）的磁共振血管造影。A. 主动脉；AT. 胫前动脉；CFA. 股总动脉；CIA. 髂总动脉；EIA. 髂外动脉；H. 下腹动脉（髂内动脉）；IE. 腹壁下动脉；P. 腓总动脉；PF. 股深动脉；Pop. 腘绳肌动脉；PT. 胫后动脉；SFA. 股浅动脉；TP. 胫腓干（图片由 Robert Beasley, MS, MD, FSIR. 提供）

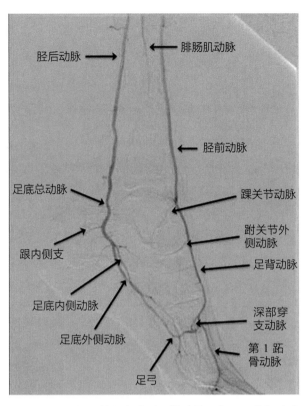

▲ 图 20-4　斜侧位数字减影血管造影图像显示足部动脉血管的情况

图片由 Robert Beasley, MS, MD. FSIR. 提供

- 血管体（图 20-5）是建立一个以目标动脉为源头，包含及其供应的皮肤、皮下组织、筋膜、脂肪、肌肉，以及骨组织的三维解剖单元。
- 胫前动脉血管体包含小腿前部，其足背分支为足背供血。
- 胫后动脉血管体包含小腿后部，其腓骨分支为内侧踝关节供血，内侧足底动脉分支为内侧足背供血，外侧足底动脉分支为前足掌外侧供血。
- 腓肠肌血管体包含前上足踝部，其腓骨分支为外侧动脉供血。
- 事实证明，对供应目标血管体的动脉进行直接血管重建，比间接血管重建能使伤口更好地愈合。假设，患者前足背部有伤口，那么对其闭塞的胫前动脉进行血管重建，而不是对闭塞的腓肠肌动脉进行血管重建，伤口能会愈合得更快、更彻底。

七、设备

请参阅"介入放射学基础"一章，以了解关

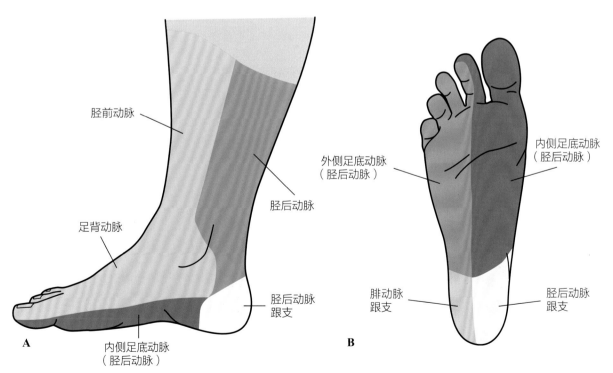

▲ 图 20-5　小腿和足部的血管体

A. 小腿血管区域；B. 足部血管区域（图片由 Robert Beasley, MS, MD, FSIR. 提供）

于以下方面的详尽讨论，包括导丝、导管、血管球囊成形术、支架，以及 PAD/CLI 患者常需使用到的动脉血管切除术设备和血栓切除术设备。

八、操作步骤

（一）诊断性大动脉及周围血管造影

由于计算机断层血管造影（computed tomography angiography，CTA）和磁共振血管成像（magnetic resonance angiography，MRA）能很好地显示病灶的解剖学图像，单纯诊断性血管造影的数量已经减少很多。不过许多医生都会在手术前进行全面的诊断性血管造影。

- 步骤 1：常规对侧股动脉逆行穿刺获得标准入路，以便在完成诊断性造影后能对患肢进行治疗。
- 步骤 2：4Fr 导管（猪尾导管或 Omni Flush）配合导丝进入腹主动脉至肾动脉开口上方水平（在 $L_1 \sim L_2$ 椎体水平）。
- 步骤 3：旋转导管以确保导管未选择至非目标内脏动脉内，以顺利获得主动脉的造影图像。
- 步骤 4：腹主动脉成像，注射器设置为 15ml/s，总对比剂为 30ml。
- 步骤 5：导管回撤至主动脉分叉处上方约 2cm 处。
- 步骤 6：调准机头获得倾斜角度，将髂动脉和股总动脉造影参数设定为 7ml/s，总对比剂量为 14ml。
  - 30° 的左前斜位（left anterior oblique，LAO）能更好地显示右髂总分叉和左股总分叉的图像。
  - 30° 的右前斜位（right anterior oblique，RAO）能更好地显示左髂总分叉和右股总分叉的图像。
- 步骤 7：下肢径流图像是在后 - 前位（posterior-anterior，PA）投影下，使用 bolus-chase 技术或连续移动机头至足趾水平获得重叠图像。
  - 足部的正位和侧位图像对于完整描述足部复杂的血管解剖结构是必要的。
- 步骤 8：继续进行介入（图 20-6）或完成诊断操作。
  - 为了完成该过程，移除设备，施加压力 15min，并应用无菌敷料。患者卧床休息 4h 并监测。

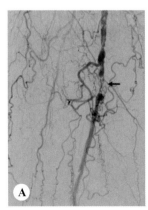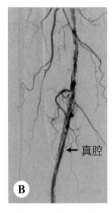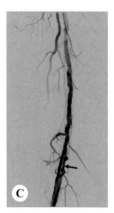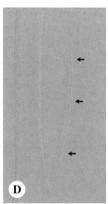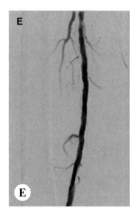

▲ 图 20-6　A. 股浅动脉远端数字减影血管造影显示广泛的钙化斑块，短节段完全闭塞，远端有侧支血管重建。主动脉、股总动脉（流入）、腘动脉和腘下动脉是通畅的（未显示）。B. 导引导丝尝试保持在腔内状态，从闭塞处周围沿着内膜下前行，然后再次进入血管真腔。C. 用 6mm×150mm Ultraverse 经皮球囊（Bard PV, Tempe, AZ）扩张血管腔后，再使用 6mm×100mm Lutonix 药物涂层球囊腔内血管成形术导管（Bard PV, Tempe, AZ），以获得更理想的通畅效果。不幸的是，血管成形术后的造影显示出现一个限制流量的动脉夹层（黑箭＝动脉夹层）。D 和 E. 为了黏住限制血流的夹层皮瓣并恢复血流，置入 6mm×150mm LifeStents（Bard PV, Tempe, AZ）（黑箭），术后效果良好。术后患者恢复日常活动，跛行症状消失

图片由 Robert Beasley, MS, MD, FSIR. 提供

（二）注意事项

- 对远端血管进行选择性造影（如将导管尖端置于腘窝动脉）可能会显示出狭窄或侧支通路的流道，而这些流道在非选择性的造影中是看不到的。
- 行膝关节置换术的患者需要在膝关节水平上进行侧位观察，以便对腘动脉进行全面成像。
- 为了确保完全观察到足部的血管，Manzi 等制订了在足部血管造影中正确的足部体位要求。
  - 在斜侧位视图中，第 1 跖骨的基部应从足底向外突出。
  - 在 PA 视图中应看到第 1 近端跖骨的间隙。
- 为了纠正显影过程中患者运动和对比剂变淡，数字后处理是必要的，以便在足部血管造影中充分显示血管。

九、其他治疗

- 分流手术是血管腔内治疗策略的另一个可行选择，但腔内治疗优先的策略被越来越多的介入医生采用。
- 跨大西洋外周动脉疾病专家共识（Trans-Atlantic Inter-Society Consensus for the Management of Peripheral Arterial Disease，TASC）试图通过建立一个从最简单（TASC A——局部狭窄）到最复杂［TASC D——弥漫性和（或）闭塞性疾病］的分类系统，为最佳的血管重建治疗（血管内与手术）提供指导。TASC A 类病变可采用血管内治疗，TASC D 类病变通常采用手术治疗。
- 血管内方法通常被认为是创伤较少的方法，即使是在最复杂病变（TASC C 类和 D 类病变）的治疗中也得到广泛推荐。
- 下肢严重缺血的手术分流试验 vs. 血管成形术试验（BASIL，Bypass versus Angioplasty in Severe Ischemia of the Leg）比较了血管内手术和外科手术的血管重建效果。
  - 患者被随机分配至外科手术组（腹股沟隐静脉搭桥术）或血管内手术组（球囊血管

成形术）。
  - 两组 1 年（71% vs. 68%）和 3 年（52% vs. 57%）的无截肢生存率相当。
  - 在 1 年的随访中，球囊血管成形术的发病率明显较低，费用也较低。
  - 3 年后，手术分流组的总生存率和无截肢生存率更高。
  - BASIL 试验的一个主要不足在于，血管成形术组只接受普通球囊血管成形术治疗。因此没有看到支架和药物洗脱技术可能带来的额外好处。

十、并发症

（一）轻度并发症

- 对比剂过敏。
- 腿部肿胀。
- 淋巴结肿大。

（二）穿刺入路并发症

- 1%～3% 的患者出现穿刺点血肿，原因如下所示。
  - 对股骨头以下的动脉穿刺部位压迫不充分（压迫不充分）。
  - 穿刺点封闭装置失败（继发于血管钙化、压迫装置操作不当）。
  - 如果血肿持续增大或有压迫股神经的迹象，可能需要手术干预。
- 不到 1% 的患者出现假性动脉瘤。
  - 体积较小的假性动脉瘤通过超声随访 1～2 周确认最终解决方案。尺寸＜ 3cm 的可在 21 天内自行缓解。如果在超声随访期间持续增大并＞ 3cm，则需要进行瘤腔内注射凝血酶或超声按压或手术干预。
- 不到 1% 的患者出现动静脉瘘。
  - 发生动静脉瘘的常见原因是穿刺过深至股深区。80% 的患者在 1 个月内可自行缓解。如果患者出现动脉盗血或其他血流动力学变化，应进行手术治疗。
- 0.5% 的患者发生腹膜后出血。
  - 由高位穿刺导致，通常是穿刺至髂外动脉。

- 由于腹膜后有较大空间可容纳出血，极易造成延误诊断，从而导致高死亡率。一旦怀疑发生这一并发症，应急诊行非对比性CT检查。
  - 有效的血管腔内治疗方式：从健侧入路，应用栓塞球囊并置入支架以阻止出血。

（三）严重并发症

- 对比剂诱导的肾脏病变。
- 过敏性休克。
- 栓塞。
  - 空气栓塞。
  - 动脉栓塞（导丝和动脉内操作使斑块脱落导致末梢栓塞，术后应注意是否出现蓝趾综合征和网状结构）。

- 动脉穿孔 / 破裂
  - 通常由使用触觉反馈不佳亲水性导丝和体积过大的扩张球囊导致。
  - 大多数小的穿孔可自愈。大的穿孔和破裂需要球囊填塞、置入覆膜支架，以及潜在的开放性手术可能。
- 肢体丧失和大面积截肢。
  - 可由夹层、远端动脉栓塞或继发于小动脉闭塞形成的血栓或血管闭合装置并发症引起。
- 死亡。
  - 通常继发于穿刺部位的并发症（腹膜后血肿）、主动脉夹层 / 破裂或严重的心血管疾病。

知识点回顾

- 大多数 PAD 患者将死于心血管疾病，因此降低心血管风险是最重要的。
- 对于跛行患者（Rutherford-Baker 1 期、2 期和 3 期），只有在最大限度的药物治疗失败后，才应考虑血管内治疗方案。
- 导引导丝的选择取决于具体情况。不同设计的导丝在治疗 PAD 时具有特定的优势和劣势。

- 支架置入能有效增加管腔的直径，其缺点在于会影响置入血管的长期通畅性，包括异物反应、支架断裂风险和影响潜在的手术操作。
- 药物洗脱球囊技术证明有良好的长期通畅性而无异物反应。
- 目前已开发出各种动脉粥样硬化切除技术，以清除血管中的斑块。

思考题

1. 患者男性，76 岁，有吸烟、糖尿病和高血压病史，因重度右小腿跛行就诊。他患有生理性高级别右小腿血管狭窄。第一步治疗措施是什么？

    A. 咨询血管外科以了解可能的分流手术

    B. 最大限度地给予患者内科保守治疗

    C. 为患者安排急诊诊断性血管造影和介入治疗

    D. 为患者安排择期血管重建术

    E. 由于患者可能有神经源性跛行，因此没有必要进一步治疗血管疾病

2. 下列哪一项最符合动脉粥样硬化切除术的描述？

    A. 通过切除或气化的方式，将斑块从血管中移除

    B. 通过贴附动脉壁、压迫斑块以开通血管腔

    C. 在阻塞部位注射抗溶栓药物以开通血管腔

    D. 在阻塞物内放置一个具有向外扩张力的支架以开通管腔

3. 对于足背内侧足底溃疡的患者来说，哪条动脉的血管重建可能最有助于伤口愈合？

A. 足背动脉

B. 胫前动脉

C. 胫后动脉

D. 腓肠肌动脉

拓展阅读

[1] Conde ID, Erwin PA. Evaluation of the patient who presents with critical limb ischemia: diagnosis, prognosis, and medical management. *Tech Vasc Inter Radiol*. 2014;17(3):140-146.

[2] Dippel EJ, Makam P, Kovach R, et al. Randomized controlled study of excimer laser atherectomy for treatment of femoropopliteal instent restenosis: initial results from the EXCITE ISR Trial (EXCImer Laser Randomized Controlled Study for Treatment of FemoropopliTEal In-Stent Restenosis). *J Am Coll Cardiol Interv*. 2015;8(1 Pt A):92-101.

[3] Duda SH, Bosiers M, Lammer J, et al. Drug-eluting and bare nitinol stents for the treatment of atherosclerotic lesions in the superficial femoral artery: long-term results from the SIROCCO Trial. *J Endovas Ther*. 2006;13(6):701-710.

[4] Duda SH, Bosiers M, Lammer J, et al. Sirolimus-eluting versus bare metal nitiniol stent for obstructive superficial femoral artery disease: the SIROCCO II trial. *J Vasc Interv Radiol*. 2005;16(3): 331-338.

[5] Fanelli F, Cannavale A, Corona M, et al. The "DEBELLUM"—lower limb multilevel treatment with drug eluting balloon—randomized trial: 1-year results. *J Cardiovasc Surg (Torino)*. 2014;55 (2):207-216.

[6] Goodney PP, Travis LL, Nallamothu BK, et al. Variation in the use of lower extremity vascular procedures for critical limb ischemia. *Cardiovasc Qual Outcomes*. 2012;5: 94-102.

[7] Henry AJ, Hevelone ND, Belkin M, et al. Socioeconomic and hospital-related predictors of amputation for critical limb ischemia. *J Vasc Surg*. 2011;53:330-339. e1.

[8] Hirsch AT, Criqui MH, Treat-Jacobson D, et al. Peripheral arterial disease detection, awareness, and treatment in primary care. *JAMA*. 2001;286(11):1317-1324.

[9] Hirsch AT, Hiatt WR. PARTNERS Steering Committee. PAD awareness, risk, and treatment: new resources for survival —the USA PARTNERS program. *Vasc Med*. 2001;6(3 suppl):9-12.

[10] Manzi M, Cester G, Palena LM, et al. Vascular imaging of the foot: the first step toward endovascular recanalization. *Radiographics*. 2011;31:1623-1636.

[11] Murphy TP, Cutlip DE, Regensteiner JG, et al. Supervised exercise, stent revascularization, or medical therapy for claudication due to aortoiliac peripheral artery disease: the CLEVER study. *J Am Coll Cardiol*. 2015;65:999-1009.

[12] Olivieri B, Beasley R. SFA and BTK Interventions with the Chocolate® PTA Balloon Catheter. *Endovasc Today Suppl*. 2014;13-15.

[13] Rastan A, McKinsey JF, Garcia LA, et al. One-year outcomes following directional atherectomy of infrapopliteal artery lesions: subgroup results of the prospective, multicenter DEFINITIVE LE trial. *J Endovasc Ther*. 2015;22(6):839-846.

[14] Rosenfield K, Jaff MR, White CJ, et al. Trial of a paclitaxel-coated balloon for femoropopliteal artery disease. *N Engl J Med*. 2015;373:145-153.

[15] Tepe G, Laird J, Schneider P, et al. Drug-coated balloon versus standard percutaneous transluminal angioplasty for the treatment of superficial femoral and/or popliteal peripheral artery disease: 12-month results from the IN.PACT SFA randomized trial. *Circulation*. 2015;131:495-502.

[16] Walker C. Guidewire selection for peripheral vascular interventions. *Endovasc Today*. 2013;80-83.

第21章 肺栓塞
Pulmonary Embolism

Christopher R. Bailey　Muhammad Umair　Clifford R. Weiss　著

病例介绍

患者男性，53 岁，在最近一次横跨大西洋的飞行后，出现了明显的呼吸困难，就诊于急诊科。他在就诊时没有发热，心率为 123 次/分，呼吸频率为 32 次/分，血压为 108/72mmHg，脉搏血氧仪显示氧饱和度为 92%，通过鼻导管吸氧才提高到 94%。体格检查显示心动过速、呼吸急促，小腿疼痛和肿胀。心电图显示窦性心动过速，没有缺血或右心劳损的表现，胸部 X 线片无异常。初步实验室检查发现 D- 二聚体升高。通过 CT 检查明确右肺动脉急性栓塞。

患者开始使用低分子肝素治疗。肝素治疗 1h 后，他出现了胸痛加重。鼻导管吸氧浓度达到 6L 氧气时，他仍然处于缺氧状态。心电图显示有右心劳损的证据，肌钙蛋白现在已上升到 0.09。立即呼叫肺栓塞（pulmonary embolism，PE）快速反应小组，决定将他转诊至介入放射科进行导管定向溶栓治疗。

• 在美国，肺栓塞（PE）每年发病人数为 60 万人，最常见的原因是深静脉血栓（deep venous thrombosis，DVT）（在 DVT 章节中进一步讨论）。美国肺栓塞相关的死亡人数

每年为 60 000～100 000 人。
• 肺栓塞可分为 3 个亚型（表 21–1）。
• 急性 PE 的体征和症状如下所示。
  ▪ 胸膜炎胸痛。
  ▪ 呼吸困难。
  ▪ 膈肌痉挛。
  ▪ 心悸。
  ▪ 头昏眼花。
  ▪ 咳嗽 / 咯血。

表 21–1 肺栓塞分型

亚 型	标 准
大面积（5%）	• 急性 PE 伴有持续低血压（收缩压 < 90mmHg，或者基线收缩压下降 40mmHg 或更多持续 15min 以上，或者持续心动过缓 < 40 次 / 分） • 90 天内死亡率 > 50%

次大面积（40%）	• 无低血压的急性 PE
	• 出现右心室功能障碍或心肌坏死的迹象
	  ▪ CT 或超声检查显示右心室与左心室的比例 > 0.9
	  ▪ proBNP 升高
	  ▪ 心电图变化：RV 压低，缺血性改变，SⅠQⅢTⅢ模式
	  ▪ 肌钙蛋白升高
	• 90 天内死亡率估计为 16%～22%

低风险（55%）	• 没有临床标志物确认为大面积或次大面积的急性 PE • 90 天内死亡率估计为 15%

PE. 肺栓塞；proBNP. 脑钠肽前体；RV. 右心室

- ▪ 下肢肿胀。
- ▪ 发热。
- 发生 PE 的风险因素如下所示。
  - ▪ 长期保持固定体位。
  - ▪ 恶性肿瘤。
  - ▪ 近期手术。
  - ▪ 遗传性疾病（因子 V Leiden 突变、蛋白 C 和 S 缺陷）。
  - ▪ 妊娠。
  - ▪ 吸烟。
  - ▪ 肝硬化。
  - ▪ 严重的烧伤、感染、外伤。
- Wells 标准（表 21-2 和表 21-3）可用于在临床怀疑有 PE 时对患者进行风险分层。
- D- 二聚体是一种纤维蛋白降解产物，根据 Wells 标准，可对有试验前 PE 中度或低度概率的患者进行分层。
  - ▪ D- 二聚体水平超过 500μg/L 时，通常需要进行进一步的诊断性检查，但 D- 二聚体在风湿病、恶性肿瘤和肝病中可能会出现假性升高。

- 计算机断层扫描肺部血管造影（computed tomography pulmonary angiography，CTPA）是用于诊断 PE 的确切方式（图 21-1）。
- 如果患者不能接受碘化对比剂（肾衰竭或对比剂过敏），可使用通气 - 灌注（ventilation-perfusion，V/Q）扫描来评估 PE（图 21-2）。
- 对于低风险的 PE 和一部分次大面积（submassive）的 PE，主要的治疗方法是抗凝。
- 对于大面积 PE、血流动力学不稳定的次大面积 PE 或有右心劳损的 PE，需要采取其他的治疗方法来改善灌注。
- 介入导管治疗正迅速成为治疗大面积和次大面积 PE 的标准治疗方法（表 21-4）。
  - ▪ 介入导管治疗能防止 PE 面积进一步扩大，防止心力衰竭和肺动脉高压的发展，从而使次大面积 PE 患者受益。
- 介入导管治疗使用血管内药物机械技术来剥离血栓和（或）将溶栓药物直接注入血栓，造成血栓快速溶解。治疗可以在有适当设备的医疗中心快速启动，对于血流动力学不稳定且有多种疾病的患者来说，一般耐受性

表 21-2 肺栓塞 Wells 标准

标　准	评　分
深静脉血栓的临床表现和症状	3
肺栓塞是最可能的诊断	3
心率 > 100 次 / 分	1.5
4 周内手术史或卧床 ≥ 3 天	1.5
既往有深静脉血栓形成或肺栓塞病史	1.5
咯血	1
恶性肿瘤	1

表 21-3 依据 Wells 标准评分的肺栓塞发生风险

高风险	评分 > 6
中等风险	2 ≤ 评分 ≤ 6
低风险	评分 < 2

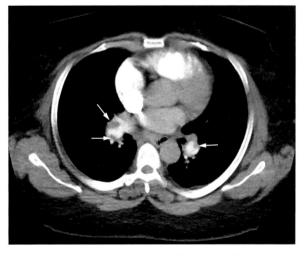

▲ **图 21-1 两侧肺栓塞的 CT 图像**

计算机断层扫描肺血管造影显示两侧肺叶和节段性分支多处充盈缺损（箭），符合肺栓塞表现。中心位置提示急性肺栓塞。该患者的主肺动脉扩大到 3.5cm，提示肺动脉高压。室间隔没有变直或弯曲，对比剂也没有回流到下腔静脉，表明右心劳损（图片由 Dr. Justin Shafa 提供）

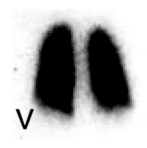 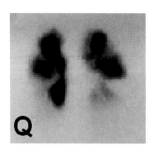

▲ 图 21-2　肺通气 - 灌注扫描证实肺栓塞

通气扫描（V）正常，而灌注扫描（Q）显示多处缺陷（引自 Goldman L, Schafer A. *Goldman-Cecil Medicine*. 25th ed. Philadelphia: Elsevier, 2016, Fig. 98.3. ）

良好。

- 介入导管治疗能直接将药物送入肺动脉。与全身溶栓治疗相比，介入导管治疗使用的溶栓药物剂量更低，显著降低出血的不良事件。
- 目前的文献表明，机械破坏以暴露更多的血栓表面积和直接输注溶栓药相结合的技术可能是最有效和最安全的方法。新的血管内技术促使大型机构建立了多学科的 PE 快速反应小组，以评估和治疗有血流动力学障碍的患者。

> 文献综述
> - SEATTLE II 研究（Piazza，2015）显示，在大面积和次大面积肺栓塞（PE）中，超声辅助的导管定向溶栓治疗可使右心室 / 左心室（right ventricular/left ventricular，RV/LV）直径比、平均肺动脉（pulmonary artery，PA）收缩压峰值和 PA 血管成像梗阻在随后的 48h 内明显减少。
> - PERFECT 研究报道：以血流动力学改善、缺氧的解决和出院生存率为衡量标准，导管定向溶栓的临床成功率在大面积 PE 中高达 85%，在次大面积 PE 中高达 97.3%。

一、适应证

- 大面积 PE，可耐受血管内治疗，并且没有溶栓禁忌证。
- 全身溶栓治疗失败后的大面积 PE。

表 21-4　导管介导溶栓治疗总结

模　式	机　制	疗　效	相关研究
标准导管介导的溶栓治疗（Uni*Fuse, Angiodynamics）	**药理作用** 直接在血栓部位输注溶栓药	• 大面积和次大面积 PE 的 PA 压力明显降低，RV 功能障碍得到解决 • 标准与超声辅助技术之间没有区别	PERFECT
超声辅助的溶栓治疗（EKOS, EkoSonic Endovascular）	**药物力学作用** 利用高频超声破坏纤维蛋白链，以使溶栓药更好地渗透入栓子内	• 显著降低大面积和次大面积 PE 导致的 PA 压力升高和 RV 功能障碍	SEATTLE II、PERFECT、ULTIMA
机械取栓（如标准的猪尾导管）	**机械作用** 手动破坏血栓，通过旋转导管将血栓分割成小块	• 对大面积 PE 能改善血流动力学 • 与导管介导溶栓治疗联合，能提高疗效	
栓子切除术（AngioJet, Boston Scientific）	**机械作用** 使用加压生理盐水和抽吸（Venturi-Bernoulli 效应）的方式来分解和清除血栓	• 立刻改善肺栓塞、灌注和 RV 功能障碍 • 与其他方式相比，并发症发生率较高	
抽吸取栓术（AngioVac, Angiodynamics）	**机械作用** 直接抽吸血栓	• 降低血栓负担，改善 PA 压力 • 当与导管介导溶栓治疗相结合时，疗效提高	

PE. 肺栓塞；PA. 肺动脉；RV. 右心室

- 伴有血流动力学不稳定的次大面积 PE。
- 大面积或次大面积 PE，且病情复杂、不适合手术的患者。

二、禁忌证

- 绝对禁忌证。
  - 活动性内出血。
  - 抗凝血药的绝对禁忌证。然而，有药物溶栓禁忌证的患者，可以进行机械血栓切除术。
  - 过去 3 个月内有神经外科手术（颅内或脊柱）、脑卒中或颅内外伤。
- 相对禁忌证。
  - 过去 6 个月内发生过脑卒中。
  - 已知的颅内肿瘤、动静脉畸形或动脉瘤。
  - 过去 3 个月内发生过胃肠道出血。
  - 出血性综合征或血小板减少症。
  - 严重的未受控制的高血压。
  - 妊娠。
  - 严重的肾脏或肝脏功能紊乱。

三、解剖学（图 21-3）

- 肺栓塞通常起源于下肢的深静脉系统。极少数情况下，它们可以来源于骨盆（May-Thurner 综合征）、上肢或心脏。
- 为了到达肺部系统，血栓沿着下腔静脉（inferior vena cava，IVC），通过右心房，穿过右心室，进入肺动脉（PA）。
  - 跨越肺动脉干分叉的大栓子，同时延伸到左右肺动脉，被称为鞍状栓子（saddle embolism）。这通常可导致猝死。
- 区分急性和慢性 PE 对确定治疗方案很重要。急性 PE 的影像学检查结果如下所示。
  - 与相邻的血管相比，受累的动脉可能出现扩张。
  - 部分闭塞可表现为甜甜圈征（donut sign）或电车轨道征（tram track sign）。
  - 小的 PE 可能表现为楔形梗死或盘状漏斗征。
- 慢性 PE 的成像结果如下所示。

- 受影响的血管完全闭塞，较邻近血管管腔缩小。
  - 小动脉的突然断裂。
  - 扩张的侧支血管。

四、设备

- 超声。
- 微穿刺套装。
- 基本血管成像设备。
- 等渗性对比剂（如 Visipaque）。
- 7Fr 血管鞘。
- Berman 楔形导管（图 21-4），一种顺应性球囊导管，可以通过 0.035 英寸导丝，能同时进行压力监测。
- 能穿过右心室并引导至肺动脉的尖端偏转导丝。
- 0.035 英寸 Rosen Bentson 交换导丝。
- 压力传感器套装。
- 组织蛋白酶原激活药（t-PA）输注系统（EKOS、Unifuse 等）。

五、操作步骤

（一）术前准备
- 基本实验室 – 全血细胞计数（complete blood count，CBC）、基础代谢组合（basic metabolic panel，BMP）、血小板计数、PT/国际标准化比值（international normalized ratio，INR）和 aPTT。
- 回顾现有的影像资料（CT 或 CTA），以便采取更有针对性的血管内治疗。
- 心电图检查以确认是否存在左束支传导阻滞（left bundle branch block，LBBB）。由于导管引导的溶栓治疗可能会导致右束支传导阻滞，如果存在 LBBB（图 21-5），手术前应放置一个临时起搏器。

（二）具体步骤
- 步骤 1：手术区域无菌消毒。穿刺首选部位是右颈内静脉，其次是左颈内静脉、右股总静脉和左股总静脉。
- 步骤 2：Seldinger 技术穿刺血管，导入微穿

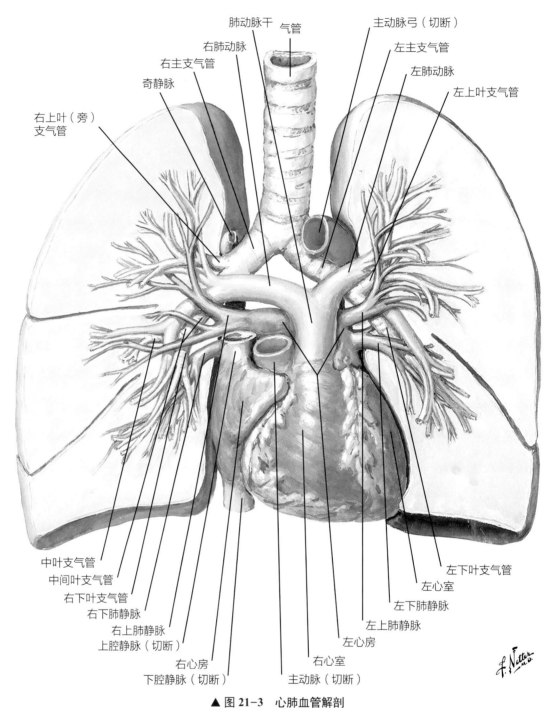

右上叶（旁）支气管

奇静脉

右主支气管

右肺动脉

肺动脉干

气管

主动脉弓（切断）

左主支气管

左肺动脉

左上叶支气管

中叶支气管

中间叶支气管

右下叶支气管

右下肺静脉

右上肺静脉

上腔静脉（切断）

右心房

下腔静脉（切断）

右心室

主动脉（切断）

左心房

左上肺静脉

左下肺静脉

左心室

左下叶支气管

▲ 图 21-3　心肺血管解剖

经许可转载，引自 www.NetterImages.com, Elsevier; 2018.

刺套装的导丝，随后置入血管鞘。

- 步骤 3：导入 Berman 楔形导管，一旦进入右心房就用空气充气。
- 步骤 4：将导管连接压力传感器，当球囊导管推进到 PA 时，记录右心房和右心室的压力。

- 步骤 5：同时测量 PA 压力和全身血压。
  - 正常右心房压力为 2～6mmHg。
  - 正常收缩期右心室压力为 15～25mmHg。
  - 正常舒张期右心室压力为 8～15mmHg。
  - 正常 PA 压力为 8～20mmHg。
  - 肺动脉高压是指压力 $p > 25$mmHg。

- 步骤6：在 PA 主干行 PA 血管造影（图 21-6）。如果 PA 的压力升高，应降低注射率。

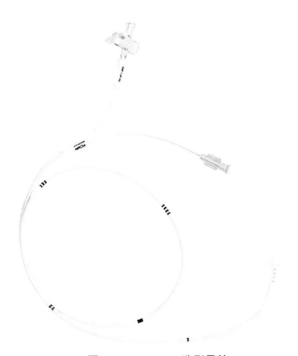

▲ 图 21-4　Berman 造影导管

Berman 造影导管有两种配置，即标准 Berman 导管和反向 Berman 造影导管（经 Teleflex Incorporated 许可转载）

- 步骤7：使用尖端偏转导丝或软尖端或可转向导丝（Bentson 或 Glide）引导充气的 Berman 楔形导管进入目标 PA 内。
- 步骤8：一旦到达位置，将 Rosen 交换导丝推进到目标动脉内，对球囊放气，撤出 Berman 楔形导管。
- 步骤9：按照制造商的要求设置输液系统，使用过程中必须经常冲洗，以使侧孔不被血栓堵塞。
- 步骤10：必要时，在对侧重复步骤 7～9。
- 步骤11：缝合血管鞘，固定导管。
- 步骤12：输注 t-PA 过夜。标准的做法是总共输注 24mg，设定速度为 1mg/h。
- 步骤13：肝素化的生理盐水注入血管鞘内，避免其被血栓堵塞。

（三）术后治疗

- 患者通常被转移至 ICU 监护级别的病房。
- 每 4 小时进行 1 次通路监测、神经系统检查和出血评估。每 8 小时进行 1 次实验室检查（纤维蛋白原、PT/PTT）。
  - 如果纤维蛋白原在 100～150mg/dl，t-PA

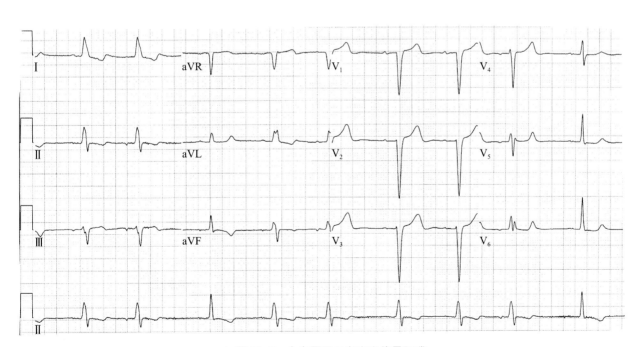

▲ 图 21-5　心电图显示左束支传导阻滞

经许可转载，引自 Surawicz B, Knilans TK. *Chou's Electrocardiography in Clinical Practice*. Philadelphia; Elsevier; 2008: 75-94, Fig. 4.11.

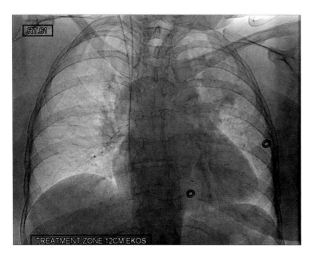

▲ 图 21-6　超声辅助下两侧肺动脉导管溶栓术，在肺动脉内插入导管

的剂量应减半。

- 如果纤维蛋白原＜ 100mg/dl，则应停止使用 t-PA，代之以全剂量肝素。应使用冷冻血浆来补充纤维蛋白原，从而能在可能的情况下重新启动 t-PA。
- 在全剂量 t-PA 治疗后，在床边通过导管测定 PA 的压力，以评估治疗的效果。
- 治疗结束后，床旁撤出导管和血管鞘，加压包扎穿刺部位，然后开始标准目标肝素方案。

六、并发症

- 手术相关的轻度并发症发生率为 7.9%，如下所示。
  - 心动过缓。
  - 不需要输血的通路部位的轻微血肿。
  - 不需要输血的轻微咯血。
- 手术相关的严重并发症发生率为 2.4%，如下所示。
  - 需要输血的通路部位血肿。
  - 需要输血的非颅内出血。
  - 需要输血的大咯血。
  - 需要手术修复的心脏压塞。
  - 需要血液透析肾衰竭（罕见）。
  - 死亡（罕见）：继发于心律失常、广泛的

远端栓塞或脑血管出血。
- PA 穿孔（罕见）。

七、其他治疗

（一）内科保守治疗

- 对低风险和一些次大面积 PE 的主要治疗方法是抗凝。
- 抗凝治疗通常从短期的肠外治疗开始，常使用低分子量肝素。肠外治疗最终会转为口服药物长期治疗，包括华法林、维生素 K 拮抗药，或新型口服抗凝血药（novel oral anticoagulants，NOAC），如利伐沙班、阿哌沙班，或达比加群。
  - 口服抗凝血药的选择取决于肾功能（严重肾功能不全时 NOAC 不适用）和患者偏好等特征。
  - 华法林治疗需要定期监测 INR，以确保药物处于治疗水平。
  - NOAC 的优点是不需要治疗性监测。

（二）全身静脉溶栓

- 对于血流动力学不稳定的大面积 PE，应尽快开始全身溶栓治疗。这样做并不影响后续的导管引导的溶栓治疗。
- 这种技术包括通过外周静脉注射全身负荷剂量的 t-PA、链激酶或尿激酶。
- 与导管导向疗法相比，全身溶栓有较高的出血并发症风险。一些研究表明，全身溶栓治疗的严重出血率为 22%，颅内出血率为 3%～5%。

（三）外科血栓切除术

- 外科血栓切除术通常作为治疗的最后手段，适用于以下患者。
  - 对全身治疗和介入导管治疗（包括机械和药物力学技术）都有禁忌证的患者。
  - 病情不稳定，需要立即治疗和（或）需要体外膜肺氧合（extracorporeal membrane oxygenation，ECMO）技术支持。
- 这种方法有很高的死亡率，依据年龄和基础疾病，死亡率估计在 6%～46%。

知识点回顾

- PE 可分为 3 种亚型，即大面积 PE、次大面积 PE 和低风险型 PE。分型基于栓子位置，包括是否位于主肺动脉、节段动脉或节段下动脉。
- Wells 标准和 D- 二聚体水平都可用于对疑似 PE 的患者进行风险分层。
- 计算机断层扫描肺血管造影是诊断 PE 的首选检查，但对于严重肾功能不全或对比剂过敏的患者，可以进行通气 / 灌注扫描。
- 全身抗凝是治疗和预防低风险及次大面积 PE 的主要手段。通过进一步的导管介入治疗处理次大面积 PE 和大面积 PE 时，能防止病情发展、心脏负荷的恶化或心功能衰竭及肺动脉高压的进展。
- 导管介入的溶栓方式包括药物、机械或两者的结合。目前还没有专家认可的一致方法，但目前的证据表明，药物机械结合的方法是快速、有效和安全的。
- 新的血管内技术发展促进多学科 PE 快速反应小组的建立。根据不同医疗机构职能设置，这些小组成员可以包括来自介入放射科、呼吸科、重症监护室、血液科、血管外科、麻醉科和心胸外科。
- 当存在溶栓禁忌证的情况下，患者需要立即治疗，或需要体外膜肺氧合时，可进行外科血栓切除术。

思考题

1. 患者女性，76 岁，突发胸痛和呼吸急促。她最近因股骨骨折接受了髓内钉置入术。她入院时的生命体征显示血压为 120/76mmHg，心率为 130 次 / 分，室温下血氧饱和度为 90%。心电图显示右心劳损，肌钙蛋白升高至 0.09。CTPA 显示急性肺栓塞，RV∶LV 比值为 1.8。她可能患有哪种亚型的肺栓塞（PE）？

A. 大面积 PE

B. 鞍形 PE

C. 次大面积 PE

D. 低风险 PE

E. 分段性 PE

2. 大多数肺栓塞患者是哪种亚型？

A. 大面积

B. 次大面积

C. 低风险

3. 以下哪项标准不包括在肺栓塞的 Wells 评分中？

A. 呼吸频率＞22 次 / 分

B. 心率＞100 次 / 分

C. 深静脉血栓的临床表现和症状

D. 咯血

E. 肢体固定≥3 天或 4 周内有手术史

拓展阅读

[4] Kuo WT, Banerjee A, Kim PS, et al. Pulmonary Embolism Response to Fragmentation, Embolectomy, and Catheter Thrombolysis (PERFECT): initial results from a prospective multicenter registry. *Chest*. 2015;148(3):667-673.

[5] Kuo WT, Gould MK, Louie JD, et al. Catheter directed therapy for the treatment of massive pulmonary embolism: systematic review and meta-analysis of modern techniques. *J Vasc Interv Radiol*. 2009;20(11):1431-1440.

[6] Piazza G, Hohlfelder B, Jaff MR, et al. A prospective, single-arm, multicenter trial of ultrasound-facilitated, catheter-directed, lowdose fibrinolysis for acute massive and submassive pulmonary embolism: the SEATTLE II study. *JACC Cardiovasc Interv*. 2015;8(10):1382-1392.

[7] Sacks D, McClenny TE, Cardella JF, et al. Society of Interventional Radiology clinical practice guidelines. *J Vasc Interv Radiol*. 2003;14(9):S199-S202.

[8] Sobieszczyk P. Catheter-assisted pulmonary embolectomy. *Circulation*. 2012;126(15):1917-1922.

[9] Weiss CR, Scatarige JC, Diette GB, et al. CT pulmonary angiography is the first-line imaging test for acute pulmonary embolism: a survey of US clinicians. *Acad Radiol*. 2006; 13(4): 434-446.

第22章 肾动脉狭窄
Renal Artery Stenosis

Myles Nightingale　Priyanka Ramesh　Anthony Febles　著

病例介绍

患者男性，55 岁，服用多种降压药，但血压仍然无法控制。经检查，他的平均动脉压为 140mmHg。血清肌酐为 3.1mg/dl，磁共振血管成像（magnetic resonance angiography，MRA）显示肾动脉狭窄。咨询介入放射科后，建议行经皮穿刺肾脏血管成形术。

• 1964 年，Charles Dotter 创立了经皮腔内血管成形术技术，用于治疗外周血管狭窄。1974 年，Andreas Grüntzig 通过改进经皮腔内血管成形术（percutaneous transluminal angioplasty，PTA），开发了用于冠状动脉的柔软、灵活的双腔球囊导管。1978 年，推出了经皮腔内肾脏血管成形术（percutaneous transluminal renal angioplasty，PTRA），作为一种用于矫正肾动脉狭窄的高效治疗方式（图 22-1）。

• 肾动脉狭窄是继发性高血压的一个常见原因。疾病的病理生理学涉及以下方面。

  ▪ 肾动脉狭窄导致肾小球的血流减少，促进肾素分泌→肾素将血管紧张素原转化为血管紧张素 I，然后转化为血管紧张素 II→导致血压升高。

• 当存在肾功能减退（缺血性肾病）或肾性高

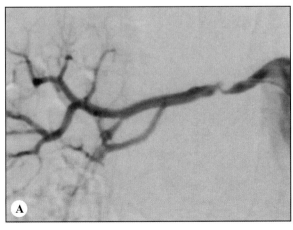
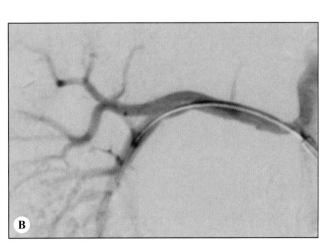

▲ 图 22-1 肾动脉狭窄的治疗

肾中动脉的动脉粥样硬化狭窄在血管成形术前（A）和在血管成形术后（B）（引自 Kessel D. *Interventional Radiology.* 3rd ed. Philadelphia, PA: Elsevier, 2011. Fig. 15.21.）

血压时，需要进行无创性的影像学检查，以诊断和量化肾动脉狭窄的程度，随后再开展介入治疗，检查如下所示。

- 多普勒超声。
- 对比度增强的 CTA。
- 对比度增强（或相位对比）MRA。

- 经皮血管造影有较高的诊断特异性，然而其是一种有创性手术，存在对比剂肾病的风险。优势在于检查的同时可进行治疗。

- 血管内治疗的选择取决于以下病变的类型。

- 非动脉粥样硬化性、非开口部狭窄（如纤维肌肉发育不良）→采用球囊血管成形术的 PTRA。
- 动脉粥样硬化性狭窄（图 22-2）：采用支架置入的 PTRA。

- 经皮穿刺肾脏介入治疗是对药物治疗无效的症状性肾动脉狭窄的一线治疗方案，但对于解剖结构复杂的患者来说，手术治疗也是可选的治疗的方案。

- 对缺血性肾病患者的研究表明，25%～30% 的缺血性肾病患者在治疗后能恢复部分肾脏功能，还有一些患者能避免发展到终末期肾病。

一、适应证

- PTRA 适应证。

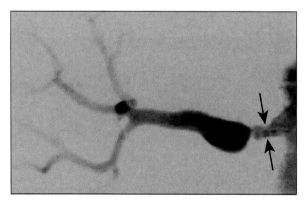

▲ 图 22-2　动脉粥样硬化性肾动脉狭窄（箭），伴有狭窄后的扩张

引自 Kessel D. *Interventional Radiology*. 3rd ed. Philadelphia, PA: Elsevier, 2011. Fig. 15.20A.

- 缺血性肾病通常表现为：进行性的、无法解释的肾功能下降。使用血管紧张素转换酶（angiotensin-converting enzyme, ACE）抑制药或血管紧张素受体阻滞药（angiotensin receptor blocker, ARB）后，肾小球滤过率（glomerular filtration rate, GFR）下降，就应当考虑这一诊断。
- 接受肾水平以下的腹主动脉瘤修复术的患者，常伴有高等级的肾动脉狭窄。
- 双侧肾动脉出现 > 75% 的狭窄，或跨狭窄梯度为 10mmHg（平均）或 20mmHg（收缩），同时存在以下任一情况。

 ◆ 由 3 种或更多药物控制的高血压。
 ◆ 不稳定的高血压。
 ◆ 在诊断缺血性肾病之前，高血压持续时间较短（手术成功的最佳预测因素）。
 ◆ 并发的慢性肾功能不全，肌酐低于 3.0mg/dl。
 ◆ 无法耐受药物治疗。
 ◆ 难以控制的充血性心力衰竭，特别是有短期内迅速出现的肺水肿。

- 肾动脉支架置入术的适应证。

- 动脉粥样硬化性肾动脉狭窄。
- PTRA 术后再狭窄。
- 肾动脉搭桥或移植肾动脉狭窄。
- 高度偏心钙化斑块导致的肾动脉狭窄。
- 医源性或自发性肾动脉夹层。

二、禁忌证

- PTRA 的禁忌证。

- 肌酐 > 3～4mg/dl 或肾脏长度 < 7cm。在这两种情况下，动脉导管化并不能使患者获益。
- 存在以下并发症、手术耐受差的患者：出血性疾病、近期发生的心肌梗死、妊娠、预期寿命有限等。

- 肾动脉支架置入术的禁忌证。

- 肾动脉分支病变（以避免支架排除分支的可能性）。
- 弥漫性肾内血管疾病，如血管炎（如结节性多动脉炎）。
- 不符合要求的病变。

三、设备

- 导丝，如 TAD- II，0.035 英寸或更细的 0.014 英寸导丝，可能需要穿过狭窄的病变。
- 血管造影 4Fr 导管。
- 5～8Fr 导引导管。
- 20～30cm 的 Ansel 动脉鞘。
- 4～6mm 的球囊导管系统。
- 球囊扩张式金属支架。
  - 因其具有：①对粥样硬化具有更高的径向力，②介入医生可以更准确地部署支架，因此比自膨式支架更受欢迎。
- 对比剂。
  - 应考虑使用二氧化碳血管造影，因为大多数患者会有慢性肾功能不全，常规对比剂会增加了对比剂肾病的风险。
- 用于测量经狭窄梯度的压力监测设备。

四、解剖学（图 22-3）

- 每个肾脏通常由 1 条肾动脉供应，该动脉起源于肠系膜上动脉（superior mesenteric artery，SMA）下方的主动脉，大约在 L_1/L_2 水平（图 22-4）。
- 肾动脉通常在肾静脉的后面，在肾盂的前面。
- 右肾动脉：起源于主动脉的稍前位置；比左肾动脉更长；在后方通过下腔静脉（inferior vena cava，IVC），向下到达右肾。
- 左肾动脉：发起位置比右肾动脉，方向朝上；起源于主动脉的较外侧位置。
- 肾脏位置和构造的先天性异常往往与肾动脉起源的位置异常有关。
- 应寻找附属的肾动脉。这些动脉可能也存在狭窄。

五、操作步骤

- 步骤 1：使用标准的 Seldinger 技术，穿刺入

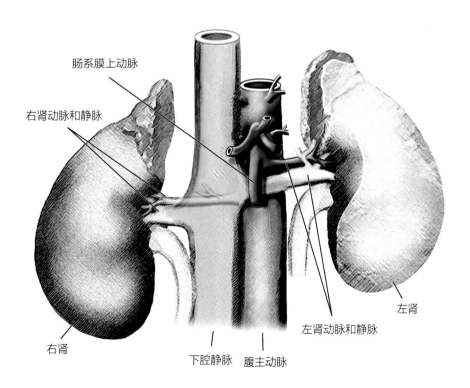

肠系膜上动脉

右肾动脉和静脉

右肾

下腔静脉　腹主动脉

左肾动脉和静脉

左肾

▲ 图 22-3　肾脏血管系统

引自 Mauro MA. *Image-Guided Interventions: Expert Radiology Series*. Philadelphia, PA: Elsevier; 2014, Fig. 57.1.

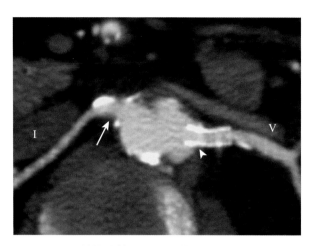

▲ 图 22-4　轴位计算机断层扫描（CT）血管造影显示肾动脉的起源

右肾动脉的起源（箭）在主动脉的稍前方。左肾动脉的起源（箭头）在主动脉的侧面。在左肾动脉内有一根通畅的置入支架，其一侧头端突出到主动脉腔内。I. 下腔静脉；V. 左肾静脉（引自 Kaufman JA. *Vascular and Interventional Radiology: The Requisites*. 2nd ed. Philadelphia, PA: Elsevier; 2014, Fig. 12.1.）

右股总动脉（right common femoral artery, CFA）是选择入肾动脉的首选方法。

- 步骤 2：动脉鞘或导引导管的角度需依照肾动脉从主动脉发出的方向进行选择。
- 步骤 3：在选择入肾动脉之前，先注射肝素（5000～10 000U）。
- 步骤 4：将一个长的弯曲的 6Fr 或 7Fr 鞘管或 7Fr 或 8Fr 导引导管插入 CFA。
- 步骤 5：造影导管配合导丝，穿过病变狭窄部位。
- 步骤 6：撤出导丝，吸出血液，注射对比剂，然后注射 100～200μg 硝酸甘油。
- 步骤 7：在主动脉和狭窄远端的肾动脉之间获得跨狭窄的压力梯度。如果由于导管堵塞病变，肾内分支完全停滞，可以额外使用肝素。
- 步骤 8：导管穿过病变部位，并注射对比剂以确认管腔位置（图 22-5）。
- 步骤 9：导入 1 根 0.035 英寸软直尖端的硬导丝，或 0.014～0.018 英寸、头端为铂金的硬导丝。J 形导丝更容易引起痉挛或肾内分支的动脉内膜剥离。坚硬的导丝可以改变肾

动脉的角度，有利于手术的进行。

- 步骤 10：通过导丝导入可膨胀球囊支架。支架的展开位置应使其尾端突入主动脉内几毫米，以确保支架释放后产生的位移仍能覆盖主动脉斑块。动脉粥样硬化病灶几乎都需放置支架。肾动脉近端动脉粥样硬化病变距离主动脉管腔超过 1mm，可能仅对血管成形术反应良好，但在实践中仍常规使用支架。
- 步骤 11：支架置入和球囊放气后，球囊被移除，而导丝仍需保持在支架置入的位置，如果释放支架后出血血管夹层或破裂，则可立刻进行治疗。
- 步骤 12：如果支架置入后的血管造影令人满意，并且没有残留的跨狭窄压力梯度，手术完成。
- 步骤 13：撤出所有的导管和导丝，加压动脉穿刺部位（如果没有使用动脉封闭装置），并进行无菌包扎。
- 步骤 14：在术后 4～6h，应监测患者的术后并发症。

六、其他治疗

（一）内科保守治疗

- 治疗肾动脉狭窄的一线药物包括 ACE 抑制药和血管紧张素 II 受体阻滞药。
- 对单侧肾动脉狭窄患者的研究表明，尽管使用 ACE 抑制药 /ARB 后，血管紧张素 II 介导的代偿反应（流出的动脉血管收缩）被消除，但由于对侧肾脏的滤过量大致相同，总的 GFR 通常能保持良好。即使是双侧肾脏狭窄的患者，也可以看到肾功能的下降，但这种下降程度通常很小，停药后可恢复。
- ACE 抑制药和 ARB 对控制血压很有效，但如果需要，也可以开始使用噻嗪类利尿药和钙通道阻滞药。

（二）外科血供重建手术

- 由于抗高血压药物治疗的有效性和血管内技术的发展，这种方法的受欢迎程度已明显下降。
- 对于解剖结构复杂的病变患者来说，手术治

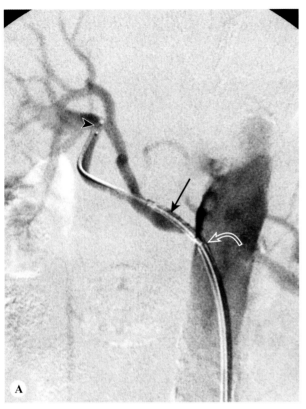 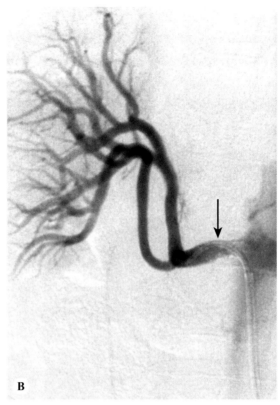

▲ 图 22-5 肾动脉支架的放置

A. 数字减影血管造影（DSA），通过动脉长鞘（弯曲空心箭）造影获取，同时将球囊支架（箭）放置在肾动脉狭窄处。1 根 Rosen 导丝位于后部（箭头）。B. 支架放置和导丝移除后的 DSA 图像。注意支架放置后主肾动脉开口角度的变化（箭）（引自 Kaufman JA. *Vascular and Interventional Radiology: The Requisites.* 2nd ed. Philadelphia, PA: Elsevier; 2014, Fig. 12.16.）

疗仍是首选，如下所示。

- 多条肾脏小动脉。
- 肾动脉主干前段即发出一级分支。
- 因其他病变需要同时进行主动脉重建，如动脉瘤修复。

七、并发症

- 鉴于病变的类型和位置不同、肾脏血管的大小、肾脏动脉和主动脉之间的角度、肾脏动脉随呼吸的移动，以及肾脏的侧支供应不足，肾脏血管成形术和支架置入术本身就是一种具有挑战性的手术。
- 一般来说，支架置入的并发症（15% 的病例）比单纯的血管成形术（5%～10% 的病例）更多。
- 表 22-1 中总结了常见的并发症。

表 22-1 肾脏血管造影和支架置入手术的并发症

并发症	发生率（%）
死亡（手术后 30 天内）	0.5
肾动脉穿孔（图 22-6）和破裂（图 22-7）	< 1
肾动脉血栓形成	< 1
胆固醇栓塞	1
支动脉闭塞	3
流量限制性夹层	5
肾衰竭	5
股动脉穿刺部位（血肿、假性动脉瘤）	5
支架感染	传闻

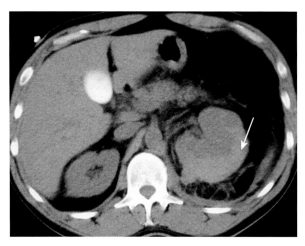

▲ 图 22-6　肾包膜血肿

可能是因为血管成形术中导丝穿透肾脏而发生。患者在手术后数小时出现了侧腹疼痛（引自 Kaufman JA. *Vascular and Interventional Radiology: The Requisites*. 2nd ed. Philadelphia, PA: Elsevier; 2014, Fig. 12.20.）

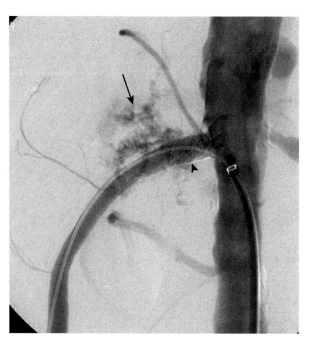

▲ 图 22-7　患者老年女性，患有高血压，在放置直径为 **6mm** 的支架（箭头）时，肾动脉破裂（箭）。这是一种非常罕见的并发症，可能是由于为这个特定的患者放置了过大的支架。放置后，患者血流动力学保持稳定，没有疼痛。然而，在支架放置后血管造影时发现了动脉破裂

引自 Kaufman JA. *Vascular and Interventional Radiology: The Requisites*. 2nd ed. Philadelphia, PA: Elsevier; 2014, Figs. 12-19.

知识点回顾

- 动脉粥样硬化主要发生在 45 岁以上的患者，病灶常位于主动脉口或近端主肾动脉。
- 在大多数报道的系列中，肾动脉血管成形术病例的主要技术成功率超过 90%。
- 与单独的经皮腔内肾脏血管成形术（PTRA）相比，带支架的 PTRA 降低了再狭窄率，并能更有效地改善血压。
- 双侧或单侧肾脏肾动脉狭窄并伴有缺血性肾病、肾性高血压或难以控制的充血性心力衰竭（congestive heart failure，CHF）的患者最有可能从肾动脉血供重建术中获益。

思考题

1. 以下所有的临床结果都提示由血管疾病引起的继发性高血压，除了哪一项？

　A. 服用 ACE 抑制药或 ARB 后，血清肌酐急性升高至少 30%

　B. 阵发性的血压升高（嗜铬细胞瘤）

　C. 中度至重度高血压患者，反复发作的急性肺水肿

　D. 收缩期或舒张期的腹腔征兆

2. 哪种情况是肾动脉支架再通的绝对禁忌证？

A. 肾动脉主干的下级分支病变

B. 弥漫性肾内血管疾病，如多发性动脉炎、结节病

C. 不符合要求的病变

D. 以上都不是

拓展阅读

[1] Kandarpa K and Machan L. Handbook of Interventional Radiologic Procedures: *Renal Artery Angioplasty and Stents*. 4th ed. Philadelphia, PA: Lippincott, Williams, and Wikins; 2011.

[2] Trude C, Elma J, Johanna L, et al. Stent placement for renal artery stenosis: where do we stand? A meta-analysis. *Radiology*. 2000; 216(1)(2000). http://pubs. rsna. org/doi/abs/10.1148/radiology.216.1.r00j10778.

[3] Wheatley K, Ives N, Gray R, et al. Revascularization versus medical therapy for renal-artery stenosis. *N Engl J Med*. 2009; 361: 1953-1962. https://doi.org/10.1056/NEJMoa0905368.

第 23 章　溶栓和血栓切除术
Thrombolysis and Thrombectomy

Viky Y. Loescher　Brandon Olivieri　Timothy Yates　著

病例介绍

患者男性，29 岁，业余网球运动员，因急性发作的右上肢肿胀、疼痛和发红而就诊于急诊科。患者无明显既往病史或家族史。否认吸烟、饮酒和吸毒史。上肢超声显示右腋窝 – 锁骨下静脉及肘部周围深静脉和浅静脉完全闭塞。凝血病检查阴性。进一步调查显示患者曾有剧烈运动，包括在出现症状前一天进行的激烈的网球训练。介入放射学（Interventional radiology，IR）可用于检查和 Paget-Schroetter 综合征的潜在治疗。

- Paget-Schroetter 综合征（Paget-Schroetter syndrome，PSS）（也称为"疲劳性血栓形成"和"胸廓出口综合征的静脉变异"）定义为锁骨下至腋窝或上肢深静脉血栓形成（deep vein thrombosis，DVT），与剧烈和重复活动后的静脉内皮重复性创伤相关。
- 胸廓出口综合征（thoracic outlet syndrome，TOS）有 3 种类型。
  - 神经源性（最常见，见于 90%～95% 的病例）。
  - 动脉。
  - 静脉。
- 这种内皮损伤会激活凝血发生并导致内膜增生和炎症，从而导致静脉网、广泛的侧支血管形成和静脉周围纤维化。
- 尽管抗凝是预防血栓进展所必需的，但由于总体结果不佳，不建议单独进行这种治疗而不使用任何辅助治疗。
  - 多达 78% 的患者出现残留梗阻，41%～91% 的患者有持续性症状以及 39%～68% 的患可有永久性残疾。
- 在 PSS 患者中，导管定向溶栓（catheter-directed thrombolysis，CDT）或机械血栓切除术是合适的血管内治疗方式。
  - CDT 具有 62%～100% 的成功率，这取决于血栓形成时间，并且在 30 天内具有 30% 的再血栓形成率。
  - 由于这些原因，建议溶栓以改善短期和长期静脉通畅性，并预防随后的血栓后综合征（post thrombotic syndrome，PTS）的发展。

一、适应证

- 符合以下标准的患者，如 2016 胸部指南所述，最有可能从溶栓中获益。
  - 症状持续，少于但不限于 14 天。
  - PSS 的解剖因素。
  - 血栓累及大部分锁骨下和腋静脉。
  - 急性肢体损害。
  - 维持功能状态或生理储备（20—70 岁）。
  - 预期寿命超过 1 年。
  - 低出血风险。

临床要点

- 对于累及腋下或周围深静脉的急性上肢深静脉血栓形成（DVT）患者，胸部指南推荐抗凝治疗而不溶栓（2C 级）。
- 对于接受溶栓的上肢 DVT 患者，推荐使用与未进行溶栓的上肢 DVT 患者相同的抗凝剂量和抗凝持续时间（1B 级）。

二、禁忌证

- 出血倾向 / 血小板减少症。
- 器官特异性出血风险（近期心脏缺血、脑血管事件、胃肠道出血、手术或创伤）。
- 肾衰竭或肝衰竭。
- 恶性肿瘤。

三、设备

- Trellis-8 旋转正弦导丝。
- AngioJet 或 EKOS 系统。
- 多侧孔溶栓导管（图 23–1）。

四、解剖学

- 熟悉胸廓出口的解剖学在了解疾病发病机制中起着重要作用。无论是血管内手术还是外科手术，解剖变异在决定治疗方法中起着重要作用。
- 胸廓出口的 3 个间隙是斜角肌三角、肋锁间隙和胸小肌间隙，如图 23–2 所示。
- 必须对胸廓出口的骨骼和软组织结构进行详细评估，以避免疾病复发。变异如下所示。
  - 骨骼异常：第 1 颈椎肋骨异常，C_7 横突延长，第 1 肋骨或锁骨的外骨质增生或肿瘤，或第 1 肋骨或锁骨的骨痂过多。
  - 软组织异常：纤维带、先天性肌肉异常、肌肉附着变异或多余肌肉。
  - 其他异常：创伤后纤维瘢痕形成、术后瘢痕、姿势变化或瘦弱女性的肌肉支持减弱。
- 使用不同的动作来动态地压迫胸廓出口结构，以重现症状并识别引起压迫的因素。
  - Wright 测试是在肩部过度弯曲和外旋的情况下进行的，抬高上肢会引起症状。
  - 在没有 PSS 的患者中，手臂抬高不会引起斜角肌三角大小的改变，但会引起肋锁间隙和胸小肌间隙的狭窄。
    - 锁骨下静脉不穿过斜角肌三角。它在前斜角肌下方延伸，然后连接颈内静脉形成头臂静脉。

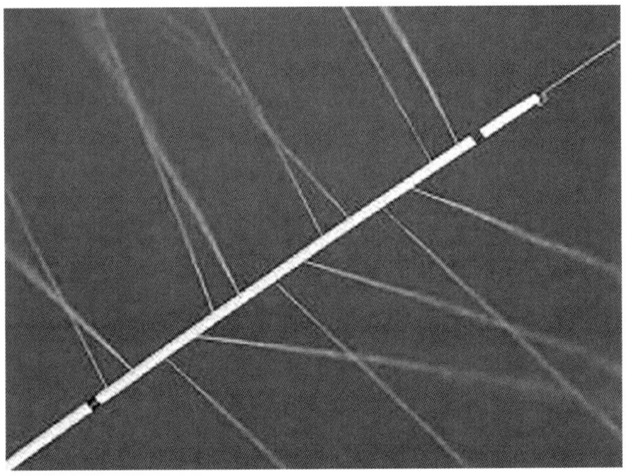

▲ **图 23–1 多侧孔溶栓导管**

导管有 2 个黑色（不透射线）标记，用于显示“溶栓长度”，通过多个输注侧孔喷射液体，远端头端有导丝穿出（图片由 E. Tamussino http://www.tamussino.com.br/en/produto-det.php?rp=428 提供）

五、操作步骤

- 必须遵守两个重要原则，以确保 CDT 的成功。
  - 溶栓导管必须直接嵌入血栓形成的静脉段内。
  - 持续冲洗治疗段，以清除溶解的副产物并促进进一步溶栓。

具体步骤

- 步骤 1：无菌准备后，通常在受累臂的浅静脉（如贵要静脉或头静脉）中采用超声引导建立静脉通路。其他进入部位包括股总静脉，较少见的是颈内静脉或对侧上肢静脉。
- 步骤 2：然后将 5Fr 或 6Fr 血管鞘置于静脉内以保持通路，作为静脉造影和盐水输注的入口。
- 步骤 3：在多次透视下，从周围到中心静脉

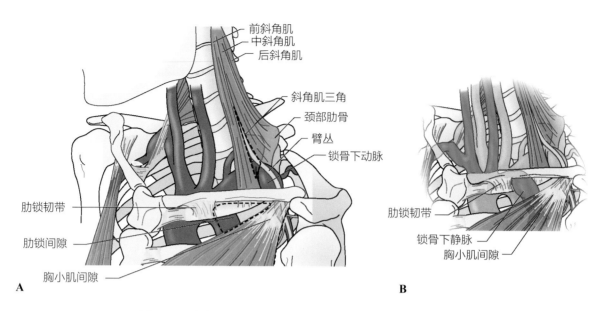

▲ 图 23-2 胸廓出口示意图，显示斜角肌三角、肋锁间隙和胸小肌间隙

A. 锁骨下静脉最常被肋锁韧带、第 1 肋骨和锁骨下肌腱之间的肋锁间隙压迫。锁骨下动脉在斜角肌三角最常见的压迫是由可变的副颈肋引起的。B. 肋锁间隙入口 [经许可转载，引自 Hussain MA, Aljabri B, Al-Omran M. Vascular thoracic outlet syndrome.*Semin Thorac Cardiovasc Surg*. 2016;28 (1):151–157, Fig. 1.]

进行对比，然后进行上肢静脉造影。完美的静脉造影对于穿刺成功至关重要，并且可能需要 2 个进入点才能充分确定穿刺目标。

- 步骤 4：一旦显示出静脉内全部血栓，通常在锁骨下 / 头臂静脉汇合处，同轴地使用 0.035 英寸、0.018 英寸或 0.014 英寸导丝和适当大小的导管来横穿闭塞血管。
  - 偶尔伴有慢性血栓形成 / 狭窄，可能需要辅助通过装置，如射频导丝或慢性全闭塞导丝以穿过病变。
- 步骤 5：一旦穿过狭窄部位，可以将导丝固定在上腔或下腔静脉中。
- 步骤 6：将多侧孔溶栓导管推进穿过病变，确保其全部长度嵌入血栓内。
- 步骤 7：在机构指南指导下通过溶栓导管开始输注组织纤溶酶原激活药（t-PA）。通过鞘管注入连续的肝素化盐水溶液（如果没有肝素诱导的血小板减少症的病史），以确保恒定的前向流。
- 步骤 8：在此阶段的辅助治疗如下所示。
  - 药物机械溶栓 / 血栓切除术用于更快速的溶栓（即 AngioJet）。

- 抽吸血栓切除术用于直接取栓（即 Indigo System）。
- 球囊静脉成形术。
  - 这在溶栓后几乎是必须的，以便在胸廓入口处打开导致初始血液阻塞的慢性狭窄和网状物（图 23-3）。
- 支架置入术。
  - 不能进行外科手术的患者可进行支架置入术，但是支架置入术的长期通畅率低于多次血管成形术。对于可能需要手术的患者（例如，由颈椎肋骨引起的 PSS），严格禁止支架置入。
  - 有研究指出，支架组的整体通畅性降低可能与在先前确定的解剖性压迫点的支架变形和断裂有关。通过未减压肋锁关节的静脉支架置入术已被证明是复杂的，一些会发生断裂，几乎所有的都会发生变形，血栓再发率高达 40%。

六、其他治疗

外科减压术

- 经腋下第一肋骨切除术（最常见）。

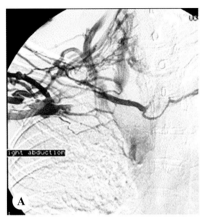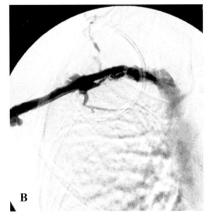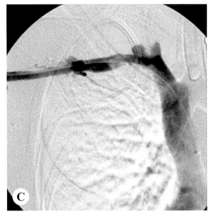

▲ 图 23-3　19 岁女性的右上肢静脉造影

A. 手臂外展时的术前静脉造影显示右锁骨下静脉体位性闭塞伴多条静脉侧支血管；B. 手术减压后的术中静脉造影仍显示锁骨下静脉狭窄伴残余慢性血栓；C. 球囊血管成形术后静脉造影显示锁骨下静脉通畅 [经许可转载，引自 Schneider DB, Dimuzio PJ, Martin ND, et al. Combination treatment of venousthoracic outlet syndrome: open surgical decompression and intraoperative angioplasty. *J Vasc Surg*. 2004;40 (4):599–603, Fig. 1.]

- ■ 传统上通过锁骨上入路进行第 1 肋骨切除术是主要的治疗策略。
- ■ 一些人最近采用了高度选择性的方法，其中锁骨上斜角骨切除术是 PSS 的主要治疗方法，仅对动脉型 TOS 保留第 1 肋骨切除术。
- ■ 当存在动脉瘤时，需要进行第 1 肋骨切除和锁骨下血管重建，特别是如果患者先前有多次血栓栓塞症状。
- 胸廓出口减压。
  - ■ 包括斜角肌切除术、臂丛神经松解术、第 1 肋骨切除术和环周静脉松解术。
- 锁骨下肌肉 / 肌腱的减积术。
- 纤维组织切除术。
- 锁骨静脉环周松解术。

七、并发症

（一）未经治疗的静脉胸廓出口综合征的并发症

- 股蓝肿的特征是由于毛细血管水平的血栓形成，出现肢体发绀和肿胀。这可能会潜在地导致危及肢体的静脉栓塞和继发于慢性静脉高压的严重并发症。
- 血栓后综合征是由继发于静脉反流、静脉阻塞和瓣膜功能不全的慢性静脉高压引起的。临床后遗症包括腿部疼痛、水肿、静脉营养改变和慢性溃疡。据估计，多达 80% 的下肢 DVT 患者可能会继续进展为 PTS 症状，而 15% 进展为腿部溃疡。

（二）手术并发症

- 出血。
  - ■ 大多数 CDT 相关的出血并发症是局限性的。
  - ■ 据报道，出血与输注时间延长和高剂量溶栓药相关。
  - ■ 常规使用超声引导的静脉通路可避免多次穿刺从而减少穿刺部位的并发症。
  - ■ 除严格执行患者排除标准外，限制溶栓药输注时间和（或）剂量进一步限制出血并发症。
- 肺栓塞（pulmonary emboli，PE）。
  - ■ 关于 CDT 是否会增加血块溶解过程中 PE 的风险存在争议。PE 发生在多达 30% 的急性 DVT 普通患者中，其中大多数发生在下肢并且许多具有亚临床表现。接受 CDT 治疗 PSS 患者，PE 见于多达 1%～4.5% 的病例中。

知识点回顾

- Paget-Schroetter 综合征（PSS）是一种典型的与反复静脉创伤相关的上肢深静脉血栓形成。
- PSS 继发于上肢剧烈和重复性活动导致的静脉内皮损伤。典型患者是年轻的男性或女性网球运动员、投手或游泳运动员。
- 单纯抗凝治疗不能有效降低 PTS 的发生率。建议导管导向溶栓以改善短期和长期静脉通畅性，并预防后续血栓后综合征的发生。

- 溶栓后，球囊静脉成形术是必要的，以打开胸括入口处的慢性狭窄和网状结构，这些狭窄和网状结构是最初阻塞的原因。
- 支架置入术不是标准治疗，即使进行了多次静脉成形术，症状仍持续存在时，也很少使用。支架置入术禁忌用于将来可能需要手术的患者，但可以用于已经接受过手术减压且存在复发性梗阻的患者。

思考题

1.CDT 疗法对治疗 PSS 是有效的，但易发生与手术相关的 PE，PE 发生率约为多少？

  A. 1%

  B. 5%

  C. 10%

  D. 25%

2. 哪种解剖因素在 TOS 中不起作用？

  A. 骨异常，如异常的第 1 颈椎肋骨、拉长的 C_7 横突、第 1 肋骨或锁骨的外生骨疣或肿瘤，或第 1 肋骨或锁骨的过度骨痂

  B. 软组织异常，如纤维带、先天性肌肉异常、插入肌变异或多余肌

  C. 软组织异常，包括外伤后纤维瘢痕、手术后瘢痕、体位变化和瘦女性肌肉支撑无力

  D. 血管异常，如 May-Thurner 综合征

3. 接受 CDT 的 PSS 患者抗凝血药剂量应该如何滴定？

  A. 下降，因为他们已经在接受纤维蛋白溶解治疗

  B. 未改变

  C. 增加，继发于术后预期的高凝状态

拓展阅读

[1] Alla VM, Natarajan N, Kaushik M, et al. Paget-Schroetter syndrome: review of pathogenesis and treatment of effort thrombosis. *West J Emerg Med*. 2010;11(4):358-362.

[2] Demondion X, Herbinet P, Van Sint Jan S, et al. Imaging assessment of thoracic outlet syndrome. *Radiographics*. 2006; 26(6): 1735-1750.

[3] Grunwald MR, Hofmann LV. Comparison of urokinase, alteplase, and reteplase for catheter-directed thrombolysis of deep venous thrombosis. *J Vasc Interv Radiol*. 2004;15(4): 347-352.

[4] Illig KA, Doyle AJ. A comprehensive review of Paget-Schroetter syndrome. *J Vasc Surg*. 2010;51(6):1538-1547.

[5] Kearon C, Akl EA, Ornelas J, et al. Antithrombotic therapy for VTE disease: CHEST guideline and expert panel report. *Chest*. 2016;149(2):315-352.

[6] Lee JT, Karwowski JK, Harris EJ, et al. Long-term thrombotic recurrence after nonoperative management of Paget-Schroetter syndrome. *J Vasc Surg*. 2006;43(6):1236-1243.

[7] Sabeti S, Schillinger M, Mlekusch W, et al. Treatment of subclavianaxillary vein thrombosis: long-term outcome of anticoagulation versus systemic thrombolysis. *Thromb Res*. 2002;108(5-6):279-285.

[8] Urschel Jr. HC. Anatomy of the thoracic outlet. *Thorac Surg Clin*. 2007;17(4):511-520.

第24章　经颈静脉肝内门体分流术
Transjugular Intrahepatic Portosystemic Shunts

Paul B. Lewis　　Sara E. Smolinski　　Jacob W. Fleming　　Ron C. Gaba　著

病例介绍

患者男性，57 岁，患有复发性腹水，药物控制不佳，每月需要进行 2~3 次大容量穿刺引流。8 年前被诊断为酒精性肝硬化以来，曾发生过 1 次肝性脑病。作为需要肝移植的患者，他接受了定期的影像监测和实验室评估。最近的三期肝脏 CT 显示没有肿块，心脏超声显示正常的腔室压力和射血分数。实验室检查：INR 2；总胆红素 1.2mg/dl；肌酐 1.3mg/dl；血清钠 140mEq/L（终末期肝病模型评分 =14）。肝病学家建议进行经颈静脉肝内门体分流术。

- 在正常生理状态下，血液从腹腔脏器流入门静脉，通过肝实质（通过称为肝窦的显微血管间隙），并经由肝静脉连接下腔静脉以回流至右心房。这种正常的血流模式被称为肝血流。
  - 这种循环可在血流进入体循环之前通过肝细胞代谢许多分子，同时，通过富含营养的血液滋养肝实质。
- 门静脉高压，指继发于血管阻力增加的门静脉压力升高。这种血管张力改变最终导致门静脉血流方向逆转，称为离肝性。
  - 与肝窦有关的血管阻力增加的潜在病因可

分为窦前性、肝窦性和窦后性三类。

- 最常见的病因是肝硬化（即肝脏纤维化），这属于肝窦性病因。
  - 在世界范围内，肝硬化最常见的原因是慢性病毒性肝炎（通常由丙型肝炎病毒引起）。在美国，非酒精性脂肪性肝炎（non-alcoholic steatohepatitis，NASH）和酒精性肝病（alcoholic liver disease，ALD）分别是第二和第三大常见原因。
- 通过不同的机制，窦前"肿块"（如癌或门静脉血栓）可以在物理上阻止血液流经肝脏，导致血流方向逆转。
- 客观评价门静脉高压症的金标准是测量肝静脉压力梯度（hepatic venous pressure gradient，HVPG）。
  - HVPG= 肝静脉楔压 – 肝静脉自由压。
  - 梯度 > 5mmHg 时可诊断为门静脉高压，并且当梯度 > 10~12mmHg 时被认为具有临床意义。
  - HVPG 与门体静脉压力梯度（portosystemic pressure gradient，PSPG）相反。
    - PSPG= 门静脉压 – 右心房压。
- 门静脉高压症的 2 个主要并发症是静脉曲张和反复发作的腹水。
  - 从肝脏"回流"至门静脉分支的血液会导致胃肠道侧支静脉充血。静脉曲张壁薄，破裂风险增加（Laplace 定律原理），特别是食管静脉，最终可导致大量出血。

- 门静脉高压症的另一个并发症是腹水，即腹膜腔内的病理性积液。
- 门静脉高压症腹水的发展最终结果是静水压力增加、血管壁通透性增加、潴留／吸收的胶体液减少。
- 对传统药物治疗无效的腹水需要经常穿刺引流。难治性腹水对生活质量有重大负面影响，并使患者易患自发性细菌性腹膜炎。
- 肝衰竭临床状态的评价。
  - 终末期肝病模型（Model for End-stage Liver Disease，MELD）评分。
    - 评价慢性肝病严重程度的评分系统。
    - 用于预测接受选择性经颈静脉肝内门体分流术（transjugular intrahepatic portosystemic shunt，TIPS）的患者的生存率，但也可用于肝脏移植的器官分配。
      - MELD 评分 ≤ 14 分是择期手术和急诊情况下 TIPS 术后生存率的良好预测因子。
      - 在择期 TIPS 中，MELD 评分 ≥ 18 分的患者的早期死亡风险更高。
      - 在急诊 TIPS 中，MELD 评分 ≥ 14 分的患者结局更差。
      - MELD 评分 > 24 分的患者的 30 天死亡率为 60%。
- Child-Pugh 分级（表 24-1）。
  - 与 MELD 评分相似，Child-Pugh 评分提供了对患者肝功能的简要评估。
  - Child-Pugh 评分使用血清胆红素、白蛋白和 INR 来计算，并评估腹水和脑病的存在和程度。
  - 由于难以纳入主观指标，一些临床医生更喜欢使用 MELD 评分而不是 Child-Pugh 评分。

临床要点

终末期肝病模型 – 钠是一种改良的评分系统，考虑了患者的血清钠值。肝硬化患者的低钠血症是由无溶质水潴留引起的。在这些病例中，低钠血症被认为是门静脉高压的间接标志。几项研究表明，低钠血症是严重肝病患者早期死亡率的强有力预测因子。

- TIPS 的目标是通过建立一个直接从门静脉（门静脉系统）到肝静脉（全身脉管系统）的肝内分流来降低门静脉压力。
  - 这种分流降低了 HVPG，从而降低了静脉曲张破裂和出血的风险。
  - TIPS 可减轻门静脉高压，最终提高有效循环血容量。

表 24-1　重度肝硬化的 Child-Pugh 分级

临床和实验室标准	分　数 [a]		
	1	2	3
脑病	无	轻度至中度（1 级或 2 级）	重度（3 级或 4 级）
腹水	无	轻度至中度（利尿药有反应）	重度（利尿药有反应）
胆红素（mg/dl）	< 2	2～3	> 3
白蛋白（g/dl）	> 3.5	2.8～3.5	< 2.8
凝血酶原时间延长（s）	< 4	4～6	> 6
国际标准化比值	< 1.7	1.7～2.3	> 2.3

a. 通过将每个参数的分数相加获得 Child-Pugh 分级（总分）。A 级 = 5～6 分（轻度肝病）；B 级 =7～9 分（中度肝病）；C 级 =10～15 分（重度肝病）（经许可转载，引自 Pugh RN, Murray-Lyon IM, Dawson JL, et al. Transection of the oesophagus for bleeding oesophageal varices. *Br J Surg.* 1973; 60:646–649.）

▪ TIPS 不会增加门静脉系统的渗透压。

◆ TIPS 可能会导致肝损伤，从而导致蛋白质生成进一步减少，胶体渗透压相应降低。因此，在进行 TIPS 之前需要评估肝功能。

一、适应证

• TIPS 是门静脉高压的一种治疗方法，但并非所有门静脉高压症患者都适用该方法，结合患者 MELD 评分和（或）Child-Pugh 评分，选择合适的患者入组至关重要。

• 美国放射学会（American College of Radiology，ACR）、介入放射学学会（Society of Interventional Radiology，SIR）和儿科放射学会（Society for Pediatric Radiology，SPR）目前认为以下是可以接受 TIPS 的适应证。

▪ 突发无法控制的静脉曲张出血。

▪ 当前或既往静脉曲张出血不适合内镜治疗。

▪ 预防高危患者复发性静脉曲张出血。

▪ 门静脉高压性胃病或肠病。

▪ 难治性腹水。

▪ 肝性胸腔积液。

▪ Budd-Chiari 综合征（肝静脉血栓形成或压迫）。

▪ 肝肺综合征。

▪ 肝肾综合征。

▪ 腹部手术前门静脉侧支循环减压。

临床要点

肝硬化患者食管静脉曲张的一线治疗是什么？
对于内镜检查发现的小型或中型静脉曲张，首选非选择性 β 受体阻滞药，如纳多洛尔。对于易于破裂的大静脉曲张，建议行食管静脉曲张结扎术（esopha-geal variceal ligation，EVL）。

二、禁忌证

• TIPS 并非没有风险，在选择患者时必须考虑这些风险。

• 没有绝对禁忌证，但是 ACR、SIR 和 SPR 列出了以下相对禁忌证。

▪ 右心压或左心压升高。

◆ 门静脉循环减压会增加心脏前负荷，可能对心脏造成额外的压力。

▪ 心力衰竭或瓣膜功能不全。

▪ 严重肺动脉高压。

▪ 急性进行性肝衰竭。

◆ 肝实质接收大部分门静脉血流通过。这种分流对于潜在的肝衰竭患者可能会损害肝脏功能。

▪ 严重、不能纠正的凝血障碍。

◆ 肝脏的主要功能之一是合成凝血酶，因此理论上，分流门静脉血流量可能会损害肝脏的储备合成功能。

▪ 严重肝性脑病。

◆ TIPS 通常会导致肝性脑病恶化，因此对于有基础病史的患者，必须考虑这一点。

▪ 难以纠正的全身感染或脓毒症。

▪ 顽固性胆道梗阻。

▪ 广泛的原发性或转移性肝肿瘤。

三、设备

• 引导颈内静脉穿刺超声。

• 导丝。

▪ 3mm J 形导丝。

▪ 常规和加硬弯头亲水性导丝。

▪ 常规和加硬 Amplatz 或 Newton 导丝。

• Cobra 导管或 MPA 导管。

• 血管成形球囊：8mm×4cm、10mm×4cm、12mm×4cm。

• 血管压力传感器。

• 对比剂和（或）二氧化碳。

• TIPS 套件。

▪ 带末端标记的 40cm 10Fr 导引鞘管。

▪ 51cm 加硬的弯型导引导管。

▪ 60cm 带鞘针（"TIPS 针"）。

• TIPS 支架。

- 标准实践要求使用覆膜支架，因为无覆膜支架有一定失败的比例，但在某些临床情况中仍然可以成功。
  - ◆ Viatorr（Gore Medical；Flagstaff，AZ）（图 24-1）和 Wallstent（Boston Scientific；Marlborough，MA）是普遍选择。
- 几种套件（图 24-2）可提供 TIPS 所需的工具，一些示例如下所示。
  - TIPS 细针套件（AngioDynamics；Glens Falls，NY）。
  - Haskal 套件（Cook Medical；Bloomington，IN）。

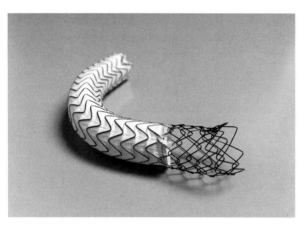

▲ 图 24-1　Viatorr 经颈静脉肝内门体分流术支架

Viatorr 的一部分涂有聚四氟乙烯（PTFE），这种聚合物可减少新生内膜增生以及黏蛋白和胆汁的透壁泄漏，从而提高长期通畅率（图片由 Paul Lewis，MD 提供）

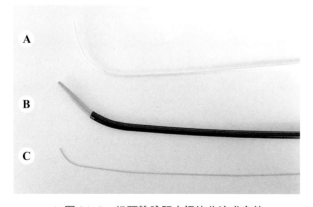

▲ 图 24-2　经颈静脉肝内门体分流术套件

A. 5Fr 多功能导管；B. 带末端标记和加硬鞘管的 10Fr 导引鞘管；C. 直径为 0.035 英寸的 Roadrunner 导丝（亲水性导丝）（图片由 Sara Smolinski，MD 提供）

- RING 套件（Cook Medical；Bloomington，IN）。
- Rösch-Uchida 经颈静脉肝穿刺套件（Cook Medical；Bloomington，IN）。

四、解剖学

（一）为什么使用肝右静脉

- 优选肝右静脉，因为其直径较大，并且位于门静脉右支的后方和头侧。穿刺肝右静脉可减少损伤肝包膜的可能性。
- 如果肝右静脉缺失、过小或与下腔静脉呈次优角度，则可使用肝中静脉或肝左静脉。

（二）为什么使用门静脉右支

- 假设使用肝右静脉，门静脉右支处于可经肝实质进入的满意位置。
- 门静脉右支也较大，在前后位（anteroposterior，AP）透视投影上轮廓良好。

（三）为什么测量右心房压

- TIPS 通过将高压门静脉循环转移至右心房增加了心脏前负荷。
- 如果右心房（right atrial，RA）压力超过 20mmHg，患者进行 TIPS 后有急性右心衰竭的倾向。

（四）为什么要测量门体静脉压差

- 术前测量压差很重要，以确保 TIPS 将有效治疗症状，并限制并发症（如肝性脑病）的风险。在某些情况下，可能存在竞争性分流，如脾肾分流，并且 RA 和门静脉之间的压差可能已经很低，在这种情况下不应进行 TIPS。
- 压差测量本身用于测量 TIPS 后分流的程度，并在症状复发时重新评估 TIPS 功能。
  - 对于食管静脉曲张的治疗，TIPS 后压差优选 < 12mmHg。
  - 有难治性腹水，理想压差不太明确，但推荐最终 PSPG < 12mmHg。

五、操作步骤

（一）术前准备

- 实验室检查：全血细胞计数（complete blood

count，CBC）、血小板、血红蛋白/红细胞压积（hemoglobin/hematocrit，H/H）、PT/INR、PTT、LFT、血清肌酐、血型和血交叉（可能需要输血）。

- 麻醉水平：中度清醒镇静。
- 抗生素：环丙沙星。
- 患者体位：仰卧位，右颈准备。
- 患者血容量正常，以减轻心脏超负荷的风险。
  - 成功的 TIPS 将较高压力的门静脉血转移到右心房，导致前负荷增加。

（二）具体步骤

- 步骤 1：局部麻醉，并使用标准 Seldinger 技术进入右颈内静脉
- 步骤 2：通过 0.018 英寸微导丝置入 5Fr 微穿刺鞘管。
- 步骤 3：依次取出 3Fr 内扩张器和 0.018 英寸微导丝，将 5Fr 微穿刺鞘管留在原位。
- 步骤 4：将亲水性导丝插入鞘管，然后将微穿刺鞘管更换为带末端标记的 9Fr 或 10Fr 导引鞘管（图 24-3）。
- 步骤 5：导引鞘管被导入右心房。测量心房和下腔静脉（inferior vena cava，IVC）压力。
- 步骤 6：5Fr 多功能弯头导管（如 MPA 导管）导入肝右静脉。
- 步骤 7：将导引鞘管推入肝右静脉后，使用碘化对比剂或 CO_2 进行肝静脉造影以确认定位。由于 CO_2 可导致球囊破裂，其使用受到限制。
- 步骤 8：然后将弯头导管更换为闭塞球囊（图 24-4）以测量肝静脉自由压及肝静脉楔压。
- 步骤 9：随着闭塞球囊的充盈，对比剂注入肝右静脉（图 24-5）。由于球囊闭塞，对比剂或 CO_2 输送到门静脉系统中。
- 步骤 10：穿刺针穿过肝实质从肝静脉至门静脉右支。
- 步骤 11：在抽出穿刺针的同时进行抽吸，直到抽吸出血液。如果没有抽吸到血液，则重复步骤 10。

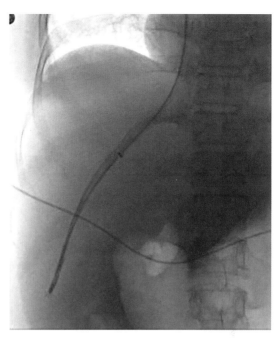

▲ 图 24-3　推进至肝右静脉

X 线透视图像显示 9Fr 鞘管推入肝右静脉中，并通过 5Fr 弯头导管注入对比剂以使肝右静脉显影。然后测量肝静脉自由压（图片由 Ron Gaba, MD, and Paul Lewis, MD, at University of Illinois, Chicago 提供）

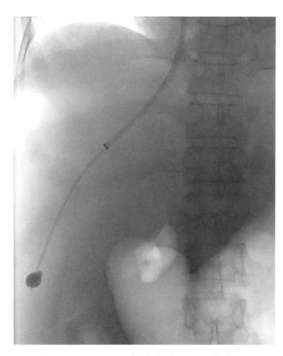

▲ 图 24-4　测量肝静脉自由压及肝静脉楔压

在肝右静脉的远端分支中充盈闭塞球囊以测量肝静脉楔压。然后在闭塞球囊放气的情况下测量肝静脉自由压（图片由 Ron Gaba, MD, and Paul Lewis, MD, at University of Illinois, Chicago 提供）

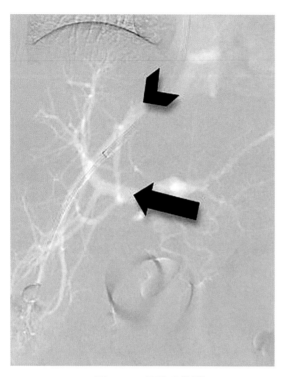

▲ 图 24-5　肝静脉造影

数字减影血管造影术使用 CO_2 进行肝静脉造影。使用 CO_2 气体灌注门静脉系统。这一步绘制出经肝穿刺针从肝右静脉（人字形箭头）到门静脉（箭）的推进目标（图片由 Ron Gaba, MD and Paul lewis, MD, at University of Illinois, Chicago 提供）

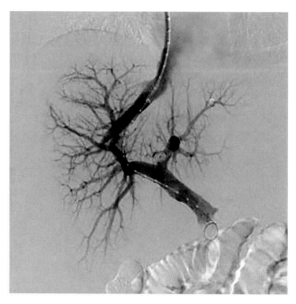

▲ 图 24-6　肝桥

数字减影血管造影显示通过门静脉的猪尾导管和肝右静脉的血管鞘同时灌注对比剂。新肝桥是通过导管的一段没有立即被对比剂充盈的征象来识别的。在该步骤中将采集经颈静脉肝内门体分流术前的门静脉压（图片由 Ron Gaba, MD, and Paul Lewis, MD, at University of Illinois, Chicago 提供）

- 步骤 12：抽吸血液后，在 X 线透视下注入对比剂，以确认血液来自门静脉系统而不是肝动脉。
- 步骤 13：确认穿刺针位于门静脉系统内后，将 0.038 英寸加硬导丝通过穿刺针推进至门静脉或脾静脉。
- 步骤 14：然后沿导丝推进猪尾导管以测量门静脉压并计算 TIPS 前 PSPG。
- 步骤 15：通过猪尾导管注入对比剂，测量肝桥（图 24-6），并且确定分流道的适当尺寸。
- 步骤 16：然后用 8mm 或 10mm 血管成形球囊扩张实质通道。
- 步骤 17：自膨式覆膜支架（图 24-7）在门体静脉系统内展开，无覆膜部分（长 2cm）位于门静脉内。支架的覆膜部分应延伸至肝静脉，但不得延伸至 IVC。
- 步骤 18：扩张支架直至达到适当的 PSPG（12mmHg）（图 24-8 至图 24-10）。

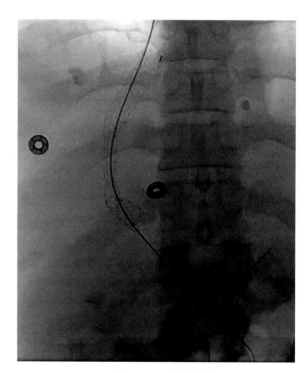

▲ 图 24-7　支架放置

该透视图像显示自膨式 Viatorr 支架（Gore Medical, Flagstaff, AZ）已经展开，但尚未经血管成形球囊行完全扩张（图片由 Ron Gaba, MD, and Paul Lewis, MD, at University of Illinois, Chicago 提供）

临床要点

• 注意不要将 TIPS 延伸至 IVC 或肝外 PV，这可能会影响未来肝移植的候选资格。
• 静脉曲张出血的最佳 TIPS 术后 PSPG < 1 mmHg。腹水是一个有争议的主题，但最佳梯度可能也是 < 12mmHg。

• 步骤 19: 如有必要，可进行静脉曲张栓塞。
• 步骤 20: 移除设备，按压，并使用无菌敷料。
• 步骤 21: 应监测患者的术后并发症，通常为 1~2 个晚上。应监测肝功能检查（Liver function test，LFT），观察患者是否发生肝性脑病 / 肝性脑病恶化，并应进行基线分流功能多普勒超声检查（出院时、第 1 年每 3 个月检查 1 次、无限期每 6~12 个月检查 1 次）。

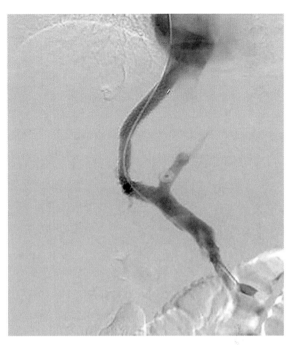

▲ 图 24-9 完成血管造影
最终门静脉数字减影血管造影图像显示新建立的经颈静脉肝内门体分流术及门静脉主干和门静脉左支显影（图片由 Ron Gaba, MD, and Paul Lewis, MD, at University of Illinois, Chicago 提供）

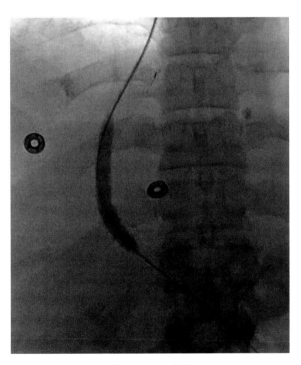

▲ 图 24-8 支架扩张
在该透视图像中，血管成形球囊正在进一步扩张 Viatorr 支架（Gore Medical, Flagstaff, AZ）（图片由 Ron Gaba, MD, and Paul Lewis, MD, at University of Illinois, Chicago 提供）

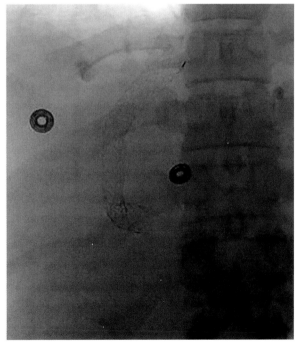

▲ 图 24-10 最终图像
最终的透视图像显示经颈静脉肝内门体分流术完成（图片由 Ron Gaba, MD, and Paul Lewis, MD, at University of Illinois, Chicago 提供）

临床要点

能否对覆膜支架进行 24h 基线超声检查？

否，ePTFE 覆膜内的气体会产生"脏"阴影伪影，使支架腔变得模糊。这些气泡在 2～4 天内消失。

六、其他治疗

- 自 1990 年第一次 Baveno 共识研讨会以来，门静脉高压症的管理指南经历了严格的讨论和修订。

- 指南集中于门静脉高压症最常见的后遗症和那些导致最多并发症率的后遗症，即静脉曲张出血和腹水的处理。

- TIPS 被保留作为药物治疗难治性晚期门静脉高压症（通常为 Child-Pugh B 级或 Child-Pugh C 级）的治疗方法。

- 在转诊患者置入 TIPS 之前，患者接受药物治疗或连续穿刺（腹水复发情况下）。

- 在 TIPS 手术出现之前，使用的是外科分流器。

- 肝移植是门静脉高压症的最终治疗方法。

（一）胃食管静脉曲张（图 24-11）

- 既往无出血。

  ▪ 小出血（红色条纹征，Child B 级或 Child C 级）接受非选择性 β 受体阻滞药（普萘洛尔、纳多洛尔）治疗。

  ▪ 中度 / 大量出血采用非选择性 β 受体阻滞药或内镜下静脉曲张结扎术治疗。

- 急性出血。

  ▪ 静脉输液复苏，输血至血红蛋白 8g/dl，根据需要使用血管活性药物和预防性抗生素（诺氟沙星、环丙沙星）。

  ▪ 手术选择静脉曲张血管内结扎术（生存受益优于 TIPS）。

  ▪ 对于那些可能结扎失败的患者（Child B 级或 Child C 级），72h 内的"早期"TIPS 是有争议的，但已经证明了生存获益。

- 预防再出血。

  ▪ 可选择的治疗是非选择性 β 受体阻滞药和

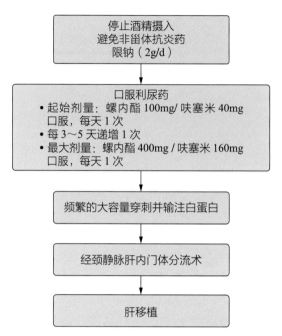

▲ 图 24-11 肝硬化难治性腹水患者的治疗方案

内镜下静脉曲张结扎术的组合。TIPS 可用于 Child A 级或 Child B 级肝硬化和再出血患者。

- ▪ 考虑到再出血的风险和完全结扎所需的大量治疗，内镜硬化疗法已在很大程度上被内镜静脉曲张结扎所取代。硬化疗法还具有溃疡和狭窄的风险。

（二）腹水

- 药物治疗包括戒酒、低钠饮食（2000mg/d）和利尿药（螺内酯和呋塞米）。

- 大容量穿刺术。

  ▪ 引流量＜ 5L 无血流动力学后果。

  ▪ 如果引流量＞ 5L，给予 6～8g/L 白蛋白。

（三）手术分流

- 如下所述，外科手术在很大程度上已被药物治疗、内镜手术和血管内治疗所取代。在胃食管静脉曲张患者中，药物治疗已被证明比手术治疗具有生存获益。

- 外科分流创建具有较高的脑病风险，所需的技术技能限制了能够持续获得满意结局的外科医生数量。

- 手术选项如下所示。

  ▪ 完全门体分流：通过将门静脉主干与下腔

静脉（IVC）吻合形成端 – 侧或侧 – 侧分流。

- 部分门体分流：移植物放置在门静脉与下腔静脉之间。
  - ◆ 这种手术可以维持一些流向肝脏的血流，但分流闭塞的风险较高。
- 选择性静脉曲张减压术：远端脾肾分流术的建立。
  - ◆ 需要通过中断胃网膜弓和结扎左右胃静脉来维持门静脉高压。
- 血管阻断：脾切除术，结扎食管远端和胃近端所有血管，可能还有食管横断。

（四）原位肝移植

- 取决于患者的临床状态（肝硬化、Child-Pugh 评分为 7 分或 MELD 评分为 15 分）、肝硬化病因、戒酒戒毒的承诺、社会支持系统、捐赠器官的可用性等因素。

七、并发症

- 以人群为基础的 TIPS 术中或由 TIPS 引起的并发症。
- 根据临床环境，个别病例发生并发症或不良事件的概率可能显著升高或降低。
- 根据美国介入放射学学会的定义，主要并发症的总体发生率约为 5%，并且随着术者经验的增加而进一步降低。

（一）术中并发症

- TIPS 具有与经颈静脉肝活检（transjugular liver biopsy，TJLB）相同的穿刺部位相关并发症。
- 通道形成（即穿刺门静脉）可引起与 TJLB 术中的组织取样类似的并发症。
- 胆道并发症。
  - 当穿过肝实质时，针可以横切胆管。这可能导致 TIPS 相关感染、胆汁瘤形成或占位效应引起的胆道阻塞。
  - 使用覆膜支架后，胆静脉瘘非常少见。
- 经被膜穿刺。
  - 发生于约 1/3 的病例，其中 < 3% 的病例发生腹腔内出血。
  - 胆囊是最常见的非靶器官穿刺，不慎穿刺会导致胆道出血、胆管炎和胆内血栓。

- 右肾、结肠和十二指肠的非靶目标穿刺发生较少。
- 分流器放置不当。
  - 由于操作错误。最常见的情况是，分流器在台面上或插入鞘管时意外展开。
- 分流器错位。
  - TIPS 器械可能太短、太长或长度适当但在肝实质通道内 "偏离中心"。
- 右心衰竭。
  - TIPS 通过将高压门静脉循环转向右心房增加心脏前负荷。
  - 右心房压力 > 20mmHg 会增加急性右心衰竭的倾向。
- 大出血和死亡。
  - 在创建 TIPS 的 ACR-SIR-SPR 实践参数中估计为 1%（2014 年修订 [决议 39]）。
- 放射性皮炎和溃疡。
  - 术中辐射暴露后数周出现皮炎和溃疡。
  - 注意减少辐射暴露和手术时间可以减少这种并发症。静脉内超声、超声辅助肝静脉穿刺和 MRI 技术已被研究作为减少患者和介入医生辐射暴露的方法。

（二）术后并发症

- 新发肝性脑病或肝性脑病恶化。
  - 见于约 30% 的患者，发生于 TIPS 后 1 天。
  - 与技术上成功置入 TIPS 后非代谢血液从肝脏分流到体循环的增加有关。
  - 几乎所有病例都可以通过药物治疗。如果药物治疗失败，可能需要缩小 TIPS 内径（"TIPS 缩小"）或将其全部闭塞。
- 肝衰竭。
  - 一种罕见但严重的并发症，继发于已受损肝脏的损伤。可能的原因如下所示。
    - ◆ TIPS 将过多的门静脉灌注从肝脏转移到全身静脉系统。在正常肝脏中，约 70% 的器官灌注来自门静脉系统。因此，如果过多的血液被分流或分流，肝脏就会受到明显的损害。
    - ◆ TIPS 压迫重要肝动脉或门静脉的占位效应。

◆ 覆膜支架穿过肝静脉或门静脉重要分支的开口并最终闭塞该分支。

• 血流限制性狭窄或闭塞。

■ 发生率为 20%～50%，覆膜支架的开发和使用显著减少了与支架狭窄和血栓形成相关的问题。

■ 狭窄最常见于 TIPS 的肝静脉末端。第 2 个最常见的地方是在 TIPS 内。

■ 检查包括 TIPS 静脉造影和门体静脉压差测量。

■ 上述位置的狭窄对球囊血管成形术反应良好。

◆ TIPS 闭塞或血流动力学显著狭窄，球囊血管成形术无效，可通过置入第 2 个平行 TIPS 支架解决。

• 分流器迁移。

■ 可能发生在手术过程中或手术后。

■ 肝房迁移（中心进入右心房）比肝门静脉迁移更难解决。

• 持续性腹水。

■ 10%～50% 的患者对 TIPS 无效或部分有效。

■ 检查包括 TIPS 静脉造影和门体静脉压差测量。

■ 可以通过放置第 2 个平行的 TIPS 支架来解决。

病例介绍

患者 6 个月前接受经颈静脉肝内门体分流术，出现持续性、复发性、症状性腹水，无法进行药物治疗，因此他接受了 TIPS 修复术。TIPS 从门静脉右支延伸至肝右静脉。初始门静脉造影显示 8mm Viatorr TIPS 分流系统通畅。最大门体静脉压力梯度为 17mmHg（图 24-12）。最终门静脉造影显示了先前 8mm Viatorr 覆膜支架和新型 10mm Viatorr 覆膜支架（含猪尾导管）。新的平行 TIPS 从门静脉左支延伸到肝右静脉。新的 PSPG 为 7mmHg，显示减小了 10mmHg（图 24-13）。

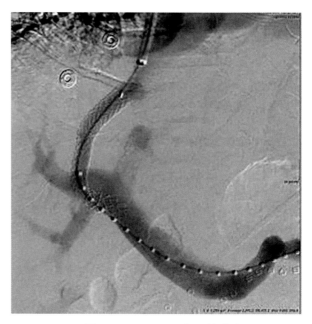

▲ 图 24-12　TIPS 后复发性腹水

患者在经颈静脉肝内门体分流术（TIPS）建立后 6 个月发生持续性、复发性、症状性腹水，药物治疗失败，并接受 TIPS 修复术。TIPS 从门静脉右支延伸至肝右静脉。初始门静脉造影显示 8 mm Viatorr TIPS 分流系统通畅。门体静脉压力梯度为 17mmHg（图片由 Ron Gaba, MD, and Paul Lewis, MD, at University of Illinois, Chicago 提供）

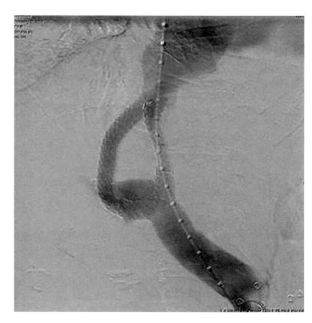

▲ 图 24-13　经颈静脉肝内门体分流术后再造影

显示先前 8mm Viatorr 覆膜支架和新型 10 mm Viatorr 覆膜支架（含猪尾导管）的最终门静脉造影。新的平行经颈静脉肝内门体分流术从门静脉左支延伸到肝右静脉。门体静脉压力梯度为 7mmHg，显示下降 10mmHg（图片由 Ron Gaba, MD, and Paul Lewis, MD, at University of Illinois, Chicago 提供）

- 复发性静脉曲张出血。
  - 单独进行 TIPS 在 6 个月时复发性静脉曲张出血的发生率为 20%。
  - 当 TIPS 与静脉曲张栓塞同时进行时，6 个月随访时复发出血的发生率仅约为 6%。
  - 异位静脉曲张（如结肠、回肠、空肠、十二指肠和造口旁静脉曲张）再出血的风险增加。
- 感染。
  - 这种并发症称为 TIPS 炎或 TIPS 内炎，很少发生。

知识点回顾

- 经颈静脉肝内门体分流术（TIPS）是一种安全有效的门静脉系统减压手术，可作为择期或急诊临床情况下治疗和预防静脉曲张出血和腹水的一种方法。
- TIPS 是一种技术难度较大的手术，需要建立从门静脉系统（门静脉）到体静脉分流（肝静脉）的经肝分流。这种分流降低了肝静脉压力梯度和门静脉静水压力，但不增加门静脉膨胀压。
- TIPS 的常见适应证包括突发性无法控制的静脉曲张出血、内镜治疗无法（或不完全）控制的静脉曲张出血、难治性腹水或肝性胸水。这些适应证和相关发病率需要与 TIPS 创建的相对禁忌证和风险进行平衡。

- 客观评价 TIPS 建立的金标准是测量肝静脉压力梯度，< 12mmHg 的梯度在技术上是成功的。
- TIPS 术后的常规随访包括但不限于：术后 2～3 周进行 TIPS 多普勒超声和肝功能检查，第 1 年每隔 3 个月进行 1 次，此后每隔 6～12 个月进行 1 次。从术后第 1 天开始，应密切监测患者是否出现肝性脑病体征。
- 使用覆膜支架行 TIPS 后的 2 年生存率约为 75%。终末期肝病模型（MELD）评分为 18 分的择期 TIPS 创建患者的结局往往较差。在紧急情况下，MELD 评分为 14 分的患者死亡风险增加。

思考题

1. 肝内分流术通常在哪两条血管之间分流？
A. 肝右静脉、门静脉右支
B. 肝右静脉、门静脉左支
C. 肝中静脉、门静脉右支
D. 肝中静脉、门静脉左支

2. 在下列患者中，哪种患者最适于放置 TIPS？
A. 有少量腹水的患者
B. Child A 级肝硬化和小静脉曲张患者
C. Child B 级肝硬化和复发性静脉曲张出血患者

D. 患有肝性胸腔积液和未控制的肝性脑病的患者

3. 合并门静脉高压和肝衰竭的病理生理学后果包括门静脉循环中的以下哪一项？
A. 静水压增加，膨胀压增加
B. 静水压增加，膨胀压降低
C. 静水压降低，膨胀压增加
D. 静水压降低，膨胀压降低

拓展阅读

[1] Fidelman N, Kwan SW, LaBerge JM, et al. The transjugular intrahepatic portosystemic shunt: an update. *AJR Am J Roentgenol*. 2012;199:746-755.

[2] Haskal ZJ, Duszak R, Furth EE. Transjugular intrahepatic transcaval porto-systemic shunt: the gun-sight approach. *J Vasc Interv Radiol*. 1996;7:139-142.

[3] Rösch J, Hanafee WN, Snow H. Transjugular portal venography and radiologic portacaval shunt: an experimental study. *Radiology*. 1969;92(5):1112-1114.

[4] Stephen T, Kee AG. MR-guided transjugular intrahepatic portosystemic shunt creation with use of a hybrid radiography/MR system. *J Vasc Interv Radiol*. 2005;16:227-234.

[5] Uflacker R, Reichert P, D'Albuquerque LC, et al. Liver anatomy applied to the placement of transjugular intrahepatic portosystemic shunts. *Radiology*. 1994;191:705-712.

第 25 章　经颈静脉肝穿刺活检术
Transjugular Liver Biopsy

Justin Shafa　Justin P. McWilliams　著

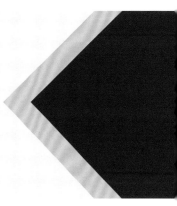

病例介绍

　　患者女性，57 岁，既往有非酒精性脂肪肝的继发性肝硬化病史，2010 年行原位肝移植，在第 2 次移植术后第 15 天并发慢性排斥反应。患者在急诊就诊时，神志不清，中量腹水。实验室检查 INR 为 2.1，她的主诊团队要求行经颈静脉肝穿刺活检术以评估急性移植排斥反应。

- 1883 年德国免疫学家 Paul Ehrlich 首次提出经皮肝穿刺活检（percutaneous liver biopsy，PLB）。
- 1964 年 Charles Dotter 医生首次对一组实验犬行经颈静脉肝穿刺活检术（transjugular liver biopsy，TJLB）。
- 1973 年 Josef Rosch 医生对 44 例患者行 TJLB，其中 39 例患者得到了高质量的诊断标本。
- PLB 被认为是获得肝标本的金标准。
  - 通过活检行组织分析用于不明原因急性肝衰竭（acute liver failure，ALF）和慢性病毒性肝炎的确诊、预后。
  - PLB 穿透肝包膜，可导致血肿、失血和出血。因此，有出血倾向或接受抗凝治疗的患者不应进行 PLB。
- 经颈静脉入路是经皮穿刺入路的第一备选方案。
  - 许多肝病患者有凝血功能障碍和（或）腹水，这两种情况都是经皮穿刺方法的禁忌证。因此，在这类患者中，经颈静脉入路被广泛使用。
  - 随着新的穿刺针的应用，关于经颈静脉入路提供的标本较小不足以诊断的问题已经解决。
- 针的类型和规格是获得足够样本的重要因素。
  - 在效果方面：Tru-cut 活检针 =Quick-Core 穿刺活检针＞ Menghini 活检针＞抽吸式活检针。

文献综述

　　Kalambokis 等（2007 年）回顾了 64 篇系列文献共 7649 例 TJLB，得出结论认为经颈静脉入路与经皮入路一样安全，也能提供类似的组织标本。

- 组织标本（表 25-1）分级因素。
  - 大小。
  - 尽可能减少碎裂。
  - 最重要的因素是汇管区（complete portal tract，CPT）的数量。

表 25-1　所需组织标本质量

	非肝硬化	肝硬化
大小（mm）	15	20～25
汇管区数量	6～8	11

> **重要定义**
>
> 1 个汇管区（图 25-1）应包括门静脉、肝动脉和胆管，其总周长必须至少 75% 可见，病理学家才认为样本足够。

- TJLB 失败常见的原因如下所示。
  - 导管未能插入合适的肝静脉。
  - 颈静脉插管失败。
  - 未能获得肝脏标本。
- 肝静脉压力梯度（hepatic venous pressure gradient，HVPG）是评价门静脉高压存在和严重程度的金标准。
  - HVPG = 肝静脉楔压（wedged hepatic venous pressure，WHVP）– 肝静脉自由压（free hepatic venous pressure，FHVP）。
  - HVPG= 在 TJLB 术中可同时获得 HVPG，而 PLB 术中则不能。
- HVPG 用于评估以下方面。
  - 静脉曲张出血的风险。
  - 药物治疗门静脉高压的疗效。
- 患者 HVPG 降低 20% 或下降至 < 12mmHg，被定义为药物治疗应答者。
  - HVPG 5mmHg：正常。
  - 5mmHg < HVPG < 10mmHg：亚临床门静脉高压。
  - 10mmHg < HVPG：临床显著性门静脉高压。
  - 12mmHg < HVPG：静脉曲张出血风险。
  - 16mmHg < HVPG：死亡风险增加。

临床要点

HVPG > 10mmHg 的肝细胞癌患者禁止行肝切除术，因为术后 3 个月内存在不可逆失代偿的风险。

一、适应证

- 需要肝组织进行病理分析且 PLB 禁忌时行 TJLB。
- 与经皮穿刺入路相比，TJLB 的优势如下所示。
  - 降低出血并发症的风险。
  - 可同时行肝静脉造影术。
  - 可测量肝压以评估门静脉高压症。
- 所有肝活检的一般适应证如下所示。
  - 传染性疾病的诊断、分级和分期（慢乙型和丙型肝炎）和非感染性肝病（非酒精性脂肪性肝病、酒精性肝病和自身免疫性肝炎）。
  - 通过测量铁水平诊断肝血色素沉着症。
  - 通过测量铜水平诊断肝豆状核变性（Wilson 病）。
  - 诊断原发性胆汁性肝硬化和原发性硬化性

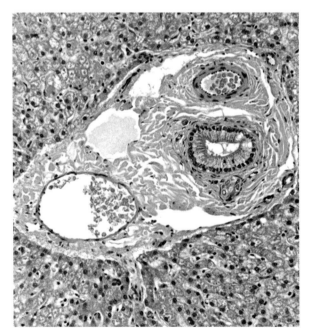

▲ 图 25-1　典型的门管三联（即汇管区）包括门静脉、肝动脉和胆管
图片由 Fred Hutchinson Cancer Research Center 提供

胆管炎。

▪ 检测药物治疗的不良反应。

▪ 进一步评估生化检查异常和原因不明的血清学报告。

▪ 评估移植后肝脏状态。

◆ 评估急性排斥反应的金标准。活检标本的组织病理学分析是评估移植后并发症的关键。

◆ 肝移植后 1 年、3 年、5 年总生存率分别为 87%、78% 和 72%。

▪ 移植前评估供体肝脏。

▪ 评估出现急性肝衰竭（acute liver failure，ALF）的患者。

◆ ALF 是症状（黄疸、凝血障碍和脑病）和急性发作的严重肝功能障碍的组合，通常在 8 周内，患者无肝病既往史。

◆ 死亡率为 65%~85%。肝坏死和肝硬化是 ALF 患者长期预后不良的预测因素。

◆ 早期和准确的诊断是决定患者是否适合肝移植的关键。

▪ 评估不明原因发热的患者。

（一）经颈静脉肝穿刺活检术适应证

• 经颈静脉肝穿刺活检术具体适应证见框 25-1。

（二）左颈内静脉入路的独特适应证

• 既往有右颈内静脉插管困难病史。

• 右颈内静脉完全或部分闭塞。

• 右颈内静脉区域皮肤感染。

框 25-1 经颈静脉肝穿刺活检术具体适应证

主要适应证
• 凝血功能障碍（血小板 < 60 000/dl，INR ≥ 2，或者 PT < 60% 正常）
• 中度或重度腹水
次要适应证
• 严重肥胖
• 同时行经颈静脉肝内门体分流术（TIPS）
• 需要行其他诊断（静脉造影、肝静脉压力梯度）
• 肝移植后有并发症患者
• 肝衰竭患者（暴发型和酒精型）
• 肝硬化

• 右颈内静脉目前有透析导管。

• 解剖结构变异和扭曲导致无法右侧入路。

（三）右股静脉入路的独特适应证

• 肝静脉与下腔静脉（inferior vena cava，IVC）成超锐角，需要从下方入路。

（四）腔静脉入路的独特适应证

• 无法进行肝静脉插管，如 Budd-Chiari 综合征等。

二、禁忌证

• 无绝对禁忌证。

• 相对禁忌证如下所示。

▪ 严重肾损害。

▪ 对比剂过敏。

▪ TJLB 入路不能用作肝局灶性病变活检，因为在透视下无法定位（除非肿块较大且邻近肝静脉）。

▪ TJLB 患者通常凝血功能异常。情况允许，术前应纠正凝血功能异常。不过，这并不是 TJLB 的禁忌证。

三、设备

• 主要的设备（图 25-2）。

▪ 活检套件通常包括 7Fr 鞘管（带有弯曲金属加强针芯）、5Fr 直导管、5Fr 弯导管、18G 或 19G 活检针。

▪ 基本的血管造影设备。

▪ 9Fr 鞘管。

▪ 5F 球囊导管（测压力）。

▪ 亲水性导丝、Bentson 导丝、Amplatz 导丝。

• 活检针：Tru-cut 活检针（图 25-3）、Quick-Core 活检针。

四、解剖学

（一）为什么选择右颈内静脉

• 这种穿刺入路为 7Fr 鞘管和金属针芯提供了直顺的穿刺路径到下腔静脉和肝右静脉。

• 在某些情况下，可用如左颈内静脉、右股静脉和下腔静脉等穿刺入路替代。

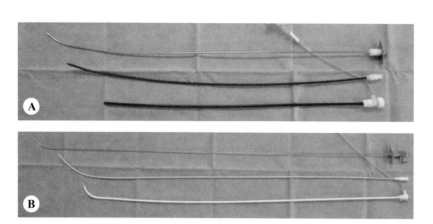

▲ 图 25-2 Rosch-Uchida 经颈静脉肝穿刺套件

A. 从上到下：14G 加硬金属套管、改良的 10Fr 外导管和 10Fr 导引鞘管；B. 从上到下：Brockenbrough 穿刺针、扩张器和 8Fr 导引鞘管 [经许可转载，引自 Okuno T, Yamaguchi M, Okada T, et al. Endovascular creation of aortic dissection in a swine model with technical considerations. *J Vascular Surg.* 2012;55 (5):1410–1418, Fig. 1.]

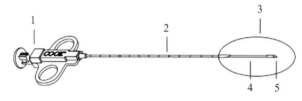

▲ 图 25-3 Tru-Cut 活检针

1. 活塞；2. 切割套管；3. 切割标本区域；4. 样本凹槽；5. 内部管芯。当活塞被按压直到遇到阻力时，组织卷到样本凹槽中，当活塞被卡入时，通过推进外部切割套管来切割组织（图片由 Cook Group Incorporated 提供）

- 颈内静脉位于锁骨上方颈动脉的前侧。
  - 颈内静脉中段穿刺比较理想。
  - 低位穿刺会增加气胸的风险，高位穿刺会增加颈动脉穿刺的风险，因为在颈部动脉位于静脉的更后面。

（二）为什么选择肝右静脉

- 肝右静脉和肝中静脉（图 25-4）是首选的活检途径，因为邻近肝脏体积较大，可降低肝包膜穿孔的风险。前方有足够的肝组织可用，逆时针旋转金属导引器可轻松地将金属导引器引导至前方。

五、操作步骤

（一）术前准备

- 实验室检查：全血细胞计数（complete blood count，CBC）、血小板、凝血功能、基础代

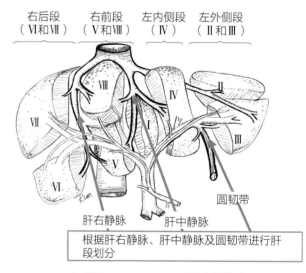

▲ 图 25-4 Couinaud 肝段划分法

将肝分成独立的 8 段，每段都有自己独立的血液流入道、血液流出道及胆道系统（经许可转载，引自 Coran AG. *Pediatric Surgery.*7th ed. Philadelphia, PA: Elsevier; 2012, F33–34.）

谢检查（basic metabolic panel，BMP）、凝血酶原时间（prothrombin time，PT）/ 国际标准化比值（international normalized ratio，INR）、部分凝血活酶时间（partial thromboplastin time，PTT）、肝功能检查（liver function test，LFT）和血清肌酐。

- 麻醉水平：中度镇静。
- 抗生素：无。
- 患者体位：仰卧位，头略向左转。

（二）具体步骤

- 步骤 1：局部麻醉后，用标准 Seldinger 技术穿刺右颈内静脉（图 25-5）。穿刺点位于胸锁乳突肌正前方，锁骨上方约 1 英寸处。
- 步骤 2：微导丝引导 5Fr 微穿刺鞘管穿刺，随后将微导丝更换为用 0.035 英寸 Amplatz 导丝或 Bentson 导丝，将其导入到 IVC 中。
- 步骤 3：沿交换导丝将微穿刺鞘管更换为 9Fr 导引鞘管。
- 步骤 4：在透视下，用 5Fr 弯头导管和导丝选择性地插入肝右静脉。插管困难，使用多功能导管或 Cobra Ⅱ 导管。
- 步骤 5：行静脉造影以确认位置和血管通畅性（图 25-6）。
- 步骤 6：将导丝更换为 Amplatz 导丝或 Rosen 加硬导丝（如果前面未使用加硬导丝），以增加支撑力。
- 步骤 7：沿导管和加硬导丝，将导引鞘管推入

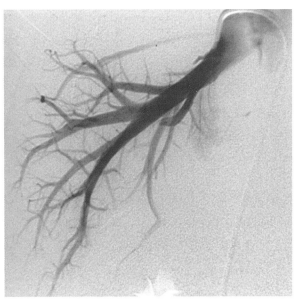

▲ 图 25-6 肝静脉插管

静脉造影显示肝右静脉通畅（经许可转载，引自 Valji K. *The Practice of Interventional Radiology*. 1st ed. Philadelphia, PA: Elsevier; 2012, Fig. 12.4.）

肝右静脉。通过导管重复静脉造影，以评估鞘管头端的位置，理想情况下距离 IVC 3～4cm。

- 步骤 8：撤出导管，将弯曲的金属套管沿加硬导丝导入肝右静脉中。
- 步骤 9：在工作台上，向后拉动活栓直至听到"咔嗒"声使活检针处于备用状态。
- 步骤 10：将针头插入套管中，准确到达针杆上套管入口点的黑色标记位置（图 25-8）。

临床要点

如果要测压，则在步骤 3 后在右心房和 IVC 中测压。在步骤 5 中的初始静脉造影术之后，将导管更换为 5Fr 球囊导管，将其放置在肝右静脉的中部，获得肝静脉自由压，然后，随着球囊膨胀，获得肝静脉楔压。

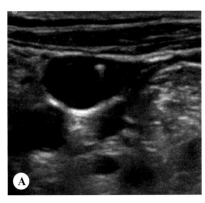

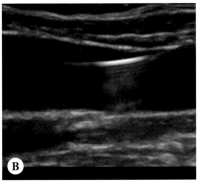

▲ 图 25-5 经右颈内静脉穿刺

导丝在右颈内静脉短轴切面（A）和长轴切面（B）的超声图像（经许可转载，引自 Duke J. *Duke's Anesthesia Secrets*. 5th ed. Philadelphia, PA: Elsevier; 2016, Fig. 23.2.）

- 步骤 11：相应地旋转套管，如果在肝右静脉，则向前（逆时针）旋转，如果在肝中静脉，则向后（顺时针）旋转。
- 步骤 12：击发活检针，并将标本转移至活检杯中（至少 3 次）（图 25-7 和图 25-9）。
- 步骤 13：撤出导引鞘管中的导管，通过导引

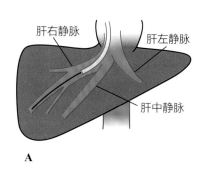
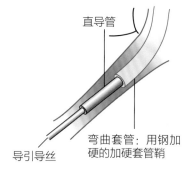
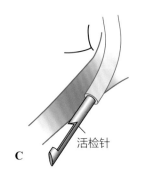

▲ 图 25-7　经颈静脉肝穿刺活检术

A. 肝右静脉（RHV）插管并更换 Amplatz 导丝；B. 使用直导管和 Amplatz 加硬导丝引导弯曲套管进入肝右静脉；C. 导入活检针（经许可转载，引自 Kessel D, Robertson I. *Interventional Radiology: A Survival Guide*. Philadelphia, PA: Elsevier; 2017, 191–198, Fig. 38.3.）

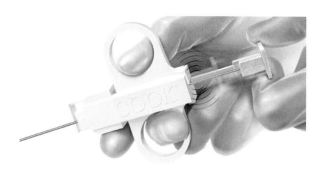

▲ 图 25-8　将针固定在套管头端

经许可转载，引自 Cook Medical, Bloomington, IN, USA.© 2014 Lisa Clark courtesy of Cook Medical.

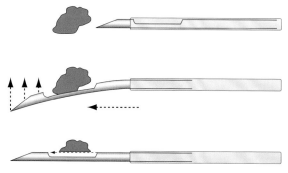

▲ 图 25-9　自动真空活检针使用示意图

活检针的使用有多个步骤，针的取样凹槽部分有一个倾斜的前端，使针芯在推出时呈弧形。当针芯全部伸出套管后，针芯重新回直，将组织牢牢压入缺口。切割套管向凹槽延伸，切割下槽内圆柱状组织，即标本（引自 Newell MS, Mahoney MC. Image-guided percutaneous biopsy. In: Bassett LW, Mahoney MC, et al. *Breast Imaging*. Philadelphia, PA: Elsevier; 2011:563–596, Fig. 29.2.）

鞘管的侧臂进行完整静脉造影，以评价包膜穿孔。

- 步骤 14：移除剩余器材，并应用无菌敷料加压包扎。
- 步骤 15：术后 6h 内应监测患者的术后并发症。

临床要点
使用 14G 针进行一次活检产生的样本量与使用 18G 针进行 3 次活检和 20G 针进行 6 次活检产生的样本体积一样。

六、其他治疗

- 如上所述，获取肝组织的方法有：经皮穿刺活检、经颈静脉穿刺活检、腹腔镜下活检和超声 /CT 引导的细针抽吸。
    - 每种方法都有其独特的优点和缺点，方法的选择是基于专业知识和临床情况。
- PLB 是最简单、最快速、最常用的技术。
- 细针抽吸提供细胞学检查所需的细胞，但不是真正的组织活检。当需要对特定的可识别病变进行取样时，最常使用。
- 与 PLB 相比，腹腔镜下肝活检在肝硬化患者中提供了更高的诊断率，并用于腹腔内恶性肿瘤患者的分期。患者需全身麻醉下进行，这与风险和成本增加相关，因此通常在患者需要同时进行其他手术时使用。

- 经颈静脉活检方法比经皮穿刺活检更具有创性，但对有出血倾向或经皮穿刺活检禁忌的患者有用。

临床要点

肝移植术后患者

- 正如本章开头病例展示的，移植后患者在确定活检方法和活检时解剖入路方面提供了一个独特的案例。这些患者可能有凝血障碍和（或）腹水，表明经颈静脉肝穿刺活检优于经皮肝活检。然而，根据移植外科医生使用的肝静脉吻合术类型，经颈静脉插管在移植后患者中可能更具技术挑战性，具体取决于下腔静脉（IVC）与肝静脉之间的角度。
- 两种主要手术技术如下所示。
  - 原位经典吻合术，供者 IVC 与受者 IVC 吻合，保持解剖关系完整。
  - 背驮式吻合（图 25-10），供者下腔静脉末端与受者下腔静脉侧吻合。该锐角使得经颈静脉入路插管困难。使用加硬导引导丝，重新塑形插管，以及根据患者呼吸情况定时插管仍有可能。
    - 背驮式吻合的优势包括维持腔静脉血流、改善核心体温的维持和改善心脏血流的动力学稳定性。

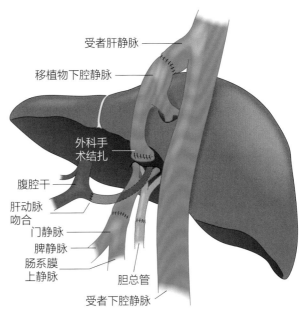

受者肝静脉
移植物下腔静脉
外科手术结扎
腹腔干
肝动脉吻合
门静脉
脾静脉
肠系膜上静脉
胆总管
受者下腔静脉

▲ 图 25-10 背驮式吻合

静脉流出重建是在供体肝下腔静脉（IVC）与肝右静脉、肝中静脉、肝左静脉或仅与肝中静脉、肝左静脉形成吻合（改编自 Office of Visual Media, Indiana University School of Medicine used in Cameron JL. *Current Surgical Therapy*. 12th ed. Elsevier; 2016, Liver Transplantation, Fig. 4.）

七、并发症

- 穿刺相关。
  - 颈部血肿。
  - 意外颈动脉穿刺。
  - 暂时性 Horner 综合征。
  - 暂时性发音困难。
- 标本部位相关。
  - 腹痛和肩痛（13%）。
  - 术后发热。
  - 气胸。
  - 包膜穿孔。
    - 最常见的并发症之一。
    - 在大多数情况下，通过适当旋转插管前部（如果在肝右静脉内）或后外侧（如果在肝中静脉内），确认进入肝右静脉

或肝中静脉，可以避免。
    - 可通过使用吸收性明胶海绵立即栓塞针道进行治疗。
  - 腹腔积血。
    - 手术相关死亡的最常见原因。
    - 最常见于经皮肝穿刺活检，但也见于经颈静脉肝活检时继发于包膜穿孔。
    - 随着活检部位越来越靠近外周，发病率增加。
    - 研究表明，最多 3 次 TJLB 入路不会增加并发症发生率，但 PLB 入路超过 1 次确实会增加并发症发生率。
  - 瘘管形成（图 25-11）。

文献综述

Kalambokis 等回顾了 7649 例病例，7.1% 出现并发症。

- 根据美国介入放射学学会（Society of

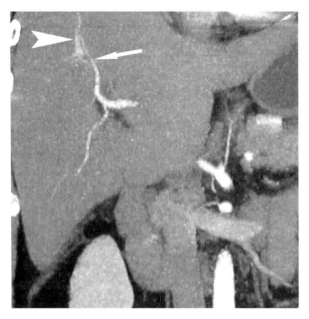

▲ 图 25-11　经颈静脉肝穿刺活检术后形成的动静脉瘘
患者男性，36 岁，患有肝硬化，疑似急性酒精性肝炎行经颈静脉肝穿刺活检术，CT 显示肝右动脉的远端动脉分支（箭）与肝右静脉（箭头）之间存在动静脉瘘 [引自 Dohan A, Guerrache Y, Dautry R, et al. Major complications due to transjugular liver biopsy: incidence, management and outcome. *Diagn Interv Imaging*. 2015;96 (6):571–577.]

Interventional Radiology，SIR）分类，其中 6.5% 被视为轻微。
- 其中 3.2% 是由肝包膜穿刺所致。

- 插管相关并发症。
  - 心律失常（10%）。
  - 由于器材通过右心房进入 IVC。
  - 短暂性室上性心动过速，通常在从右心房取出导丝和导管后消退。

文献综述
Kalambokis 等（2007）在综述中报道了 7469 例经颈静脉肝穿刺活检术的室上性心动过速（supraventricular tachycardia，SVT）发生率为 0.3%，心律失常死亡率为 0.03%。

知识点回顾

- 当金标准经皮穿刺入路不是最佳方法或有禁忌时，经颈静脉肝穿刺活检术是获得弥漫性肝病患者诊断性肝组织标本的安全且高效的替代方法。
- 经颈静脉入路的常见适应证包括严重凝血障碍、腹水、评估移植后并发症、需要肝静脉压力梯度数据，以及需要同时进行经颈静脉肝内门体分流术（TIPS）。在术前仍然应尝试纠正任何凝血障碍。
- 通过肝静脉进入肝实质，这种方法避免了经皮穿刺方法中穿刺肝包膜。
- 并发症包括心律失常、包膜穿孔、瘘管形成、腹腔积血和胆道出血。
- 多次经皮入路会导致额外的包膜损伤，从而增加并发症的风险，3 次经颈静脉入路的穿刺不会增加并发症发生率。
- 经颈静脉入路可成功获取 80%~100% 病例的肝脏组织标本，这些标本可用于 85%~100% 的病例的诊断。

思考题

1. 以下哪一项不是经颈静脉入路与经皮入路相比的优势？

A. 获得更高质量的组织标本

B. 降低出血及其相关并发症的风险

C. 能同时进行肝静脉造影

D. 能同时测量肝静脉压的机会

2. TJLB 通常用于诊断以下所有情况，除了哪一项？

A. 非酒精性脂肪性肝炎（NASH）

B. 急性丙型肝炎

C. 慢性丁型肝炎

D. 血色素沉着症

E. 肝豆状核变性

3. 哪个是首选的穿刺部位？

A. 左颈内静脉

B. 右颈内静脉

C. 右股动脉

D. 右股静脉

拓展阅读

[1] Behrens G, Ferral H. Transjugular liver biopsy. *Semin Intervent Radiol*. 2012;29(2):111-117. https://doi.org/10.1055/s-0032-1312572.

[2] Kalambokis G, Manousou P, Vibhakorn S, et al. Transjugular liver biopsy—indications, adequacy, quality of specimens, and complications—a systematic review. *J Hepatol*. 2007;47:284-294.

[3] Kaufman J, Lee M. *Vascular and Interventional Radiology: The Requisites*. Philadelphia, PA: Saunders; 2013.

[4] Kessel D, Robertson I, Sabharwal T. *Interventional Radiology: A Survival Guide*. Edinburgh; New York: Churchill Livingstone/Elsevier; 2011.

[5] Krohmer S, Bhagat N. Transjugular liver biopsy. In: Geschwind J, Dake M, eds. *Abrams' Angiography: Interventional Radiology*. Philadelphia, PA: Wolters Kluwer/Lippincott Williams & Wilkins Health; 2013.

[6] Mauro M, Murphy K, Thomson K, et al. *Image-Guided Interventions*. Philadelphia, PA: Saunders/Elsevier; 2014.

第 26 章　静脉曲张
Varicose Veins

Daniel E. Fuguet　Nadia V. Silva　Tameem M. Souman　著

病例介绍

患者女性，64 岁，白种人，既往有下肢静脉功能不全病史，右小腿疼痛和肿胀加重，抬高双腿和躺在床上后缓解。她认为是静脉曲张引起的疼痛。她穿着弹力袜，认为它们"几乎没什么改善"。最近，她注意到患处周围的皮肤开始溃烂。她的主治医生建议她找介入放射科医生进行评估。

- 公元前 4 世纪，Hippocrates 描述了使用金属器械诱导血栓形成来治疗静脉曲张。
- 17 世纪 80 年代，第一次报道了硬化疗法。
- 1939 年，美国 McCausland 介绍了硬化疗法在 1 万名患者中的应用。
- 1999 年，美国食品药品管理局（Food and Drug Administration，FDA）批准了经皮腔内射频（radiofrequency，RF）热消融术，2002年，FDA 批准了激光消融术。
- 慢性下肢静脉功能不全（chronic venous insufficiency，CVI）和静脉曲张是由回流或静脉阻塞继发的慢性静脉高压引起的。压力升高可能导致静脉扩张，从而导致静脉壁损伤、疼痛（由于感受器纤维拉伸）和皮肤表现（溃疡）。
  - 最常见的原因是静脉瓣膜不足导致的静脉反流。
    - 静脉血通常流向心脏。重力引起的逆流受静脉瓣膜限制。这些静脉瓣失效将导致血液逆向流动，称为反流。显著反流持续时间超过 0.5s 或 1.0s。
  - 第 2 个最常见的原因是静脉阻塞，最有可能是由于既往深静脉血栓形成（deep-vein thrombosis，DVT）导致的静脉段血栓形成。
  - 不太常见的原因包括肌泵功能障碍和先天性畸形。
- CEAP（临床征象、病因、解剖和病理生理）是一个评估 CVI 患者临床状态的系统（表 26–1）。
- 多普勒超声（Duplex ultrasound，DUS）是评价 CVI 的主要影像学检查。CEAP C2 级或以上的患者需要用 DUS 检查。检查时患者必须站立。
  - 检查者背屈或机械压迫小腿或足部后，如果出现反流超过 0.5s，DUS 上诊断为静脉反流。
- 保守治疗包括抬高下肢、锻炼和弹力袜，这些措施应在任何血管内介入治疗前尝试。
- 用于治疗 CVI 和静脉曲张的介入疗法包括血管腔内热消融（endovascular thermal ablation，EVTA）和硬化疗法。在实践中，很可能会联合使用。
  - EVTA 的目的是向功能不全的静脉壁输送足够的能量，导致靶静脉段塌陷和纤

表 26-1　慢性静脉疾病的 CEAP 分级

分　级	描述 / 定义
C（临床征象）：可细分为 A（表示无症状）和 S（表示有症状）	
0	有自觉症状，无静脉疾病体征
1	毛细血管扩张，网状静脉扩张
2	浅静脉曲张
3	水肿
4	无溃疡的皮肤改变
5	皮肤改变加已愈合溃疡
6	皮肤改变加或活动性溃疡
E（病因）	
先天	出生至今
原发	病因不明
继发	与既往 DVT 或创伤相关
A（解剖）	
浅静脉	大隐静脉、小隐静脉
深静脉	腔静脉、髂静脉、性腺静脉、股静脉、腘静脉、胫静脉和肌肉静脉丛
交通静脉	大腿交通静脉、小腿交通静脉
P（病理生理）	
静脉反流	轴向静脉和交通静脉
静脉阻塞	急性和慢性
两者并存	瓣膜功能障碍和血栓

CEAP. 临床征象、病因、解剖和病理生理；DVT. 深静脉血栓形成

维化。EVTA 使用带有激光或射频的导管来输送高热剂量，以实现临床症状的缓解。

- 硬化疗法包括在超声引导下将硬化剂注射到靶静脉中，引起足够的内皮损伤以损毁血管壁。
- 通过经皮或静脉切开术导入导管。
- 一般情况下，该操作不需要镇静或住院，在门诊局部麻醉下进行。

一、适应证

- 影响生活质量的症状如下所示。
  - 疼痛。
  - 抽痛。
  - 下肢沉重感。
  - 疲劳。
  - 瘙痒。
  - 夜间痉挛。
  - 坐立不安。
  - 疼痛 / 不适。
  - 下肢肿胀。
- DUS 显示反流超过 0.5s，伴有与 CVI 相关的皮肤变化（图 26-1），如下所示。
  - 溃疡（已愈合或活动性）。
  - 水肿。
  - 白色萎缩。
  - 冠状静脉扩张症。
  - 脂肪皮肤硬化症。
  - 浅表血栓性静脉炎。
- 对于 EVTA，静脉段必须足够直和大以允许导管插入。不允许器械通过的节段可采用硬化疗法治疗。
- 静脉曲张在介入放射学领域有些独特，根据

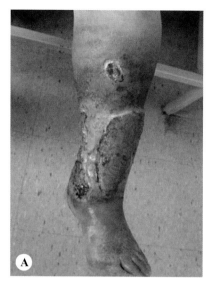
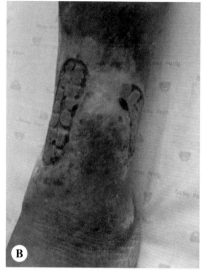
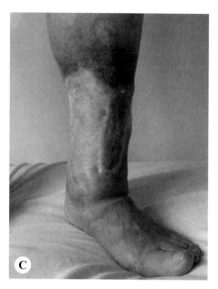

▲ 图 26-1 术前和术后图片

A. 有 32 年慢性病史的术前大溃疡。B. 结扎腘静脉联合植皮术后 28 天溃疡愈合。C. 术后 1 年，溃疡保持治愈，52 个月随访未复发。患者未穿弹力袜（经许可转载，引自 Ma T, Fu W, Ma J. Popliteal vein external banding at the valve-free segment to treat severe chronic venous insufficiency. *J Vasc Surg*. 2016;64:2:438–445.e1, Fig. 3. Copyright © 2016 Society for Vascular Surgery.）

患者的要求，也可以出于纯粹的美容原因进行治疗。

二、禁忌证

- 无绝对禁忌证。
- EVTA 和硬化疗法的相对禁忌证如下所示。
  - 妊娠期或哺乳期。
  - 肝功能障碍。
  - 对局部麻醉药（冷生理盐水是替代品）或硬化剂过敏。
  - 严重不可纠正的凝血障碍。
  - 活动性 DVT。
  - 术后无法走动或无法穿弹力袜。
  - 全身活动性感染。
  - 严重动脉疾病。
- EVTA 的相对禁忌证仅如下所示。
  - 大隐静脉（great saphenous vein，GSV）内的治疗段动脉瘤＞ 2.5cm。
  - 肿胀麻醉后靶静脉至真皮层深度＜ 1cm（以避免可能的皮肤灼伤）。
  - 靶静脉因慢性或复发性静脉炎导致粘连形成，鞘管进入困难。

- 静脉迂曲消融导管无法通过。

三、设备

- 用于显示静脉及导引的多普勒超声。
- 皮肤标记。
- 局部麻醉药。
- 肿胀麻醉。
  - 0.05%～0.1% 利多卡因。
  - 生理盐水。
  - 碳酸氢钠。
  - 30ml 注射器。
  - 用于抽取麻醉药的 16～20G 针头；注射用 25～30G 针头。
- 11 号手术刀。
- 肝素化生理盐水。
- 激光护目镜。
- 生理盐水。
- 纱布卷或弹力绷带。
- 弹力袜。
- 带黏合剂或无菌条的伤口敷料。
- 对于 EVTA 或射频消融（RFA）病例。
  - 微穿刺工具套装如下所示。

- ◆ 18～21G 能在超声下显影的微穿刺针。
- ◆ 0.018 英寸微穿刺导丝。
- ◆ 5Fr 或 6Fr 血管导引鞘管。
- ▪ 导管鞘管套件如下所示。
  - ◆ 0.035 英寸 J 形导丝。
  - ◆ 6Fr 或 8Fr 扩张器。
- ▪ 消融器械，包括以下选项。
  - ◆ 400μm 或 600μm 血管腔内激光纤维导管。
    - 波长：810nm（最常见）、940nm、980nm、1064nm、1320nm、1470nm。
  - ◆ 射频导管。
    - 射频消融仪（图 26-2）。
    - 7Fr 血管导引鞘管。
- • 硬化治疗。
  - ▪ 18～25 号针头。
  - ▪ 硬化剂。
    - ◆ 聚多卡醇、纯化十四烷基硫酸钠或鱼肝油酸钠。
  - ▪ 发泡系统需要以下器材。
    - ◆ 2 个 10ml 注射器。
    - ◆ 10cm 输液器管。
    - ◆ 三通阀。

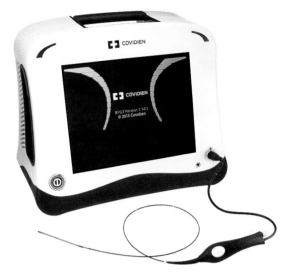

▲ 图 26-2 **ClosureFast ™射频消融仪采用分段无线电频率消融以输送均匀的热量来闭合静脉**
图片由 Medtronic, Minneapolis, Minnesota 提供

伴隐神经上行，最后在隐股交界处（saphenofemoral junction，SFJ）流入腹股沟附近的股静脉。
  - ◆ 手术注意事项：在 SFJ 下方 2.5cm 处插入导管，鞘管应位于膝关节上方，以避免损伤隐神经。

临床要点

有症状的慢性静脉瓣膜功能不全最常见的原因是大隐静脉反流。不适源于扩张静脉对附近神经的压力。

  - ▪ 小隐静脉。
    - ◆ 始于足外侧，沿小腿中线上行，与腓肠神经伴行，然后流入腘静脉（2/3 的患者）或更上方的大腿后部（1/3 的患者）。
    - ◆ 手术注意事项：在进入腘静脉前，导管前端在筋膜处进入，鞘管在腓肠肌的下缘，以避免损伤腓肠内侧皮神经。
    - ◆ 隐间静脉（Giacomini 静脉）是大隐静脉和小隐静脉之间的通道。
- • 深静脉系统位于深肌筋膜下方，可位于肌内或肌间。包括股静脉、腓静脉、腘静脉、窦静脉和胫静脉等。

重要定义

肿胀麻醉是指将大量稀释的利多卡因注入皮下间隙，使组织变得坚实肿胀。这是有益的，因为它降低了术后感觉异常和热损伤的发生率和严重程度，并有助于减短恢复时间。

四、解剖学

- • 浅静脉系统（图 26-3）位于深肌筋膜的表层，引流入深静脉系统。这包括大隐静脉（GSV）和小隐静脉（short saphenous vein, SSV）。
  - ▪ 大隐静脉。
    - ◆ 它的走行始于足背，沿小腿内侧缘

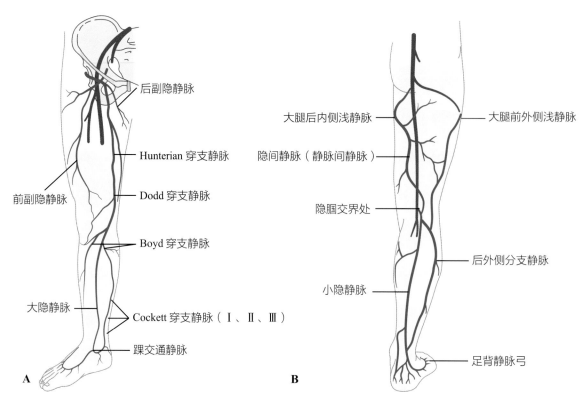

▲ 图 26-3 下肢浅静脉

A. 大隐静脉，具有分支静脉和穿支静脉；B. 浅静脉后面观（改编自 Bergan JJ. Varicose veins: treatment by surgery and sclerotherapy. In: Rutherford RB, ed. *Vascular Surgery*. 5th ed. Philadelphia, PA: WB Saunders; 2000, Fig. 16.2.）

- 穿支静脉穿过肌筋膜，作为浅静脉和深静脉之间的交通。包括 Boyd、Cockett、Dodd 和 Hunterian 四组穿支静脉。
  - 手术注意事项：导管头端应位于深肌筋膜上方 5～10mm，以防止对深静脉造成热损伤。

五、操作步骤

（一）术前准备

- 硬化疗法主要用于治疗 EVTA 不易进入的血管，如蜘蛛形静脉曲张、毛细血管扩张和网状静脉曲张。
- 硬化剂的量和浓度与靶血管的直径成正比。
  - 小蜘蛛形静脉曲张（直径 1mm）可以用甘油/利多卡因/肾上腺素组合（72% 甘油与 1% 利多卡因按 2：1 混合，与肾上腺素按 1：100 000 混合）或 0.1% 十四烷基硫酸钠（Fibrovine）治疗。

- 毛细血管扩张症（直径 1～3mm）可使用高渗盐水或由 0.1%～0.3% 十四烷基硫酸钠制备的微泡沫进行治疗，具体取决于直径。
- 网状静脉曲张和分支静脉曲张可使用高渗盐水或由 0.3% 或 1% 十四烷基硫酸钠制备的微泡沫进行治疗。
- 大隐静脉和大的分支可以用 3% 十四烷基硫酸钠处理。
- > 4mm 的静脉通常对高渗盐水无反应。高渗盐水可用于肝功能障碍或对硬化剂过敏的患者。

（二）硬化治疗步骤

- 步骤 1：用 30G 针头（如果需要，可以弯曲一定角度）将所需量的硬化剂吸入 3ml 或 5ml 注射器中。
- 步骤 2：用酒精消毒皮肤。
- 步骤 3：尽可能与皮肤平行地进入靶静脉。

回抽见血，确认针头位于靶血管内。在处理大直径或深静脉（如隐静脉）时使用超声引导（图 26-4）。

- 步骤 4：注射硬化剂，直至注射部位周围出现发白或感觉到阻力。当治疗隐静脉时，超声探头可用于闭塞靶血管和非靶深静脉系统之间的交界处（如隐股或隐腘交界处或穿支静脉）。

临床要点

- 水泡形成是硬化剂外渗的证据，要立即停止注射硬化剂。
- 一个疗程中甘油 / 利多卡因 / 肾上腺素的用量不要超过 10ml，否则可能会导致短暂的血尿。对于十四烷基硫酸钠，建议最多 3% 十四烷基硫酸钠 10ml。

（三）血管内热消融

- 步骤 1：首先使用超声波绘制靶血管和血管段，并在皮肤上标记其路径。
- 步骤 2：治疗区域必须消毒和覆盖无菌敷料。

- 步骤 3：利用超声引导（轴位或矢状位），使用标准 Seldinger 技术穿刺静脉。最佳穿刺点是反流最下段的尾端。
- 步骤 4：将导丝和血管导引鞘管插入静脉。
- 步骤 5：将器械放在靶静脉的最中心位置。0.025 英寸导丝引导导管进入迂曲节段。如果在 SFJ 处治疗 GSV 中的反流，将器械放置在隐股交界处下方可降低 DVT 和新血管形成的风险。
- 步骤 6：患者采取头低足高位，以排空静脉。在进行射频消融完全排空血管时，需要注入肝素（图 26-5）。
- 步骤 7：在超声引导下，沿整个靶段进行静脉周围肿胀麻醉。这是一种血管收缩药，可改善向静脉输送能量，也是防止皮肤灼伤的屏障

临床要点

避免进入膝关节下方 10～15cm 的隐静脉，以防止隐神经损伤，因为两者在这个水平面的走行非常接近。

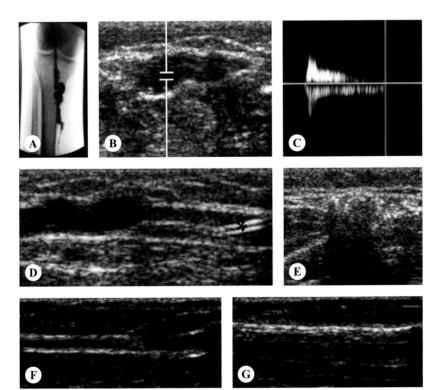

◀ **图 26-4 超声引导下的硬化治疗**

A 和 B. 患者小隐静脉反流，尝试静脉射频消融未成功，因为血管太迂曲，无法插入导管。C. 注射硬化剂治疗前隐腘交界处小隐静脉（SSV）尾端的纵切面超声图像。D. 多普勒追踪显示扩张后反流延长。E. SSV 超声纵切面图像显示在实时超声引导下插入 20G 静脉留置针。在实时超声监测下，注入约 3ml 由 3% 十四烷基硫酸钠和室内空气 1∶5 制成的微泡沫。当微泡沫柱接近隐腘交界处时，将该潜在交界处压迫 5min，以防止微泡沫溢出到腘静脉中。F. 与 C 图大致相同水平的 SSV 横切面图像显示血管内腔充满回声微泡沫。G. 在另一例患者中，尝试静脉内消融后残留大隐静脉腔的纵切面图像（引自 Worthington-Kirsch RL. Injection sclerotherapy. *Semin Intervent Radiol.* 2005;22 (3):209−217. https://www.ncbi.nlm.nih.gov/pmc/articles/PMC3036277/figure/f22209-3/. ）

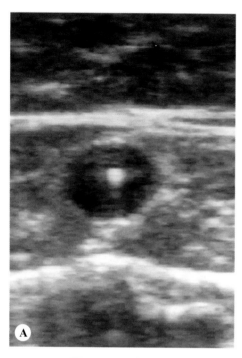 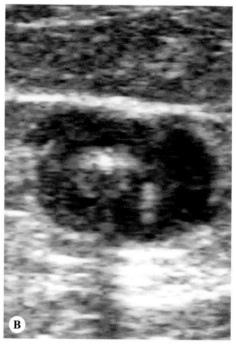

▲ 图 26-5　多普勒超声（横切面图）显示肿胀麻醉前后大隐静脉的外观

A. 扩张的大隐静脉（GSV）内激光纤维导管所在的位置；B. 通过激光纤维导管附近的有回声的针尖注射肿胀麻醉药，使压缩的 GSV 周围有液体包绕 [经许可转载，引自 Min RJ, Khilnani N, Zimmet SE. Endovenous laser treatment of saphenous vein reflux: long-term results. *J Vasc Interv Radiol.* 2003;14 (8):991–996, Fig. 1.]

临床要点
确保靶静脉的最浅部分距离皮肤表面至少 1cm，以防止皮肤灼伤。

- 步骤 8：按照技术规范输送热量。
  - 激光消融，将器材拉回以保持能量输送速率为 80～100J/cm，功率为 12～14W。
  - 射频消融，穿刺针加热至 85℃。在前 5cm，以 1cm/min 的速度回撤导管。其余部分，以 2～3cm/min 的速度回撤导管。
- 步骤 9：撤出导管。
- 步骤 10：手动压迫静脉穿刺部位。
- 步骤 11：再次用超声检查治疗的静脉。无血流、向心性狭窄和壁增厚表明治疗成功。
- 步骤 12：使用弹力袜（大腿高 II 级）或 ACE 绷带包扎下肢，出院前观察至少 30min。
- 步骤 13：随访应包括重复超声检查，以验证成功并评估潜在 DVT（图 26-6）。

六、其他治疗

- CVI 的治疗应从改变行为和无创性技术（弹力袜）开始，以防止疾病的进展。
- CEAP 分类和静脉严重程度评分（Venous Severity Score，VSS）用于描述 CVI，并可帮助医生规划适当的治疗方法。
- 无创治疗方案如下所示。
  - 行为矫正：包括下肢抬高、锻炼，以及降低腹内压（即减轻体重）。
  - 弹力袜：使用分级的外部加压有助于改善氧输送，并对抗静水压力，从而减少下肢水肿、炎症和不适。长筒袜也用于治疗静脉溃疡和预防复发。
    - 弹性等级在 20～50mmHg。
    - 患者对及中筒袜（膝下）的依从性优于长筒袜（及大腿）。
- 皮肤护理，包括保湿剂和润肤剂，以帮助防止皮肤破裂和随后的并发症。应建议患者使用温和的非肥皂清洁剂，以防止皮肤干燥。

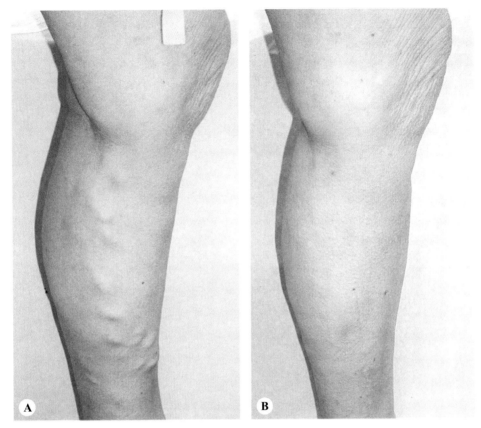

▲ 图 26-6　左大隐静脉（GSV）功能不全行腔内激光治疗后，曲张分支外观显著改善

A. GSV 反流引起的静脉曲张的典型表现；B. 同一下肢行下肢静脉腔内激光治疗后 1 个月 [经许可转载，引自 Min RJ, Khilnani N, Zimmet SE. Endovenous laser treatment of saphenous vein reflux: long-term results. *J Vasc Interv Radiol*. 2003;14 (8):991–996, Fig. 3.]

局部类固醇用于瘀积性皮炎，而含银敷料用于感染性溃疡。

- 药物治疗可能包括阿司匹林、抗生素、利尿药、血管收缩药和抗炎药。

- 点式静脉切除术（点式剥脱），也称为非卧床或微刺静脉切除术，最好在静脉曲张的分支进行。制作多个 3~4mm 的皮肤切口，以便用特制的静脉小钩取出靶静脉。

- 剥脱和结扎是在全身麻醉或脊髓麻醉下切除受影响的静脉。由于围术期发病率较高，该选择仅适用于重度、难治性或复发性 CVI。在冠状动脉搭桥手术中，采用相同的技术获取静脉。

- 瓣膜重建描述了深静脉的开放瓣膜成形术或静脉壁外瓣膜成形术。术后 DVT 的发生率较高。

七、并发症

文献综述

Brittenden 等（2015）进行的激光手术与泡沫硬化疗法比较（CLASS）试验报道了以下一般手术并发症发生率。

- EVTA：1%。

- 泡沫硬化剂疗法：7%。

- 手术：8%。

（一）腔内热消融和射频消融

- 解剖结构治疗失败（表 26-2）。

- 静脉并发症。

  ▪ 浅表静脉炎（5%）。

    ◆ 靶消融静脉在一定程度上出现预期并发

表 26-2 解剖结构治疗失败

第一类	未闭塞	最初或随访时静脉未闭塞
第二类	血管再通	静脉最初闭塞；随访时可见再通
第三类	腹股沟反流	静脉闭塞；腹股沟反流

症。然而，血栓的逆行延伸会引起炎症和疼痛。

- ◆ 可以为有症状的患者提供弹力袜和抗炎药［非甾体抗炎药（nonsteroidal anti-inflammatory drug，NSAID）］，并建议他们步行。
- ◆ 可随后进行连续多普勒超声检查，直至静脉炎消退。
- ▪ DVT（＜1%）。
- ▪ 动静脉瘘。
- 局部并发症。
  - ▪ 延迟的紧绷感，"牵拉感"（90%）。
  - ▪ 瘀伤（24%）。
  - ▪ 感觉异常（15%～22%）。
    - ◆ 由于热或机械性神经刺激。
    - ◆ 通常是短暂的，使用肿胀麻醉可以预防或减轻症状。
    - ◆ 由于隐神经和腓肠神经分别与大隐静脉和小隐静脉毗邻，小腿比大腿更常见。
  - ▪ 皮肤灼伤（0.5%～3%）。
  - ▪ 肿胀麻醉液中的利多卡因毒性（＜1%）。

临床要点
据报道，更多的并发症与激光波长≥1064nm 有关。

（二）硬化疗法

- 急性并发症。
  - ▪ 视觉障碍（1.5%）。
    - ◆ 通常为一过性，30min 内消退，但可能周期性复发。
    - ◆ 先兆偏头痛相关风险增加。
    - ◆ 一过性意识模糊。
    - ◆ 一过性感觉异常。
- 迟发性并发症。
  - ▪ 血栓性静脉炎（5%）。
  - ▪ 深静脉血栓形成（1%）。
  - ▪ 皮肤坏死（＜1%）。
  - ▪ 皮肤色素沉着过度。
  - ▪ 步态障碍。
    - ◆ 通常归因于小腿肌肉纤维化。
    - ◆ 这可能是由于硬化剂外渗或手术后局部血流的并发症。
    - ◆ 患者随后可能出现踝关节收缩。

临床要点
泡沫硬化剂治疗引起的术后即刻疼痛比 EVTA 更少。

知识点回顾

- 慢性静脉功能不全（CVI）和静脉曲张是由慢性静脉高压引起的。
  - ▪ 瓣膜关闭不全导致的大隐静脉（GSV）反流是最常见的原因。
- 如果检查者背屈或机械压迫小腿或足部后出现逆行血流超过 0.5s，则多普勒超声诊断为静脉反流。
- 用于治疗 CVI 和静脉曲张的介入疗法包括血管内热消融（EVTA）和硬化疗法。在任何介入手术之前，必须首先尝试保守治疗。
  - ▪ 硬化疗法主要用于治疗蜘蛛形静脉曲张、毛细血管扩张和网状静脉（EVTA 不易触及的血管）。
- 肿胀麻醉不仅有助于增强术中和术后镇痛效果，还有助于减少热相关损伤和术后感觉异常。

- 隐神经和腓肠神经由于分别在解剖学上接近大隐静脉和短隐静脉（SSV），损伤的风险最大。
- 激光消融手术与泡沫硬化疗法的比较（CLASS）试验发现 EVTA 的手术并发症发生率（1%）低于泡沫硬化疗法（7%）或手术（8%）。
- 高达 90% 的患者在 EVTA 和 RFA 后会出现延迟的紧绷感或牵拉感。
- 浅表静脉炎是 EVTA 和硬化疗法相对常见的并发症，通常可以通过弹力袜、NSAID 和早期下床活动保守治疗。

思考题

1. 患者女性（Smith 女士），62 岁，白种人，因下肢进行性不适伴水肿和皮肤色素沉着过度而转诊至诊所。她腿部的沉重感和肿胀感在不断恶化，长时间站立会加剧。她承认，她认为这是衰老的正常部分，因为她的母亲也出现了同样的问题。她的既往病史包括肥胖和高血压。你怀疑她有慢性下肢静脉功能不全的后遗症。该患者症状最可能的病因是什么？

A. 髂静脉压迫综合征（May-Thurner 综合征）
B. 大隐静脉反流
C. 原发性肌泵功能障碍
D. 交通静脉功能不全

2. 确认慢性下肢静脉功能不全（CVI）的诊断后，Smith 女士询问关于她的治疗方案。除了鼓励行为矫正，减重和抬高下肢，下面哪项是你最先采取的措施？

A. 瓣膜成形术
B. 硬化疗法
C. 弹力袜
D. 血管腔内热消融

3. 患者男性，68 岁，西班牙裔，有 2 型糖尿病病史，因症状性慢性下肢静脉功能不全（CVI）接受血管腔内热消融治疗。手术后，患者皮肤覆盖治疗区域出现红斑，针刺感觉减弱。由于长期患有糖尿病和潜在的神经病变，覆盖的皮肤开始破裂、病情恶化。以下哪项可能预防或降低患者并发症的严重程度？

A. 术后应用冰袋
B. 血管腔内热消融激光波长＞1064nm
C. 用肥皂和水彻底清洁腿部
D. 肿胀麻醉

拓展阅读

[1] Brittenden J, Cotton SC, Elders A, et al. Clinical effectiveness and cost-effectiveness of foam sclerotherapy, endovenous laser ablation and surgery for varicose veins: results from the Comparison of LAser, Surgery and foam Sclerotherapy (CLASS) randomised controlled trial. *Health Technol Assess*. 2015; 19(27):1-342. http://www.ncbi.nlm.nih.gov/pubmed/25858333. Accessed March 3, 2016.

[2] Gloviczki P, Comerota AJ, Dalsing MC, et al. The care of patients with varicose veins and associated chronic venous diseases: clinical practice guidelines of the Society for Vascular Surgery and the American Venous Forum. *J Vasc Surg*. 2011;53(5): 2S-48S.

[3] Khilnani N, Grassi C, Kundu S, et al. Multi-society consensus quality improvement guidelines for the treatment of lower-extremity superficial venous insufficiency with endovenous thermal ablation from the Society of Interventional Radiology, Cardiovascular Interventional Radiological Society of Europe, American College of Phlebology, and Canadian Interventional Radiology Association. *J Vasc Interv Radiol*. 2010;21(1):14-31. https://doi.org/10.1016/j.jvir.2009.01.034.

[4] Lurie F, Creton D, Eklof B, et al. Prospective randomized study of endovenous radiofrequency obliteration (closure procedure) versus ligation and stripping in a selected patient

population (EVOLVeS Study). *J Vasc Surg*. 2003;38(2):207-214. https://doi.org/10.1016/s0741-5214(03)00228-3.

[5] Min RJ, Khilnani N, Zimmet SE. Endovenous laser treatment of saphenous vein reflux: long-term results. *J Vasc Interv Radiol*. 2003;14(8):991-996.

[6] O'Donnell TF, Passman MA, Marston WA, et al. Management of venous leg ulcers: clinical practice guidelines of the Society for Vascular Surgery and the American Venous Forum. *J Vasc Surg*. 2014;60(2):1S-2S.

[7] Zhan HT, Bush RL. A review of the current management and treatment options for superficial venous insufficiency. *World J Surg*. 2014;38(10):2580-2588.

[8] Zygmunt J, Dauplaise T. Pre-, intra-, and post-treatment use of duplex ultrasound. In: Pichot O, ed. *Practical Phlebology: Venous Ultrasound*. New York: CRC Press; 2013:111-130.

视 频

[1] Injection Sclerotherapy at https://www.youtube.com/watch?v=nZ82mxgDcUo&feature=youtube. Accessed September 2018.

[2] Treatment of Great Saphenous Vein with Radial EndoVenous Laser Ablation (EVLA) at https://www.youtube.com/watch?v=1nukdMXpMUc&feature=youtube. Accessed September 2018.

第27章 静脉通路
Venous Access

Mohammed F. Loya Salman S. Shah 著

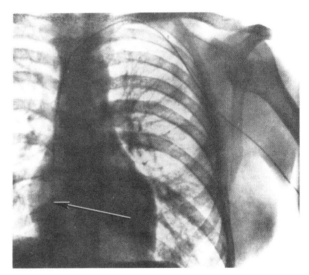

▲ 图 27-1 1929 年 Werner Forssmann 自制导管的 X 线片

经许可转载，引自 Meyer JA. Werner Forssmann and catheterization of the heart, 1929. 1990;49 (3):497–499, Elsevier, Fig. 2.

- 1929 年，德国外科住院医师 Werner Forssmann 找到了进入他自己的肘前静脉的通路，并推进了一个 35cm 中心导管。然后拍摄 X 线片确认导管的位置（图 27-1）。他的目标是展示他可以获得进入右心房的通路作为心脏复苏的一种治疗方法。

  - 后来，Werner Forssmann 实施了不透射线造影术，证明他的技术不仅能使心脏显像还能使肺动脉显像。

- 1953 年，Sven Ivar Seldinger 介绍了 Seldinger 技术，该技术在动脉和静脉通路中发挥了重要作用。

- 中心静脉通路是一种最常做的介入手术。这可能是许多患者与介入放射学服务的第一次接触。

- 这种技术涉及放置一个导管，这个导管是允许长期放置而不是短暂的静脉通路。导管可能是隧道式的或非隧道式的，隧道式导管手术复杂，可以减少感染的风险，非隧道式导管手术简单，更容易发生感染。

- 在放置静脉通路之前，应该先考虑导管的型号、放置的原因及放置的部位。

- 通路可能被放在外周（即手臂静脉），就像 Formann 做的那样，或者中心（颈静脉、股静脉、锁骨下静脉）。选择方法取决于各种因素（可以用 RADS 来记忆）。

  - 就诊原因。

    - 根据就诊服务可以明白患者的治疗目的

和目标。
- 评估患者。
  - 实验室检查，包括全血细胞计数（complete blood count，CBC）、肌酐、凝血功能、先前的影像学检查及过去48h的生命体征。
  - 评估禁忌证。
  - 患者随访。
  - 解释为什么要请介入放射团队。
  - 描述手术的益处及风险。
- 确定方法。
  - 根据患者的病史和先前的影像学检查来确定侧重点。
  - 体格检查。
    - 评估患者的身体状况（即患者的胖瘦、肢体收缩及全活动范围）以及皮肤感染或瘢痕部位，因为这可以帮助确定适于患者的最佳方法。
- 扫描和观察。
  - 超声评估静脉解剖结构。
  - 评估对侧静脉是否可作为潜在的静脉通路的替代位点。
  - 选择最合适的静脉通路进入位点。

一、适应证（表 27-1）

- 急性原因。
  - 大量液体复苏。
  - 紧急血液透析。
- 长期静脉注射抗生素。
- 化疗。
- 血液透析（可能在等待或可能不在等待动静脉瘘成熟）。
- 肠外营养。
- 重复采血。
- 血浆置换。
- 血制品输注。

二、禁忌证

- 绝对禁忌证。
  - 在脓毒症或过去48h内发热的患者身上置入隧道式导管或输液港。
  - 穿刺部位局部皮肤感染（应选择替代穿刺部位）。
- 相对禁忌证。
  - 凝血功能障碍。
    - 应该于术前纠正，若没有纠正，可在术中采取措施（即新鲜冰冻血浆）。
  - 既往乳房切除术或淋巴结切除术的患者使用同侧肢体。
    - 应该强烈考虑使用对侧肢体置入静脉通路。
  - 将来要做透析的患者。
    - 插入PICC的静脉有23%～57%的血栓发生率，PICC在慢性肾脏病患者中应用要谨慎。

三、设备

- 微创通道穿刺组件（图 27-2）如下所示。

表 27-1 中心静脉通道装置的种类和应用

装 置	持续时间	应 用	建议凝血参数
非隧道式中心导管	7～14 天	紧急复苏，透析，输血，短期抗生素、升压药、肌力药物应用	INR < 2，PTT < 50s，血小板 ≥ 15 500/μl
非隧道式PICC	1～12 周	长期抗生素应用、TPN	同上
隧道式导管	> 1 个月	化疗、透析、TPN、血浆置换	INR < 1.5，PTT < 50s，血小板 ≥ 30 000/μl
可植入输液港	> 3 个月	化疗、长期输血、重复采血	INR 正常，PTT 正常，血小板 ≥ 30 000/μl

INR. 国际标准化比值；PTT. 部分凝血活酶时间；PICC. 经外周静脉穿刺中心静脉置管；TPN. 全肠外营养

- 1 根可以穿刺入静脉和通过微导丝的针。
- 1 根可以在穿刺针除去后保证导管安全进去的微导丝。
- 1 根经微导丝推进的 5Fr 同轴导管，并可允许更大的导丝进入。
- 导丝（图 27-3 和图 27-4）。
  - 有多种可用的导丝，区别在于它们的型号、硬度、形状、柔韧性。
  - 扩张器、导管和鞘管在安全导丝上进行交换以避免从入路脱出。

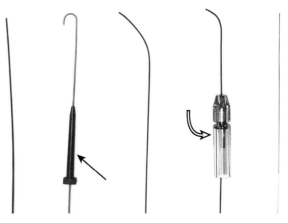

▲ 图 27-4 常用导丝

从左边开始：直 0.038 英寸导丝；J- 尖 0.038 英寸导丝［带有引导装置（箭）使导丝直着插入穿刺针中央］；有角度的高扭矩 0.035 英寸导丝；有角度的有亲水涂层 0.038 英寸镍钛诺导丝带有针手钳（弯箭头所示）增加控制；0.018 英寸镀铂的微导丝（引自 Kaufman JA. *Vascular and Interventional Radiology: The Requisites*. 2nd ed. Philadelphia, PA: Elsevier; 2014, Fig. 2.3.）

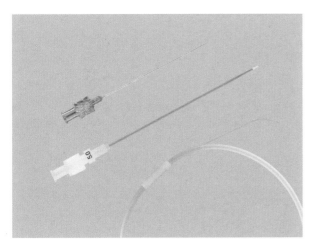

▲ 图 27-2 Cook 微创通道穿刺组件

有 1 个 21G 入路针（上方）、同轴导管（中间）和微丝（下方）（图片由 COOK MEDICAL LLC, https://www.cookmedical.com/products/e4790704-1c72-48bc-95f7-6c5bd6ea3b53/. 提供）

- 可撕脱鞘管。
  - 允许在管腔内引入导管。
- 通路装置。
  - 注意大多数装置都是预包装的，包括所需大部分用品（穿刺针、导管、扩张器、导丝、手术刀等）。
  - 长期中心静脉通道装置（图 27-5）。
  - 短期中心静脉通道装置。

四、解剖学（图 27-6）

- 静脉通路位置的选择最好取决于患者的静脉解剖结构和医生偏好。
- 应对通路部位近端和远端静脉进行评估，以确保静脉适合中心静脉导管插入。应避开活动性感染或静脉血栓形成或静脉狭窄的区域。
- 贵要静脉（内侧臂）、肱静脉、头静脉（外侧臂）是中线或外周插入中心导管（PICC）放置的常见部位。
- 手臂的静脉结构可分为两种：浅静脉和深静脉。

（一）浅静脉

- 贵要静脉。

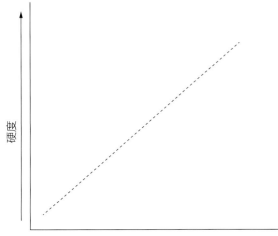

Bentsen 0.035 标准　0.038 标准　Rosen Amplatz Lunderquist
导丝型号

▲ 图 27-3 导丝硬度

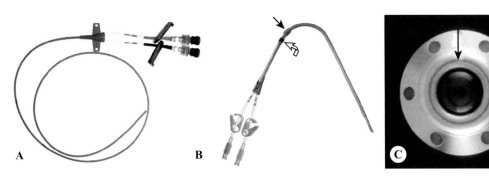

▲ 图 27-5　中心静脉通道装置

A. 外周插入的中心导管，双腔。B. 隧道式导管，其特点是存在一个袖套，用于促使组织长入（直箭），在 3～4 周后稳定导管。还可以看到一个镀银的袖套（弯箭），用于减少感染。C. 皮下植入输液港，特点是硅胶膜（箭）和针接触（引自 Kaufman JA. *Vascular and Interventional Radiology: The Requisites*. 2nd ed. Philadelphia, PA: Elsevier; 2014, Fig. 7.19.）

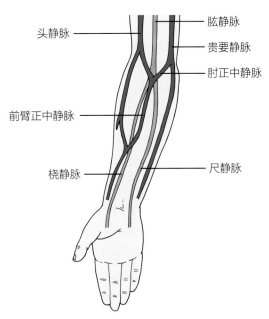

▲ 图 27-6　手臂和前臂的正常静脉解剖结构

引自 Soni N, Arntfield R, Kory P. *Point-of-Care Ultrasound*. Philadelphia, PA: Elsevier; 2015, Fig. 29.1.

- 沿上肢内侧上升。
- 深入手臂大圆肌的边缘，在那里汇入肱静脉形成腋静脉。
- 注意事项。
    - 鉴于它的表浅位置，一般来说是安全的。
    - 不伴有神经血管束或动脉走行，减少了潜在的并发症。
- 头静脉。
    - 起源于手背静脉。

- 在三角肌和胸大肌之间横向走行，流入腋静脉。
- 注意事项。
    - 易发生血管痉挛。
    - 鉴于其位于浅表位置，进入针与皮肤的夹角可能需要 < 30°。
    - 如果患者患有急性或慢性肾脏疾病，一般禁止使用。头静脉未来可能用于动静脉瘘的使用。

（二）深静脉

- 肱静脉（图 27-7）。
    - 尺静脉和桡静脉结合形成肱静脉，沿肱动脉和神经走行。
    - 终点在大圆肌边缘，与贵要静脉汇合形成腋静脉。
    - 注意事项。
        - 鉴于肱静脉与肱动脉和神经血管束近距离并置的情况，两者均有因肱静脉通路而造成无意损伤的风险。
        - 同样，如果患者患有急性或慢性肾脏病，一般禁止使用。肱静脉未来可能应用于动静脉瘘。
- 颈内静脉。
    - 由岩下窦和乙状窦汇成。
    - 接受面部和颈部静脉汇入。
    - 在胸锁乳突肌头和迷走神经之间伴随颈内动脉走行（图 27-8），然后汇入锁骨下静脉去形成头臂静脉。

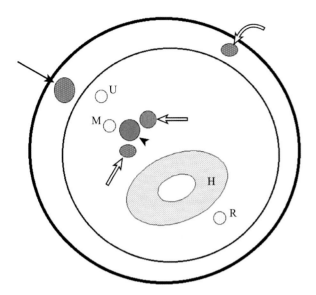

▲ 图 27-7　上臂肘关节近端横断面解剖

箭头．肱动脉；弯箭．头静脉；H．肱骨；M．正中神经；空心直箭．肱静脉；R．桡神经；直箭．贵要静脉；U．尺神经（引自 Kaufman JA. *Vascular and Interventional Radiology: The Requisites*. 2nd ed. Philadelphia, PA: Elsevier, 2014, Fig. 2.44.）

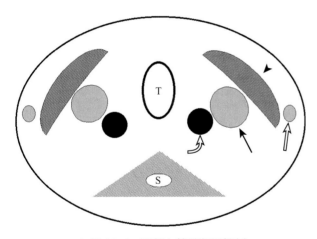

▲ 图 27-8　颈部血管横断面解剖

箭头．胸锁乳突肌；弯箭．颈总动脉；空心直箭．颈外静脉；S．颈椎；直箭．颈内静脉；T．气管（引自 Kaufman JA. *Vascular and Interventional Radiology: The Requisites*. 2nd ed. Philadelphia, PA: Elsevier; 2014, Fig. 2.41.）

- ▪ 注意事项。
  - ◆ 易于进入上腔静脉和肝静脉，因此被广泛使用。
  - ◆ 为将来的血液透析保存臂内静脉结构。
  - ◆ 超声引导可提供准确的最佳穿刺位置。
    - － 太靠近头端会增加颈动脉损伤的

风险。
  - － 太靠近尾端会增加气胸的风险。
- 锁骨下静脉。
  - ▪ 在锁骨后方，在流入上腔静脉（superior vena cava，SVC）之前由颈外静脉供血。
  - ▪ 注意事项。
    - ◆ 很难用超声成像。
    - ◆ 锁骨下静脉血栓形成的相关风险高。
    - ◆ 在上述进入部位中感染风险最低。
    - ◆ 由于一种称为"夹闭综合征"的并发症，不建议长期进入该区域，导管可能被第1肋骨机械性压迫。

五、操作步骤

（一）非隧道中心静脉导管

- 步骤 1：在无菌准备插入部位之前，进行初步超声评估以确定插入窗口。检查血栓，狭窄，痉挛，弯曲，以及插入部位的瓣膜。
- 步骤 2：在局部麻醉后，在超声引导下使用标准 Seldinger 技术进入拟插入的静脉（图 27-9）。
- 步骤 3：推进导丝进入上腔静脉以确保入路。
- 步骤 4：除去微穿刺针。
- 步骤 5：用手术刀在穿刺点切一个小口方便鞘管和导管通过。
- 步骤 6：插入可剥离的导管插入鞘。
- 步骤 7：在 X 线透视下，将导丝推入腔静脉和心房连接处。
- 步骤 8：为了确定导管的长度，将导丝夹在心房连接处这里，再减去一个定量，通常是左右各 2cm，以说明导管插入鞘的中心。
- 步骤 9：拔掉导丝，把导管切成所需长度，用生理盐水冲洗。
- 步骤 10：通过鞘管将导管插入，并剥离鞘管以推进导管。
- 步骤 11：应进行 X 线检查，以确保导管在合适的位置。记住当患者站起来或者坐起来导管会缩回 1~3cm。

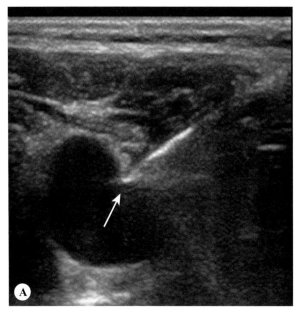 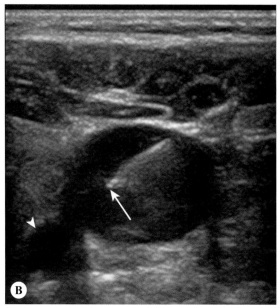

▲ 图 27-9　颈内静脉超声

A. 使用线性超声探头，可以看到在针尖（箭）进入颈内静脉之前撑起颈内静脉。B. 确认针尖（箭）在静脉内。注意靠近颈总动脉（箭头）（引自 Kaufman JA. *Vascular and Interventional Radiology: The Requisites*. 2nd ed. Philadelphia, PA: Elsevier; 2014, Fig. 2.42BC.）

- 步骤 12：应用生物膜片，冲洗导管，固定在皮肤上。

（二）隧道中心静脉置管
步骤 1～5 同上所述。

- 步骤 6：在导丝上插入同轴导管。

- 步骤 7：在透视下，将导丝推进至腔静脉心房连接处，这将为适当的导管长度测量提供可能。将导丝固定在这里，因为这将代表考虑到导管中心的适当的导管长度。

- 步骤 8：在胸壁上选择一个位置，进行局部麻醉，并进行浅表皮肤切开（图 27-10）。皮肤切开的大小取决于所使用的导管类型。

- 步骤 9：沿着从皮肤切开位置到进入颈内静脉入口处的路径进行局部麻醉，停留在皮下水平。

- 步骤 10：用所提供的隧道装置，将导管从皮肤切开处穿过皮下组织，再穿过颈内静脉的入口部位推进（图 27-11）。然后将隧道装置和导管分离。

- 步骤 11：将导管穿过导管插入鞘，剥离鞘管

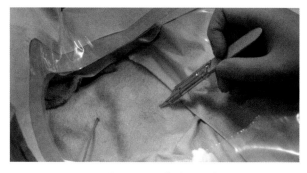

▲ 图 27-10　皮肤切开术

用手术刀在皮下隧道的出口部位切开皮肤（经许可转载，引自 Yu H, Kim KR, Burke CT. Hemodialysis access: catheters and ports. In: Mauor MA, Murphy KPJ, Thomson KR, et al. *Image Guided Interventions*, Second Edition, e121-5, pgs 891-898.e3, 2014, Elsevier.）

以推进导管。透视确认，确保导管定位和无扭结。

- 步骤 12：抽吸并用生理盐水冲洗导管，导管可以用肝素锁定防止血栓形成。

- 步骤 13：用皮肤缝合线固定导管，并且在静脉入口部位和静脉切开部位应用无菌贴（或皮肤黏合剂）和无菌敷料。

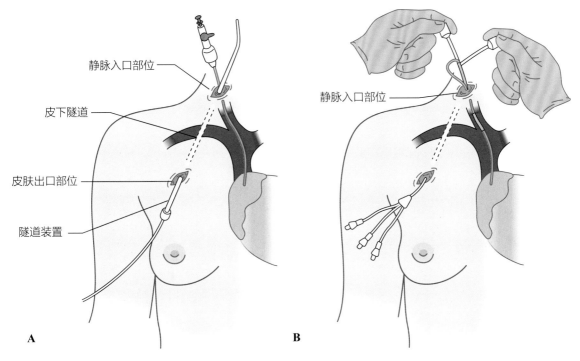

▲ 图 27-11 穿过隧道过程

使用隧道装置，操纵导管穿过静脉入口部位（引自 Abrams HL, Baum S, Pentecost MJ. *Abrams' Angiography: Interventional Radiology*. 3rd ed. Philadelphia, PA: Lippincott Williams & Wilkins; 2013.）

（三）输液港放置

临床要点
对于乳腺癌患者，将该设备放置在乳腺癌的对侧，以防患者将来需要放疗，放疗可能会侵蚀皮肤及引起同侧输液港的并发症。

步骤 1～7 同上所述。

- 步骤 8：在胸壁上选择一个位置，进行局部麻醉，并进行浅表皮肤切开术。钝性及锐性分离可用于创建一个囊袋，以容纳输液港。
- 步骤 9：局部麻醉是沿着从皮肤切开处到颈内静脉进入点的路径进行的，停留在皮下平面上。
- 步骤 10：用所提供的隧道装置，推进导管从皮肤切开处穿过皮下组织再穿过颈内静脉入口部位（图 27-11）。然后将隧道装置和导管分离。
- 步骤 11：用所提供的固定器将导管近端固定

在输液港上。
- 步骤 12：把导管切成计算好的长度。
- 步骤 13：将导管远端穿过导管插入鞘，剥离以推进导管。透视确认，确保导管位置正确，无扭结现象。
- 步骤 14：使用提供的倾斜的 Huber 针（不会去掉输液港核心）抽血，然后用生理盐水冲洗。可以用肝素锁定输液港防止血栓形成。
- 步骤 15：皮肤切开部位可以用 3-0 可吸收缝合线缝合深筋膜层，皮下可吸收动针或皮肤黏合剂可根据需要使用。
- 步骤 16：无菌贴和无菌敷料应被用于皮肤切开部位和静脉入口部位。

六、其他治疗

- 如果临床需要，非隧道中心静脉置管可以在紧急无影像学引导的情况下放置，它通常放置在颈内静脉、锁骨下静脉或股静脉。
- PICC 通常被放置在贵要静脉、肱静脉、头静脉，并终止于腔静脉心房连接处，这些在超声或透视引导下放置，最常见的适应证包括肠外营养和准备出院的患者长期应用抗生素。

- 传统的外周静脉输液管提供短期的通路（最多3天），但有很高的故障率。
- 中线导管和PICC类似，只是他们不会到达中心循环，这些比外周静脉输液管提供了更长时间的通路（平均7～10天），通常放置在静脉条件不好的患者身上（如容量耗尽、静脉耗尽的注射药物使用者、镰状细胞患者等）。

七、并发症

- 在超声和透视的引导下，许多以下的并发症已经降到最低，98%的中心静脉导管在没有任何直接并发症的情况下成功放置。

（一）早期并发症

- 血肿（1%）继发于意外动脉刺破。
  - 通常可通过压迫治疗，但是如果情况严重，可以使用凝血药物。
- 气胸（＜2%）发生在针尖看不到时。
  - 少量气胸可通过连续X线片和生命体征检查进行监测。
  - 中度至大量的气胸可能需要放置胸腔引流管。

- 空气栓塞（＜2%）通常是由患者在静脉系统放置导管时吸气所致。
  - 可以通过要求患者在手术过程中的关键时刻屏住呼吸来避免。
  - 少量的空气是没有临床意义的，因为它可以自动再吸收。
  - 如果量大（20～30ml），透视下可见肺动脉瓣轮廓的不透明度。如果患者不稳定，将其置于左侧卧位，将空气困在右心房，并在右心房放置导管吸出空气。

（二）晚期并发症

- 导管故障（10%～20%）。
  - 由于导管冲洗不足。
  - 纤维蛋白鞘沉积在导管尖端或周围。
- 感染（5%～10%）。
  - 如果患者发热，最近放置的导管通常是罪魁祸首，除非没有明确的证据。
  - 如果对抗生素没有反应，可能需要拔除导管。
  - 如果患者患有脓毒症或嗜中性粒细胞减少症，必须紧急取出导管，患者必须在48h内不发热才能再放置新的导管。
- 有症状的静脉血栓形成。
  - 如患者仍需静脉通路，如无禁忌证应开始抗凝。

知识点回顾

- 开放的静脉通路可协助患者进行长期的医疗护理和药物治疗。
- 中心静脉通路的不同选择取决于患者的临床病史和预期治疗的长度。中心静脉通路可以是隧道式或非隧道式的，也可以输液港的形式植入皮下。
- 中心静脉通路的替代方法包括旋转外周静脉

导管、中线导管和经外周静脉穿刺中心静脉置管（是一种放置在上臂，终止于腔静脉心房连接处的中心静脉通路）。

- 在影像引导下，静脉置管是一种早期和晚期并发症发生率低的安全的手术。潜在并发症包括气胸、心律不齐、导管故障、静脉血栓形成和感染。

思考题

1. 下面哪一项描述是错误的？

A. 头静脉容易发生血管痉挛

B. 静脉的超声评估包括压缩率和彩色多普勒

C. 贵要静脉是一个深层结构

D. 锁骨下静脉可以很容易被超声看到

2. 隧道式透析导管的远端应该在什么预期位置？

A. 右心房高位

B. 最接近上腔静脉

C. 腋静脉

D. 锁骨下静脉

3. 以下哪一项不是经外周静脉穿刺中心静脉置管的主要指征？

A. 长期静脉使用抗生素

B. 紧急液体复苏

C. 化疗

D. 全肠外营养

拓展阅读

[1] Banerjee S. Dialysis catheters and their common complications: an update. *Scientific World Journal*. 2009; 9: 1294-1299.

[2] Biffi R, de Braud F, Orsi F, et al. Totally implantable central venous access ports for long-term chemotherapy. A prospective study analyzing complications and costs of 333 devices with a minimum follow-up of 180 days. *Ann Oncol*. 1988;9(7):767-773.

[3] Butler PJ, Sood S, Mojibian H, et al. Previous PICC placement may be associated with catheter-related infections in hemodialysis patients. *Cardiovasc Intervent Radiol*. 2011;34(1):120-123.

[4] Crowley JJ. Vascular access. *Tech Vasc Interv Radiol*. 2003;6(4):176-181.

[5] Pirotte T. Ultrasound-guided vascular access in adults and children: beyond the internal jugular vein puncture. *Acta Anaesthesiol Belg*. 2008;59(3):157-166.

[6] Siegel JB. Tunneled dialysis catheters: pearls and pitfalls. *Tech Vasc Interv Radiol*. 2008;11(3):181-185.

[7] Simpson KR, Hovsepian DM, Picus D. Interventional radiologic placement of chest wall ports: results and complications in 161 consecutive placements. *J Vasc Interv Radiol*. 1997;8(2):189-195.

第 28 章 ^{90}Y 动脉栓塞术

Y–90 Embolization

Hunaid Nasir Rana　Shivang Patel　Poyan Rafiei　著

病例介绍

患者男性，57 岁，有肺、肝脏和腹部淋巴结转移性结肠癌（KRAS+）病史，左结肠切除术后，化疗后（FOLFOX + 安维汀，FOLFIRI+ 安维汀和瑞戈非尼）状态，最近一次瑞戈非尼化疗于 2017 年 9 月完成，腹部 / 盆腔 CT 显示下胸部转移性疾病间歇性进展，伴多发新发肺结节，2 个肝叶肿块增大和数量增加，目前轻度腹痛经奥美拉唑治疗缓解，否认近期发热、恶心和呕吐。他今天提出评估肝脏局部区域治疗。

重要定义

阻塞肿瘤血管以阻断其营养动脉供应的过程称为栓塞。

- Doyon 等于 1974 年报道了第 1 例成功的经动脉化疗栓塞术（transarterial chemoembolization，TACE）治疗肝细胞癌（hepatocellular carcinoma，HCC）。

- 1983 年，Yamada 等报道了 120 例不能切除的肝癌患者行经导管肝动脉栓塞术，累计 1 年生存率为 44%。随访血管造影显示多数病例肿瘤血管消失，CT 显示肿瘤密度明显减小，正常肝实质未见改变。

- 最近，钇 90（^{90}Y）作为一种放射治疗剂出现在肝脏恶性肿瘤的治疗中，取得了令人鼓舞的结果。人类第 1 例 ^{90}Y 应用报道于 20 世纪 80 年代末和 90 年代初。

- 通过肝动脉注射放射治疗材料可以对肝脏肿瘤进行靶向治疗，同时显著减少对周围组织的损害。肿瘤新生血管会优先向肿瘤床流动，增加微粒向肿瘤组织输送而不是向正常的肝实质（主要接受来自门静脉系统的血流）输送。

- ^{90}Y 发出 β 辐射，是 FDA 批准了 2 种商业放射栓塞疗法的主要药剂之一，这两种药剂分别是：^{90}Y 玻璃微球形式的 TheraSphere 和树脂微球形式的 SIR-Sphere。

  - 2 种形式之间的主要区别在于每个微球的活性量、每次治疗注射的微球数量，以及它们的适应证。

    - 每次 TheraSphere（玻璃）治疗少于 500 万个微球，而每次 SIR-Spheres（树脂）治疗有 1000 万～3000 万个微球。

    - 玻璃微球每个球比树脂有更高的活性。

    - 玻璃微球是 FDA 批准的肝癌人道主义豁免器材，需要 IRB 批准才能使用。树脂微球经 FDA 批准与肝内氟尿嘧啶（不再使用）联合用于结直肠癌转移，不需要 IRB 批准。

- ⁹⁰Y 是一种局部放射治疗形式。所吸收的辐射剂量取决于肿瘤血管化过程中的微球分布。为了确保肿瘤细胞不会因为平均 2.5mm 的组织穿透而幸免,均匀分布是必要的,最大穿透可达 11mm。

- ⁹⁰Y 放射栓塞适用于无法手术切除的原发性中期肝癌和转移性肝癌。

- 经动脉放射栓塞分为 2 个阶段。第 1 阶段为治疗前评估,包括筛查、成像和测试,评估患者 ⁹⁰Y 治疗的生存能力,指导治疗计划,并为肝脏放疗做好准备。如下所示。

  - ◆ 影像学检查包括肝脏的计算机断层扫描和(或)磁共振成像,用于肿瘤和非肿瘤的三维体积评估、门静脉通畅和肝外疾病的程度评估。

  - ◆ 预处理血管造影允许基于肝脏肿瘤个体性动脉变异订制微球,这有利于避免非靶向栓塞。

  - ◆ ^{99m}Tc– 大颗粒聚合白蛋白显像确定是否存在可能的肺部分流,肺部分流是肝癌的特点。这项检查给药时,^{99m}Tc-MAA 颗粒模拟 ⁹⁰Y 微球的分布,然后将这些信息用于规划过程,以避免 ⁹⁰Y 沉积到肺部。

- 一个成功的放射栓塞实践依赖于一个跨学科团队的建立和发展,该团队由来自介入放射学、肝病学、肿瘤学、肝移植外科 / 肿瘤外科学、放射肿瘤学和核医学的成员组成。患者转诊、筛查和治疗将涉及所有这些成员的合作。

一、适应证

临床要点
理想的候选对象是 ECOG 体能状态为 0 分、1 分或 2 分的那些患者。一般来说,预期寿命应 > 3 个月。

- 不可切除的肝细胞癌。
- 肝功能保留的患者。

- 不适合肝移植的肝细胞癌患者。
  - ⁹⁰Y 可用于缩小肿瘤大小,有可能使这些患者适合移植。
- 肝细胞癌患者门静脉部分或分支血栓形成。
- 转移性结直肠癌。
- 转移性神经内分泌瘤。
- 主要和次要治疗均失败的肝脏显性疾病患者。

二、禁忌证

- 绝对禁忌证。
  - 过多的肝肺分流。
  - 可证明的胃肠沉积。
  - 妊娠、哺乳。
  - 卡培他滨是一种化疗药物,禁止在放射栓塞治疗前 4 周开始使用,治疗后不能恢复使用。
- 相对禁忌证。
  - 肝功能不全。
  - 肾衰竭。
  - 胆道阻塞。
  - 既往接受肝脏放射治疗。
  - 右向左心肺分流。

临床要点
⁹⁰Y 的计算肺电离辐射剂量为每次治疗 > 30Gy,累计 > 50Gy。如果患者的肺功能受损(COPD 或既往肺切除术),每次治疗的剂量限制在 15Gy,累计限制在 30Gy。

三、设备

- 用于动脉作图和预防性弹簧圈栓塞。
  - 股动脉穿刺套装。
  - 1% 利多卡因。
  - 5Fr 或 6Fr 护套连接到装有肝素化生理盐水的压力袋。
  - 多个导丝(刚性,滑动等)。
  - 弯头选择性导管用于腹腔和 SMA 血管造影(表 28–1)。

表 28-1 导管选择

动 脉	典型导管	注射 [ml/s（总容积）]	拍 摄
腹腔干	• Cobra-2 • Rosch celiac • Sos Omni	5～7（30～60）	（2～4）/s×10s，然后 1s
脾动脉	• Cobra-2 • Simmons-2	5～6（30～50）	相同
肝动脉	• Cobra-2 • Rosch hepatic • Simmons-2	4～5（15～30）	相同
胃左动脉	• Cobra-2	3～4（6～16）	相同
胃十二指肠动脉	• Cobra-2 • Rosch celiac	3～4（6～16）	相同
肠系膜上动脉	• Cobra-2 • Rosch celiac • Sos Omni	5～7（30～60）	相同；可能需要上下区域 2 次重叠注射，以覆盖所有的肠道
肠系膜下动脉	• Sos Omni • Rosch IMA • Simmons-1	3～5（9～20）	相同；对于胃肠出血，用左后斜投影和图像分析

经 Kaufman JA 许可转载，引自 *Vascular and Inteventional Radiology: The Requisites*. 2nd ed. Philadephia: Elsevier; 2014: Table 11.3.

- 选择性肝动脉血管造影的微导管和微导丝。
- 用于 GDA 和其他侧支血管潜在栓塞的弹簧圈。
- 用于治疗，与上述设备相同，并额外增加（图 28-1 至图 28-4）以下设备。
  - ^{90}Y 微球。
  - Geiger 计数器。
  - 10ml + 20ml 注射器。
  - Acrylic 操作盒和标签管。
  - 放射性废物处理容器。

四、解剖学

- 在 Couinaud 分段系统中肝脏被分为 8 个解剖肝段，每段都有独立的血管供应、流出道和胆道引流。
  - 肝中静脉划分左右肝叶。
  - 镰状韧带将左叶分成内侧段（Ⅳ）和外侧

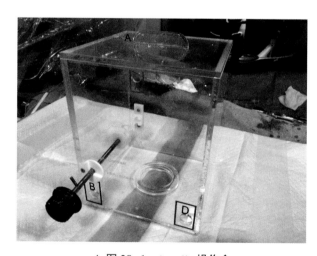

▲ 图 28-1 Acrylic 操作盒
注意标有 A、B 和 D 的开口，黑色控制旋钮用于控制盒内的三通旋塞

段（Ⅱ和Ⅲ）。
- 肝右静脉将肝右叶分为前段和后段。
- 门静脉将肝脏分为上段和前段。

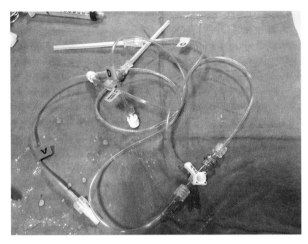

▲ 图 28-2　标有 **A**、**C** 和 **D** 的管，**A** 管连接到患者体内的微导管

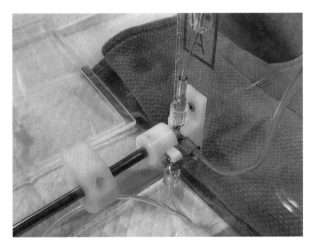

▲ 图 28-3　从三通旋塞处观察 **Acrylic** 盒的内部

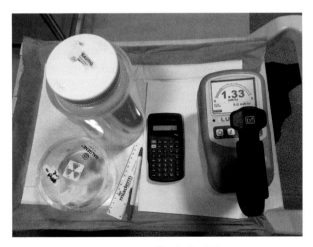

▲ 图 28-4　⁹⁰Y 设备附件
放射性废物处理容器（左）和辐射测量仪（右）

- 肝总动脉是腹腔干的分支，发出肝固有动脉、胃右动脉，还有胃十二指肠动脉。
  - 肝固有动脉分支依次是肝左动脉和肝右动脉（发出供给胆囊的胆囊动脉）。
- 这种基本分支模式的常见变异包括异常的（或替换的）肝右动脉起源于肠系膜上动脉和一条异常的（或被替换的）肝左动脉发自胃左动脉。除正常的解剖模式之外，也存在副肝动脉。
- 肝肿瘤可能寄生于肝外动脉（通常是右膈下动脉），因此 ⁹⁰Y 前血管造影对于规划目的至关重要。

五、操作步骤

（一）术前准备

- 预防性抗酸药、类固醇和（或）镇吐药预处理。
- 知情同意应包括关于术后下肢不动（2～6h）、放射栓塞后综合征、治疗失败、需要额外治疗可能、肝衰竭可能、有非目标栓塞风险等。

（二）具体步骤

- 步骤 1：使用透视和金属仪器定位股骨头；穿刺部位在这一点的远端 1～2cm。
- 步骤 2：沿着脉搏的搏动长度放置第二和第三指，指间有 1～2cm 的间隙。
- 步骤 3：在两手指之间以 45° 推进血管穿刺针，直到看见回血。
- 步骤 4：在透视引导下插入微导丝。
- 步骤 5：在针上方做一个小的皮肤切口，垂直于动脉。
- 步骤 6：取出穿刺针，并将动脉鞘沿导丝推进。一旦有了鞘管取而代之，导丝就可以抽出来。
- 步骤 7：将鞘管连接到加压肝素化生理盐水冲洗袋上。
- 步骤 8：将导引导丝插入主动脉直至横膈。
- 步骤 9：在导丝上放置选择性导管，然后取出导丝。
- 步骤 10：使用选择性导管置管于肠系膜上动

脉。行血管造影，继续观察直到静脉期，以确定门静脉是否通畅。

- 步骤 11：导管插入腹腔干，做腹腔血管造影。

- 步骤 12a：如果是成像病例，必要时可行胃十二指肠及其他侧支动脉螺圈栓塞术，从而避免非目标栓塞。

- 步骤 12b：如果这是一个治疗疗程，放置选择性导管在释放的近端区域。一种抗反流导管（如 Surefire）可以用于这里。理想情况下，应该使用高流量微导管（大于或等于 2.7Fr）以避免导管堵塞和耐受微球释放过程中的高压。

- 步骤 13：90Y 放射性微球投放（图 28-5）：90Y 投放系统的准备超出了这篇文章的范围。请参阅用于你的设施的 TheraSphere 或 SIR-Spheres 的具体包装说明书。有用的链接如下所示。

  ▪ SIR-Sphers 90Y 树脂微球给药 (https://www.youtube.com/watch? v=1mWhQtD2cyc, accessed October 2018)。

- ▪ 90Y TheraSphere 玻璃微球使用说明 (https://www.btg-im.com/BTG/media/TheraSphere-Documents/PDF/10093509-Rev8_English-searchable.pdf; accessed October 2018)。

- ▪ SIR-Spheres 90Y 树脂微球说明书 (https://www.sirtex.com/media/155126/sslus-13.pdf; accessed October 2018)。

- 步骤 14：继续给药，直到全部剂量的钇被给药或达到动脉瘀滞（4～5 次心搏对比瘀滞）。

- 步骤 15：将微导管、小瓶架、给药装置组件及手套弃置到废物容器里（图 28-6）。

- 步骤 16：在穿刺处保持直接按压至少 15min，或放置血管闭合器（在取出导丝前）。

- 步骤 17：每个接触 90Y 的人都需要扫描他/她的手足来检查放射性。

（三）术后治疗

- 送往监护室进行疼痛控制和腹股沟监测。

- 股动脉穿刺的肢体制动 2～6h。

- 继续 PPI 治疗。增加 5 天的类固醇减量，会有利于对抗栓塞后综合征。根据需要，在出院时开镇吐药和镇痛药。

- 约 14 天内安排随访（> 90Y 的 4 个半衰期）。

六、其他治疗

- 根据患者的功能状态、肝脏储备和肺分流水

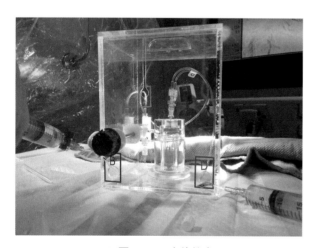

▲ 图 28-5 实施栓塞
控制旋钮置于 12 点钟位置，注入 B 管路的对比剂/生理盐水或对比剂/D5W 将流过 A 管路，检测导管连接。用手部对比，可以确认微导管在患者体内的位置。控制旋钮置于 3 点钟位置，D5W/水/对比剂会注射到 D 管路使 Acrylic 操作盒中心小瓶中的微球搅动成悬浮状态，通过 C 针进入 A 管路。一旦 A 管路预装好微球，盒外 2～3cm，控制旋钮应转回 12 点钟位置。此时通过 B 管路注入对比剂将微球推入患者。然后重复这个过程

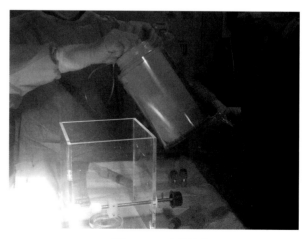

▲ 图 28-6 手术结束
在这个手术的最后，设备被小心地弃置于放射性废料容器

平，可能不适合使用 ^{90}Y。

- 肿瘤负荷大，肝脏储备少，如果患者接受放射性栓塞，可能会导致肝衰竭。应与患者的内科肿瘤医生商量以确定安全的替代方案。
- 手术切除是一种可能的选择，但开放性手术的创伤大导致并发症率高于 ^{90}Y。
  - 并发症可能会将准备做 ^{90}Y 的患者排除在大手术之外。
- 体外照射的非目标栓塞风险较小，但向肿瘤传递的药物总剂量较低，可能导致治疗不完全。
- 如果患者的预期寿命少于 3~6 个月，应该与患者、治疗团队、患者家属讨论治疗目标，考虑姑息治疗或临终关怀。

七、并发症

- 放射栓塞后综合征。
  - 症状包括乏力恶心、呕吐、发热、腹痛、恶病质。
  - 治疗前后使用预防性抗酸药、类固醇和（或）镇吐药会有帮助。
- 非目标栓塞。
  - 胃十二指肠溃疡（图 28-7）、肺炎（图 28-8）、胆囊炎（图 28-9）是最常见的后遗症。
  - 必要时可通过预处理血管造影和侧支动脉弹簧圈栓塞预防。
- 胃炎。
- 胰腺炎。
- 短暂性肝酶升高。
- 放射性肝病（RILD）。
- 肝纤维化，可导致门静脉高压症。
- 暴发性肝衰竭。

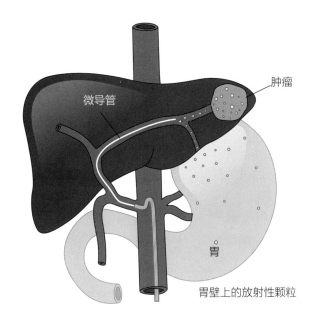

▲ 图 28-7 胃 / 肠中异常微球沉积示意图

这可能是由肝胃交通动脉造成的（经许可转载，引自 Riaz A, Awais R, Salem R.Side effects of yttrium-90 radioembolization. *Front Oncol*. 2014;4:198.doi:10.3389/fonc.2014.00198. ）

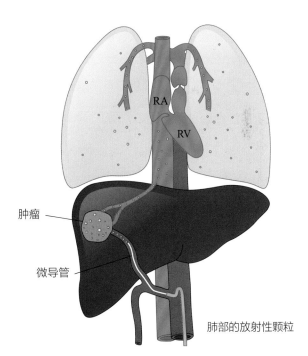

▲ 图 28-8 肺部异常微球沉积示意图

RA. 右心房；RV. 右心室（经许可转载，引自 Riaz A, Awais R, Salem R. Side effects of yttrium-90 radioembolization. *Front Oncol*. 2014;4:198. doi:10.3389/fonc.2014.00198. ）

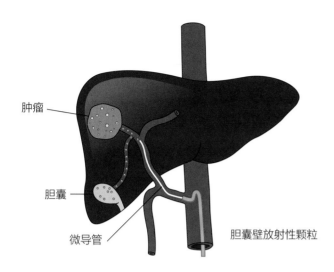

肿瘤

胆囊

微导管

胆囊壁放射性颗粒

◀ 图 28-9　胆囊壁异常微球沉积示意图
经许可转载，引自 Riaz A, Awais R,Salem R. Side effects of yttrium-90 radioembolization. *Front Oncol*.2014;4:198. doi:10.3389/fonc.2014.00198.

知识点回顾

- ^{90}Y 放射栓塞可用于原发性和继发性肝脏恶性肿瘤的治疗、缓解，或作为原位肝移植的过渡治疗。

- 一般适应证包括不能切除的肿瘤、肝功能储备充足、肺分流分数＜ 20%。

- 治疗前动脉成像和侧支弹簧圈栓塞对于预防非目标栓塞和损伤到其他组织是必要的。

- 最常见的并发症与放射栓塞后综合征有关，包括疲劳、恶心、呕吐，发热和腹痛。

思考题

1. ^{90}Y 发射的是什么类型的辐射？

A. α

B. β

C. γ

2. 治疗前最常需要预防性栓塞的动脉是什么？

A. 脾动脉

B. 胃左动脉

C. 胃十二指肠动脉

D. 胰十二指肠动脉

拓展阅读

[1] Doyon D, Mouzon A, Jourde AM, Regensberg C, Frileux C. Hepatic, arterial embolization in patients with malignant liver tumours. *Annales de Radiologie*. 1974;17(6):593-603.

[2] Guha C, Kavanagh BD. Hepatic radiation toxicity: avoidance and amelioration. *Semin Radiat Oncol*. 2011;21(4):256-263.

[3] Madoff DC, Murthy R, Kee ST. Clinical Interventional Oncology. *Elsevier Health Sciences*; 2014.

[4] Kennedy A, Nag S, Salem R, et al. Recommendations for radioembolization of hepatic malignancies using yttrium-90 microsphere brachytherapy: a consensus panel report from the radioembolization brachytherapy oncology consortium. *Int J Radiation Oncol Biol Phys*. 2007;68(1):13-23.

[5] Riaz A, Awais R, Salem R. Side effects of yttrium-90 radioembolization. *Front Oncol*. 2014;4:198.

[6] Edeline J, Gilabert M, Garin E, et al. Yttrium-90 microsphere radioembolization for hepatocellular carcinoma. *Liver*

Cancer. 2015;4(1):16-25.

[7] Kennedy A, Nag S, Salem R, et al. Recommendations for radioembolization of hepatic malignancies using yttrium-90 microsphere brachytherapy: a consensus panel report from the radioembolization brachytherapy oncology consortium. *Int J Radiat Oncol Biol Phys*. 2007;68(1):13-23.

[8] Lewandowski RJ, Salem R. Yttrium-90 radioembolization of hepatocellular carcinoma and metastatic disease to the liver. *Semin Intervent Radiol*. 2006;23(1):64-72.

[9] Mosconi C, Cappelli A, Pettinato C, Golfieri R. Radioembolization with yttrium-90 microspheres in hepatocellular carcinoma: role and perspectives. *World J Hepatol*. 2015;7(5):738-752.

[10] Murthy R, Kamat P, Nuñez R, et al. Radioembolization of yttrium-90 microspheres for hepatic malignancy. *Semin Intervent Radiol*. 2008;25(1):48-57.

[11] Salem R, Thurston KG. Radioembolization with 90yttrium microspheres: a state-of-the-art brachytherapy treatment for primary and secondary liver malignancies. Parts 1-3, *J Vasc Interv Radiol*. 2006;17(8):1251-1278; 17(9):1425-1439; and 17(10):1571-1593.

[12] Singh P, Anil G. Yttrium-90 radioembolization of liver tumors: what do the images tell us? *Cancer Imaging*. 2013; 13 (4): 645-657.

[13] Yamada R, Sato M, Kawabata M, Nakatsuka H, Nakamura K, Takashima S. Hepatic artery embolization in 120 patients with unresectable hepatoma. *Radiology*. 1983;148(2):397-401.

下篇　经皮穿刺病例
Percutaneous Cases

第29章 脓肿引流
Abscess Drainage

David H. Ballard   Sarah T. Flanagan   Horacio B. D'Agostino   著

病例介绍

患者女性，64 岁，因盲肠无蒂息肉行经腹腔镜右半结肠切除术。术后 5 天出现发热，体温达 102 ℉，腹胀、腹痛、恶心并白细胞增多。开始给予插入鼻胃管鼻饲、静脉内应用广谱抗生素的治疗方案。然而，这些治疗方案没有改善她的临床症状。腹盆部 CT 示于右下腹见多房混杂液性区，范围约 10.5cm×6.2cm。普外科请介入放射科会诊，对其行经皮穿刺脓肿引流。

文献综述

- vanSonnenberg 等（2001 年）回顾了关于经皮穿刺脓肿引流的 45 个研究中的 2048 个病例并得出结论，对于大多数腹腔内脓肿，穿刺引流已成为备选的治疗方法。这是介入放射经典的手术流程，即提供影像定位、穿刺诊断和插入导管治疗。
- Levin 等（2015）回顾了 2001—2013 年手术账单记录发现，对比外科手术引流，腹腔内脓肿经皮引流的病例占了很大一部分（2001 年：63% 经皮穿刺引流 vs. 37% 外科手术；2013 年：82% 经皮穿刺引流 vs. 18% 外科手术）。

- 医学中有一句格言说 "ubi pus，ibi evacua"，意思是 "哪里有脓就在哪里引流排空。"
- 影像引导的经皮穿刺引流指的是经皮肤或身体的孔道插入导管或针头，用于排出潴留于解剖腔隙的异常积液。
- 最常用的影像方法是超声、超声联合透视成像或 CT，取决于脓肿的深度和位置。
- 对比开放式手术引流，经皮穿刺引流是更好的治疗方案，因为其不仅可以降低发病率及死亡率，也减少了住院时间。

- 本章主要关注腹腔内积液，因为这对介入医生来说是最常见的引流部位。对胸腔积液的引流进行简要描述，其与腹腔引流的原则大部分相同，但在技术和原则上仍存在重要的、细微的差别。
- 脓肿引流的治愈标准指的是感染完全吸收、不再需要后续手术干预，80% 以上经皮引流的患者都可以达到这个标准。
  - 部分完全治愈的病例通过手术解决原发病的问题而使脓肿得以充分引流。这发生在 5%～10% 的患者。

- 引流失败和脓肿复发均发生在 5%～10% 的患者。

一、适应证

- 经皮穿刺抽吸可用于感染性或无菌性积液的诊断和治疗。
  - 诊断性穿刺是个"一步法"的手术，旨在获取液体样本以进行细胞学、微生物学、化学和其他诊断检查。
  - 治疗性穿刺是也个"一步法"的手术，旨在彻底引流导致症状的积液以减轻疼痛和不适。
  - 诊断性和治疗性穿刺包括胸腔穿刺，腹腔穿刺和胸部、腹部、盆部及软组织积液的穿刺吸引。
- 无菌性积液（囊肿、假性囊肿和腹水）引发症状、疼痛、不适和（或）胃肠道/胆道梗阻则需要引流。
  - 较小范围的积液（直径＜4cm）的透明或血性液体应用穿刺针或套管针通过治疗性穿刺的方式抽吸排出。
  - 较大范围的积液（直径＞4cm）应用一步式导管引流（插入一个小导管并在治疗性引流结束时移除）。
- 经皮导管引流和抗生素治疗是大多数感染性腹腔内积液的一线治疗方法。
  - 积液范围太小（直径 2～3cm）、无法留置引流导管时，进行治疗性抽吸。
  - 积液范围较大（直径＞4cm）需要将引流导管留置在患者体内，直到符合 CLIC 标准。

二、禁忌证

- 无经腹、经直肠或经阴道导管插入的安全通道。
  - 通常由于肠管或血管覆盖。
  - 在这些情况下更合适一步法穿刺针抽吸。
- 无法纠正的凝血障碍。
- 需要手术清创的疑似坏疽或其他坏死组织，尽管在某些特定情况下仍需要尝试经皮穿刺引流。
  - 在特定的病例中经皮穿刺引流可能仍然是合理的首选方法（例如坏死性胰腺炎或引起脓肿的坏死肿瘤）。

三、设备

- 成像方式的选择。
  - 单独超声检查，或者超声检查结合透视或 CT。
  - CT。
  - MRI（需要特殊的非顺磁性材料）。
- 定位针（表 29-1）。
- 单腔导管，尺寸通常在 8～28Fr。

重要定义

导管尺寸测量应用法式单位。1Fr = 1/3mm。例如，如果法式单位为 12，导管的外径为 4mm。

- 三通管。
- 导丝。
  - 对于腹腔内引流，0.035 英寸 J-tip 导丝。
  - 对于经阴道和经直肠放置，0.035 英寸 Amplatz。
- 留置装置。
  - 防止移位的内固定。
    - 猪尾巴管（如 Cope loop）。
    - 球囊（如 Foley）。
    - 蘑菇头（如 Malecot、Pezzer）。
  - 外固定。

表 29-1 定位针

类 型	尺寸（G）	长度（cm）
微穿刺组件	21～22	7～10
Seldinger 针	18～19	7～10
Chiba	18～20～22	10～20
Angiocath	16	7～15

◆ 非吸收性缝合线。

　◆ 胶带（如 Elastikon）。

　◆ 黏合敷料（如 Tegaderm）。

- 收集装置。

　▪ 引流袋。

　▪ Jackson Pratt 密闭式吸引管。

　▪ 水封的胸腔引流装置（如 Atrium）。

四、解剖学

（一）胸腔积液

- 通过插入肋间胸腔引流管进入胸腔。
- 导管经肋间下肋的上方插入，以避免损伤肋间血管，因其走行于靠近肋椎间关节的肋骨缘。
- 通常沿腋后线、膈上放置导管，这样患者平卧时也不会引起导管堵塞。
- 在左侧插入导管时要小心，以避免心脏、主动脉和脾脏损伤。

（二）腹腔积液

- 大多数腹盆积液可以经腹穿刺引流，除了骨盆深部的积液（图 29-1A）。

- 影像决定了穿刺引流的最安全路径。
- 从解剖结构上考虑，最重要的是要避免损伤血管和肠襻，可以通过术前和术中的腹盆部 CT 检查进行辨识。

　▪ 腹直肌鞘血管容易受伤。乳内血管从胸廓发出向下走行，与起自盆腔向上走行的上腹部血管汇合。这些血管位于腹直肌筋膜的后方，腹直肌中外侧的 1/3 交界处。

　▪ 在非增强图像中，肠管扩张并肠壁增厚的肠襻与脓肿很难鉴别。

（三）深（真）骨盆积液

- 定义为无名线以下的骨盆腔积液。
- 经腹穿刺通常不能安全到达积液处，需要特殊的插管位置 / 技术，例如经臀、经直肠或经阴道放置导管（图 29-1B）。

五、操作步骤

（一）术前准备

- 查看患者病历、实验室检查和影像资料。影像引导的引流是患者综合治疗的一部分。因此，参与患者治疗的团队间的讨论至关重

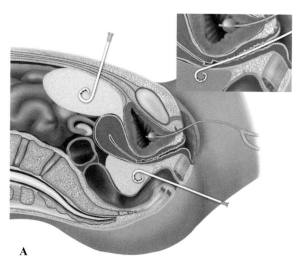
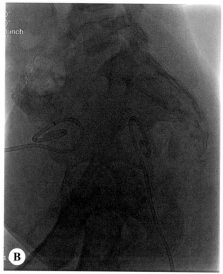

▲ 图 29-1　经腹、经直肠和经阴道引流

病例示经腹、经直肠分别插入引流管，对真（小）骨盆和假（大）骨盆的积液同时进行引流。真骨盆位于无名线下方（图中未显示），假骨盆位于其上方。A. 示经腹穿刺导管引流假骨盆的感染性积液及经直肠导管引流真骨盆的感染性积液。右上角图示经阴道引流真骨盆的无菌性积液。膀胱内插入导尿管，超声图像为膀胱内观察到 Foley 球囊是主要标志。B.X 线透视图像可见 2 个引流管，一个经腹穿刺引流位于假骨盆的脓肿，另一个经直肠引流真骨盆的脓肿（A 图片由 Ms. Lory Tubbs 女士提供；B 图片由 Dr. Horacio D'Agotino 提供）

要。大多数将接受腹腔积液穿刺引流的患者都需要凝血检查（PT/INR、PTT 和血小板计数）。

- 禁食水 6～8h，紧急情况依情况而定。
- 如果拟行 CT 引导下引流的患者对碘对比剂过敏，术前适合应用类固醇 / 抗组胺类药物。
- 局部麻醉药（1% 利多卡因加或不加肾上腺素）± 镇静药物（静脉注射咪达唑仑 / 芬太尼）。

临床要点

引流前必须纠正凝血障碍。手术前 2～4h 停止应用肝素，可以应用血液制品（红细胞、新鲜冰冻血浆和血小板）以纠正。

（二）具体步骤

- 患者的体位取决于积液的位置。
  - 经皮穿刺引流可俯卧位、仰卧位或侧卧位。
  - 经直肠和阴道引流可俯卧位、仰卧位、侧卧位、过屈位或截石位。
  - 胸腔穿刺引流可俯卧位、仰卧位、侧卧位或直立位。

- 除极少数情况外，术者位于引流一侧。

（三）Seldinger 技术

- 步骤 1：初步影像扫描。
  - 选择从皮肤到积液量最多的位置间最短、最安全的路径，避免损伤内脏和血管。
  - 通过 CT 定位，用记号笔在皮肤进行适合的入路点标记。
  - 测量皮肤入路点到积液的距离。
- 步骤 2：以无菌方式准备并铺单。
- 步骤 3：经皮肤入路标记点皮下注射局部麻醉药。
- 步骤 4：插入穿刺针，穿透皮肤和皮下组织，直到穿刺针到达积液处（图 29-2A）。
- 步骤 5：插入导丝并将其于积液处环绕一圈（图 29-2B）。
- 步骤 6：使用 11 号手术刀扩大入路点处皮肤。在皮肤上做切口并用弯头或直头止血钳扩大分离软组织。

临床要点

扩大入路点处皮肤，使其大于需插入导管的尺寸。当插入导管时不应再有"软组织阻力"。

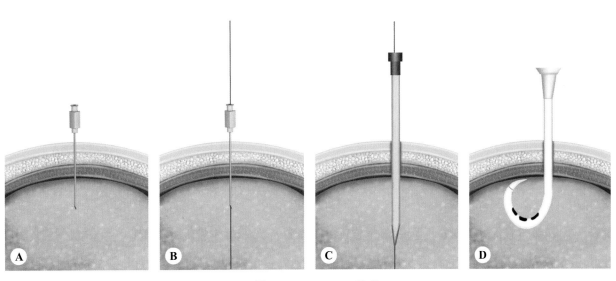

▲ 图 29-2 Seldinger 技术

A. 穿刺针到达积液处；B. 导丝穿过穿刺针；C. 在用 11 号手术刀扩大皮肤入路点后（图中未显示），沿导丝放置扩张器；D. 然后取下扩张器，将引流管以其特征性的猪尾形态沿导丝置入（图片由 Ms. Lory Tubbs 提供）

- 步骤 7：缓慢撤出穿刺针，这时要握住导丝近端，穿刺针脱离皮肤时要抓紧导丝。过程中要确保可以控制导丝。
- 步骤 8：从皮肤至积液处沿导丝放置扩张器，扩张器的尺寸要大于引流管的尺寸（图 29-2C）。
- 步骤 9：沿导丝插入带坚硬套管（塑料或金属）的引流管，使其达到积液腔，确保所有侧孔都在积液腔内，并保证积液腔内的导管长度足够形成猪尾形态。
- 步骤 10：拆除塑料套管和导丝，并打开导管的内固定装置（例如，猪尾巴管）（图 29-2D）。
- 步骤 11：使用 Luer-Lok 或 60ml 导管头注射器抽吸液体，旨在完全排空积液。
- 步骤 12：应用影像来评估是否存在残余积液。这也可以确定是否需要调整导管位置或插入其他的引流管。
- 步骤 13：用生理盐水进行导管冲洗，冲洗量占总抽液量的 1/4～1/3。不要进行大量灌洗，这可引起疼痛、脓毒性反应或积液囊壁的破坏。如果可行的话，应将积液腔灌洗至灌洗液清澈为止。
- 步骤 14：使用缝合线（如 2-0 缝合线）和黏合敷料（例如 Tegaderm）将导管固定在皮肤上。
- 步骤 15：导管可连接至引流袋、水封装置（Atrium）或 JP 引流管，具体取决于积液类型。

（四）Tandem-Trocar 技术

- 步骤 1：本操作开始的步骤与上文"Seldinger 技术"的步骤 1～4 一致。
- 步骤 2：用 11 号或更大些的手术刀扩大入路点处皮肤。在皮肤上做切口并用弯头或直头止血钳扩大分离软组织。
- 步骤 3：引流管本身自带硬质的金属套管和内针芯。从皮肤到积液的距离用 Steri-Strip（外科免缝胶带）或普通胶带标记在引流管上的。
- 步骤 4：将套管 / 针芯 / 导管插入扩大的皮

肤入路点处。导管与针头平行，通过成像确认，并安全插入积液处。一只手同时拿稳穿刺针和导管，另一只手推进导管，并测量导管到积液处的深度。

临床要点

在 CT 引导下引流时，导管的插入是一个盲穿的过程。使用透视或超声则可以实时监测导管的推进过程。

- 步骤 5：当导管已插入到测量好的深度，取出针芯并用套管抽吸，以确认积液的正确位置。如果没有液体抽出，则需要将导管重新定位到新的深度（继续推进或撤回）。在这种情况下，需进行 CT 检查以确定导管相对于积液位置。
- 步骤 6：一旦确认导管在积液处，插入导丝并盘绕在积液腔内。
- 步骤 7：导管沿导丝套入至积液处。
- 步骤 8：本操作余下步骤与上文"Seldinger 技术"的步骤 10～15 一致。

（五）套管针直接放置

- 步骤 1：本操作开始的步骤与上文"Seldinger 技术"的步骤 1～3 一致。
- 步骤 2：钝性分离皮肤切口，使其扩大至插入导管的直径。
- 步骤 3：引流管本身自带硬质的金属套管和内针芯。从皮肤到积液的距离用 Steri-Strip（外科免缝胶带）或普通胶带标记在引流管上的。
- 步骤 4：缓慢插入套管 / 针芯 / 导管，根据需要行 CT 检查以确认导管位置，使其位于积液腔。
- 步骤 5：取出针芯，抽吸套管。抽吸液体以确认导管位置。
- 步骤 6：导管直接留置于积液腔内，并打开导管的内固定装置。
- 步骤 7：本操作余下步骤与上文"Seldinger 技术"的步骤 11～15 一致。

（六）术后治疗

• 样本送检。

▪ 微生物学检查。

◆ 革兰染色，细菌培养及细菌、真菌的药敏试验。

◆ 如果临床怀疑，可要求进行结核杆菌培养和药敏试验。

▪ 化学检查：某些特定部位的积液及某些临床情况（例如，胰腺积液的脂肪酶检查、淋巴囊肿的细胞计数）。

▪ 细胞学检查：怀疑恶性肿瘤者。

• 每日巡视住院患者，观察引流管引流量并进行抽吸灌洗（即使不是由主要团队或护理团队操作）。

• 对于持续高引流量的患者，可以行导管造影来评估积液范围。可以考虑调整引流、手术探查。

• 如果患者带着引流管出院，他/她应配备家庭健康助理进行引流护理，当引流量下降到每天< 10ml 时，如果需要帮助，应预约诊所。

• 导管取出的 CLIC 标准。

▪ 临床症状改善：发热和疼痛减轻、食欲恢复、主观感觉好转。

▪ 实验室指标改善：WBC 恢复正常。

▪ 影像学改善：经 CT/ 超声或导管造影 / 脓肿造影显示脓腔消失。

◆ 如果其他 3 个指标未见好转，不需要频繁行影像学检查。

▪ 导管引流评估：每天引流量< 10ml（已确认导管在脓肿腔内处于良好位置）。

（七）导管引流液流动原理

• 体液为非牛顿液体，通过引流管的液体流动遵循 Poiseuille 定律。

• Poiseuille 定律指的是通过导管的液体流速受到积液腔内部（P_1）和外部（P_2）的压力差、导管半径（r）、导管长度（l）和待排空液体的黏度（μ）的影响。该等式如图 29-3 所示。

• 积液的引流可通过减小外部压力（P_2）或增加的腹腔内压力（P_1）而更顺畅地排出。

▪ 减小外部压力可通过机械方式实现，如使用低间歇性或连续性壁式抽吸，使用 JP 密闭式吸引管或手动抽吸。

▪ 可以通过生理性的 Valsalva 法或刺激肺活量测定法提高腹内压。

• 可通过使用更大直径的导管引流。

▪ 半径是 Poiseuille 定律中最有影响力的因素，因为它被放大到四次方。

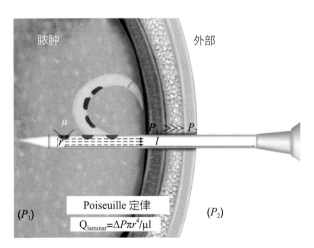

▲ 图 29-3　Poiseuille 定律

用腹腔内脓肿导管引流的图示说明 Poiseuille 定律。Q= 层流流速；ΔP= 压力差（P_1= 内部压力、P_2= 外部压力）；π=3.14；r= 半径；μ= 黏度；l= 长度。黑实箭表示积液流入导管侧孔；黑虚箭表示导管内液体的层流；灰实箭表示导管的半径（r）和长度（l）（图片由 Ms. Lory Tubbs 提供）

■ 引流量减少和临床状况改善时，可减小导管尺寸以促进脓腔闭合。

临床要点
请记住，这里的限制因素是具有固定直径的连接装置（如旋塞阀）。当较大的引流管（如 20⁺ Fr）连接到较小直径的连接装置时，效果会明显变差。

- 引流可以通过应用最短的、安全的解剖路径来优化。
  - 长度测量远端最近的侧孔，而不是导管的远端，因此这一侧孔的位置是关键。在保证引流管处于积液中的同时尽可能靠近身体表面，以缩短该距离。
  - 如果最近的侧孔被堵塞，导管引流会有障碍。它可能由于位置的移动而堵塞（未位于积液腔内）或由腔内血栓 / 碎片堵塞。可每天用 10ml 生理盐水冲洗引流管 1 次或 2 次以预防堵塞。
  - 如果所有远侧孔都闭塞，但最近的侧孔仍通畅，导管仍可以引流。
- 引流可通过冲洗导管或注射抗血栓药物以降低积液物的黏度来优化。
  - 使用生理盐水或消毒液进行冲洗（如 0.125% 次氯酸钠溶液）。
  - 抗血栓药物 [如阿替普酶（t-PA）、尿激酶] 可直接注入腔内。这可能破坏多腔脓肿的间隔。

临床要点
总之，增加引流管半径，减小导管长度，降低引流液黏度或增加腹内压力均可使引流更顺畅。

六、特殊注意事项

（一）双导管引流（图 29-4）
- 将 2 个引流导管插入同一个积液腔。
- 双导管引流的原因如下所示。
  - 初次插入：首次插入多个引流管通常由于复杂的脓腔，单根引流管引流可能不会引流完全。
  - 补救治疗：由于单个导管无法有效引流，插入额外的引流管以增强排空。

> **重要定义**
> 复杂的积液腔包括高黏度积液、含颗粒 / 坏死碎片的积液、伴有瘘管的脓肿或 ＞ 6cm 的积液。

（二）伴瘘管的脓肿（图 29-5）
- 定义为由肠内瘘导致的腹腔内脓肿。
- 病因。
  - 75% 发生于术后，如腹部手术、内镜手术或经皮穿刺术后。
  - 25% 发生在炎性病变（如克罗恩病、穿孔

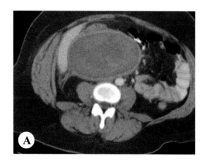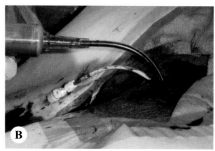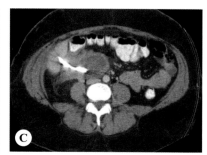

▲ 图 29-4 双导管插入的病例

患者女性，39 岁，重度肥胖，因症状性胆石症行腹腔镜胆囊切除术，术后出现腹腔血肿。A. 穿刺术前 CT 显示大量血肿；B. 双引流管引流；C. 首次经皮穿刺引流后的状态，通过一系列的灌洗引流后血肿减小（图片由 Dr. Horacio D'Agotino 提供）

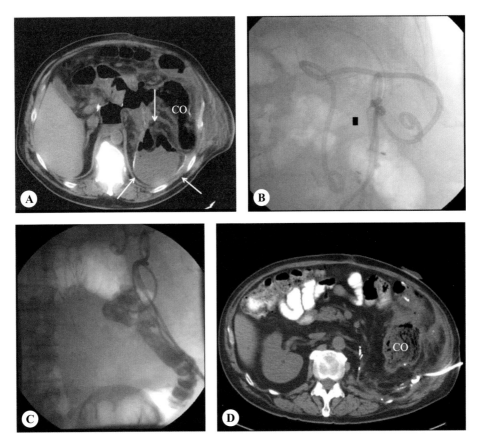

▲ 图 29-5 双导管插入及瘘管插管的病例

患者男性，69 岁，术后出现脓肿和结肠瘘。其因复发性腹膜后脂肪肉瘤行扩大范围肿瘤切除术，手术包括部分胰腺切除术、脾切除术、左肾切除术、部分左半结肠切除术及结肠间吻合术。A. 术后腹膜后脓肿切除后（箭）；B. 使用 24Fr 和 10Fr 引流管双管引流；C. 在结肠瘘管中插入导管；D. 拔管前的 CT 显示脓肿消失。CO. 结肠（图片由 Dr. Horacio D'Agotino 提供）

性憩室炎、穿孔性阑尾炎或坏死性肿瘤）。
- 导管插入的目的是有效排空脓肿，有助于瘘的愈合。
- 高流量瘘管（引流量＞ 200ml/d）或复发低流量瘘管可从导管插管中获益。
  - 有效的脓肿腔引流可以减少瘘管插管的发生。
  - 为防止有插管的需要，将一支引流管留在脓肿腔中，另一支导管（无论当作引流管或营养管）可用于瘘管插管。

（三）低位（真）骨盆积液
- 真假骨盆分界线下的骨盆积液。
- 真骨盆内的积液通过腹部穿刺常很难到达，需要以下特殊的插管部位。
  - 经臀引流。

- 经臀部插入引流管是痛苦的手术过程。
  - 通常需要 CT 来规划穿刺路径，也有经超声引导手术成功的病例。
  - 重度肥胖患者操作困难。
- 经直肠引流（图 29-6）。
  - 通过直肠插入引流管。
  - 用于感染的低位骨盆积液，因为插入部位不是无菌的。
  - 可仅依赖超声引导进行。
  - 不需要借助肛门镜。
  - 需要插入导尿管以排空膀胱，积液引流时以确定引流管安全到达积液处。
- 经阴道引流。
  - 通过阴道插入引流管。
  - 可以仅依赖超声引导进行。

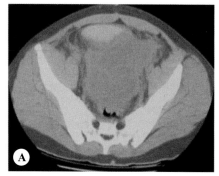
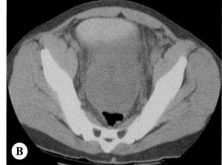
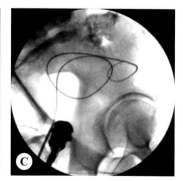
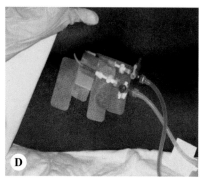
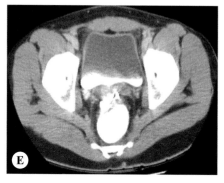

▲ 图 29-6 经直肠对真骨盆积液引流的病例

患者男性，23 岁，因腹部枪伤接受 2 次剖腹探查手术以控制损伤，并切除穿孔肠管，术后出现白细胞增多。A 和 B.CT 显示范围大而不清晰的盆腔积液；C 和 D. 在透视及超声引导下，经直肠插入 2 根引流导管；E. 引流后 CT 显示积液近乎消失（图片由 Dr. Horacio D'Agotino 提供）

- ◆ 用于无菌或感染的低位骨盆积液，因为阴道菌群通常不是致病细菌，可以用碘剂做术前准备。
- ◆ 不需要窥镜。
- ◆ 需要插入导尿管以排空膀胱，积液引流时以确定引流管安全到达积液处。

（四）胸腔引流

- 在肺部或胸膜腔放置导管以引流感染或未感染积液。
- 在超声或 CT 引导下插管。
  - ▪ 对于非包裹性的胸腔积液，首选超声引导。
  - ▪ 对于多房胸腔积液、肺脓肿及纵隔脓肿，首选 CT 引导。
- 将胸腔管或引流管连接至引流液收集装置（如 Pleur-evac），保持连续低位壁式抽吸 –20cm。
- 脓胸引流。
  - ▪ 通常情况下，在任何胸腔引流前应行诊断性胸腔穿刺术。
- ▪ 具有以下特征的引流液要考虑为脓胸。
  - ◆ 化脓性液体。
  - ◆ pH < 7.2。
  - ◆ 革兰染色可见细菌。
  - ◆ 葡萄糖 < 40mg/dl。
- ▪ 脓胸分期如下所示。
  - ◆ 急性期（渗出性）。
  - ◆ 亚急性期（脓性纤维蛋白）。
  - ◆ 慢性期（机化）。
  - ◆ 经皮穿刺引流仅可于前 2 个阶段进行；慢性脓胸需要行纤维板剥脱术。
- ▪ 肺脓肿引流（图 29-7）。
  - ◆ 经皮穿刺引流可以使 90% 的肺脓肿减小消失。
  - ◆ 肺脓肿的经皮穿刺引流控制了支气管皮肤瘘的发生。
  - ◆ 通常需要 CT 引导来设计插管路径并区分出受感染的及健康的肺组织。

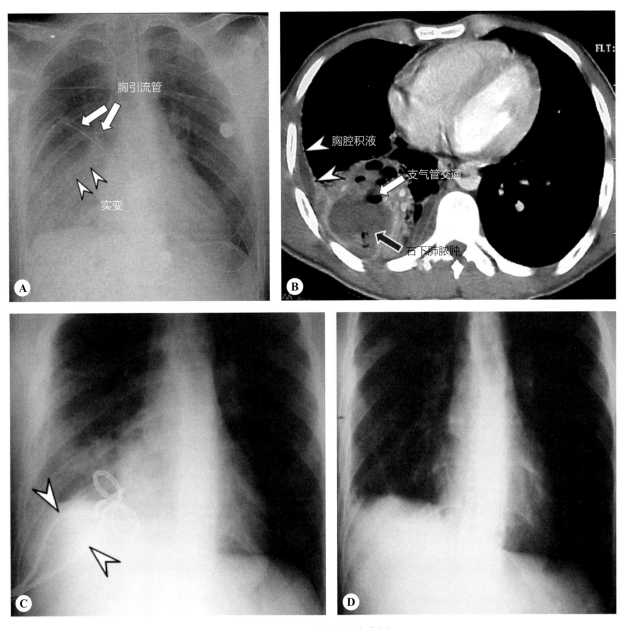

▲ 图 29-7　肺脓肿引流病例

患者男性，16 岁，因车祸就诊于创伤中心。当时因大量气血胸在创伤中心行插管术，并得到缓解。A. 插管后 6 天(箭)，患者出现发热、白细胞升高，胸部 X 线片上可见实变（箭头）。B. CT 显示右侧少量胸腔积液，并见不规则环形强化脓肿影（黑箭），与支气管相通（白箭）。C. 患者于影像引导下在脓腔内放置 2 根导管（箭头）。D. 患者临床症状改善、导管引流量减少均提示可以拔出导管，拔管后的胸部 X 线片示没有脓肿残留（图片由 Dr. Horacio D'Agotino 提供）

- 通过异常肺组织到达脓肿为插入导管的首选路径。

七、其他治疗

- 开放式外科引流。
  - 要求在全身麻醉下进行，是一种创伤性更大的选择，需要更长的住院时间。
- 抗生素治疗。
  - 如果是非复杂脓肿且直径＜ 3cm，仅用抗生素即可治愈。较大的脓肿或脓肿壁较厚者，在没有辅助引流的情况下，抗生素很难渗入脓腔。

文献综述

Ballard 等（2016）认为手术引流适用于以下情况。

- 使用抗生素治疗未能改善的直径＜3cm的脓肿，尤其是当脓肿的病因不清时。
- 经皮穿刺引流没有安全窗。
- 更适合广泛腹膜清创术。
- 同时需要控制病因及脓肿引流。
- 介入放射引流不适用，无法将其转移至更高级别的护理单元。

一项对熟悉影像引导下腹腔脓肿引流术的放射科医生的调查研究显示，他们中61%的人（89/147）不会引流直径＜3cm的脓肿。

在2011年的一项研究中，Politano 等对500例患者 [经皮穿刺引流（240）vs. 外科手术（260）] 的686个引流操作进行回顾性分组（手术组及经皮穿刺引流组）对照分析。开放式手术引流与高死亡率及延长的住院时间显著相关。即使调整了疾病的严重程度和其他死亡率相关因素，经皮穿刺引流仍比手术生存率更高。

八、并发症

- 经皮穿刺引流术的并发症发生率约为10%（表29-1）。
- 脓肿引流的主要并发症如下所示。
  - 脓毒性休克（1%～2%）。
  - 需要重新干预的菌血症（2%～5%）。
  - 需要输血的出血（1%）。
  - 双重感染，包括无菌性积液的感染（1%）。
  - 需要后续的腹腔内干预的胸膜侵犯（1%）。
  - 需要干预的肠穿孔（1%）。
- 如果导管插入时损伤肠管，且仅有入口处的伤口，重要的是要留置导管并在7～10天后重新评估该部位，这实际上等于经皮的肠造瘘。
- 如果导管插入时肠管被穿通、肠管有进出口而未能撤出导管，则可能导致肠梗阻。如果导管穿通并插入肠管，拔出导管可能导致肠内容物外溢并引起腹腔感染，这种情况最好将导管撤至导管末端或猪尾管位于肠腔内并将其留在那里，形成经皮的肠造瘘。

知识点回顾

- 知道要给谁做引流。
  - 了解病史并进行体格检查。年龄分组、身体状态和特征（即幼儿或老年人、危重症患者、重度肥胖、是否有并发症或凝血障碍）对于引流方案的规划和材料的选择至关重要。
- 知道要引流什么。
  - 明确引流液是无菌的还是感染的，这是术前是否使用抗生素的关键。
  - 明确积液是简单还是复杂的可指导引流导管的选择。

- 完全引流。
  - 目标是在首次引流时完全排空积液。
  - 多个导管或大直径导管（18～24Fr）有利于黏性大、含颗粒物的大量积液的排空。
- 随访。
  - 导管应每天冲洗1次或2次以保证引流的有效性，灌洗以去除残留积液的内容物。
  - 住院患者应每天接受介入放射科医生的查房，门诊患者应根据 CLIC 标准对导管的管理和移除进行门诊随访。

思考题

1. 患者女性，54 岁，患有克罗恩病、重度 COPD，因发热、腹痛和白细胞增多被收治于 ICU。患者全腹痛，没有肌抵抗或反跳痛的体征。腹部 CT 显示腹腔内多发脓肿影，其中 3 个为 6cm 或更大。首先采取静脉注射广谱抗生素、暂停口服和复苏的治疗方案。介入放射科会诊认为此时经皮穿刺引流是最合适的治疗方案。腹腔多个病灶分别留置引流管可达有效引流的目的，包括经直肠真骨盆积液引流。

患者的主要治疗团队关注手术的麻醉方式。由于患者的肺损伤，其在之前的择期腹股沟疝修补术中被认为不合适行全身麻醉。治疗团队还表示，她本次入院于局部麻醉下行右颈内静脉中心静脉置管时，她"大声狂叫"。介于患者对麻醉的反应，对于本次拟行的影像引导的经皮导管置入，最合适的治疗方式是什么？

A. 推迟手术，调整患者状态使其可耐受全身麻醉术下气管内插管

B. 在全身麻醉状态下气管插管，继续手术

C. 继续手术，术中静脉内注射镇静药并行局部麻醉

D. 继续手术，仅应用局部麻醉进行手术

E. 本次中止手术，建议静脉注射抗生素及支持治疗，并在 2 天后复查 CT

2. 患者男性，63 岁，因直肠腺癌行低位前切除术及回肠造瘘术，并接受辅助放化疗治疗。本次入院行择期回肠造口还纳术。手术在技术上是成功的，患者入院进行术后恢复。术后第 5 天他出现腹胀、发热和白细胞增多。腹部 CT 示左下腹见腹腔积液。介入放射科会诊并行经腹引流管放置，引流排出 400ml 脓液。引流 4 天后，患者状态良好，其主要治疗团队决定将其转至专业护理机构。过去 2 天的导管每天引流量分别为 60ml 和 50ml。除了告知机构的护理人员每日记录导管引流情况，关于后续随访复诊，最合适的方案是什么？

A. 告知手术团队患者在 1～2 周内复查，如果引流量＜10ml/d 可拔出引流管

B. 告知专业护理机构，如果引流量＜10ml/d 可拔出引流管

C. 安排 6 周后介入放射门诊复诊，如果引流量＜10ml/d 可拔出引流管

D. 在出院后 1～2 周内安排于门诊行经导管积液腔造影

E. 将患者转诊至伤口理疗专科，监测导管引流量并在指导下拔管

3. 患者男性，34 岁，因腹部枪伤送至创伤室。患者意识清醒，没有呼吸损害或血流动力学不稳定。左上腹有一处没有出口的枪伤。腹部膨胀，上腹触诊有不自主的肌抵抗和反跳痛。对创伤评估的超声显示患者有腹腔积液。

患者被紧急送至手术室行剖腹探查术。术中观察到子弹穿过结肠脾曲，子弹碎片嵌在受损的脾脏中。进行了脾切除术和部分结肠切除术并结肠末端造口术，术中未观察到其他损伤。术后第 7 天，患者出现腹痛和白细胞增多。腹部 CT 显示左上腹腹腔内积液，疑似为脓肿。经介入放射进行经腹腔导管引流术并排空积液，并留置导管。在此期间，患者临床症状好转，并在引流管留置的情况下出院。首次脓肿引流 10 天后（剖腹探查术后 17 天），患者复诊以调整导管位置。经导管积液腔造影可见残余脓腔，并见一瘘管似与小肠相通。以下哪项措施是治疗该患者的伴瘘管脓肿的最有效方案？

A. 放置一根导管以有效引流脓肿，另一根导管用于瘘管插管

B. 放置一根导管以有效引流脓肿，并将第二根导管放置在瘘管流出道，不进行插管

C. 使用当前导管有效引流脓肿，暂时不处理瘘管；脓腔减小消失时，尝试使用经皮穿刺瘘管封堵

D. 以上所有方案都是有效的，但没有一个方案优于其他

E. 以上均不可；建议普外科会诊并行剖腹手术修复

拓展阅读

[1] vanSonnenberg E, Wittich GR, Goodacre BW, et al. Percutaneous abscess drainage: update. *World J Surg*. 2001; 25(3): 362-369. Discussion 370-372, https://doi.org/10.1007/s002680020386.

[2] Ballard DH, Flanagan ST, Griffen FD. Percutaneous versus open surgical drainage: surgeon's perspective. *J Am Coll Radiol*. 2016;13(4):364. https://doi.org/10.1016/j.jacr.2016.01.012.

[3] Politano AD, Hranjec T, Rosenberger LH, et al. Differences in morbidity and mortality with percutaneous versus open surgical drainage of postoperative intra-abdominal infections: a review of 686 cases. *Am Surg*. 2011;77(7):862-867.

[4] vanSonnenberg E, D'Agostino HB, Casola G, et al. Lung abscess: CT-guided drainage. *Radiology*. 1991;178(2):347-351. https://doi.org/10.1148/radiology.178.2.1987590.

[5] van Sonnenberg E, Casola G, D'Agostino HB, et al. Interventional radiology in the chest. *Chest*. 1992;102(2):608-612.

[6] Levin DC, Eschelman D, Parker I, et al. Trends in use of percutaneous versus open surgical drainage of abdominal abscesses. *J Am Coll Radiol*. 2015;12:1247-1250.

[7] Chon KS, vanSonnenberg E, D'Agostino HB, et al. CT-guided catheter drainage of loculated thoracic air collections in mechanically ventilated patients with acute respiratory distress syndrome. *AJR Am J Roentgenol*. 1999;173(5):1345-1350. https://doi.org/10.2214/ajr.173.5.10541116.

[8] Pfitzner J. Poiseuille and his law. *Anaesthesia*. 1976;31(2):273-275.

[9] Lee SH, vanSonnenberg E, D'Agostino HB, et al. Laboratory analysis of catheters for percutaneous abscess drainage. *Minim Invasive Ther Allied Technol*. 1994;3:233-237.

[10] Ballard DH, Alexander JS, Weisman JA, et al. Number and location of drainage catheter side holes: in vitro evaluation. *Clin Radiol*. 2015;70(9):974-980. https://doi.org/10.1016/j.crad.2015.05.004.

[11] D'Agostino HB, Park Y, Moyers JP, et al. Influence of the stopcock on the efficiency of percutaneous drainage catheters: laboratory evaluation. *AJR Am J Roentgenol*. 1992;159(2):407-409. https://doi.org/10.2214/ajr.159.2.1632367.

[12] Hoyt AC, D'Agostino HB, Carrillo AJ, et al. Drainage efficiency of double-lumen sump catheters and single-lumen catheters: an in vitro comparison. *J Vasc Interv Radiol*. 1997;8(2):267-270.

[13] Ballard DH, Hamidian Jahromi A, Li AY, et al. Abscess-fistula complexes: a systematic approach for percutaneous catheter management. *J Vasc Interv Radiol*. 2015; 26(9): 1363-1367. https://doi.org/10.1016/j.jvir.2015.06.030.

[14] vanSonnenberg E, D'Agostino HB, Casola G, et al. US-guided transvaginal drainage of pelvic abscesses and fluid collections. *Radiology*. 1991;181(1):53-56. https://doi.org/10.1148/radiology.181.1.1887056.

[15] D'Agostino HB, Hamidian Jahromi A, et al. Strategy for effective percutaneous drainage of pancreatic collections: results on 121 patients. *J La State Med Soc*. 2013;165(2):74-81.

[16] Ballard DH, Erickson A, Ahuja C, Vea R, Sangster G, D'Agostino H. Percutaneous Management of Enterocutaneous Fistulae and Abscess-Fistula Complexes. *Digestive Disease Interventions*. 2018; 02(02):131-140. https://doi.org/10.1055/s-0038-1660452.

[17] Pope MC, Ballard DH, Sticker AL, Adams S, Ahuja C, D'Agostino HB. Fluid Flow Patterns Through Drainage Catheters: Clinical Observations in 99 Patients. *J La State Med Soc*. 2018; 170(5):146-150.

[18] Ballard DH, Flanagan ST, Li H, D'Agostino HB. In vitro evaluation of percutaneous drainage catheters: Flow related to connections and liquid characteristics. *Diagn Interv Imaging*. 2018; 99(2):99-104. https://doi.org/10.1016/j.diii.2017.07.010.

[19] Ballard DH, Mokkarala M, D'Agostino HB. Percutaneous drainage and management of fluid collections associated with necrotic or cystic tumors in the abdomen and pelvis. *Abdom Radiol (NY)*. 2019; 44(4):1562-1566. https://doi.org/10.1007/s00261-018-1854-z.

[20] Ballard DH, Gates MC, Hamidian Jahromi A, Harper DV, Do DV, D'Agostino HB. Transrectal and transvaginal catheter drainages and aspirations for management of pelvic fluid collections: technique, technical success rates, and outcomes in 150 patients. *Abdom Radiol (NY)*. [Ahead of print]. https://doi.org/10.1007/s00261-019-01974-9.

第 30 章　胆道引流和胆道支架
Biliary Drains and Biliary Stenting

Daniel M. DePietro　Brittany K. Nagy　Scott O. Trerotola　著

病例介绍

患者女性，76 岁，出现进行性黄疸和瘙痒。过去 6 个月无明显原因体重下降约 15 磅。发现总胆红素为 7.6mg/dl，腹部 CT 显示肝总管狭窄并被肿块包绕，其近端的胆管扩张。患者被诊断为胆管癌，且不适合外科手术。在开始化疗前，介入放射科医生为她放置内部 / 外部胆道引流管以减轻瘙痒和高胆红素血症。经过 6 个月的化疗并多次更换引流管，因肿瘤对治疗没有反应而停止治疗。患者想移除引流管但不希望再次出现黄疸、瘙痒。她再次接受介入放射的治疗，以移除内部 / 外部胆道引流管并放置永久性的金属支架。

- 1974 年，Molnar 和 Stockholm 首次描述了经皮穿刺胆道引流术。他们第一次介绍了引流管既可用于外部引流（引流至引流袋）也可以用于内部引流（引流至小肠），后者通过在阻塞部位远端放置有侧孔的导管得以实现。这些导管用于缓解良性狭窄及恶性肿瘤引起的梗阻性黄疸。

- 通过使用内部 / 外部引流管，以及后来的内部塑料支架进行姑息性引流，在 20 世纪 70 年代和 80 年代都一直在应用。不过这些早期的材料容易产生并发症，如支架闭塞和胆管炎。

- 20 世纪 80 年代末，应用金属支架的多项临床试验发表了研究结果。金属支架内径增大故而不易闭塞。现在是姑息性胆道引流的治疗方法之一。

- 胆道支架置入通常分两个阶段进行。最初通过放置内部 / 外部引流管减压，下一阶段用永久性金属支架替换引流管。

临床要点

许多胃肠道恶性肿瘤的化疗方案要求胆红素低于 2mg/dl，有的仅需低于 5mg/dl。

一、良性胆道狭窄

- 可通过内部 / 外部放置引流管治疗良性胆道狭窄。

- 大多数良性胆道狭窄是医源性的，发生在外科手术或内镜引导下逆行性胰胆管造影术（endoscopic retrograde cholangiopancrea-tography，ERCP）后，或继发于胆总管结石、胰腺炎、原发性硬化性胆管炎或自身免疫性疾病的炎症。

- 治疗通常包括暂时（3～12 个月）放置塑料支架以及内部 / 外部引流管。除支架置入外，狭窄常用球囊扩张治疗。

- 因永久性金属支架无法移除而不用于良性胆道狭窄的治疗。
- 各医院之间技巧（包括支架长度和球囊扩张时机的选择）各不相同。

二、恶性胆道狭窄

- 引起胆道狭窄的恶性肿瘤可分为两类，即导致近端胆道梗阻的疾病及导致远端胆道梗阻的疾病。
- 近端胆道梗阻不适合接受介入胃肠道团队的内镜支架术。常见病因如下所示。
  - 胆管癌（肝门胆管癌）（最常见）。
  - 胆囊癌侵犯肝脏。
  - 晚期胃癌。
  - 肝转移瘤压迫肝门。
- 远端胆道梗阻通常适于行内镜支架术。如果有内镜介入禁忌证（由于改变了胆道的解剖结构，如胆肠吻合）或内镜介入治疗失败则需经皮穿刺治疗。远端胆道梗阻病因如下所示。
  - 胰腺癌（最常见）。
  - 远端胆管癌。

- 壶腹周围肿瘤。
- 金属支架用于恶性梗阻而塑料支架用于良性狭窄。虽然金属支架更昂贵，但与塑料支架相比，金属支架具有以下优势。
  - 更通畅，降低再干预率，提高成本效果。
  - 不需要外部置管。
  - 小直径输送系统（金属支架是自膨胀的，塑料支架不是）。
- 使用 Bismuth-Corette 分级方式对胆管癌进行分级（图 30-1）。该分级方式（表 30-1）有助于规划由胆管癌引起的胆道梗阻的经皮穿刺治疗方案。

三、适应证

- 肝门梗阻表现如下所示。
  - 黄疸（高胆红素血症）。
  - 开始化疗前需要降低胆红素水平。
  - 皮肤瘙痒。
  - 胆管炎（不常见）。
- 内镜引流失败的病史。
- 既往胆肠吻合术（如胆总管吻合术）。

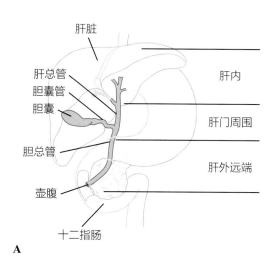
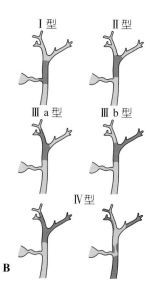

▲ 图 30-1　胆管癌的 Bismuth-Corette 分级图解

A. 肝内胆管癌（CCA）是指累及肝内胆管的恶性肿瘤。肝外 CCA 分为肝门部、中部和远端的肿瘤。B. 肝门 CCA 有 4 种类型。Ⅰ型累及肝总管；Ⅱ型累及肝总管和肝左右管的汇合处；Ⅲa 型和Ⅲb 型分别对应肝总管阻塞合并肝右管或肝左管阻塞；Ⅳ型累及肝内胆管汇合处及肝左右管或指多灶性胆管肿瘤（引自 Lazaridis KN,Gores GJ. Cholangiocarcinoma. *Gastroenterology*. 2005;128:1655-1667, Fig. 4.）

表 30-1 胆管癌的 Bismuth-Corette 分级

分 型	部 位
Ⅰ 型	累及肝总管，不累及肝内胆管汇合处
Ⅱ 型	累及肝内胆管汇合处，不累及肝内胆管分支
Ⅲa 型	累及肝内胆管汇合处与肝右管
Ⅲb 型	累及肝内胆管汇合处和肝左管
Ⅳ 型	范围超出肝内胆管汇合处，累及肝左右管或多灶病变

临床要点

什么是 Charcot 胆管炎三联征？
发热、黄疸、右上腹疼痛。

四、禁忌证

- 经皮胆道引流的相对禁忌证如下所示。
  - 血小板计数＜ 50 000/dl。
  - 国际标准化比值（INR）≥ 1.5。
- 放置金属支架的禁忌证如下所示。
  - 未来可能手术干预。
  - 希望将来可移除。

五、设备

- 放置内部 / 外部引流管器材。
  - 21G 或 22G 针（如 Chiba 针）。
  - 5～7Fr 同轴经皮穿刺套件（如 Jeffrey 套件）。
    - 包括金属套管针、内部塑料套管针和外鞘。
  - 0.018 英寸或 0.035 英寸硬导丝（如 Amplatz SuperStiff）。
  - 亲水性 0.035 英寸导丝。
  - 5Fr 弯头导管（如，Kumpe、Berenstein）。
  - 扩张器。
  - 内部 / 外部胆道引流导管。
  - 皮肤固定装置。
- 如果放置金属支架。
  - 自膨胀金属支架。

- 常用支架包括 Wallstent 和各种裸金属镍钛合金支架。也可以使用覆膜支架，如 ViaBil。
  - PTA 球囊。
    - 用于支架后扩张或覆膜支架放置后的位置调整。

六、解剖学

（一）肝脏解剖

- 肝脏在功能上分为肝左叶和肝右叶两个叶，其基于胆道走行划分（图 30-2）。这不应与解剖上的左右叶混淆，解剖划分基于镰状韧带的解剖位置。
- 介入放射科医生感兴趣的是肝脏的功能分区。
  - 功能性肝左叶包含 Ⅱ 段、Ⅲ 段和 Ⅳ 段。
  - 功能性肝右叶包括 Ⅴ 段、Ⅵ 段、Ⅶ 段和 Ⅷ 段。
  - 尾状叶位于肝脏后部，为肝脏 Ⅰ 段。

（二）胆道解剖（图 30-3）

- Ⅱ 段、Ⅲ 段和 Ⅳ 段的胆管汇合成肝左管。
- Ⅴ 段、Ⅵ 段、Ⅶ 和 Ⅷ 段的胆管汇合成肝右管。
  - 肝右管可进一步分为前肝右管和后肝右管。
    - Ⅴ 段和 Ⅷ 段胆管汇入前肝右管；Ⅵ 段和 Ⅶ 段胆管汇入后肝右管。
- Ⅰ 段胆管分别汇入肝左管和后肝右管。
- 前肝右管和后肝右管汇合成肝右管，其汇合点位于肝左右管汇合点的上游。肝左右管汇合成肝总管。肝总管与胆囊管汇合形成胆总管。胆总管下行在胰头处与胰管汇合，经十二指肠大乳头进入十二指肠。

（三）解剖变异

- 肝脏分段及肝内胆管解剖变异在胆道介入的手术计划中很重要。典型的胆道解剖见于约 60% 的患者，40% 的患者为解剖变异的某种类型。因此，在胆道引流中很容易遇到解剖变异，在手术计划中，术前影像是很重要的检查。
- 应熟悉最常见的胆道解剖变异，尤其是胆管

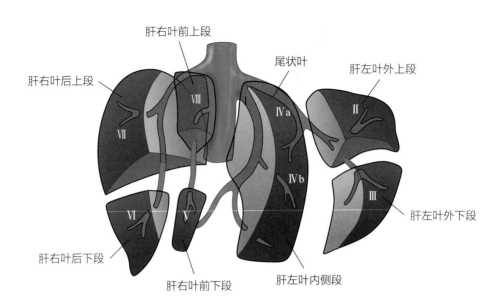

▲ 图 30-2 Couinaud 肝脏分段法

将肝脏分为 8 段，3 条肝静脉是纵向边界。横向平面由门静脉左右支确定。尾状叶位于后部，为 I 段。II 和 III 段分别是肝左叶外上段、肝左叶外下段。IV a 和 IV b 段为肝左叶内侧段。V 段和 VI 段位于门静脉右支下方。VII 段和 VIII 段位于门静脉右支上方（引自 Hagen-Ansert SL. *Textbook of Diagnostic Sonography*. 8th ed. Philadelphia: Mosby Elsevier; 2018:chap 9, 190–247, Fig. 9–3.）

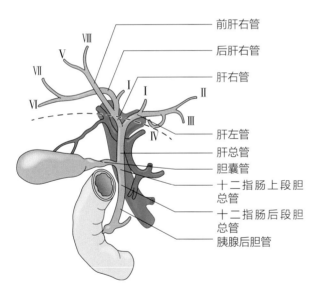

▲ 图 30-3 胆道解剖

胆管系统的解剖包括按肝脏分段的肝内胆管走行及从肝脏到十二指肠的胆管走行 [引自 Ellis H. Anatomy of the gallbladder and bile ducts. *Surgery (Oxford)*. 2011; 29 (12):593–596.]

汇合处的变异（图 30-4）。

• 例如，如果解剖变异导致后肝右管汇入肝左管而不是肝右管，那么在肝左管远端放置支架可以同时对后肝右管和肝左管引流。这需

要从患者的左侧进入胆道树而不是右侧，直接影响手术计划。

临床要点

磁共振胰胆管成像（MRCP）在评估胆道梗阻患者的胆道解剖方面特别实用，是术前计划首选影像方式。

（四）右侧胆道入路

• 最常用的胆道引流路径。

• 穿刺点常定于右腋中线的最低肋骨下方（肋下间隙）。

  ▪ 可在 X 线透视或超声引导下穿刺。

  ▪ 找一条水平走行的肝内胆管，由曲度平缓（而不是锐角）的胆管组成，最好朝向胆管汇合处。

• 要小心避开胸膜反折，其延伸至胸廓底部，位于肝脏上方。

（五）左侧胆道入路

• 由于肝左叶与肋骨和剑突的关系，左侧胆道入路与右侧相比是相对困难的路径，但对患

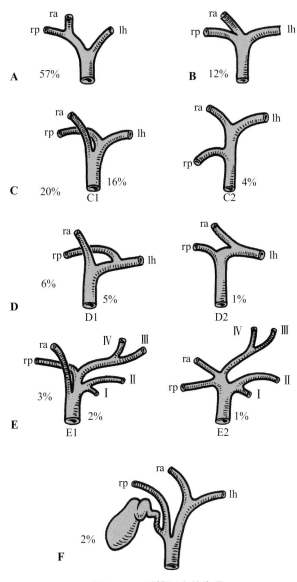

▲ 图30-4　肝管汇合的变异

A. 典型的肝管汇合解剖。B. 3 支汇入肝总管。C. 异位的肝右管汇入肝总管（CHD）[C1. 前肝右管（ra）直接汇入 CHD；C2. 后肝右管（rp）直接汇入 CHD]。D. 异位的肝右管汇入肝左管 [D1. 后肝右管汇入肝左管（lh）；D2. 前肝右管汇入肝左管]。E. 无肝右管汇合点。F. 无肝右管汇合点，异位后肝右管与胆囊管交汇（引自 Jarnagin WR.*Blumgart's Surgery of the Liver, Pancreas and Biliary Tract: Expert Consult-Online.* London: Elsevier Health Sciences; 2012, Fig. 2.25.）

者更友好。

- 穿刺最好在超声和 X 线透视引导下完成，也可以仅通过 X 线透视引导完成。
  - 如果采用双侧入路，可以首先完成相对容易的右侧胆道通路，以帮助建立左侧胆道

通路。

- 由 Ⅱ 段或 Ⅲ 段肝内胆管入路。
  - Ⅱ 段肝内胆管的走行更趋于水平，但穿刺入路的胆管管径常不够宽。
  - Ⅲ 段肝内胆管走行至胆道汇合处可能形成锐角，增加了穿刺套件通过的难度。

七、操作步骤

（一）经皮肝穿刺胆道引流术（胆道引流管放置）

穿刺常选右半肝进入，因其体积较大且路径更容易；因此，在此讨论右侧入路。

- 步骤 1：右侧引流选择低位肋间入路，最好是肋下间隙入路以减少疼痛和胸膜并发症。经典的刺穿点是沿腋中线入路。通过 X 线透视确定第 1 针的位置，以保证其没有过于偏向头侧，排除潜在胸膜损伤的风险。在皮肤入路点行局部麻醉，在超声或 X 线透视引导下，用 Chiba 针经皮穿刺进入扩张的周围胆管。
- 步骤 2：穿刺后，取出针芯，将注射器与穿刺针相连接。
- 步骤 3：X 线引导下注射对比剂，当肝内胆管开始染色时缓慢撤出穿刺针。如果分支结构明显染色则说明肝内胆管已经显影。如果穿刺至肝动脉，对比剂会被快速流动的肝动脉有节律地冲向肝外周；如果穿刺至门静脉，显示为对比剂被持续性血流冲至外周；如果穿刺至肝静脉，显示为对比剂被持续性血流冲向心脏方向；如果穿刺至淋巴管则表现为对比剂呈串珠状缓慢流向肝门。
- 步骤 4：胆管插管成功后，行经皮穿刺胆管造影以评估放置胆道导管的最佳路径，并确保穿刺的胆管更靠近外周（图 30-5）。靠肝中央的路径和通过肝实质的较长路径会增加出血和引流不良的风险。此外，最好使针头和肝内胆管成钝角，这样可以使导管的操作和引流管 / 支架的放置更容易。

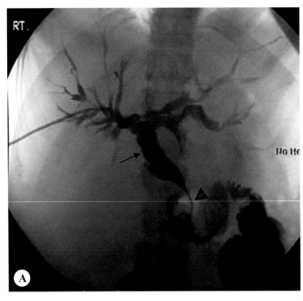 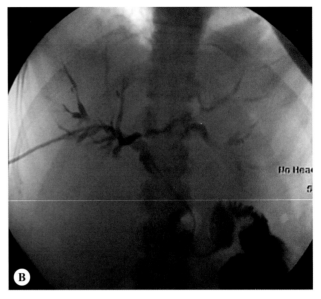

▲ 图 30-5 胆管造影显示胆管梗阻

A. 经引流导管的胆管造影显示低位胆道梗阻。肝总管（箭）通畅，胰腺癌导致胆总管闭塞（箭头）。B. 放置导管后，所有肝内胆管引流通畅 [经允许可转载，引自 Covey AM, Brown KT. Percutaneous transhepatic biliary drainage. *Tech Vasc Interv Radiol*. 2008;11 (1):14–20, Fig. 1.]

- 步骤 5：在到达合适的肝内胆管后，将导丝向肝实质中心推进。在靠近针头处做一个小的皮肤切口，然后将针头取出并更换为过渡扩张器。放置带有内支撑的 6Fr 同轴扩张器，移除内支撑，推进 0.035 英寸导丝。

临床要点

因感染和（或）胆管炎而需要紧急减压的情况下，或者患者的临床状态很差，可以放置外部胆道引流管。在这种情况下，在步骤 5 之后，在 0.035 英寸导丝上置入外部引流管。在患者临床状态改善后，再尝试放置内引流管。

- 步骤 6：0.035 英寸导丝用于尝试穿过梗阻处，目的是将导线插入近端小肠。也可以用 5Fr 弯头导管引导通过障碍物。导丝到达十二指肠则推进导管，亲水性导丝更换为硬质好用的导丝，如 Amplatz Super Stiff。
- 步骤 7：如果有必要，随后连续扩张胆道，放置内部 / 外部胆道引流管（通常在 10～12Fr）（图 30-6）。

（二）更换胆道引流管

- 步骤 1：0.035 英寸 Amplatz 导丝穿过现有的穿刺管道。
- 步骤 2：将导管经导丝撤除。
- 步骤 3：如果需要，可以连续扩胆道。
- 步骤 4：通过导丝放置新的内部 / 外部胆道引流管。可通过胆管造影确认引流管位置。

（三）胆道支架（内部金属支架）放置

- 步骤 1：将 0.035 英寸 Amplatz 导丝穿过梗阻处。
- 步骤 2：经导丝放置足以容纳展开支架的鞘管。
- 步骤 3：经鞘管行胆管造影，评估梗阻范围以选择合适尺寸的支架。
- 步骤 4：将自膨胀支架置于距最终理想位置几厘米处。根据支架的设计，其展开后可以拉回至最终理想位置。
- 步骤 5：支架后行经鞘管胆管造影，确认对比剂可顺行通过支架进入十二指肠。如果对比剂通过支架不理想或出现胆道出血，可以保留外部胆道引流以维持通路。

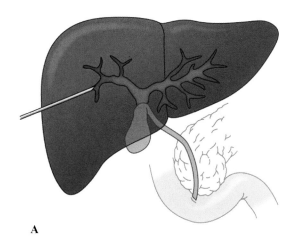

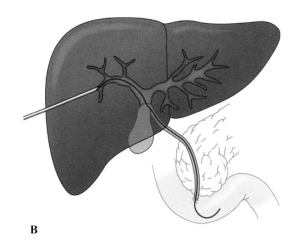

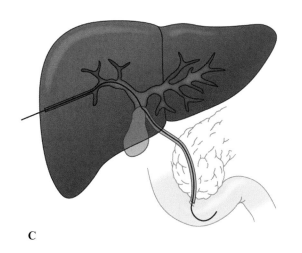

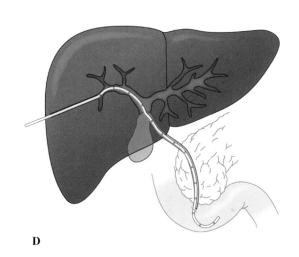

▲ 图 30-6 经皮肝穿刺胆道引流术

A. 确定外周胆管位置并插入穿刺针；B. 经穿刺针插入导丝，导丝穿过梗阻处病变进入十二指肠；C. 撤出穿刺针；D. 经导丝插入内部 / 外部引流管（引自 Stockland AH, Baron TH. *Endoscopic and Radiologic Treatment of Biliary Disease. Sleisenger and Fordtran's Gastrointestinal and Liver Disease*. Philadelphia: Elsevier Saunders; 2010, Fig. 70.8.）

八、其他治疗

- 内镜干预：放置塑料支架减压。
- 手术干预：肝总管肠吻合术、胆肠吻合术或胆总管十二指肠吻合术。

九、并发症

- 菌血症和脓毒血症（最常见）。
- 出血。
  - 门静脉或肝静脉损伤（常见）。

- 肝动脉损伤（不常见）。
- 顽固性疼痛。
  - 右侧穿刺引流位置太靠近肋骨，导致骨膜刺激和（或）肋间神经损伤。
- 胸膜损伤。
  - 导致气胸、血胸和胆汁胸膜漏。
- 导管周围漏。
- 支架闭塞。
  - 多次干预是保持支架通畅的常见方法。

知识点回顾

- 胆道引流可用于多种疾病的治疗，包括良性、恶性病变导致的胆道狭窄。

- 金属支架用于恶性胆道狭窄患者的姑息性胆道引流。在临床适合的情况下，应考虑使用金属支架缓解胆道狭窄，并提高终末患者的生活质量。应让患者知晓保持支架通畅可能需要多次干预。有希望手术的患者不应放置金属支架。

- 胆道支架放置通常分两个阶段进行。最初减压通过放置内部/外部引流管实现，随后替换为永久性金属支架。

- 如需放置内部/外部胆道引流管，在患者充分镇静的状态下，可放置12Fr引流管。在感染/胆管炎需紧急减压的情况下，可放置外部胆道引流管。在患者临床症状好转后，可尝试放置内引流管。

- 对充分的术前准备及顺利完成胆道引流术来说，熟悉胆道引流系统的知识（包括肝脏分段解剖、正常胆道解剖以及正常解剖的变异）是非常必要的。

- 术前影像检查在确定胆道树的解剖和制订治疗方案中很重要。

- 胆道引流常用右侧入路，入路点沿腋中线，选择低于第11肋的肋间隙处。穿刺针路径指向左锁骨中线。

思考题

1. 术前选择哪种影像方法评估胆道解剖？
A. CT
B. 超声
C. MRCP
D. ERCP

2. 患者女性，57岁，近期行腹腔镜下胆囊切除术。现出现发热、恶心和寒战，体格检查出现腹胀。考虑最近的胆囊切除术中胆道损伤导致胆漏。从患者右侧进入胆道系统，并于前肝右管插入导管。于胆道系统注入对比剂。对比剂填充了所有右侧肝内胆管，未发现对比剂的活动性外渗。该患者最可能出现的胆道解剖变异是什么？

A. 后肝右管缺失
B. 前肝右管汇入胆囊管
C. 后肝右管、前肝右管和肝左管三支汇合
D. 后肝右管汇入肝左管

3. 患者男性，39岁，有原位肝移植病史。现出现黄疸和肝功能升高。超声显示胆道扩张、胆肠吻合术处胆管狭窄。该患者没有指征做以下哪项？

A. 长期胆道支架介入
B. MRCP评估胆道解剖
C. 放置金属支架
D. 围术期应用抗生素

拓展阅读

[1] Molnar W, Stockum AE. Relief of obstructive jaundice through percutaneous transhepatic catheter—a new therapeutic method. *AJR Am J Roentgenol*. 1974;122(2):356-367.

[2] DePietro DM, Shlansky-Goldberg RD, Soulen MC, et al. Long-term outcomes of a benign biliary stricture protocol. *J Vasc Interv Radiol*. 2015;26(7):1032-1039.

[3] Sutter CM, Ryu RK. Percutaneous management of malignant biliary obstruction. *Tech Vasc Interv Radiol*. 2015;18(4):218-226.

[4] van Delden OM, Lameris JS. Percutaneous drainage and stenting for palliation of malignant bile duct obstruction. *Eur Radiol*. 2008;18(3):448-456.

第31章　CT 引导肺活检

CT-Guided Lung Biopsy

Mina Makary　David Petrov　Makida Hailemariam　Laurie M. Vance　著

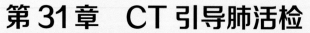

病例介绍

患者女性，67 岁，非裔美国人，有大量吸烟史，无其他并发症，接受常规低剂量胸部 CT 筛查。影像学显示右肺下叶有 1 个 9mm 周围型肺结节。根据 Fleischner 协会的建议，3 个月后进行了胸部 CT 随访，结果显示病变大小增大为 1.4cm，边缘有可疑的毛刺。医学肿瘤学团队与心胸外科和放射肿瘤学合作，向介入放射科咨询 CT 引导的肺结节活检。

低的并发症风险、较低的成本和较低的致残率。

文献综述

Schreiber 和 McCrory（2003 年）基于 19 项研究的 Meta 分析发现，使用 CT 引导的肺部病变活检，对组织学确诊的总体敏感度为 0.90（95%CI 0.88～0.92）。

- Leyden 于 1883 年描述了肺病理学研究中的第一种经皮穿刺方法，他使用该技术对肺炎患者进行了组织抽吸。
- 1976 年，Haaga 和 Alfidi 首次报道了计算机断层扫描在定位靶病变和引导经皮活检中的应用。
- 胸腔内病变（特别是肺实质内的结节或肿块）的活检是恶性肿瘤诊断和分期，以及需要组织学确认的其他疾病诊断的一个重要步骤，尤其是当手术切除可能不是首选的治疗选择时。
- CT 引导活检提供了一种微创方法，为组织病理学诊断提供帮助。与有创性更强的手术相比，该技术具有较高的诊断率、相对较

- CT 空间分辨率的提高允许对 < 1cm 的病变进行活检。多平面重组可用于辅助厘米以下结节的定位。
- CT 透视（CT fluoroscopy，CTF）是许多现代 CT 仪上的一种工具，有助于经皮活检。使用 CTF 时，放射科医生在佩戴铅防护装置的同时，使用 CT 仪旁边的脚踏板直接控制图像采集。
  - 优点如下所示。
    - 与传统技术相比，患者的辐射剂量降低了 10 倍。
    - 近实时图像采集，以在活检针朝目标组织前进时定位活检针。
    - 总手术时间缩短，意味着患者的总麻醉时间缩短。
  - 缺点如下所示。
    - 介入医生接受少量辐射照射。

一、适应证

- 评估＞8mm的非良性（缺乏脂肪或具有中心、弥漫、层状或爆米花状钙化模式的）孤立性肺结节。
- 评估可疑结节，包括正电子发射断层扫描（positron emission tomography，PET）阳性结节或有增长的结节。
- 支气管肺癌和转移性肺部病变的分期。
- 评估难以治疗的慢性肺部感染。
- 胸膜增厚和胸壁肿块的诊断。

二、禁忌证

- 无法纠正的出血倾向（INR＞1.5或血小板计数＜50×10^9/L）。
- 无法配合的患者（包括顽固性咳嗽患者）。
- 严重大疱性肺气肿。
- 肺储备不良（如对侧肺切除患者）。
- 正压通气插管患者。
- 肺动脉高压基础上的中央型病变。
- 疑似包虫囊肿（如果进行活检，则有过敏反应风险）。

三、设备（图31-1）

- 如果高度怀疑恶性肿瘤，且不需要额外的分子检测，可进行细针抽吸；然而，对于大多数病变，最常使用的是同轴或核心切割活检针。选项如下所示。
  - 核心切割弹簧激活18～20G针（最常用）。
  - 同轴针系统，由22G内针和19G外针组成。
  - 千叶抽吸针，20～25G针头。
- 病理切片。
- 福尔马林样本容器。
- 经皮气胸引流装置（如需要）。

四、解剖学

- 胸部和肺部活检的目标是尽可能缩短到达病变的路径，同时避开重要结构、血管、中央支气管、肺大疱和叶间裂。
- 周围型病灶是最安全的目标，因为穿刺过程可以避开关键的中央结构和叶间裂（穿刺会引起胸膜反射，增加气胸的风险）。
- 鉴于肺气肿通常以上叶为主，位于上叶和肺尖的病变的穿刺入路应仔细规划，尽量减少通过肺大疱的路径。

气胸量有多大？

- 传统胸部X线片上的气胸量测量值与胸部CT上确定的实际尺寸相关性较差。
- 气胸量的多少与临床损害程度之间的相关性较弱。评估患者的临床状况好坏是决定是否需要胸腔引流的最重要决定因素。
- 2cm规则：如果肺边缘和心尖胸壁之间的距离＜2cm，通常不需要放置胸腔引流管；距离＞2cm通常需要放置胸腔引流管。

经许可转载，引自 Herring W. *Learning Radiology: Recognizing the Basics*. 3rd ed. Philadelphia: Elsevier; 2016:Box 10.2.

五、操作步骤

- 步骤1：患者在手术台上，使穿刺部位直立。
- 步骤2：取得包括感兴趣区域在内的初步图像（图31-2）。应借助CT活检网格标记穿刺部位。
  - 值得注意的是，所有的成像都应该在呼吸的同一阶段进行，通常是呼气阶段，因为它约占呼吸阶段的2/3。
- 步骤3：目标病变的计划入路应尽可能采用

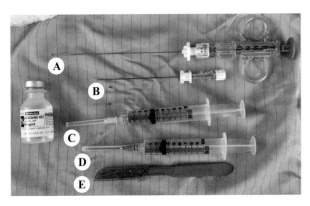

▲ 图31-1 活检设备

A. 20号20cm活检针；B. 15cm同轴导管鞘针；C. 10ml 25号注射器，含1%利多卡因；D. 10ml注射器，用于移除同轴针时的导管抽吸；E. 同轴针道切口手术刀

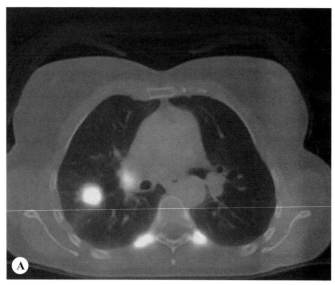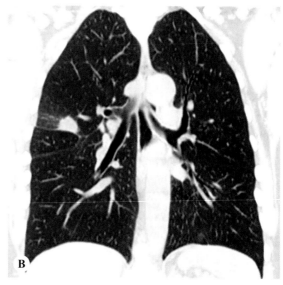

▲ 图 31-2　术前影像

A. 融合 PET/CT 显示 FDG 高摄取的靶病变（最大 SUV 6.9）；B. 术前冠状位重建显示右肺上叶结节，边缘呈毛刺状，紧邻水平裂。FDG. 氟代脱氧葡萄糖；SUV. 标准摄取值

最短的路径，避免肺大疱、叶间裂、大血管、主支气管，如果可能，还应避免充气肺组织。肋骨正下方的病变可以通过倾斜机架或采取斜向入路来定位。

- 步骤 4：用氯己定清洁穿刺部位，并用无菌巾覆盖该区域（图 31-3）。
- 步骤 5：用 1% 利多卡因麻醉皮肤和皮下软组织，在此步骤中不应进入胸膜（图 31-4）。
- 步骤 6：活检引导器或活检装置沿计划路径前进至目标病变（图 31-5）。目的是将引导器（弹簧激活针）或活检装置（同轴针系统）

直接插入病变。扫描获得针尖上、下层面的薄层 CT 图像，以确保准确定位。
- 步骤 7：如果使用弹簧激活针，则活检针插入导入器；如果使用同轴系统，活检装置将穿过病变（图 31-6）。
- 步骤 8：通过图像确认穿刺针尖端位置，并获得穿刺样本。应注意针尖不要超过病灶边缘而损伤重要结构。
- 步骤 9：1~3 个样本量通常是足够的。如果担心取样不足，可准备湿制备玻片，以便现场病理学家在移除设备之前确保样品的充分

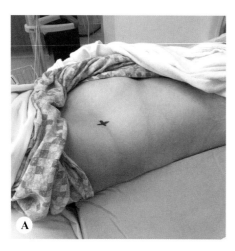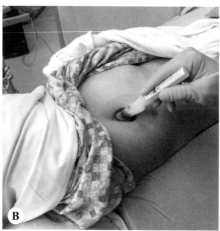

◀ 图 31-3　患者定位与准备

A. 患者左侧卧位，于肋间标记穿刺点；B. 使用氯己定消毒穿刺部位（图片由 MSU CHM, Providence—Providence Park Hospitals, Department of Radiology 提供）

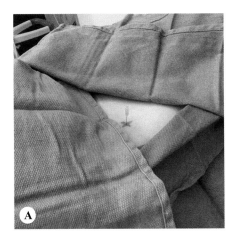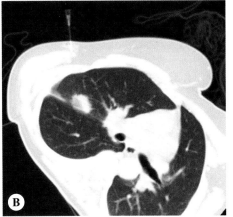

◀图 31-4　穿刺路径规划

A. 25G 麻醉针在皮肤上标记穿刺路径；B. 在轴位图像上重新显示麻醉针，以适当的角度轨迹朝向病灶，并使用 CT 图像进行定位（A 图片由 MSU CHM, Providence—Providence Park Hospitals, Department of Radiology 提供）

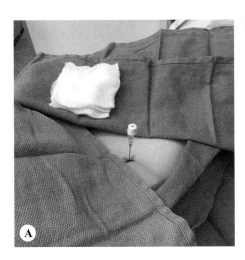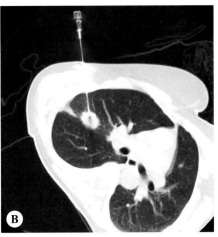

◀图 31-5　同轴针介绍

A. 同轴针插入皮肤部位；B. 病变处的同轴针，针影显示尖端深度适当（A 图片由 MSU CHM, Providence—Providence Park Hospitals, Department of Radiology 提供）

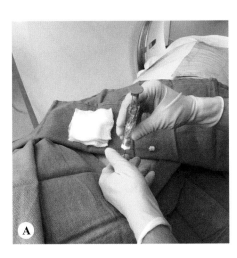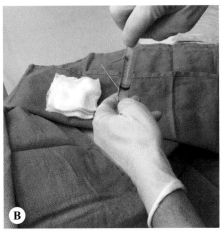

◀图 31-6　活检过程

A. 活检针置于同轴针内；B.10ml 注射器连接到同轴针头上，用于在取出过程中抽吸（图片由 MSU CHM, Providence—Providence Park Hospitals, Department of Radiology 提供）

性（图 31-7）。

- 步骤 10：仔细取出活检装置，在穿刺部位迅速放置封闭绷带，以降低气胸风险，然后将患者转向活检侧。

- 一些干预主义者主张使用血补丁技术来降低气胸的风险，即通过活检引导器或活检针将 4ml 患者外周血注入针道。

- 步骤 11：在许多机构中，术后观察至少 1h，

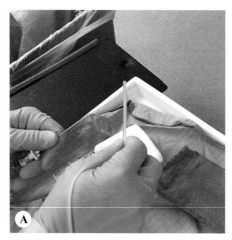
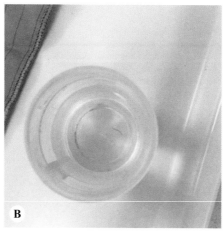

◀图 31-7　处理活检样本
A. 带有组织样本的活检针；
B. 福尔马林溶液中的样品（图片由 MSU CHM, Providence—Providence Park Hospitals, Department of Radiology 提供）

并在活检后进行胸部 X 线片检查，以评估气胸。

- 作为参考，请参阅 Michigan SIR RFS YouTube 视频录制的程序步骤：https://www.youtube.com/watch? time_continue=1&v=ym61be_UAXs (accessed october 2018)。

六、其他治疗

- PET/CT 分期和 CT 引导经皮肺穿刺活检的结合，使更具有创性的外科手术几乎没有必要进行，同时限制了经支气管活检的使用。这些替代技术如下所示。
    - 具有有创性的外科活检要求患者全身麻醉，并且恢复时间更长。
        - 开胸手术。
        - 视频辅助胸腔镜手术（video-assisted thoracoscopic surgery，VATS）。
    - 支气管镜检查，与外科活检相比，有创性较小，但主要局限于中央肺部病变和淋巴结。
        - 经支气管活检。
        - 支气管内超声引导经支气管针吸（endobronchial ultrasound-guided transbronchial needle aspiration，EBUS-TBNA）。

七、并发症

- 气胸（12%～30%）（图 31-8）。
    - 最常见的并发症，大多数活检后气胸不需要干预。只有 2%～15% 需要引流或放置胸腔引流管。

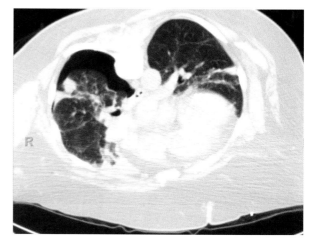

▲图 31-8　术后轴位 CT 显示活检后左侧气胸
图片由 MSU CHM, Providence—Providence Park Hospitals, Department of Radiology 提供

- 发生活检后气胸的风险因素如下所示。
    - 肺气肿。
    - 使用大号（18G）针头。
    - 活检时穿过叶间裂。
    - 针头与皮肤的夹角减小。
- 咯血（5%～10%），通常是自限性的。
- 肺实质出血（5%～17%），通常是自限性的（图 31-9）。
- 罕见但已报道的并发症如下所示。
    - 心脏压塞。
    - 空气栓塞。
    - 肺部感染。
    - 恶性肿瘤针道种植。

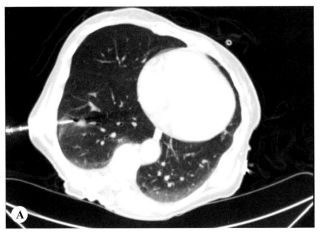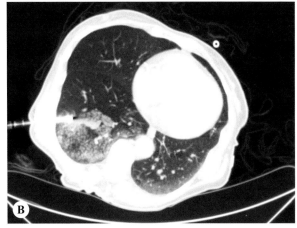

▲ 图 31-9 活检后的并发症

轴位 CT 显示活检轨迹（A）和活检针发射后的实质内肺出血（B）

知识点回顾

• 经皮 CT 引导的肺活检是一种安全有效的组织取样方法，总体灵敏度为 93%，特异性为 98%。

• 首选直接垂直经皮入路，以尽可能短的路径到达病变，避开中央血管和支气管。

• 预防措施包括避免肺大疱和叶间裂，以及使用大口径针头，这样做可以减少发生气胸的风险。

• 术后护理包括将患者转到进行活检的一侧，以降低气胸的风险。

• 最常见的并发症是气胸，大多数无须干预。其他不太常见的并发症包括肺实质出血和咯血，这两种并发症通常都是自限性的。

思考题

1. 以下哪项不是经胸肺活检的禁忌证？

A. $FEV_1 < 50\%$ 的大疱性肺气肿

B. 疑似包虫囊肿

C. 血小板水平：$30 \times 10^9/L$

D. INR：1.2

E. 使用机械通气，PEEP 为 $8cmH_2O$ 的患者

2. CT 引导下肺活检最常见的并发症是什么？

A. 血胸

B. 神经性疼痛

C. 气胸

D. 乳糜胸

E. 心包撕裂伤

3. 以下哪种类型的胸部病变最严重，是否适合 CT 引导下经皮肺活检？

A. 中央支气管病变

B. 皮下淋巴结

C. 周围实质 10mm 非钙化结节

D. 周围实质 10mm 结节伴爆米花钙化

E. 伴有早期 CT 增强的周围 15mm 锯齿状肿块

拓展阅读

[1] Anderson JM, Murchison J, Patel D. CT-guided lung biopsy: factors influencing diagnostic yield and complication rate. *Clin Radiol*. 2003;58:791-797.

[2] Heck SL, Blom P, Berstad A. Accuracy and complications in computed tomography-guided needle biopsies of lung masses. *Eur Radiol*. 2006;16:1387-1392.

[3] House AJS. Biopsy techniques in the investigation of diseases of the lung, mediastinum and chest wall. *Radiol Clin N Am*. 1979; 17:393-412.

[4] Kandarpa K, Machan L. *Handbook of Interventional Radiologic Procedures*. Philadelphia: Wolters Kluwer/ Lippincott Williams & Wilkins Health; 2010.

[5] Lal H, Nayaz Z, Nath A, et al. CT-guided percutaneous biopsy of intrathoracic lesions. *Kor J Radiol*. 2012;13(2):210-226.

[6] Lorenz J. Updates in percutaneous lung biopsy: new indications, techniques and controversies. *Sem Interv Radiol*. 2012; 29: 319-324.

[7] Schreiber G, McCrory DC. Performance characteristics of different modalities for diagnosis of suspected lung cancer: summary of published evidence. *Chest*. 2003;123:115S-128S.

[8] Winokur R, Pau B, Sullivan B, et al. Percutaneous lung biopsy: technique, efficacy, and complications. *Sem Interv Radiol*. 2013; 30:121-127.

第32章　胃造口管放置
Gastrostomy Tube Placement

Judy W.Gichoya　Millie Liao　John M.Moriarty　著

病例介绍

患者男性，78岁，近期被诊断为食管鳞状细胞癌，由于肿块阻塞，其全身无力和吞咽困难。他的医生要求进行介入放射学咨询，以进行经皮影像学引导下胃造口管置入术，以便长期获得肠道营养。

- Egeberg于1837年首次提出了外科胃造口术的概念。

- 1846年，Sedillot尝试进行胃造口术，但他的患者没有存活下来。

- 随后，在1876年，Verneuil进行了第一次成功的胃造口手术。到1894年，Stamm已将外科胃造口置管技术标准化。

- 1979年，Gauderer和Ponsky进行了第一次经皮内镜胃造口术（percutaneous endoscopic gastrostomy，PEG），1981年，Preshaw进行了第一次经皮透视引导下胃造口管置入术。

- 经皮胃造口管放置无须显露胃，可通过前腹壁直接进入胃。

- 胃造口术为无法满足热量和营养需求的患者提供了长期肠内营养的替代摄入途径。

- 短期肠内营养可通过鼻胃管和口胃饲管实现，但这些导管的直径较小，会导致更频繁的堵塞，使得它们不适合长期应用。

- 胃造口管也可用于慢性小肠或胃出口梗阻患者的减压。

- 以下专业人员可以放置胃造口管。
  - 外科医生进行开放式外科胃造口术置管。
  - 胃肠科医生在内镜指导下放置PEG管。
  - 介入放射科医生在透视指导下进行经皮放射胃造口（percutaneous radiologic gastrostomy，PRG）管放置。

- 经皮胃造口术（即PRG和PEG）可根据胃造口管（G管）插入的方法进一步分类。
  - 经口（或拖出法）技术：将胃造口管插入口腔，穿过胃，由前腹壁拉出。
  - 经腹（或推入法）技术：胃造口管插入前腹壁并推入胃内。

一、适应证

- 胃造口管放置的一般适应证如下所示。
  - 获得长期肠内营养。
  - 胃减压。

- 长期肠内营养的适应证如下所示。
  - 吞咽困难。
    - 神经系统原因，包括脑血管意外和创伤性脑损伤。
    - 神经肌肉疾病，包括脑性瘫痪和肌萎缩侧索硬化症（amyotrophic lateral sclerosis，ALS）。
    - 物理阻塞性原因，包括头部、颈部和食管恶性肿瘤。
  - 慢性疾病，常见于儿科人群，导致经口热量摄入不足（如囊性纤维化、脑积水）。

- 胃肠减压适应证如下所示。

  - 小肠梗阻。

  - 胃出口梗阻。

  - 肠瘘。

临床要点

- 在某些情况下，特定的造瘘方法可能比另一种更合适，如下所示。

  - 当内镜难以通过肿块或担心口腔/食管癌细胞扩散到胃时，PRG 优于 PEG。

  - 吞咽困难的 ALS 患者通常使用 PEG；然而，由于呼吸系统并发症的风险较小，严重呼吸功能不全（用力肺活量＜50%）的患者首选 PRG。

- 经腹入路的优势。

  - 避免胃造口管暴露于口腔菌群，从而降低感染风险。

  - 避免头颈恶性肿瘤患者的肿瘤种植。

- 经口入路的优势。

  - 增加胃进入的确定性。

  - 减少胃造口管错位的风险。

  - 降低移位风险。

二、禁忌证

- 绝对禁忌证如下所示。

  - 胃肠道梗阻（除非放置胃造口管进行减压）。

  - 活动性腹膜炎。

  - 无法纠正的凝血功能障碍：存在无法控制的内出血风险。

  - 肠道缺血。

- 相对禁忌证如下所示。

  - 血流动力学不稳定。

  - 活动性或近期胃肠道出血（如食管静脉曲张、消化性溃疡）。

  - 胃恶性肿瘤。

  - 腹水：有腹膜炎和胃造口管感染的风险。

  - 脑室腹腔分流术后：有脑膜炎的风险。

  - 肥胖：有胃造口管脱出可能。

  - 解剖异常（如胃高位、部分胃切除史）。

  - 结肠位于胃和腹壁之间。

文献综述

Rabeneck 等（1996 年）在对 7369 例患者的回顾性研究中发现，尽管胃造口管应用广泛，但没有证据支持放置胃造口管提高了患者生存率。

- 根据美国介入放射学学会（Society of Interventional Radiology，SIR）的说法，经皮胃造口术有中等出血风险。SIR 建议如下。

  - INR ＜ 1.5。

  - 血小板计数＞ 50 000/μl。

  - 术前停用氯吡格雷 5 天。

  - 术前停用 1 治疗剂量的低分子肝素。

  - 无须停用阿司匹林。

三、设备

- 胃造口管根据其直径、材料和留置方式分类。胃造口管结构如图 32-1 所示。

- 胃造口管有不同尺寸，分为 4 种类型（图 32-2），总结如下。

  - 硅胶导管（American Endoscopy，Bard Interventional Products；Billerica，MA）。

  - 带可折叠泡沫法兰的聚氨酯导管（CORPAK MedSystems，Wheeling，IL）。

  - 乳胶导管，端部带有可移动的外部垫和内部蘑菇形或蕈头状法兰（American Endoscopy）。

  - 球囊（Foley）导管（Wilson Cooke Co.，WinstonSalem，NC）。

- T 形扣件用于将胃固定在前腹壁上。

- 纽扣式胃造口管用于替换每个胃造口管的专用"造瘘长度"已建立的通道（图 32-3）。

四、解剖学

- 胃造口管放置在胃和小肠运动正常或接近正常的患者身上（除非用于减压）。患者的解剖结构应适合放置胃造口管。当不符合这些标准时（如手术改变胃解剖结构的患者、胃

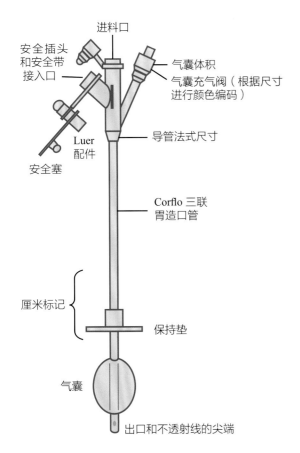

图 32-1　胃造口管的部件

引自 Samuels LE. Nasogastric and feeding tube placement. In:
Roberts JR, Hedges JR, eds. *Clinical Procedures in Emergency
Medicine*. 4th ed. Philadelphia: Saunders; 2004:794-816.

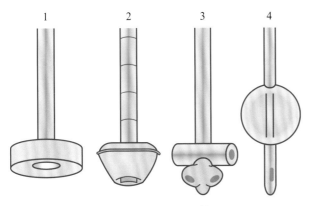

▲ 图 32-2　胃造口管

引自 Samuels LE. Nasogastric and feeding tube placement. In:
Roberts JR, Hedges JR, eds. *Clinical Procedures in Emergency
Medicine*. 4th ed. Philadelphia: Saunders; 2004:794-816.

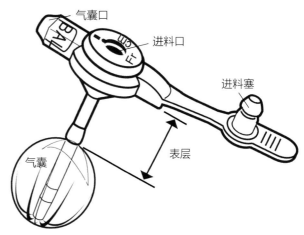

▲ 图 32-3　纽扣式（**MIC KEY**）胃造口管部件

经许可转载，引自 Halyard, https://www.halyardhealth.com/.

或十二指肠瘘患者或严重反流患者），应考
虑放置空肠饲管。

• 胃是一个腹腔内器官，位于左上腹部横膈下
方，位于部分肝左叶的下方。其解剖相关的
结构如下 [胃的部分：器官（附属结构）]。
   ▪ 后部：胰腺。
   ▪ 左侧：脾脏（胃脾 / 胃脾韧带）。
   ▪ 上方和右侧：肝脏（肝胃韧带 / 小网膜）。
   ▪ 上方：横膈（胃膈韧带）。
   ▪ 下方：横结肠（胃结肠韧带 / 大网膜）。

胃解剖（图 32-4）

• 贲门是胃的一部分，与食管连续，并过渡到
胃体。
• 胃底是指通过贲门平面上方的胃部分。
• 胃体与胃窦由经过胃角切迹的线区分，胃窦
通过幽门进入十二指肠。

五、操作步骤

（一）术前准备

• 通过检查 INR（＜ 1.5）和血小板计数（＞
50×10^9/L），确保患者符合中度风险标准。
• 回顾患者病史，包括既往手术和影像学资料
（如腹部 X 线片和 CT）。
• 患者应在手术前至少 6h 接受 NPO 治疗。

（二）新型胃造口管置入术（经腹入路）

• 步骤 1：放置鼻胃管，或将 Dobhoff 管缩回

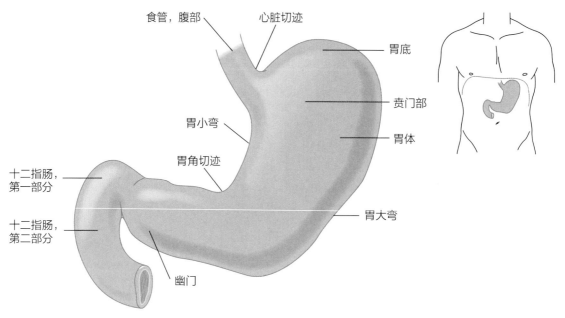

▲ 图 32-4 胃的腹侧观
引自 Paulsen F. *Sobotta Atlas of Human Anatomy*. 2013:69–156. Munich, Germany. © 2013, Figs. 6.5 and 6.6.

胃中。

- 步骤 2：患者仰卧，清洁 / 覆盖左半腹部。首选左侧腹直肌外侧的进入部位，以避免穿过肌肉并避免损伤腹壁上动脉分支。

- 步骤 3：向患者静脉注射 0.1～1mg 胰高血糖素（非糖尿病患者），以避免在充气期间胃减压。此时可服用镇吐药。

- 步骤 4：此时拍摄透视图像，以观察胃的情况。通过鼻胃管给胃充气，直到观察到胃充分扩张。

  ▪ 横结肠应与胃区分开来。一些机构在手术前 12h 给患者口服对比剂，以突出结肠。

  ▪ 超声可用于确认所选部位的肝下叶远离胃。

  ▪ 彩色多普勒可用于避免损伤腹壁上动脉。

  ▪ 理想的穿刺位置是在胃体，面向胃窦，以便在将来需要时较容易转换为胃空肠造瘘术。

- 步骤 5：为了将胃固定在腹壁上，用胃固定缝合线固定该部位（图 32-5）。在所有部位注射皮下利多卡因。医生可以根据到达胃的皮下组织的数量使用 2～4 条胃固定缝合线。

- 步骤 6：使用利多卡因后，在胃黏膜缝合线

之间切开，并使用导管针进入胃内，朝向幽门。

- 步骤 7：将 1 根导丝穿过导管针并盘绕在胃中，通过连续扩张来扩张通道。

- 步骤 8：将 1 根 10～20Fr 胃造口管穿过通道。通过向胃腔注射对比剂来确认导管在胃内的位置。

- 步骤 9：然后用最多 10cm 的无菌水对固定球囊充气。

- 步骤 10：将管缩回，以避免过松或过紧。使用丝线将保持垫固定在该位置。

- 步骤 11：然后将胃造口管连接到重力袋以排空。患者在 24h 内无须管饲的情况下接受 NPO 治疗。如果 24h 后没有腹膜炎的迹象，那么造瘘管可以用于喂食和药物。

- 步骤 12：患者应在 1～3 周内到诊所（或住院）进行胃固定缝合线移除。如果胃固定缝合线放置时间过长，可能导致脓肿或瘘管形成。

（三）新型胃造口管置入术（经口入路）

步骤 1～5 与"新型胃造口管置入术（经腹入路）"相同。

- 步骤 6：将 1 根 18G 导管针插入胃，指向胃

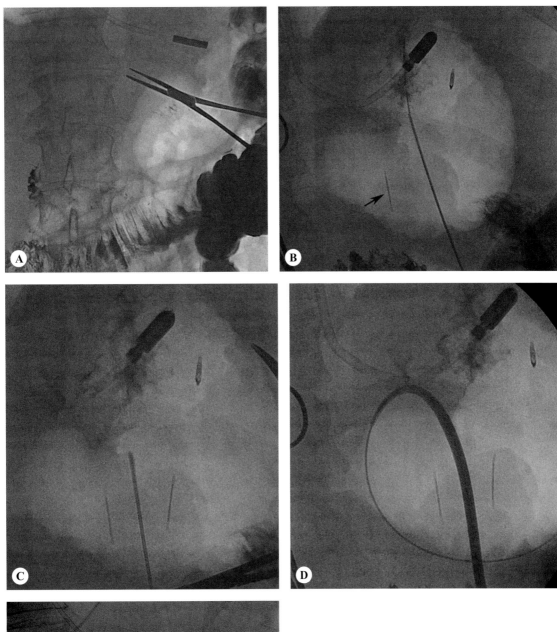

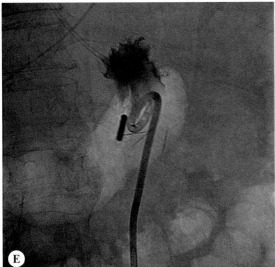

▲ 图 32-5　经皮胃造口置管步骤

A. 初始定位。止血器标记肋缘。胃通过预先准备的鼻胃管充气。最佳的进入途径是通过胃中下部胃大弯。B. 使用 T 形扣件进行胃固定。首先通过图像确定 T 形扣件已就位（黑箭）。第 2 个校正通过 18G 针完成。通过注射对比剂和侧位透视成像来确定管腔内位置。C. 穿刺针进入，用于将导管放入胃中。注意 2 个 T 形扣件已就位。一些医生倾向于放置 3 个扣件。朝向幽门的穿刺针可简化将来向胃空肠造瘘术的转换。应注意肋缘以下，并注意腹壁上动脉的位置。D. 通过导丝扩张管道。E. 图像显示胃底的胃造口管食管交界处。

- 步骤 7：将导丝穿过导管针插入食管、口咽并从口腔中取出。带内缓冲器的胃造口管顺方向插入导丝，直到露出腹壁。

重复"新型胃造口管置入术（经腹入路）"中列出的步骤 9~12，以固定胃造口管。

（四）胃造口管更换

- 1.5%~4.5% 的患者会发生意外脱出。
- 胃造口管的护理应每 3~6 个月进行 1 次。
- 胃造口术通常在放置后的前 7~10 天内成熟，但免疫抑制患者（如皮质类固醇使用者、糖尿病患者、HIV 阳性患者等）可能会延长至 4 周。
- 更换胃造口管的方法取决于其初始放置后的间隔时间。
  - 如果在瘘管未成熟时取出导管，则应在透视下用导丝进行更换。
  - 如果导管放置数月且已形成瘘管，可在床旁更换；如果瘘管不成熟，则在透视引导下通过导丝进行更换，如下所示。
    - 步骤 1：球囊放气，移除现有导管。
    - 步骤 2：在瘘管中放入润滑凝胶。确保患者平躺，肌肉放松。然后，将 1 根新的导管插入先前的瘘管内。
    - 步骤 3：使用标准方法固定管道。

（五）胃造口管维护

- 应使用温和的肥皂和水清洁胃造口术部位。
- 过量的肉芽组织可使用局部硝酸银或高效局部类固醇治疗。
- 可在皮肤上涂抹造瘘粉或氧化锌，以防止局部刺激。
- 应避免使用封闭性敷料，首选泡沫敷料，因为它们可以将引流物从皮肤上剥离。
- 可使用质子泵抑制药，加大管道尺寸以填塞管道或将胃造口管转换为胃空肠造瘘管来治疗管道周围的持续渗漏。
- 经常用无菌水冲洗，防止堵塞。如果管道已经堵塞，可以使用胰酶或机械装置来疏通管道。当上述操作失败时，可进行管道更换。

六、其他治疗

- 需要短期喂养（＜6 周）的患者可以使用鼻胃管或鼻空肠喂养管。
  - 因为会使胃食管连接处保持开放，所以增加了胃食管反流和误吸风险。
- 静脉内全胃肠外营养（total parenteral nutrition，TPN）可用于长期营养，代替放置胃造口管。
  - 增加败血症和胆汁淤积性肝病风险。
  - TPN 输注所需的经外周静脉置入中心静脉导管（peripherally inserted central catheter，PICC）存在感染风险。

七、并发症

> **文献综述**
> Lowe 等（2012 年）在 2012 年对 684 例患者进行了一项多中心研究，报道了 PRG 的总体 30 天死亡率为 1%。

（一）轻微并发症

- 轻度疼痛（31%），可通过口服镇痛药缓解。
- 中度疼痛（28%），可通过静脉镇痛药缓解。
- 镇痛后 30min 持续的剧烈疼痛（1%）。
- 造瘘周围渗漏。
  - 胃肠道形成的连续扩张可能导致过度消化，从而导致有胃内容物和肠内配方奶从造瘘部位泄漏的风险。
  - 插入更大的胃造口管将减少泄漏。
- 造瘘周围感染（高达 5%）。
- 内固定器置入综合征。
  - 胃造口管内垫上的胃黏膜生长。
- 胃溃疡形成。
- 胃出血。

> **临床要点**
>
> SIR 建议在皮肤和外垫之间留出 1cm，以获得足够的张力和减少压力相关的并发症（疼痛、溃疡、造口周感染、内固定器置入综合征等）。

- 管道故障。
  - 服用粉碎药物后，通常会出现堵塞。
  - 定期用水冲洗可防止这种情况。
- 气腹（56%）。
  - 通常无临床意义，除非游离空气量随时间增加或患者出现症状。
- 管道移位。
  - 管道的移位可导致腹膜炎（如果在腹膜中位置不正确），尤其是在管道成熟之前发生移位，在非免疫抑制患者通常需要7～10天。
  - 更换导管的最常见原因。

（二）严重并发症

- 管道错位（1%）。
  - 手术过程中胃造口管不慎插入腹腔，这通常在围术期被发现。

临床要点

在经皮放射引导下胃造口管放置期间和之后确认导管的胃内定位，以减少导管错位并评估内脏损伤。

- 腹膜炎（2%）。
  - 由于胃造口管在腹膜中定位不当或胃内容物通过穿刺部位漏入腹膜。
- 胃、小肠或结肠意外穿孔。
- 肿瘤沿穿刺通道播散。
- 吸入性肺炎。
  - 通常由潜在吞咽困难继发的胃食管反流引起。
  - 胃造口管置入死亡率高达3.2%，最常见的原因是吸入性肺炎。
- 胃肠皮肤瘘（胃、结肠和皮肤瘘）。
  - 在结肠位于胃和前腹壁之间的情况下不适宜进行手术时发生。
  - 可导致急性结肠穿孔、梗阻或造瘘周围的粪便泄漏。
  - 当替代胃造口管直接插入结肠而不是通过结肠和胃时，通常会发现先前产生的胃结肠皮瘘。

知识点回顾

- 放置经皮胃造口管用于胃肠道营养支持或减压。
- 介入放射学学会建议 INR ＜ 1.5，血小板 ＞ 50×10^9/L，术前使用氯吡格雷5天。
- 胃造口管放置的绝对禁忌证包括活动性腹膜炎、肠缺血、无法纠正的凝血病和胃梗阻（除非胃造口管用于梗阻的减压）。
- 放置胃造口管需要回顾既往患者病史，包括手术史，并回顾可用的影像学资料，以确保有合适的穿刺位置（无腹水和上覆结肠）。
- 使用 0.1～1.0mg 胰高血糖素以减少胃肠道蠕

动，防止充气后胃减压。
- 用胃固定缝合线将胃固定在前腹壁上，并向幽门(经腹入路)或胃食管连接处(经口入路)进入。然后将1根导丝穿过针头，放置胃造口管。
- 胃造口管道在7～10天内成熟，但免疫抑制患者可能需要4周的时间。
- 胃造口管的维护包括冲洗以防止堵塞、定期清洁管道和舒适定位以保持管道周围皮肤的完整性。应每3～6个月完成一次换管，进行预防性维护。

思考题

1. 以下哪项是介入放射学学会关于放置胃造口管前实验室检查和药物优化的建议？
   A. INR＜1.5
   B. 血小板＞25×10^9/L
   C. 继续使用氯吡格雷
   D. 停止阿司匹林治疗

2. 经皮胃造口管放置的绝对禁忌证是什么？
   A. 食管阻塞性肿块患者的胃肠道梗阻
   B. 活动性腹膜炎
   C. 无法纠正的凝血病
   D. 肠道缺血
   E. 以上全部

3. 经皮胃造口管置入的适应证是什么？
   A. 呼吸窘迫
   B. 吞咽困难
   C. 体重减轻
   D. 提高生存率

拓展阅读

[1] Black MT, Hung CA, Loh C. Subcutaneous T-fastener gastropexy: a new technique. *AJR Am J Roentgenol*. 2013; 200(5): 1157-1159.

[2] Crowley JJ, Hogan MJ, Towbin RB, et al. Quality improvement guidelines for pediatric gastrostomy and gastrojejunostomy tube placement. *J Vasc Interv Radiol*. 2014; 25(12): 1983.

[3] Itkin M, DeLegge MH, Fang JC, et al. Multidisciplinary Practical Guidelines for Gastrointestinal Access for Enteral Nutrition and Decompression From the Society of Interventional Radiology and American Gastroenterological Association (AGA) Institute, With Endorement by Canadian Interventional Radiological Association (CIRA) and Cardiovascular and Interventional Radiological Society of Europe (CIRSE). *J Vasc Interv Radiol*. 2011;22(8):1089-1106. https://doi.org/10.1016/j.jvir.2011.04.006.

[4] Lang EK, Allaei A, Abbey-Mensah G, et al. Percutaneous radiologic gastrostomy: results and analysis of factors contributing to complications. *J La State Med Soc*. 2012; 165(5): 254-259.

[5] Lowe A, Laasch H, Stephenson S, et al. Multicentre survey of radiologically inserted gastrostomy feeding tube (RIG) in the UK. *Clin Radiol*. 2012;67(9):843-854. https://doi.org/10.1016/j.crad.2012.01.014.

[6] Lyon S, Pascoe D. Percutaneous gastrostomy and gastrojejunostomy. *Sem Interv Radiol*. 2004;21(3):181-185.

[7] Ozmen M, Akhan O. Percutaneous radiologic gastrostomy. *Eur J Radiol*. 2002;43:186-195.

[8] Rabeneck L, Wray N, Petersen N. Long-term outcomes of patients receiving percutaneous endoscopic gastrostomy tubes. *J Gen Int Med*. 1996;11(5):287-293.

[9] Russ KB, Phillips MC, Wilcox CM, et al. Percutaneous endoscopic gastrostomy in amyotrophic lateral sclerosis. *Am J Med Sci*. 2015;350(2):95-97.

第33章 淋巴管造影和胸导管栓塞
Lymphangiography and Thoracic Duct Embolization

Samuel K. Toland　Edward W. Lee　著

病例介绍

患者男性，69岁，患食管腺癌，在食管胃切除术后第7天发生乳糜胸。大量乳糜液通过双侧胸导管排出。胸部X线片显示双侧胸腔积液（图33-1）。这并不能通过保守治疗解决问题。他被转诊到介入放射科进行淋巴管造影，并可能进行胸导管栓塞。

- 淋巴管造影术于1952年由Kinmonth等首次进行，1955年描述了第一次令人满意的放射技术。

- Bruuns、Engstet于1956年首次描述了油性对比剂的使用，如碘油/乙碘油。他们表明，这些物质不会从淋巴系统扩散，因此可以对淋巴结进行满意的观察。

- 历史上，淋巴管造影成像一直是淋巴系统病理情况诊断的金标准。然而，随着轴位CT成像技术的出现，实施和解释淋巴管造影术的专业知识水平已显著下降。

  - 鉴于其能够显示淋巴系统内部结构，淋巴管造影术仍是诊断和定位淋巴管损伤的金标准。

- 淋巴管造影术是向淋巴管内注入油性对比

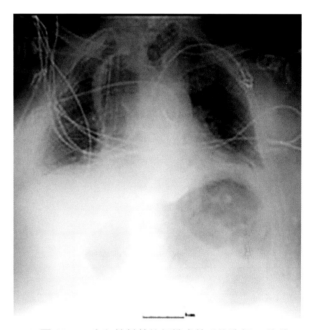

▲ 图 33-1　介入放射前的便携式前后位胸部 X 线片
图片由 Dr. E. Lee 提供

剂，使淋巴管不透明而显影，一般通过足背或腹股沟入路进行。

- 胸导管栓塞（thoracic duct embolization，TDE）是经腹乳糜池插管，随后对受伤的胸导管进行栓塞。

  - 这项技术是由Constantine Cope博士发明的。最初通过猪模型进行研究，1998年Dr. Cope发表了他最先5位患者的胸导管栓塞结果。

1998 年，Dr. Cope 及其团队评估了术后乳糜腹和乳糜胸患者行乳糜池置管和乳糜瘘栓塞的可行性。他们认为这是可行的、安全的、有临床意义的。本文将淋巴管造影术和胸导管栓塞（TDE）放在首位。在 2002 年的一篇后续文章中，Cope 等用 TDE 治愈了 42 例患者，其中 31 例无复发。

- 淋巴漏的原因如下所示。
  - 手术并发症（如胸部手术、根治性颈淋巴结清扫术、腹膜后淋巴结清扫术、冠状动脉重建和血管旁路手术）。
  - 创伤。
  - 癌症患者放射治疗。
  - 任何引起淋巴阻塞的过程，如下所示。
    - 淋巴管疾病：Gorham 病、淋巴管平滑肌瘤病。
    - 全身性疾病：结节病。
  - 先天性畸形。

临床要点

即使在介入放射学中，淋巴漏也是中心静脉导管插入后的罕见并发症。

- 淋巴系统的任何地方都可能发生渗漏；然而，临床上最重要的途径是从肠到乳糜池再到胸导管。
  - 症状包括呼吸困难、心动过速、咳嗽、发热和胸痛。
    - 从损伤到出现症状的平均时间是 7～10 天。
  - 通过胸腔存在淋巴液进行诊断。
  - 大部分见于胸部或食管术后，虽然发病率只有 0.42%。
  - 在正常成人中，胸导管每天可运输 4L 淋巴液。因此，损伤会导致胸腔内液体迅速积聚。

一、适应证

- 淋巴异常的诊断和特征。
- 淋巴漏的探查和定位。
- 由淋巴漏导致的高排乳糜胸，保守治疗失败者。
- 存在乳糜腹。
- 存在淋巴瘘。
- 丝虫病患者，丝虫病是一种导致丝虫乳糜尿的寄生虫病。
  - 在热带地区的地方病，如日本、中国香港、中国台湾、菲律宾和巴西。

临床要点

当胸导管（或其分支）受损导致乳糜瘘并渗入胸膜腔时，就会发生乳糜胸。

二、禁忌证

- 不可纠正的凝血功能障碍者。
- 存在活动性右向左心内分流的患者。
  - 使用油性对比剂有发生脑栓塞的风险。
- 肺动脉瓣关闭不全或呼吸储备减少的患者。
  - 油性对比剂可能引起肺栓塞和（或）肺炎。

三、设备

- 关于足背入路。
  - 亚甲蓝。
  - 局部麻醉药。
  - 手术刀和外科解剖设备。
  - 30G 淋巴管造影针。
- 关于结内入路。
  - 25G 腰椎穿刺针（图 33-2）。
  - 短管连接。
  - 5ml 注射器。
- 关于栓塞。
  - 22G 长千叶针（尖端略微弯曲，便于

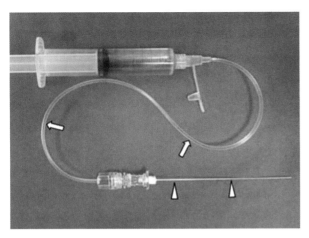

▲ 图 33-2 25G 腰椎穿刺针（箭头）和连接管（箭）组装，用注射器中的碘油冲洗

引自 Lee EW, Shin JH, Ko HK, et al. Lymphangiography to treat postoperative lymphatic leakage: a technical review. *Kor J Radiol*. 2014; 15 (6):724.

操作)。

- 0.018 英寸软导丝。
- 2.3Fr 高流量短 – 长微导管。
- 栓塞材料，如下所示。
  - 互锁线圈。
  - Concerto 线圈。
  - 氰基丙烯酸酯胶。
  - Onyx 胶。
- 对比剂材料。
  - 钆剂，用生理盐水 1∶1 或 1∶2 稀释。
  - 碘油，一种油性对比剂。

四、解剖学

- 乳糜池位于 L_1/L_2 水平，呈囊状膨大。
  - 由左右腰干、肠干（对乳糜胸最重要）、下肋间干和肝淋巴干汇合而成。
- 胸导管是体内最大的淋巴管。
  - 引流除右半胸壁、右上肢、右半头颈部外所有其他淋巴。
  - 起源于腹部乳糜池上方，在达左侧颈内静脉和左锁骨下静脉交界处（颈静脉角）之前，走行于脊柱前方（长达 45cm）。
- 淋巴系统和胸导管变异见于 40%～60% 的患者。

- 这些变异是由于胚胎发育过程中形成的异常吻合和通路。
- 常见变异如下所示。
  - 单侧胸导管注入左颈静脉角（90%～95%)。
  - 单侧胸导管注入右颈静脉角（2%～3%)。
  - 单侧胸导管注入双侧颈静脉角（1%～1.5%)。
  - 重复胸导管。
  - 丛状胸导管。
  - 乳糜池缺如。
  - 胸导管注入于奇静脉。

五、操作步骤

- 不需要特定的预处理步骤。
- 通常在全身麻醉下进行。
- 目前常用的淋巴管造影方法有 2 种。
  - 经典的 "足背" 方法，用染料分离足背淋巴管进行插管。
  - "结内" 方法，在超声引导下直接穿刺腹股沟区域的淋巴结。
    - 该方法最初是用来评估肿瘤累及腹股沟、盆腔和腰部淋巴结情况。

（一）足背淋巴管造影术

- 步骤 1：患者仰卧位，双足外露。
  - 腹部或胸部淋巴漏的患者，使用任何一侧足部都可以。
  - 腹股沟或盆腔渗漏的患者，应使用与漏口同侧的足部。
- 步骤 2：在第一、二足趾以及第二、三趾间皮层、皮下层和皮内层注入 0.5ml 亚甲蓝。
- 步骤 3：等待 30min 至 1h 后，可以显露足背部淋巴管。
- 步骤 4：局部注射麻醉，在显露足背淋巴管的位置，做一个 2cm 切口，通常位于第一跖骨基底部。
- 步骤 5：仔细解剖淋巴管，将其与周围组织分离。用丝线围绕淋巴管腔并将其拉紧，使管腔扩张，为了更方便插管。
- 步骤 6：由动脉钳控制 30G 淋巴管造影针，

紧贴皮肤与淋巴管对齐，然后插管。放松丝线结，用胶带、湿纱布或 3-0 丝线将针和淋巴管固定在一起（图 33-3）。

- 步骤 7：通过自动泵以 0.2～0.4ml/min 的速率注入 6～12ml 碘油。
- 步骤 8：获得透视图像以测量碘油向头颅方向的进展。
- 步骤 9：成像结束时，移除针头，缝合伤口。

（二）结内淋巴管造影术

- 步骤 1：使用 25G 腰椎穿刺针，在超声引导下直接穿刺腹股沟最远端最大的淋巴结（图 33-4）。针尖位于淋巴结皮质和淋巴结门之间的过渡区。
- 步骤 2：注射碘油并在透视下观察，以确认淋巴结的正确定位（图 33-5）。
- 步骤 3：通过自动泵以 0.2～0.4ml/min 的速率注入 10～12ml 碘油。
- 步骤 4：每隔 5～10 分钟进行连续透视图像，以评估碘油的进展情况（图 33-6 和图 33-7）。
- 步骤 5：随后行非增强 CT，获得淋巴管成像，评估渗漏部位，并对可能进行的胸导管栓塞确定合适的穿刺部位。这些操作在造影术后立即进行，并在 4～5 小时后重复 1 次。

（三）胸导管栓塞

- 步骤 1：使用上述任何一种淋巴管造影方法，用碘油使腹膜后淋巴管、腰干和乳糜池混浊。
- 步骤 2：在透视引导下，使用 22G 千叶针，经皮插管乳糜池。针头的角度应略微偏向头侧，为要插入的导丝创建一个不太锐利的角度。
- 步骤 3：进入乳糜池后，用 0.014～0.018 英

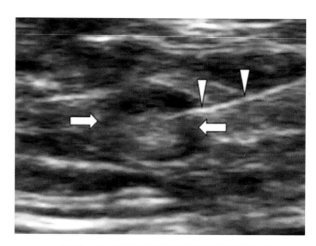

▲ 图 33-4　在超声引导下穿刺腹股沟淋巴结
用 25G 腰椎穿刺针（箭头）直接穿刺进入腹股沟淋巴结（箭）[引自 Lee EW, Shin JH, Ko HK, et al. Lymphangiography to treat postoperative lymphatic leakage: a technical review. *Kor J Radiol*. 2014;15 (6):724.]

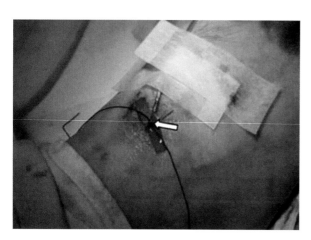

▲ 图 33-3　分离右足背淋巴管
用 30G 淋巴管造影针插管，将针和淋巴管固定在一起（箭）[引自 Lee EW, Shin JH, Ko HK, et al. Lymphangiography to treat postoperative lymphatic leakage: a technical review. *Kor J Radil*. 2014;15 (6):724.]

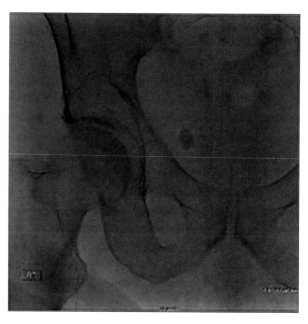

▲ 图 33-5　直接显示腹股沟淋巴结
图片由 Dr. E. Lee 提供

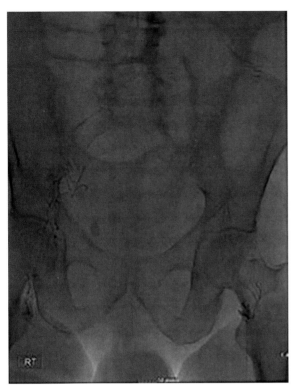

▲ 图 33-6 碘油向胸导管流入
图片由 Dr. E. Lee 提供

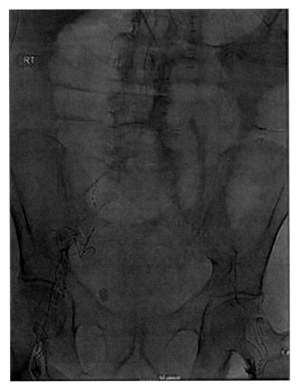

▲ 图 33-7 碘油向更远处胸导管流入
图片由 Dr. E. Lee 提供

寸微导丝穿过胸导管。

- 步骤 4：固定微导丝后，一根微导管穿过它进入胸导管。
- 步骤 5：注入少量对比剂，来确认导管尖端正确的位置，并确定有无对比剂外溢 / 渗漏。
- 步骤 6：微导丝和导管穿过渗漏口，使用微弹簧圈和（或）胶水栓塞渗漏口近端和远端的胸导管（图 33-8）。
- 步骤 7：栓塞后，将对比剂注入近端导管，以确认无外溢。
- 步骤 8：移除器材。

六、并发症

- 当碘油用量小于 10ml 时，总体并发症的发生率较低。
- 淋巴管造影，并发症如下所示。
  - 发热。
  - 疼痛。
  - 肺泡内出血。
  - 肺栓塞。
  - 碘油过敏反应。
  - 碘油外溢至周围软组织。
- 胸导管栓塞，并发症如下所示。
  - 对实体器官和关键结构损伤。
    - 对肠、肝、胰腺、下腔静脉和主动脉的意外穿刺。
  - 肺栓塞：由过量栓塞胶溢出进入锁骨下静脉引起。
  - 周围水肿：由淋巴管破裂引起。

七、其他治疗方案

- 低输出量淋巴漏（＜ 500ml）很可能通过保守治疗方法解决。
  - 用奥曲肽、生长抑素和依替福林进行药物治疗。
  - 肠外营养、乳糜饮食（低脂、高蛋白）或肠道休息。
- 通过治疗性引流和潜在胸导管置入进行对症治疗。
- 外科结扎导管。

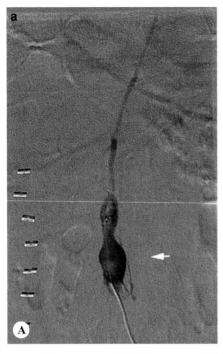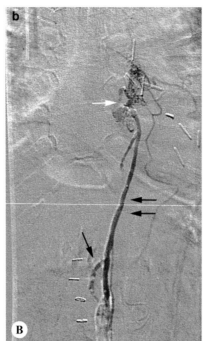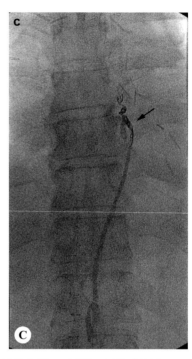

▲ 图 33-8　A. 白箭示乳糜池，被碘油浑浊显影；B. 黑箭示左侧胸导管，白箭示异常外溢；C. 黑箭示用微弹簧圈、栓塞材料行漏口栓塞后

引自 Atie M, Dunn G, Falk G. Chlyous leak after radical oesophagectomy: thoracic duct lymphangiography and embolisatin (TDE)—A case report. *Int J Surg Case Rep*. 2016;23:12–16.

知识点回顾

- 淋巴管造影术是诊断和定位淋巴漏的一种安全有效的方法。它在显示淋巴系统内部结构方面具有独特的能力。
- 用于淋巴管造影术的油性对比剂碘油，已被证明具有硬化性质。50%~75% 的淋巴漏在淋巴管造影后消失。
- 乳糜胸最常见的原因是胸部 / 食管手术。

- TDE 栓塞引起乳糜漏的受损淋巴管，是一种安全有效的方法。
- 淋巴管造影可以通过足部淋巴管（足背入路）或腹股沟淋巴结（结内入路）进行。
- 由于存在脑栓塞风险，碘油禁止应用于活动性右向左心内分流患者。由于存在肺栓塞的风险，呼吸储备不足也是使用碘油的禁忌证。

思考题

1. 下列哪项是胸导管栓塞最常见的适应证？

A. 气胸

B. 乳糜胸

C. 气管食管瘘

D. 丝虫病

2. TDE 的禁忌证包括以下哪项？

A. 可纠正的凝血病

B. 乳糜性腹水

C. 呼吸储备减少

D. 肝内分流

3. 使用油性对比剂可能引起的并发症包括以下哪项？

A. 脑和肺栓塞

B. 淋巴损伤

C. 囊状淋巴管瘤

D. 丝虫病

拓展阅读

[1] Chen E, Itkin M. Thoracic duct embolization for chylous leaks. *Semin Intervent Radiol.* 2011;28(1):63-74. https://doi.org/10.1055/s-0031-1273941.

[2] Cope C. Diagnosis and treatment of postoperative chyle leakage via percutaneous transabdominal catheterization of the cisterna chyli: a preliminary study. *J Vasc Interv Radiol.* 1998;9:727-734.

[3] Guermazi A, Brice P, Hennequin C, et al. Lymphography: an old technique retains its usefulness1. *Radiographics.* 2003; 23(6):1541-1558. https://doi.org/10.1148/rg.236035704.

[4] Jackson D, Whittle R, Rothnie N. An introduction to lymphangiography. *Clin Radiol.* 15(4):341-346. https://doi.org/10. 1016/s0009-9260(64)80011-8.

[5] Kawasaki R, Sugimoto K, Fuji M. Therapeutic effectiveness of diagnostic lymphangiography for refractory postoperative chylothorax and chylous ascites: correlation with radiologic findings and preceding medical treatment. *AJR Am J Roentgenol.* 201(3):659-666. https://doi.org/10.2214/ajr.12.10008.

[6] Lee E, Shin J, Ko H, et al. Lymphangiography to treat postoperative lymphatic leakage: a technical review. *Korean J Radiol.* 2014; 15(6):724. https://doi.org/10.3348/kjr.2014. 15.6.724.

[7] Plotnik AN, Foley PT, Koukounaras J, et al. How I do it: lymphangiography. *J Med Imaging Radiation Oncol.* 2010; 54(1).

[8] Syed L, Georgiades C, Hart V. Lymphangiography: a case study. *Semin Intervent Radiol.* 24(1):106-110. https://doi.org/10.1055/s-2007-971180.

第 34 章　穿刺术
Paracentesis

Andrew Sideris　Bipin Rajendran　Uma R. Prasad　著

病例介绍

> 患者男性，63 岁，既往有肝硬化和复发性腹水病史，因腹痛、发热和寒战于急诊科就诊。检查时，触诊患者腹部柔软，有严重腹水。患者的总胆红素为 3.1g/ml，血清白蛋白为 1.5g/ml。要求介入放射学行穿刺术，来评价自发性细菌性腹膜炎（spontaneous bacterial peritonitis, SBP）。

- 早在公元前 1100 年，Aulus Cornelius Celsus（公元前 30 年至公元 50 年）第一次详细描述了治疗性穿刺术。
- 1626 年，来自意大利帕多瓦的 Sanctorius-Sanctorius 设计了第一个套管针，随后常规用于穿刺。
- 直到 20 世纪 50 年代，在首次描述大容量穿刺术（＞5L）的有害影响之前，从患者体内抽出大量腹水（包括 Ludwig van Beethoven）。
- 1990 年，Titó 等描述了行大容量穿刺术后输注白蛋白的安全性和有效性。
- 穿刺术描述的是从腹腔内抽出液体。
  - 用于诊断和（或）治疗原因不明的新发或恶化腹水患者。
  - 对于已知病因有症状的复发性腹水患者，可行穿刺术达到治疗目的。

- 传统方法，该过程包括将 5Fr 穿刺针和导管组合，插入腹膜进行引流。如今，可以用预包装的穿刺盒，通常包括 6Fr 或 8Fr 引流导管。它们通过一个进入腹腔后变钝的闭塞器引入腹膜，防止内脏受损。
- 在超声（图 34-1）引导下，操作者可评估解剖标志，如血管系统、实体器官和内脏等。肝硬化继发腹水患者具有凝血功能障碍，会增加皮下和（或）腹膜内出血的风险。
- 诊断性穿刺不需要检测大量腹水（30～50ml 应是足够的）。送样品进行各种检测，如下所示。
  - 细胞计数和分化、革兰染色、培养物、总蛋白、白蛋白、癌胚抗原（carcinoembryonic

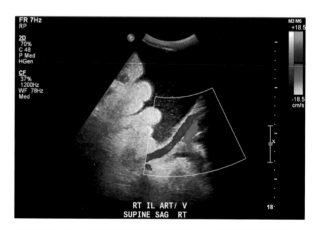

▲ 图 34-1　术前右下腹部超声检查，显示腹水积聚与右侧髂动脉和静脉的关系

antigen，CEA）、淀粉酶、脂肪酶和甘油三酯。

- 行大容量治疗性穿刺可能缓解症状。
  - 对于门静脉高压继发腹水的患者，如抽出的量超过 5L，则应进行白蛋白置换。然而，如果是恶性肿瘤继发腹水，目前指南不支持白蛋白输注。

一、适应证

（一）新发腹水的诊断

- 评估腹水有助于确定腹水是由门静脉高压还是其他原因引起的（如癌症、感染或胰腺炎）。
  - 肝硬化是美国引起腹水最常见的原因。
    - 腹水是肝硬化三大并发症中最常见的。其他两大并发症是肝性脑病和静脉曲张出血。

（二）既存腹水的诊断

- 排除可疑 SBP。SBP 在腹水患者中很常见，可能危及生命。临床指标如下所示。
  - 发热。
  - 腹部疼痛。
  - 脑病恶化。
  - 肾功能恶化。
  - 白细胞增多。
  - 酸中毒。
  - 胃肠道出血。
  - 败血症 / 休克。
- 隐匿性 SBP 在需要住院治疗的肝硬化和腹水患者中并不少见。
- 一些专家建议在监测下进行穿刺。

（三）既存腹水的治疗性引流

- 在血流动力学稳定的张力性腹水患者，可用来缓解不适并防止呼吸系统损伤。
- 难治性腹水或利尿药无效的腹水患者可能需要连续大容量穿刺。

二、禁忌证

- 唯一绝对禁忌证是存在弥散性血管内凝血（disseminated intravascular coagulation，DIC）。

- DIC 是消耗性凝血病，使凝血因子和血小板减少，DIC 患者在穿刺术后出血的风险更高。
- 在超声引导下，传统的相对禁忌证被除外，如妊娠、器官肥大、肠梗阻、腹腔粘连和膀胱潴留。
- 穿刺术前需纠正抗凝是一个相对有争议的点。
  - 根据 2012 年发表的 SIR 共识指南，穿刺术被归为"1 类"手术，出血风险较低。当 INR 纠正至＜ 2.0 和血小板纠正至＞ 50 000/µl 时，可以行该手术。
  - 然而，美国肝病研究学会（AASLD）成人肝硬化腹水处理指南的更新也于 2012 年发表，不建议穿刺术前常规预防性使用 FFP 和血小板输注（建议Ⅲ类，C 级）。

> **文献综述**
> 在 2004 年 Grabau 等的一项前瞻性研究中，经培训的术者进行了近 1100 次大容量穿刺，均未引起严重出血并发症或术前 / 术后需要输血。在该亚组患者中，最高 INR 为 8.7，最低血小板计数为 19 000/µl。

三、解剖学

- 腹部包含消化系统的大部分器官和泌尿生殖系统的部分器官。
- 分为 9 个区域用于描述腹部器官、疼痛或症状的位置。这些区域由 4 个平面划分——2 个矢状（垂直）平面和 2 个横断（水平）平面。
- 腹部内容物由以下结构包围。
  - 前外侧腹壁肌腱膜。
  - 上部的膈肌。
  - 下部的骨盆肌。
- 腹壁动态地收缩或扩张，以适应因摄入、妊娠、脂肪沉积或病理引起的膨隆。

- 前外侧腹壁由皮肤和皮下组织（浅筋膜）组成，皮下组织由脂肪、肌肉及其腱膜、腹膜外脂肪和壁腹膜组成。
  - 除了脐部，皮肤松散地附着在皮下组织上，脐部皮肤附着牢固。
  - 前外侧腹壁的最内层，以及靠后壁的几个器官，被浆膜覆盖，称为壁腹膜。壁腹膜反折覆盖腹部器官，被称为脏腹膜。
- 在腹壁与内脏之间壁腹膜和脏腹膜形成了一个潜在的间隙，即腹膜腔。这个间隙通常包含少量细胞外液（约 50ml），以润滑腹腔内腹膜。腹水是腹膜腔内有多余的液体，是一种临床症状。
  - 像覆盖的皮肤一样，壁腹膜对压力、疼痛和温度敏感。穿刺引起的疼痛通常是局部的。
  - 脏腹膜对触摸、温度和疼痛不敏感。
  - 男性的腹膜腔是完全封闭的。在女性中，有一条通道，通过输卵管到达骨盆，是潜在的感染途径。

（一）腹水的病因

- 门静脉高压症。
  - 原因如下所示。
    - 肝硬化。
    - 酒精性肝炎。
    - 急性肝衰竭。
    - 肝静脉闭塞性疾病。
    - 心力衰竭。
    - 缩窄性心包炎。
    - 血液透析相关的腹水。
- 低白蛋白血症。
  - 原因如下所示。
    - 肾病综合征。
    - 蛋白丢失性肠病。
    - 严重营养不良。
- 腹膜疾病。
  - 原因如下所示。
    - 恶性腹水（如卵巢癌、间皮瘤）。
    - 感染性腹膜炎（如结核、真菌感染）。
    - 嗜酸细胞性胃肠炎。
    - 淀粉肉芽肿性腹膜炎。
    - 腹膜透析。
    - 多囊间皮瘤。
- 其他病因如下所示。
  - 乳糜性腹水。
  - 胰源性腹水（如胰管破裂）。
  - 黏液性水肿。
  - 腹腔积血。
  - Budd-Chiari 综合征。

（二）肝硬化腹水的病理生理

- 腹水是肝硬化最常见的并发症。代偿性肝硬化患者在 10 年内，50% 将会出现腹水。
- 在美国，85% 的腹水继发于肝硬化。
- 门静脉高压（portal hypertension，PHT）的出现是导致液体潴留的第一步。
  - 肝硬化但没有 PHT 的患者，不会出现腹水。
  - 门静脉压力升高约 12mmHg 或更高通常见于液体潴留的患者。
- PHT 引起内脏动脉血管舒张，门静脉血流机械性受阻，使门静脉回流压力增加。
  - 肝硬化和腹水的患者，全身血管阻力（vascular resistance，SVR）通常存在显著降低。
    - SVR 降低最明显的区域是内脏动脉循环。
  - 血管舒张发生的确切机制是一个值得研究的领域。
    - 当前的观察表明，一氧化氮是肝硬化患者血管舒张的主要介质。
  - 进行性血管舒张导致内源性血管收缩因子释放、钠和水潴留、肾血管收缩增加。
    - 血管收缩因子试图将灌注压恢复到正常。
    - 有效容量减少，净效应导致大量钠和水潴留。
    - 实际上，细胞外的钠储存、血浆容量和心输出量都在增加。
  - 钠和水的潴留增加了血浆容量。
    - 钠潴留是肝硬化患者整体情况的敏感标志。

- ◆ 钠潴留程度与生存率成反比。
- ◆ 尿钠排泄＜ 10mEq/d 表明平均生存时间为 5～6 个月。
- PHT 是漏出性腹水的一个原因，通过测量血浆 – 腹水白蛋白梯度（serum-ascitic albumin gradient，SAAG）确定。
  - SAAG 与门静脉压力直接相关。
  - SAAG ≥ 1.1g/dl 是漏出性腹水。
    - ◆ 如果 SAAG ＞ 1.1g/dl，腹水总蛋白（ascitic fluid total protein, AFTP）有助于确定腹水的原因。
    - ◆ 通常肝硬化腹水的 SAAG ＜ 2.5g/dl。
    - ◆ 心源性腹水的 SAAG ＞ 2.5g/dl。

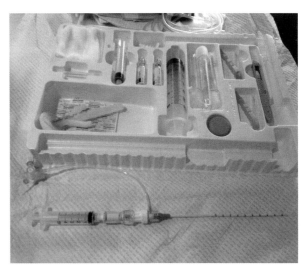

▲ 图 34-2 预包装穿刺套件
导管引流系统已组装好，放在托盘下方

临床要点
• 腹水的鉴别诊断基于 SAAG。 • SAAG ≥ 1.1g/dl 提示是漏出过程，原因如下所示。 ▪ 肝硬化（最常见）。 ▪ 肝脏恶性肿瘤（肝细胞癌或转移）。 ▪ 暴发性肝衰竭。 ▪ 右心收缩功能障碍 / 心力衰竭（"心源性腹水"）。 ▪ 缩窄性心包炎。 ▪ Budd-Chiari 综合征。 ▪ 肝窦阻塞综合征（SOS）。 ▪ 门静脉和（或）脾静脉血栓形成。 ▪ 血吸虫病。 • SAAG ＜ 1.1g/dl 提示是渗出过程，原因如下所示。 ▪ 腹膜炎（尤其是结核）。 ▪ 腹膜癌病。 ▪ 胰腺炎。 ▪ 黏液水肿。 ▪ 腹膜假黏液瘤。 ▪ 卵巢甲状腺肿。 ▪ 结节病。 ▪ 淀粉样变。 ▪ Meigs 综合征。 ▪ 血管炎。 ▪ 低白蛋白血症。 ▪ 肠梗阻 / 梗死形成。 ▪ 淋巴阻塞 / 漏。

- 穿刺针。
  - ◆ 或者可以使用 6Fr 或 8Fr 导管。
- 导管。
- 利多卡因和 10ml 注射器。
- 60ml 引流注射器。
- 标本管。
- 22G 和 25G 千叶针。
- 手术刀。
- 用于大容量吸出的管道。
- 用于大容量引流的真空收集瓶或抽吸装置。

五、操作步骤

- 步骤 1：患者处于仰卧位，头部稍微抬起。
- 步骤 2：选择引流位置。
  - 使用超声定位含有腹水区域，但要避开肠管或实体器官。移动性"浊音"表明在选定的部位存在腹水。
  - 外侧入路：髂前棘内上方 2～4cm 处。
    - ◆ 在肥胖患者中，最好采用侧入路方法，与中线入路相比，腹壁更薄，腹水更深。
  - 中线入路：脐下 2cm 处。
    - ◆ 相对于侧入路更有利，因为该区域没有血管。

四、设备

- 预包装导管引流盘（图 34-2）通常如下所示。

临床要点
穿刺导管不应穿过皮肤感染、皮肤血管明显充血、手术瘢痕或腹壁血肿部位。

- 步骤 3：用皮肤标记笔标记选定的入口位置。
- 步骤 4：该位置消毒后，铺上洞巾。
- 步骤 5：用 1% 或 2% 利多卡因麻醉穿刺针的预期路径。通常使用 22G 或 2G、1.5 英寸（或更长）针头注射，总共 5～10ml 利多卡因。
  - 在表皮进入部位注射 1ml 形成小皮丘。
  - 在较深的组织中，针头沿着预期的路径缓慢前进，注射麻醉药和回抽活塞交替进行，以确保针头没有穿透血管结构。突然失去阻力标志着进入腹膜腔。
  - 一旦腹膜腔内液体开始填充注射器，将额外的 3～5ml 麻醉药注入壁腹膜。对这个腔隙的麻醉很重要，因为它高度敏感。
- 步骤 6：使用 11 号刀片在插入部位刺穿 1 个小孔，以便穿刺导管穿过表皮。
- 步骤 7：将 5ml 或 10ml 注射器与导管连接。
- 步骤 8：针头在皮肤、皮下组织和壁腹膜中以小的 2～3mm 的增量前进（图 34-2）。针头在操作者的主导手上，同时非主导手握住超声探头。注射器应间歇地回抽，以确保不会穿透血管结构。可以使用以下任何一种先进的技术。这些方法可防止皮肤插入部位和腹膜插入部位直接重叠，理论上可将术后腹水渗漏的风险降至最低。
  - 角度插入技术。
    - 当针刺入表皮时，针头相对于插入部位保持在 45°。这个角度继续穿过皮下组织进入腹膜腔。
  - Z- 轨迹技术（图 34-3）。
    - 向足侧或头侧方向拉动皮肤组织 2cm。当针刺入表皮时，针头相对于插入部位保持在 90°。
    - 手术结束退出针头时，皮肤组织将恢复到它原来的位置，形成偏移的进入 / 退出轨迹。
- 步骤 9：突然失去阻力，或腹水填充注射器

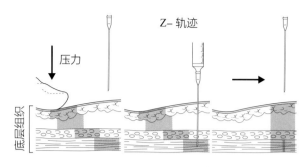

▲ 图 34-3　Z- 轨迹注射

经许可转载，引自 Hawley R, King J. *Australian Nurses' Dictionary*. 6th ed. Chatswod, NSW: Elsevier Australia (a division of Reed International Boks Australia Pty Ltd); 2016.

时，标志着进入腹膜。此时，导管向前穿过针头，随后退出针头。
- 步骤 10：根据适应证，执行以下步骤。
  - 诊断性穿刺。
    - 将一个大注射器连接到导管上，抽出 30～60ml 液体送去进行分析。
  - 治疗性（大容量）穿刺。
    - 高压连接管连接到导管毂上。
    - 然后将连接管连接到大型真空容器上。如果有必要，可添加其他容器。
- 步骤 11：一旦需要的液体量被抽出，则移除导管。
- 步骤 12：使用无菌封闭敷料。

六、其他治疗

- 穿刺术是诊断腹水病因的金标准。
- 对于复发性和（或）有症状的恶性腹水患者，需要频繁的大容量穿刺，应考虑放置隧道式腹腔引流导管行姑息治疗。

七、并发症

- 一般并发症（估计发生率 < 0.2%）如下所示。
  - 腹水持续渗漏。
  - 局部感染。
  - 腹壁血肿（图 34-4）。
- 紧急，但少见的并发症如下所示。
  - 出血。
  - 腹腔内脏器受损。

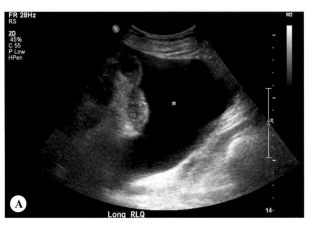
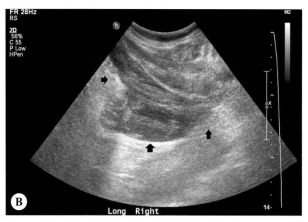

▲ 图 34-4　**A.** 穿刺术前右下腹部灰阶纵切面图像显示低回声积液（*）与腹水一致。**B.** 穿刺术后，患者腹壁明显肿胀。右下腹部灰阶纵切面图像显示腹水量明显减少，右腹部皮下组织混合回声（黑箭）聚集，与腹壁血肿一致

- 刺穿腹壁下动脉。
- 穿刺的晚期并发症如下所示。
  - 穿刺术引起的循环功能障碍（paracentesis-induced circulatory dysfunction，PICD）于 1988 年由 Gines 等首次描述，这是大容量穿刺术的并发症，可引起低血压、低钠血症、腹水再积聚、肝肾综合征和生存率下降。
  - PICD 的病理生理学尚不清楚，但被认为由低血容量和随后激活的肾素 – 血管紧张素 – 醛固酮（renin-angiotensin-aldosterone，RAA）系统共同作用。
  - 在未进行扩容治疗的大容量穿刺中，PICD 的发生率为 80%；当使用扩容（如白蛋白）时，这一比率降至 15%～35%。
    - ◆ 这可通过限制每次穿刺量在 5～6L，或在手术结束时，每取出 1L 腹水，静脉输注 6～8g 白蛋白来预防。
    - ◆ 一些研究表明，3mg 静脉注射特利加压素（一种加压素类似物）在降低 PICD 发病率方面几乎与白蛋白一样有效。特利加压素比白蛋白成本更低。特利加压素也可与白蛋白协同作用。
  - 患者的血浆肾素活性基线将增加 50% 以上，达到每小时 > 4ng/ml，发生在穿刺术后 5～6 天。
- 腹腔积血（图 34-5）是一种潜在的危及生命的并发症，可由无意中刺穿腹壁下动脉、分支血管或腹壁静脉曲张引起。

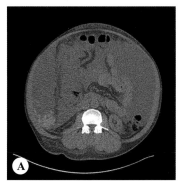
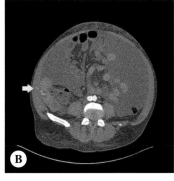
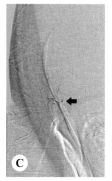
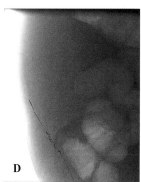

▲ 图 34-5　**A.** 穿刺术后，腹部平扫轴位图像显示右侧结肠旁沟内铸型高密度影，见分层；**B.** 动脉期图像显示对比剂外溢病灶随着液体密度增加而明显（箭），与动脉出血一致；**C.** 右侧旋髂深动脉的选择性微导管插入术，显示对比剂填充灶（箭）对应已知出血；**D.** 用 300～500μm 微球和弹簧圈栓塞后无外溢迹象

知识点回顾

- 穿刺术是一种相对安全的方法，推荐用于确定新发或恶化腹水的病因。它也用于治疗缓解已知病因的复发性腹水的症状。
- SAAG 和 AFTP 可用于确定腹水的病因。
- 超声引导在穿刺术中确定肠管、器官和脉管系统的位置方面非常有价值。值得注意的是，术者应在过程中监测腹壁，以了解同侧腹壁下血管系统以及任何腹壁皮下静脉曲张情况。

- 进行穿刺术的唯一绝对禁忌证是 DIC。
- 术前是否需要纠正 INR 和血小板已被广泛讨论，应根据个人情况进行调整。
- 直接并发症包括低血压、腹壁血肿、腹腔积血、持续性腹水渗漏、肠穿孔和创伤性器官损伤。一个显著的晚期并发症是 PICD，可以通过限制每次液体排出量在 5～6L 和（或）使用白蛋白或特利加压素等扩容药来避免 PICD。

思考题

1. 您将在超声引导下进行穿刺术。以下选项中，哪一个是行该手术的唯一绝对禁忌证？
   A. 腹腔粘连
   B. 弥散性血管内凝血（DIC）
   C. 妊娠
   D. 器官肥大
   E. 膀胱潴留

2. 患者女性，63 岁，既往有肝硬化、PHT 和腹水病史，因腹痛、发热和意识错乱 3 天到医院就诊。考虑到自发性细菌性腹膜炎可能，您需要进行穿刺术，并送检 50ml 液体进行分析。以下哪项超声结果和实验室结果最可能诊断 SBP？
   A. 液体最深处 =15mm；总腹水量 =2500ml；白细胞 =1000；中性粒细胞百分比 =20

   B. 液体最深处 =70mm；总腹水量 =6730ml；白细胞 =1200；中性粒细胞百分比 =30
   C. 液体最深处 =75mm；总腹水量 =8400ml；白细胞 =1300；中性粒细胞百分比 =1
   D. 液体最深处 =70mm；总腹水量 =7000ml；白细胞 =400；中性粒细胞百分比 =10

3. 在肝硬化腹水中，门静脉高压通常被认为是液体潴留的第一步。以下哪一项门静脉压力值，您认为会出现腹水；哪种血浆 - 腹水白蛋白梯度（SAAG）与这种漏出性腹水病因一致？
   A. 门静脉压力 =7mmHg；SAAG=1.0g/dl
   B. 门静脉压力 =13mmHg；SAAG=0.9g/dl
   C. 门静脉压力 =8mmHg；SAAG=1.1g/dl
   D. 门静脉压力 =15mmHg；SAAG=1.4g/dl

拓展阅读

[1] Ginès P, Cárdenas A, Arroyo V, et al. Management of cirrhosis and ascites. *N Engl J Med.* 2004;350(16):1646-1654.
[2] Ginès P, Tító L, Arroyo V, et al. Randomized comparative study of therapeutic paracentesis with and without intravenous albumin in cirrhosis. *Gastroenterology.* 1988; 94: 1493-1502.
[3] Grabau CM, Crago SF, Hoff LK, et al. Performance standards for therapeutic abdominal paracentesis. *Hepatology.* 2004; 40(2): 484-488.

[4] Lindsay AJ, Burton J, Ray CE. Paracentesis-induced circulatory dysfunction: a primer for the interventional radiologist. *Semin Intervent Radiol*. 2014;31(3):276-278.

[5] Patel IJ, Davidson JC, Nikolic B, et al. Consensus guidelines for periprocedural management of coagulation status and hemostasis risk in percutaneous image-guided interventions. *J Vasc Interv Radiol*. 2012;23(6):727-736.

[6] Runyon BA. Introduction to the revised American Association for the Study of Liver Diseases Practice Guideline management of adult patients with ascites due to cirrhosis 2012. *Hepatology*. 2013;57(4):1651-1653.

[7] Titó L, Ginès P, Arroyo V, Planas R, Panés J, Rimola A, et al. Total paracentesis associated with intravenous albumin management of patients with cirrhosis and ascites. *Gastroenterology*. 1990;98:146-151.

第 35 章　经皮肾穿刺造瘘术

Percutaneous Nephrostomy

Joanna Kee-Sampson　　Thomas Powierza　　Thaddeus M. Yablonsky　　著

病例介绍

　　患者女性，41 岁，最近被外院诊断为宫颈癌 4 期，并发现血清肌酐升高至 11mg/dl，CT 显示她患有肿瘤所致的梗阻性肾积水，需进行经皮肾穿刺造瘘术以缓解其肾梗阻。

- 经皮肾穿刺造瘘术（percutaneous nephrostomy，PCN）于 1955 年在加州大学洛杉矶分校首次实施，当时的泌尿外科医生 William Goodwin 在为肾积水患者做肾动脉造影时意外将穿刺针穿入肾集合系统，之后他将引流管留置在肾盂内，这样完成了世界首例经皮肾穿刺引流术。
- 1976 年，放射科医生 Fernström 和泌尿科医生 Johansson 设计了一种通过 PCN 管取肾结石的技术。
- 1978 年，Arthur Smith 在 1 例输尿管再植患者的 PCN 管中引入 Gibbons 支架（译者注：一种早期输尿管支架，带有球状物可以驻留在膀胱中并防止近端移位），完成了第一次顺行支架置入术。
- PCN 管被认为是治疗尿路阻塞的金标准。
- PCN 技术成功率高，接近 100%，并发症发生率低，为 0.1%～10%。

一、适应证

- 尿路梗阻是 85%～90% 的 PCN 导管置入的主要适应证。
  - 尿路梗阻可能由多种原因引起，如下所示。
    - 肾结石。
    - 血凝块。
    - 肿瘤。
    - 盆腔手术后瘢痕形成。
    - 腹膜后纤维化。
- 革兰阴性菌尿脓毒症是 PCN 的紧急适应证。紧急 PCN 术可将革兰阴性菌败血症的死亡率从 40% 降至 8%。
- 尿流改道术用于治疗。
  - 尿漏。
  - 尿瘘。
  - 尿性囊肿的减压。
- 经皮介入治疗可用于以下方面。
  - 体外冲击波碎石术（extracorporeal shock wave lithotripsy，ESWL）。
  - 肿瘤活检。
  - 异物移除（如导管碎片）。
  - 将化疗药物输送到肾集合系统。
- 经皮肾镜取石术（percutaneous nephrolithotomy，PCNL）（图 35-1）。
  - 体外冲击波碎石术难以治疗的鹿角形结石或肾结石可以通过经皮穿入肾集合系统并

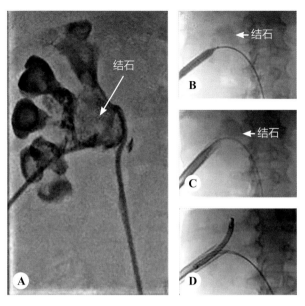

▲ 图 35-1　经皮肾镜取石术（PCNL）

A. 经皮进入肾脏以准备对巨大肾结石进行经皮肾穿刺造瘘术；B. 球囊扩张肾造瘘道；C. 放置鞘管；D. 通过鞘管插入柔性肾镜进行肾镜取石术

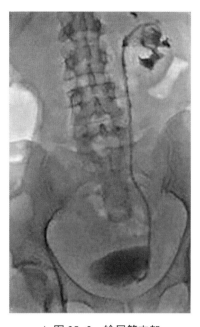

▲ 图 35-2　输尿管支架

宫颈癌继发尿路梗阻患者经肾穿刺造瘘术顺行放置输尿管支架。远端猪尾形成于膀胱，近端猪尾形成于肾盂

用肾镜来控制和碎石。该过程与泌尿科团队一起完成。

- 技巧。
  - 肾集合系统的介入方式与 PCN 放置方式相同。进入含有结石的肾小盏并在结石表面穿孔，以确保肾镜直达结石位置。
  - 使用球囊导管或连续扩张器将导管扩张至 30Fr，然后放置 30Fr 鞘管。（译者注：Fr 是导管的单位，原本是测量周长的单位，由法国医生 Charrière 发明。在说英语的国家中，"Charrière" 这个名字很难发音，因此 "French" 一词被迅速采用。3Fr = 3mm 周长，又因周长 = π × 直径，所以直径 1Fr ≈ 0.32mm。）
  - 然后，泌尿科医生将肾镜插入鞘管内，用超声或激光将结石粉碎。
- 顺行输尿管支架置入术（antegrade ureteral stenting，AUS）（图 35-2）。
  - 输尿管支架可以通过 PCN 顺行放置，以缓解恶性肿瘤、狭窄、结石或输尿管损伤引起的输尿管梗阻。
  - 与 PCN 导管相比，支架置入是一种更方便舒适的选择，是长期引流的首选。
  - 技术考虑。
    - 由于进入输尿管的角度更直接，中极入路优于下极入路。
    - 中空鞘管使输尿管支架易于通过输尿管。

二、禁忌证

- 无绝对禁忌证。
- 相对禁忌证如下所示。
  - 无法纠正的凝血障碍。
  - 濒临死亡的疾病晚期。
- 顺行输尿管支架放置通常适用于膀胱正常功能保留的患者。放置顺行输尿管支架的相对禁忌证如下所示。
  - 膀胱瘘。
  - 神经源性膀胱。
  - 失禁患者。

三、设备

- 单管穿刺系统（图 35-3）。
  - 18～22G 针。

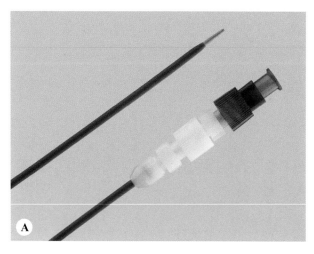
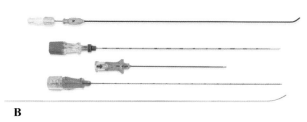

▲ 图 35-3　单管穿刺系统示例

A. Neff 经皮穿刺组件（Cook Medical, Bloomington, IN）；B. GrebSet® 微型穿刺组件（Teleflex），包括 5Fr 鞘管和扩张管（顶部）、0.018 英寸镍钛合金导丝（底部），可选多个 21G 针（中间）（图片由 Teleflex, Inc. 提供）

■ 导引鞘管。
• 导丝。
　■ 0.018 英寸铂丝。
　■ 0.035 英寸 J 形导丝或 0.035 英寸 Amplatz 超硬导丝。
• 扩张器：6～14Fr。
• 导管。
　■ 8～14Fr，30～45cm 长度的猪尾导管。
　■ 锁定或非锁定（图 35-4）。
• 双 J 管（应用于顺行输尿管支架置入）。

四、解剖学

• 为什么要从第 12 肋骨下方进针入肾？

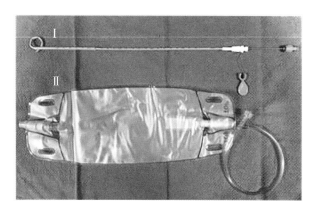

▲ 图 35-4　经皮肾穿刺造瘘导管带锁定猪尾和内部金属加强件（Ⅰ）（译者注：提供支撑）、重力引流袋（Ⅱ）

　■ 后胸膜反折在 T_{12} 水平。为了避免进入胸膜腔导致气胸或胸腔积液，应从第 12 肋骨水平以下进针。
　■ 此外，肾上极通常位于第 11 肋骨和第 12 肋骨水平（图 35-5）。因此，下极点相对于上极点是 PCN 更安全的目标。
• 为什么从后肾盏进入？
　■ 从后肾盏进入后导丝将更直接地进入肾盂和输尿管。
　■ 从前肾盏进入后的导丝通道角度不太理想。
• 为什么要从肾脏的背侧和外周而不是中央进入？
　■ 从外周肾盏而不是中央肾盂进入肾脏，可降低位于肾盂前方的主要肾动脉和静脉受累的风险。
　■ 当穿刺针穿过肾实质进入肾盏时，尿液渗漏和尿性囊肿形成的风险也较低。
　■ 经肾背外侧入路，针沿 Brödels 无血管线（肾前动脉和肾后动脉分支之间相对无血管的分水岭）穿刺，可降低因意外穿刺大血管而导致出血的风险。
• 肾移植后患者的穿刺注意事项如下所示。
　■ 由于肾移植的典型位置为前位，肾造瘘术应在患者仰卧位下进行。

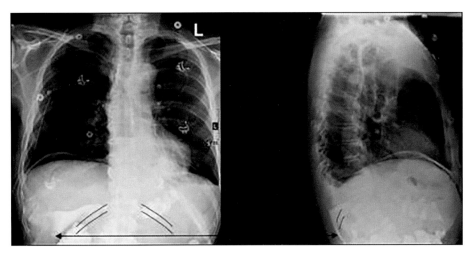

▲ 图 35-5 胸膜后反折的解剖位置

胸导管损伤患者在淋巴管造影中显示对比剂外溢并聚集于右后肋膈角，显示了胸膜后反折位于第 12 肋水平（图中黑实线标注处）

- 在超声引导下，移植肾更容易观察和进入，因为它们比正常肾更浅。
- 如果存在广泛的纤维化组织，在放置导管前可能需要连续扩张尿道。

五、操作步骤

（一）术前准备

- 实验室检查应包括全血细胞计数（complete blood count，CBC）、血小板、凝血酶原时间/国际标准化比值（prothrombin time/international normalized ratio，PT/INR）和活化部分凝血活酶时间（activated partial thromboplastin time，aPTT）。
  - INR 应校正至 < 1.5。
  - 血小板 ≤ 50 000/μl，建议输注血小板。
  - aPTT 应延长 ≤ 1.5 倍。
- 麻醉水平：局部麻醉镇静（清醒镇静）。
- 抗生素：需要。
  - 选项包括头孢唑啉 1g 静脉注射，头孢曲松 1g 静脉注射，氨苄西林/舒巴坦 1.5～3g 静脉注射，氨苄西林 2g 静脉注射和庆大霉素 1.5mg/kg 静脉注射。
  - 如果患者对青霉素过敏，可以使用万古霉素或克林霉素加氨基糖苷类药物。
- 患者体位：俯卧位。

（二）具体步骤

- 步骤 1：用 3.5～5MHz 超声探头扫描后外侧，以确定穿刺后进入中下极肾盂，注意确保穿刺位置位于第 12 肋骨以下（图 35-6）。
- 步骤 2：在目标肾盏方向上进行局部麻醉。
- 步骤 3：在穿刺入口部位进行小型皮肤切开术。
- 步骤 4：在超声引导下，使用单管穿刺系统（如 Neff 经皮穿刺组件），进入目标肾盏（图 35-7）。从针中取出内套管针，慢慢抽出穿

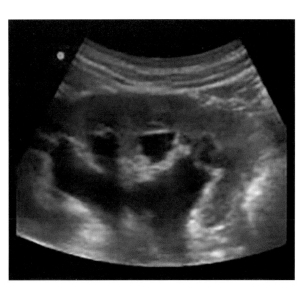

▲ 图 35-6 肾脏超声长轴切面图像

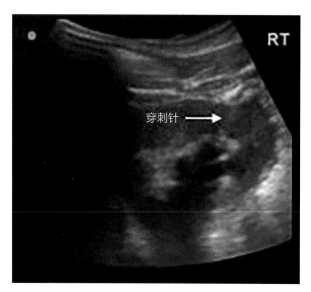

▲ 图 35-7 肾脏超声长轴切面图像显示穿刺针进入下极后肾盏

刺针，直到尿液被吸出。

• 步骤 5：一旦吸出尿液，在透视下注射少量对比剂已确认进入肾集合系统。

• 步骤 6：确定进入肾集合系统后，可通过针头注射约 15ml 空气以确认位于后肾盏中（图 35-8）。当患者俯卧时空气会进入后肾盏。

临床要点

在注入空气之前务必确认穿刺针已进入肾集合系统而不是动脉或静脉。

• 步骤 7：通过 0.018 英寸导丝将穿刺针更换为导引鞘管。导引鞘管的尺寸在 5～7Fr，具体取决于穿刺组件规格。

• 步骤 8：一旦导引鞘管进入肾盏，解锁内部金属加强件，鞘在无金属加强件支撑下进入肾盂

• 步骤 9：将微导丝换成 0.035 英寸 J 形导丝（图 35-9）或 Amplatz 超硬导丝，两者都盘绕在肾盂中。

• 步骤 10：移除导引鞘管。

• 步骤 11：在透视引导下，将 PCN 导管顺着 0.035 英寸 J 形导丝（图 35-10）或 Amplatz 超硬导丝插入。

• 步骤 12：在 PCN 导管进入肾盏后，解锁内部金属加强件，将导管的剩余部分在无金属加强件支撑下通过导丝插入肾集合系统（图 35-11）。

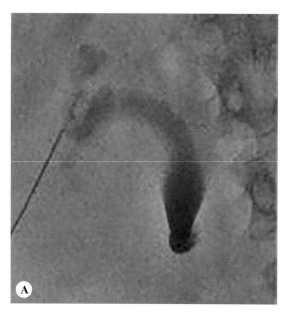
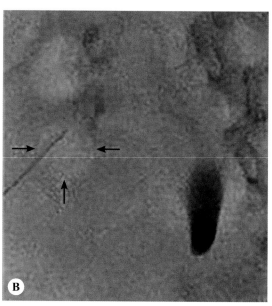

▲ 图 35-8　确认进入肾集合系统和后肾盏

患者俯卧时，透视下注射少量对比剂（A），显示肾集合系统混浊。随后注入少量空气（B），显示出后肾盏的轮廓（箭），确认穿刺针进入后肾盏

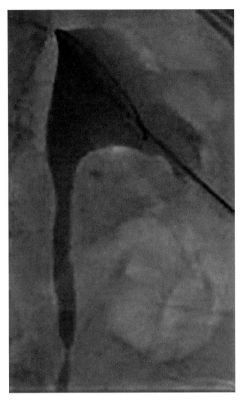

▲ 图 35-9　在肾盂中盘绕的 0.035 英寸 J 形导丝

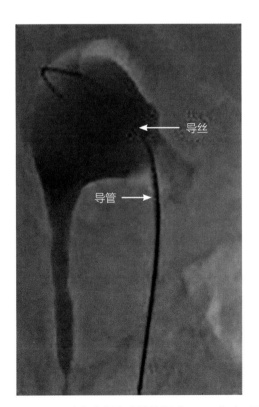

导丝

导管 →

▲ 图 35-10　经皮肾穿刺造瘘导管通过 0.035 英寸 J 形导丝进入肾盂

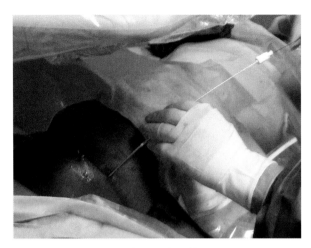

▲ 图 35-11　在没有内部加强件的情况下，通过 0.035 英寸导丝插入经皮肾穿刺造瘘导管

- 步骤 13：拔出导丝并通过拉动细线在肾盂中形成猪尾。细线固定在导管上以锁定猪尾（图 35-12）。
- 步骤 14：将 PCN 导管固定在皮肤上，导管连接重力引流袋。
- 步骤 15：应用无菌敷料。

临床要点
移除锁定经皮肾造瘘导管的提示如下。 • 移除前务必松开锁定装置，以避免肾损伤或导管断裂。 • 不要遗留导管锁定线，因为它可能导致感染或结石形成。

六、其他治疗

- 为了对梗阻的泌尿系统进行减压，泌尿科医生可以在膀胱镜下置入输尿管支架。

七、并发症

文献综述

Farrell 和 Hicks（1997）在对 454 例经皮肾造瘘术病例的回顾性研究中指出，总体并发症发生率为 6.5%。根据 SIR 分类，2.6% 被认为是轻微的，3.9% 被认为是严重的。

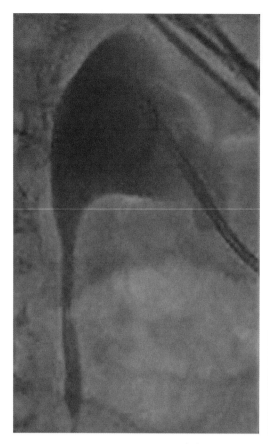
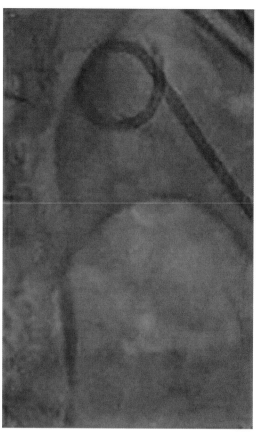

▲ 图 35-12　造瘘术完成后肾造影显示肾盂中导管形成的猪尾

（一）操作相关

• 感染性休克（1%～10%）。
　▪ 最常见并发症。
　▪ 发生肾积脓的风险增加。
　　◆ 患者存在肾积脓时要尽量减少对肾集合系统的操作和扩张。
• 出血（1%～4%）。
　▪ 通过在术前纠正凝血疾病将出血风险降到最低。
　▪ 从肾小盏进入而不是从中央肾盂进入肾集合系统，可以最大限度降低出血风险。
• 血管损伤（0.1%～1%）。
　▪ 很少发生，出现假性动脉瘤或动静脉瘘时，可能需要栓塞。
• 肠管被侵犯（0.2%～0.5%）（图 35-13）。
• 胸膜被侵犯（0.1%～0.6%）。
　▪ 确保穿刺位于第 12 肋骨以下可以避免气胸、胸腔积液、血胸或脓胸。

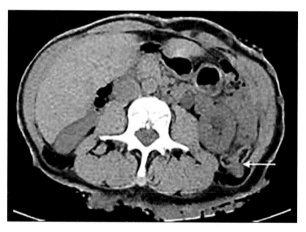

▲ 图 35-13　神经纤维瘤病合并左肾积水患者的 CT 图像
注意在左肾后方的降结肠（箭）位置，在经皮肾穿刺造瘘置管过程中存在肠管被侵犯的风险

（二）导管相关

• 移位。
• 闭塞。
• 建议每 3 个月更换 1 次 PCN 管。

知识点回顾

- 良性和恶性原因引起的尿路梗阻是经皮肾造瘘术最常见的适应证。其他适应证包括尿路改道和经皮介入治疗，如顺行输尿管支架置入术和经皮肾镜取石术。
- 在肾积脓和败血症的情况下，可紧急行经皮肾造瘘术。
- 经皮肾造瘘术无绝对禁忌证。
- 如果技术良好的话，PCN 是一种安全有效的手术，手术技巧包括从第 12 肋骨下方进入肾脏、选择后肾盏穿刺以及从外周进入肾集合系统。
- 术前应给予抗生素，最常见的是头孢唑林、头孢曲松、氨苄西林 / 舒巴坦、氨苄西林或庆大霉素，以预防手术相关败血症。
- 并发症包括败血症、出血、血管损伤、肠管和胸膜受侵犯。

思考题

1. 以下哪项不是经皮肾穿刺造瘘术的适应证?

A. 腹膜后肿块引起梗阻性肾积水

B. 肾积脓继发感染性休克

C. 尿失禁

D. 准备经皮肾镜取石术治疗鹿角形结石

2. 进入肾集合系统的最佳位置是什么?

A. 肾盂

B. 中 / 下极肾盏

C. 上极肾盏

D. 输尿管肾盂交界处

3. 为什么将最初的 0.018 英寸导丝换成 0.035 英寸 J 形导丝或 Amplatz 超硬导丝对导管推进很重要?

A. 防止导丝弯曲损伤肾外软组织或肾实质

B. 为了更好地观察透视下的导丝

C. 0.035 英寸 J 形导丝可扩张管道，使导管易于推进

D. 经皮肾造瘘导管内径不能容纳 0.018 英寸导丝

拓展阅读

[1] Covey AM, Aruny JE, Kandarpa K. Percutaneous nephrostomy and antegrade ureteral stenting. In: Kandarpa K, Machan L, eds. *Handbook of Interventional Radiologic Procedures*. 4th ed. Philadelphia: Lippincott Williams & Wilkins; 2011.

[2] Dyer RB, Regan JD, Kavanagh PV, et al. Percutaneous nephrostomy with extensions of the technique: step by step. *RadioGraphics*. 2002;22:503-525.

[3] Farrell TA, Hicks ME. A review of radiologically guided percutaneous nephrostomies in 303 patients. *J Vasc Interv Radiol*. 1997; 8:769-774.

[4] Fernstrom I, Johansson B. Percutaneous pyelolithotomy. A new extraction technique. *Scand J Urol Nephrol*. 1976; 10(3): 257-259.

[5] Goodwin WE, Casey WC, Woolf W. Percutaneous trocar nephrostomy in hydronephrosis. *J Am Med Assoc*. 1955;891:157.

[6] Haussegger KA, Portugaller HR. Percutaneous nephrostomy and antegrade ureteral stenting: technique, indications, and complications. *Eur Radiol*. 2006;16:2016-2030.

[7] Pabon-Ramos WM, Dariushnia SR, Walker TG, et al. Quality improvement guidelines for percutaneous nephrostomy. *J Vasc Interv Radiol*. 2016;27(3):410-414.

[8] Patel SR, Nakada SY. The modern history and evolution of percutaneous nephrolithotomy. *J Endourol*. 2015;29:153-157.

[9] Smith AD, Lange PH, Miller RP, et al. Introduction of the Gibbons ureteral stent facilitated by antecedent percutaneous nephrostomy. *J Urol*. 1978;120(5):543-544.

[10] Titton RL, Gervais DA, Hahn PF, et al. Urine leaks and urinomas: diagnosis and imaging-guided intervention. *RadioGraphics*. 2003;23:1133-1147.

第 36 章　胸腔穿刺术

Thoracentesis

Nathan Kwok　Nauman Hashmani　Ronald S. Arellano　著

> **病例介绍：**
>
> 患者女性，68 岁，有系统性红斑狼疮（systemic lupus erythematosus，SLE）和轻度肾病病史，出现胸痛、呼吸急促和咳嗽等症状。体格检查发现，胸部叩诊音变钝，听诊呼吸音减弱。胸部 X 线片显示胸腔积液，为了缓解其症状，医生决定行超声引导下胸腔穿刺。

- 许多良性和恶性疾病可导致胸腔积液，即胸腔内液体积聚。胸腔积液最常见于肺炎、手术、感染和肿瘤。分析积液内容物可以揭示积液的病因。

> **重要定义**
>
> 胸膜腔是紧贴于肺外表面的脏胸膜和贴于胸腔内壁的壁胸膜之间的潜在腔隙。

- 少量胸腔积液通常无症状，大量积液可压迫邻近器官，常继发于占位效应，导致胸痛和呼吸急促。
- 胸腔积液可通过多种基于图像引导下置管的方式进行治疗。

- 胸腔穿刺是将胸腔内液体排出。
- 胸膜固定术是将硬化剂注入胸膜腔，以将脏胸膜和壁胸膜固定在一起，防止液体积聚。
- 积液可分为 4 种类型。
  - 漏出性：因 Starling 压力紊乱（如充血性心力衰竭）而积聚的缺乏蛋白质的水性液体。
  - 渗出性：由炎症（如肺炎）引起组织损伤或血管通透性增加导致的富含蛋白质的黏稠液体。
  - 出血性：常发生于创伤、癌症或近期手术后。
  - 乳糜性：富含脂质的淋巴液，呈"乳糜状"外观，通常由胸导管阻塞或破裂（如恶性肿瘤、手术）导致。

临床要点：诊断标准

- 确定液体是漏出性还是渗出性的敏感性为 98%，特异性为 83%。所需实验室检查如下所示。
  - 血清和积液中的乳酸脱氢酶（LDH）。
  - 血清和积液中的蛋白质。
- 如果存在以下标准之一，则液体是渗出性的。
  - 积液蛋白/血清蛋白 > 0.5。
  - 积液 LDH/血清 LDH > 0.6。
  - 积液 LDH 水平大于血清 LDH 正常上限的 2/3。

改编自 Lamberg J, Reghavendra M. Light's criteria. *Medscape.* Available at: http://emedicine.medscape.com/article/2172232-overview. Accessed January 30, 2016.

- 正常胸腔积液具有以下特征。
  - 透明。
  - pH 范围在 7.60～7.64。
  - 蛋白质＜ 1～2g/dl（＜ 2%）。
  - 白细胞＜ 1000/mm³。
  - 葡萄糖约等于血浆。
  - LDH 小于血浆的 50%。

一、适应证

- 任何不明原因的新发胸腔积液都应被抽取。
  - 最常见的原因是为了改善呼吸和抽取用于诊断目的的液体样本。
- 用于以下患者的治疗。
  - 大量胸腔积液。
  - 脓胸。

二、禁忌证

- 无绝对禁忌证。
- 相对禁忌证如下所示。
  - 胸壁解剖结构变异。
  - 积液量极少（侧卧位胸部 X 线片或超声检查中厚度＜ 1cm）。
  - 胸壁蜂窝组织炎（穿刺部位）。
  - 易出血体质（无法纠正）或凝血病。
  - 严重的肺部疾病。
  - 无法控制的咳嗽。
  - 单侧功能肺。

三、设备（图 36-1 和图 36-2）

- 用于穿刺部位准备。
  - 无菌超声 3.5MHz 曲线换能器。
  - 无菌超声探头盖。
  - 皮肤防腐剂（首选氯己定）。
  - 无菌开窗单或毛巾。
- 用于引流准备。
  - 局部麻醉药。
    - 1% 或 2% 利多卡因（5～10ml）。
    - 对利多卡因过敏的患者考虑使用 0.5% 布比卡因。
  - 三通旋塞阀。

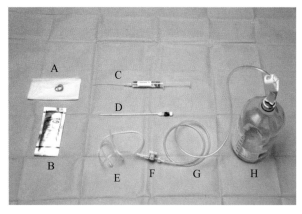

▲ 图 36-1 用于胸腔穿刺的设备
A. 无菌超声探头盖；B. 无菌超声凝胶；C. 局部麻醉药；D.7Fr 导管；E. 引流管；F. 三通旋塞阀；G. 引流管；H. 标本瓶

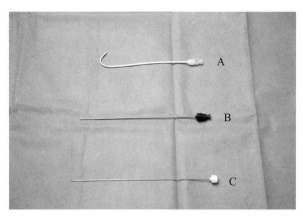

▲ 图 36-2 胸腔穿刺导管组件
A.7Fr 导管；B. 金属加强件；C. 套管针

- 7Fr 导管。
- 静脉连接管。
- 引流管。
- 样本瓶。
- 样本注射器。

四、解剖学

- 最短和最直接的路径通常是进行胸腔穿刺的最佳方法。

（一）正常解剖（图 36-3）

- 每侧肺都封闭在每侧胸膜腔内。
- 肋间血管的位置各不相同，但最常见的位置是沿着肋骨的下侧面走行。
- 内乳动脉位于胸骨前方和旁正中。

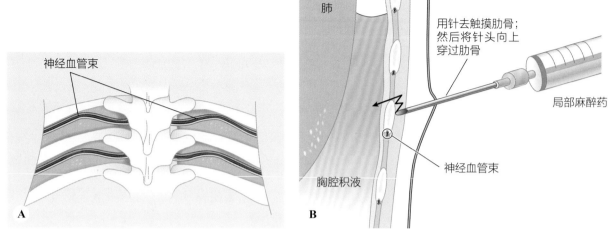

▲ 图 36-3　神经血管束

A. 神经血管束的解剖，肋间神经、动脉和静脉通常位于肋骨下方；B. 正确的方法要求将针向上穿过肋骨，以避开这些重要结构（引自 Roberts JR, ed. *Roberts and Hedges' Clinical Procedures in Emergency Medicine.* Philadelphia: Elsevier; 2014:Fig. 9-15.）

（二）非典型解剖

- 术后改变可能会改变解剖结构和成像外观。
- 双侧交通的单一胸膜腔（牛肺）可导致双侧气胸。
- 避免静脉或动脉阻塞导致胸壁侧支循环形成。

五、操作步骤

- 有多种方法，包括使用大口径针、静脉插管或小导管。精确的技术将根据所选方法和设备略有不同。诊断性抽吸是第一步，将先于任何预期的治疗性液体引流。
- 将传统技术与超声或 CT 引导相结合，可以更有效地进行胸腔穿刺。
  - 超声优于 CT，原因如下所示。
    - 成本更低。
    - 提供实时成像。
    - 不使患者暴露于电离辐射。
    - 更易用于因危及生命的情况而无法移动的患者或需要机械通气的患者。
- 成功引流的预测因素如下所示。
  - 无回声采集。
  - 漏出液。

- 缺乏隔膜或多次抽取。
- 无胸膜。

> **文献综述**
> 根据 Patel 等（2012 年）的研究表明，使用超声可使气胸风险降低 16.3%，出血风险降低 38.7%。

> **重要定义**
> 胸膜是指影像上清晰界定的胸膜边界。

（一）诊断性胸腔穿刺术

- 步骤 1：患者坐在担架上或床侧，易于接近背部或腋中线。患者可坐位或仰卧位。
- 步骤 2：超声用于定位液体量，并标记表面皮肤。
- 步骤 3：使用无菌技术，清洁和覆盖皮肤。
- 步骤 4：在预穿刺部位麻醉皮肤。
- 步骤 5：直接在相邻下肋骨的上方，将 21G 穿刺针插入肋间隙，进入积液区。将针推进肋骨顶部有助于避免对位于肋骨下部的神经血管束的潜在损伤。

- 步骤6：出于诊断目的，抽吸 50～100ml 液体。将该液体送去进行革兰染色和培养、总蛋白、LDH、葡萄糖、pH 评估和细胞学检查。

（二）治疗性胸腔穿刺术

- 步骤1：患者坐在担架上，类似于诊断性胸腔穿刺。
- 步骤2：超声下定位积液最大区域。
- 步骤3：在预穿刺部位对皮肤进行无菌准备和麻醉。
- 步骤4：作一个适合引流管通过的皮肤切口。
- 步骤5：在成像引导下，将针头推入积液中。
- 步骤6：将 1 根小的 5～8Fr 导管推到针头上方并进入积液。
- 步骤7；固定导管，防止抽取过程中出现扭结或位置偏移。
- 步骤8：1L 无菌真空瓶通过引流管和三通旋塞阀与导管连接。通常，每次操作都要去除 0.5～1L 的液体（图 36-4）。
- 步骤9：如果引流液是化脓性的，应尽可能完全抽吸。温和的生理盐水冲洗可以帮助清除脓液和其他半固体碎片。

六、其他治疗

- 抗生素：如果原发疾病是感染性的，抗生素可能是首选的初始治疗方法。
- 药物治疗：治疗引起胸腔积液的潜在心脏 / 肝脏 / 肾脏疾病。
- 手术 – 使用内镜（VATS）或开放式（手术剥脱）方法进行手术，以去除覆盖在肺上的纤维组织限制层。
- 胸管放置。
  - 胸管是半刚性的，将透明塑料管放置在胸腔中，以排出胸腔内的液体或空气，从而恢复胸腔内压力，使肺再扩张。
  - 放置指征包括气胸、血胸、脓胸和胸腔积液。
  - 与一次性胸腔穿刺引流相反，胸管留置在患者体内。如果有必要，患者可以留置胸管和 PleurEvac 系统出院。

重要定义

- PleurEvac：一种多室设备，连接胸管，以调节患者胸腔中液体 / 气体的适当

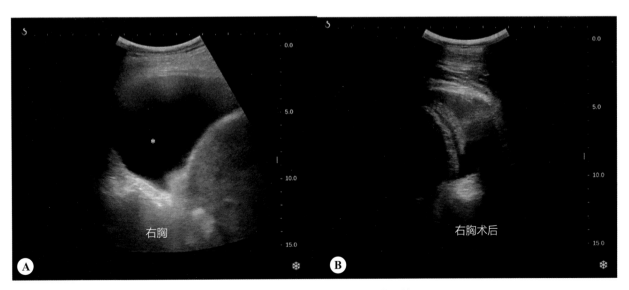

▲ 图 36-4 胸腔穿刺前后的超声图像

A. 右半胸的矢状位超声图像显示右侧胸腔积液（＊）；B. 取出 500ml 液体后右半胸的实时矢状位超声图像，肺组织重新膨胀，填充先前由积液占据的空间

流出。它还便于监测和分析引流出的液体。

- 壁抽吸装置：PleurEvac 系统连接到壁抽吸装置，以帮助从胸膜腔中排出气体或液体。
- 液体或气体密封装置：这两个术语都是指水室，它充当单向阀，允许气体逸出，但不会重新进入胸腔。
- 漏气：当水室出现可见气泡时，气体通过系统泄漏，这取决于气体来源。
- 夹闭试验：夹闭胸管来模拟胸管的移除，用于评估气体泄漏。

七、并发症

- 导管异常：术中凝血、扭结或引流导管定位不当。
- 出血。
  - 无论多熟练的操作员都可能发生出血，如果存在易出血的病变/器官，风险更高。
  - 在邻近大血管或已知血管肿瘤的手术中，

风险最高，尤其是当周围没有正常组织来填塞止血时。对于高危患者，建议在手术前查验血型和交叉配血。

- 肺损伤可导致支气管树出血，并吸入对侧。如果气管插管出现出血或患者吐血，将其患侧朝下放置。
- 气胸。
  - 发生气胸的概率很低，通常是由于手术过程中引入了空气。
  - 如果患者出现严重咳嗽、呼吸困难或胸痛，首先滴定液体排出率。如果症状持续，夹闭导管，将他/她的患侧朝下放置，并拍摄胸部 X 线片以评估气胸的可能。
- 再扩张性肺水肿。
  - 非常罕见，由于胸腔积液迅速排出而发生。
  - 保持液体排出速度低于 500ml/h 可降低发生率。
- 感染：如果操作员未遵守正确的无菌技术，则可能发生。
- 死亡：可继发于出血，但发生在胸腔穿刺术后的死亡极为罕见。

知识点回顾

- 胸腔穿刺术是一种通过将针头插入胸膜腔，将肺周围的液体或气体排出的技术。
- 用于诊断和治疗。
  - 用于诊断性分析液体，以确定渗出的原因。
  - 用于治疗大量胸腔积液的患者，这些积液可导致呼吸系统损害或因占位效应引起疼痛。

- 通过使用现代成像技术，如超声或 CT，可使引流更加有效，超声常优于 CT。
- 最好的方法是采用最直接的积液抽吸路径，插入相邻肋骨上部。
- 胸腔穿刺术没有绝对禁忌证，但存在一些相对禁忌证。
- 气胸是最常见的并发症。

思考题

1. 应在身体的哪个部位进行胸腔穿刺？

A. 肺实质

B. 胸膜腔

C. 心包腔

D. 滑膜腔

2. 在哪种紧急情况下需要进行胸腔穿刺术？

A. 颅内压升高

B. 出血性休克

C. 胸腔积液

D. 细菌性脓肿

3. 这些液体中哪一种是渗出液的特征？

A. 渗出蛋白 / 血清蛋白＞0.5

B. 渗出蛋白 / 血清蛋白＜0.5

C. 渗出尿素 / 血清尿素＞1.8

D. 渗出乳酸脱氢酶 / 血清乳酸脱氢酶＜0.6

4. 以下哪一项是胸腔穿刺术的绝对禁忌证？

A. 胸壁解剖变异

B. 严重的肺部疾病

C. 血胸

D. 以上几项都没有

5. 关于超声在胸腔穿刺中相对于 CT 的优势，以下哪一项原因是不正确的？

A. 较便宜

B. 患者无须暴露于电离辐射

C. 骨骼结构的详细可视化

D. 便于携带

拓展阅读

[1] Goljan EF. *Rapid Review Pathology*. Philadelphia: Elsevier/Saunders; 2014.

[2] Maurelus K, Secko M, Mehta N. *Focus On: Ultrasound for Thoracentesis*. American College of Emergency Physicians; 2013. Available at: http://www.acep.org/Education/ContinuingMedical-Education-(CME)/Focus-On/Focus-On–Ultrasoundfor-Thoracentesis/. Accessed 25 January 2016.

[3] Patel P, Ernst F, Gunnarsson C. Ultrasonography guidance reduces complications and costs associated with thoracentesis procedures. *J Clin Ultrasound*. 2012. Available at: http://onlinelibrary.wiley.com/doi/10.1002/jcu.20884/abstract. Accessed 15 February 2016.

[4] Ringel E. *The Little Black Book of Pulmonary Medicine*. Sudbury, MA: Jones and Bartlett Publishers; 2009.

附录　各章测试答案及解析

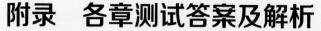

Answer Key to End-of-Chapter Review Questions

第1章　介入放射学历史

1. C。除了他在经肝胆管造影方面的开创性工作外，Seldinger 还因以他名字命名的血管通路技术而闻名。

2. B。Palmaz 发明了球囊扩张支架，它彻底改变了心血管医学。

3. D。Grüntzig 发展了球囊血管成形术，开创了经皮冠状动脉腔内成形术的时代。

4. A。Hawkins 开发了二氧化碳数字减影血管造影的方法。

5. D。Moniz 是脑血管造影术的先驱。他还开发了最早的对比剂之一。

第2章　介入放射学基础

1. D。糖尿病得1分，年龄>65岁得1分。女性，而不是男性，会再得1分。建议在2分或以上时进行治疗。

2. B。这将被认为是一个清洁污染的病例，所以术前应给予抗生素。头孢菌素或静脉注射万古霉素是合适的选择。

第3章　成像模式

1. C。急性期血液由于铁含量高，在 CT 上显得明亮，而陈旧性出血由于聚集的血液发生了分解，Hounsfield 单位较低。急性和陈旧性血液之间 X 线衰减的差异可以用来区分急性和陈旧的颅内出血。因为金属（包括钙）都会减弱 X 线，所以其他选项都是不透射线的。动脉斑块经常发生钙化。

2. D。T_2 加权图像突出了含水量高的区域，所以任何类型的出血或积液都是高信号。不过，血管在 T_2 上不会出现高信号，因为流动的血液不会受到与其他解剖结构相同的影响；因此，在非增强 MRI 上有一个"流空效应"，导致血管空间的低信号区域。同样需要注意的是，MRI 对比剂，如钆，只是 T_1 加权图像显示高信号，T_2 上显示低信号。

3. B。血管造影（透视引导下的血管造影）是血管成像的金标准。在这个过程中，血管被导管和注射对比剂来成像血管网络的管腔间隙。CT 血管造影和 MRI 血管造影能很好地提供动脉期和静脉期的血管系统的良好细节，但不能提供真正的血管造影的细节水平（特别是在小血管中）。PET 不能对血管进行成像，超声虽然可以对颈动脉或腹主动脉等大血管进行某些血管检查，但对含有许多小血管的大血管网络的成像并不好。

第4章　解剖学

1. B。答案 A 是不正确的，因为它跳过了右髂外动脉，而肝右动脉虽然可能异常，但不是典型的解剖结构。答案 C 是不正确的，因为髂内动脉是一个独立于髂外动脉的分支。答案 D 描述了经颈静脉肝内门体分流术（TIPS）或经颈静脉肝活检的典型途径，但不是经导管动脉化疗栓塞（TACE）。

2. A。右膈下动脉是最常见的寄生动脉，特别是肿瘤位于肝脏裸露区域，毗邻右膈。

3. A。在支气管动脉栓塞中，弹簧圈是相对禁忌的，因为如果再次出现咯血，他将不可能到达栓塞部位的远端。

第 5 章　神经介入放射学

1. D。以上所有这些都是 ACR 指南中列出的这些操作的禁忌证。

2. C。最常见的并发症是短暂性神经功能缺损。

3. C。PVP 和 KP 最常使用透视检查。

4. D。椎体成形术和后凸成形术的主要区别是后者使用球囊来试图恢复椎体的高度。

5. A。虽然血管造影一直是传统的金标准，不过颈动脉超声被一些人认为是新的金标准。对于超声、MRA 或 CTA 等无创性成像技术可以替代血管造影，目前尚无共识。由于颈动脉超声易于使用、辐射暴露少、有效和快速，颈动脉超声通常是首选的一线成像选择。

6. D。可见血栓是唯一的绝对禁忌证，因为有可能直接栓塞大脑。列出的其他选项是相对禁忌证。

第 6 章　肿瘤介入治疗学

1. C。氢、氦和氖是室温下不会在 Joule-Thompson 效应下冷却的气体。Joule-Thompson 效应本质上描述了气体在快速绝热膨胀过程中的动能和势能的变化：绝热系统描述的是一个热量不离开或不进入的系统，因此气体通过快速冷却膨胀时内能保持稳定。

2. D。用靶向分子药物进行药物治疗。这些结节的影像学特征与原发性肝细胞癌（HCC）相一致。虽然患者有 2 个直径均 <3cm 的结节，但多结节性 HCC 中血管侵犯的存在，将她的疾病

分为 C 期或晚期，最好用靶向分子药物（如索拉非尼）治疗。在可能的情况下，手术切除和移植是首选。对于 <3 个病灶，大小 <3cm 且无血管侵犯的患者，消融术将是一个合适的选择。TACE 适用于无血管侵犯的更广泛的多结节性疾病。

3. D。肝脓肿。在患者的 RUQ 超声检查中发现，胆道梗阻时肝脓肿的风险增加。

第 7 章　外科手术

1. C。在 MELD 评分 ≥15 时，患者成为肝移植的候选者。当 MELD 评分 >10 分时，开始进行移植评估，以便在终末期疾病前有足够的时间进行评估。因此，在 MELD 评分为 5 分和 10 分时，患者还不能成为肝移植的候选人，在 20 分时患者已经满足达到 MELD 评分为 15 分的要求而成为候选人。

2. A。对出现排斥 / 失败迹象的患者进行治疗的第一步是进行超声检查。这是一种不牵扯辐射问题的快速、廉价的成像方式，而它的下一步将是 CT 或 MRI。活体组织检查是诊断的金标准，但应该在影像检查后获得，因为它是一项更具有创性的操作，有潜在的并发症。

3. D。背驮式吻合是指供体下腔静脉（IVC）与受者 IVC 一侧吻合。这将使肝静脉和原生 IVC 形成锐利的角度，因此不能维持肝静脉和 IVC 之间的解剖关系。留下原生 IVC 的话只需要 1 次下腔静脉吻合术，而在传统技术中需要 2 次。这导致热缺血时间的缩短和失血量的减少，并将血流动力学紊乱降至最低。

4. D。Milan 标准确定了肝癌移植的必要性。以下是 Milan 标准的组成部分：单个病变 ≤5cm 或 2～3 个不超过 3cm 的病变，无血管侵犯和（或）肝外扩散。选项 D 不符合这些标准，因为它是一个大小为 6cm 的单一病变。单个病变必须为 ≤5cm。其他的答案都符合 Milan 标准。

5. D。该患者出现排斥反应 / 失败的表现。最初的检查包括超声和 CT 或进行导管血管造影。然而，诊断排斥反应 / 失败的金标准是器官活检。

6. C。在过于近端的位置穿刺会增加腹膜后出血的风险，而在过于远端的位置穿刺会增加医源性假性动脉瘤形成的风险。理想的位置是在股骨头上方的股总动脉。

7. B。单靠阴性的 SMA 血管造影不能排除活跃的 LGIB；SMA 和 IMA 均应检查。

8. D。如果患者出现上消化道出血的征象，则应检查胃左动脉、腹腔干 / 分支和 SMA。

第 8 章　妇产科

1. C。这个患者最好是做子宫肌瘤切除术。

2. B。报道的发病率为 0%～3%。

3. C. 如果认为有必要，栓塞并不妨碍患者接受进一步的手术干预。

第 9 章　儿科

1. A。虽然以上这些都是可能的并发症，但腹腔内出血是经皮肝活检术后最常见和最令人担忧的并发症。根据定义，经皮活检可穿透肝包膜，因此可能会有一定程度的出血。在患有凝血功能障碍的患者中，这种程度的出血可能会危及生命。

2. E。疑似代谢、线粒体和遗传性疾病的取样需要沿着肌纤维排列的样本。因此，诊断失败是由于活检定位不正确。不仅是肌肉活检，所有组织的活检样本过小和样本的降解都会导致诊断失败。肌肉活检需要大的标本，以允许各种染色技术、标志物研究和遗传分析，因此粗针活检优于细针抽吸。

3. A。空肠肠套叠更可能使用 GJ 管。GJ 管更容易堵塞，必须在透视下更换。由于它们终止于空肠，患者继发于 GERD 的吸入风险较小。

第 10 章　介入放射学前沿

1. D。前列腺动脉是髂内动脉前干的一个分支。后干的主要分支是骶外侧动脉、髂腰动脉和臀上动脉。剩下的选项表述都是正确的。

2. C。药物治疗是 BPH 的首选治疗方法。对于药物治疗无效的严重 LUTS 患者，TURP 是 BPH 最常见的外科治疗方法。剩下的选项都是正确的。

3. D。桡动脉受压 2min 内未恢复，波形衰减表明掌尺侧弓不完全通畅，无法进行手部远端灌注。Barbeau A、Barbeau B 和 Barbeau C 证实了掌尺弓的通畅。

4. C。短效抗凝血药（肝素）和血管扩张药（钙通道阻滞药和硝酸盐）的联合使用用于防止桡动脉进入和放置经桡动脉血管鞘后的桡动脉血管痉挛和（或）闭塞。生理盐水冲洗（选项 A）可防止血管鞘闭塞，但不能防止桡动脉血管痉挛。碘对比剂可用于桡动脉的显像，并找到造成技术困难的原因（即桡动脉襻）。

5. C。在桡动脉动脉切开术部位的腕部施加压迫带可以进行充分的止血，而不会导致桡动脉闭塞 / 血栓形成。腹股沟可使用手动压迫 15min（即股总动脉）入路以实现止血。闭合装置用于闭合大动脉（即经皮 EVAR 后的腹股沟入路、股总动脉）。

6. D。在所有与 LGA（胃左动脉）相关的解剖变异中，由源于肝左动脉的胃左动脉替代是最常见的。其他变异，如除主动脉之外的 LGA 异常起源或由 LGA 发出的 CHA 替代，则不太常见。

第 11 章　肾上腺静脉取样

1. A。选择性指数反映了肾上腺静脉皮质醇与外周静脉皮质醇的比值。偏侧化指数是左右肾上腺静脉醛固酮 / 皮质醇比值的比较。敏感性指数和特异性指数是信号检测理论中使用的统计量。

2. B。选择性指数反映了肾上腺静脉皮质醇与外周静脉皮质醇的比值。偏侧化指数是左右肾上腺静脉醛固酮 / 皮质醇比值的比较。敏感性指数和特异性指数是信号检测理论中使用的统计量。

3. C。在较小的静脉中，一个适当放置的侧孔可以防止在抽取血液样本时静脉壁的塌陷。

第 12 章　动静脉瘘和移植

1. C。手臂疼痛肿胀表明中心静脉或静脉流出道狭窄。伴随面部肿胀的额外症状，中心静脉狭窄更有可能，因为仅仅流出道狭窄不会出现这种症状。血栓形成的瘘管将不是搏动的，而吻合口旁狭窄将会表现为血流减少的瘘管。

2. D。钾离子水平＞6.0mmol/L，瘘管造影是禁忌的，因为导丝会穿过心肌，患者有发生心律失常的风险。需要放置临时透析导管。该患者的首选位置是腹股沟，因为在导管放置时导丝不会穿过心肌。一旦透析，就可以进行瘘管造影。在做瘘管造影时需要全身溶栓药物。心电图不会在这个患者的处理中发挥作用。

第 13 章　动静脉畸形

1. B。肉瘤，无论是脂肪、肌肉、血管（血管肉瘤）或其他组织，都是指恶性肿瘤。其余的选择都是良性的。

2. E。所有这些都是潜在的并发症。除这些列出的外，硬化剂可能导致继发于溶血的急性肾衰竭。

3. A。这是一个关于动静脉畸形脉动血流的真实陈述，表明动脉和静脉之间缺乏正常的毛细血管床。

第 14 章　球囊辅助逆行性静脉闭塞术

1. C。该患者是一个很好的内镜治疗或BRTO 候选者，因为他有活动期胃静脉曲张出血，这可以通过两者中任何一种治疗。如果他要出现单纯性食管静脉曲张，内镜治疗将是最合适的选择。鉴于他的肝性脑病病史，该患者不适合进行 TIPS 手术，因为该手术有相对较高的肝性脑病风险。

2. B。患者的生命体征不稳当、血红蛋白和血压下降表明有急性出血事件。在多达 15% 的 BRTO 手术中，可能会发生过早的球囊破裂，导致技术失败和静脉曲张再出血。在这种情况下，患者将需要接受紧急治疗，以防止大量失血。在接触对比剂后，过敏反应可能会迅速发生，并可能伴有支气管收缩和水肿等症状。食管静脉曲张出血更有可能是一种长期的并发症，因为血液从先前未闭合的胃静脉曲张重新分配到食管静脉曲张通常需要数年而不是数小时的时间。已知油酸乙醇胺可引起溶血，但不太可能引起本场景中所描述的系统症状。如果使用油酸乙醇胺，患者可能会出现肉眼血尿，但这种不良反应本身与出血风险的增加无关。

第 15 章　支气管动脉栓塞术

1. C。支气管动脉通常起源于 T_5/T_6 水平的主动脉，而左主支气管是一个有用的透视标志。

2. C。大咯血的定义是在 24h 内发生 100～600ml 的肺出血（我们给出的平均出血为 200～300ml）。大咯血还有一个更有意义的定义是流出血液以致气道阻塞或失血而危及生命的量。

3. C。Onyx 栓塞剂通常不被使用。吸收性明胶海绵可以使用，它的短暂性通常会导致反复发作的咯血。栓塞线圈用来防止将来再次出现的咯血——这经常发生。PVA 粒子是首选的药剂。

第 16 章　深静脉血栓形成

1. D。近期手术、活动性恶性肿瘤、深静脉血栓病史和妊娠都是深静脉血栓发展的危险因素。运动有助于防止深静脉血栓的形成。

2. D。Wells 标准包括活动性癌症、凹陷性水肿、制动和近期手术。与另一条腿相比，小腿肿胀＞3cm（不是 1cm）是一个额外的标准。

3. E。低分子肝素是首选的肾动脉抗凝血药。普通肝素可用于肾衰竭患者。华法林和利伐沙班是合适的长期口服药物。氯吡格雷（Plavix）不是一个合适的选择。

第 17 章　血管内动脉瘤修复术

1. C。在超过 80% 的病例中，AAA 发生在肾下。当女性尺寸＞5cm，男性尺寸＞5.5cm，或在 6 个月内生长 5mm 时，需要进行修复。最好的选择是破裂的发生率随着动脉瘤大小的增加而增加——5.0cm 的动脉瘤破裂的概率<20%，而 8.0cm 的动脉瘤破裂的概率在 30%～50%。

2. E。Ⅰ型和Ⅲ型血管内渗漏。Ⅱ型和Ⅴ型血管内渗漏在多项研究中显示继续扩大时可以治疗。Ⅳ型血管内渗漏通常是自限性的。

3. C。6.0～6.9cm 的动脉瘤年破裂风险为 10%～20%。动脉瘤平均每年扩张 0.4cm。

第 18 章　异物取出

1. C。如果患者正因异物出现症状，那么异物一定要取出来改善症状。如果患者没有症状，不管异物在什么位置，也可以不取出。对终末期患者来说，取出异物可能是徒劳无用且过度治疗的。因为有些情况下不用取出异物，所以选项 E 是不正确的。

2. E。体内异物可能会引起感染，脓毒症就是一种可能发生的并发症。血管内异物可能移位并使远端栓塞。异物存在于心脏组织中，可能会导致心律失常。根据血管内异物的形状和材质，也可能发生血管穿孔。以上所有都是体内异物潜在的并发症，因此选项 E 是正确的。

3. C。无论病例是否涉及异物取出，均使用 18G 针进行静脉穿刺。IVC 滤器并不是异物取出的唯一方法。Fogarty 导管用于清除动脉系统的血块，不用于取出异物。C 臂用于各种影像引导的微创手术。Dormia 篮是一种用来诱捕和取出异物的圈套；因此，C 是正确的答案。

第 19 章　下腔静脉滤器

1. C。在列出的选项中，Greenfield 滤器是唯一的永久 IVC 滤器。其他的都可以使用本章所述的各种技术和设备进行回收。

2. D。如果滤器内有明显的血栓，滤器是禁止取出的，故 D 正确。在许多情况下，下腔静脉滤过是一种临时干预，故 A 不正确。选项 B 是不正确的，因为理想的滤器位置低于肾静脉。选

项 C 是不正确的，因为鸟巢滤器常被使用在大静脉（直径>28mm）。

3. C。颈静脉置入滤器的一个优点是降低了置入后血栓的风险。心律失常、空气栓塞和错位风险较小是股静脉通路的优势，所以其他选项错误。

第 20 章　外周动脉疾病

1. B。除非患者有失去肢体的直接风险，在这种情况下，应将其送往急诊进行治疗。否则门诊医护人员对待患者的最佳方案是充分利用药物治疗，并调整其饮食进而改善健康状况，选项 A、C 和 D 都可能最终会发生，但在最初，优化无创治疗是最好的选择。

2. A。选项 B 描述的是血管成形术，选项 C 描述的是导管定向溶栓术，选项 D 描述的是血管支架置入术。

3. C。足底内侧动脉是胫后动脉的一个分支，由于溃疡位于足底内侧动脉的供血区，患者最佳治疗方案可能是胫后动脉的直接血供重建。

第 21 章　肺栓塞

1. C。次大面积肺栓塞的定义是无低血压但有心肌功能障碍或坏死体征的急性肺栓塞。本例患者无低血压，但心电图显示右心室损伤（右心室功能障碍），CT 显示右心室损伤（右心室∶左心室>0.9），肌钙蛋白阳性（心肌坏死）。选项 A 和 D 是错误的，因为该患者不符合表 21-1 中这些类型的标准。选项 B 和 E 是错误的，因为它们描述的是肺栓塞的形态 / 位置。

2. C。约 55% 的肺栓塞患者是低风险肺栓塞。选项 A 和 B 是不正确的，因为约 40% 的肺栓塞患者有次大面积肺栓塞，5% 有大面积肺栓塞。参考表 21-1。

3. A。评估肺栓塞的 Wells 标准中不包括呼吸频率。选项 B、C、D 和 E 都包含在 Wells 标准中。参考表 21-2。

第 22 章　肾动脉狭窄

1. B。嗜铬细胞瘤患者，血压持续升高，伴有严重高血压发作（阵发性）。ACE 抑制药 /ARB 可消除血管紧张素 II 介导的血管收缩，使得肾 GFR 下降。存在收缩期或舒张期腹部杂音，虽然不是很敏感，但表示有湍流通过狭窄的血管。双侧肾动脉狭窄时可反复出现肺水肿。

2. D。血供重建的主要禁忌证是肾脏因缺血已经发生明显的不可逆的损伤，保留肾脏对患者没有太多的益处。

第 23 章　溶栓和血栓切除术

1. A。尽管大多数研究表明，在 CDT（保留导管接触性溶栓）治疗的 DVT（下肢深静脉血栓）患者中出现肺栓塞的比例只接近 1%，但是报道中有 4.5% 的患者出现了肺栓塞。

2. D。May-Thurner 综合征（髂静脉卡压综合征）是一种右髂总动脉跨越压迫左髂总静脉的情况，导致左髂总静脉血栓形成，并引起不适、肿胀和疼痛等症状。尽管它和 PSS 两者都发生在静脉系统中，但是它们完全不同。

3. B。在接受 CDT 治疗的患者中，抗凝治疗的强度和持续时间建议与未接受溶栓治疗的患者相同。

第 24 章　经颈静脉肝内门体分流术

1. A。在 TIPS（经颈静脉肝内门体分流术）中认为从肝右静脉到门静脉右支是最佳位置，因为两根血管在解剖学上很接近，创建这种分流相对容易。肝右静脉较大并向下倾斜，这便于在 TIPS 中使用器械。在这种情况下，针从肝静脉向前旋转以进入门静脉右支。肝右静脉与门静脉左支的距离较远。根据患者的解剖结构，肝中静脉 – 门静脉右和肝中静脉 – 门静脉左也是可用的组合方式，但需要更复杂的针旋转运动。

2. C。复发性静脉曲张出血对 Child B 级或 Child C 级的药物治疗无反应是 TIPS 的适应证。难治性腹水是 TIPS 的适应证，但当少量腹水时 TIPS 的研究较少。TIPS 的风险很低，只超过少量腹水的风险。虽然 Child A 级肝硬化患者的风险低于 B 级或 C 级患者，但无出血的小静脉曲张最好用药物来处理。难治性肝性胸水是 TIPS 的适应证，但不受控制的肝性脑病是 TIPS 的相对禁忌证。

3. B。要回答这个问题，要分别考虑门静脉高压和肝衰竭的后果。任何病因的门静脉高压症都会引起静水压升高。肝衰竭导致许多蛋白质的合成减少，包括白蛋白。由于渗透压与质量摩尔浓度成正比，蛋白质浓度的降低导致渗透压的降低。

第 25 章　经颈静脉肝穿刺活检术

1. A。经颈静脉肝穿刺活检术（TJLB）和经皮肝活检术（PLB）的技术成功率相当。经皮活检的平均切割长度往往较大，可包含更多的汇管区，因此所需的平均穿刺次数稍少。根据定义，经皮活检穿透肝包膜，因此有出血的风险。当做经颈静脉活检时，我们能够同时进行静脉造影和肝压测量，这些经皮活检是不能进行的。

2. B。除非广泛检查后诊断不能明确，否则急性肝炎患者通常不做肝活检。肝活检通常用于其他所提到的疾病的诊断。

3. B。首选右颈内静脉，因为它可以直接到达上腔静脉（SVC）和下腔静脉（IVC），并能更容易地进行肝静脉插管。也可以使用左颈内静脉或右股静脉，但不是首选。在肝活检时，不能进入股动脉。

第 26 章　静脉曲张

1. B。虽然所有选项都可能引起她的下肢症状，但 GSV 反流是慢性静脉功能不全最常见的原因。

2. C。在进行干预之前，应用尽所有无创性方法。

3. D。所述症状提示术后感觉异常和皮肤烧伤，这两种情况都可以通过皮下注射肿胀麻醉来预防，肿胀麻醉是为了防止消融相关的热损伤。

第27章　静脉通路

1. D。锁骨下静脉位于锁骨下方，所以在超声下很难显示。锁骨下静脉是最少使用的血管（指入路），因为它的解剖结构、可并发夹闭综合征（pinch-off syndrome），以及存在发生气胸的风险。

2. A。隧道式透析导管的远端应高位右心房（"腔-房交界处"），因为这流量较大。这可使用导管，而且还可防止血栓等并发症。

3. B。紧急液体复苏时，在有或没有影像引导下使用非隧道式置管。通常使用颈内静脉、锁骨下静脉或股静脉入路。这种形式的入路是暂时的，直到患者稳定下来。

第28章　⁹⁰Y动脉栓塞术

1. B。^{90}Y 是一种纯 β 发射体，衰变到 ^{90}Zr。它的平均能量为 0.94MeV，可以穿透 2.5mm 的组织。

2. C。可能需要预防性栓塞术的动脉包括胃十二指肠动脉、胃右动脉和副胃左动脉。这样做是为了防止非靶点放射栓塞。

第29章　脓肿引流

1. C。该患者最合适的方案是静脉镇静和导管插入处的局部麻醉。经皮导管引流腹内积液通常不需要全身麻醉，特别适用于那些不适合全身麻醉出现生理应激的患者（选项A、B）。对合适的、能配合的患者中，可使用局部麻醉在影像引导下引流。但是本患者对仅使用局部麻醉的手术反应很差。这个患者有多个大脓肿并有全身感染症状，这种情况下用终止或推迟治疗来代替单纯使用抗生素的治疗是不可行的。对该患者可行

的方案是影像引导下的引流，并且能为她提供最好的治疗。手术不应该被推迟，当然也不应该被放弃。

2. D。在所有可用的选项中，最合适的方案是近期通过导管进行 X 线造影检查。这可以评估残留的空洞和以前没有发现的相关的瘘管和纤维束。如果脓腔已经完全或接近消失，且导管每天引流量比较少（<10ml/d 或小于介入医生择的基准），则可以拔掉引流管。引流管的一些其他操作包括引流管的重新定位，或改变引流管的直径大小。每隔 1~2 周应去介入放射科门诊进行复查。引流管引流量少或临床症状得到改善都可以拔掉引流管。对术后首次复查来说 6 周的时间太长了，可能会引起并发症，这就需要较短时间的复查来预防并发症的发生。将引流管的跟进和是否需要拔除的责任委托给其他医生或医疗保健人员，这会失去与患者的联系，并可能会扰乱转诊提供者。介入放射科是临床专科，它应负责管理他们插入的硬件（如引流导管）。外科医生是腹部引流方面的专家，能明确拔出引流管的标准，但放弃这位患者的责任可能会阻碍外科医生与介入放射科医生的关系。

3. D。在回顾性试验中，已经证明了微创方法具有类似的疗效。在撰写本文时，还没有前瞻性试验将经皮导管治疗脓肿-瘘管复合体与经皮或内镜下有效引流脓肿后用封堵器封堵进行比较。尽管一些外科医生在这种情况下会选择进行手术，但微创技术在解决瘘管方面已被证明是有效的。在这种情况下，对一个门诊患者来说微创手术是首选。

第30章　胆道引流和胆道支架

1. C。MRCP 是术前评估胆道的最佳选择，因为它可以通过无创性方式提供胆管腔的详细图像。ERCP 也可以提供胆管腔的图像，但需要内镜，因此更具有创性。CT 和超声有助于评估与胆道系统相关的特征，如周围肿瘤或胆结石，但不能像 MRCP 或 ERCP 一样评估胆管腔。

2. D。在常见的解剖变异中，后肝右管与肝

左管汇合，而不是与前肝右管汇合。存在后肝右管，但由于前肝右管交替引流，前肝右管插管未见混浊。可能存在其他解剖变异，导致相同的胆管造影，但不太常见。

3.C。恶性胆道梗阻患者可选择金属支架置入。长期支架置入、MRCP 评估胆道解剖、围术期抗生素均适用于良性胆道狭窄患者。

第 31 章　CT 引导肺活检

1.D。INR＞1.5 是活检的禁忌证。大疱性肺气肿增加了气胸的风险，因为薄壁大疱在横穿时很容易破裂。包虫囊肿如果破裂会有过敏反应的风险，不应该横穿。指南建议，对于安全的肺活检，血小板水平＞50×10^9/L。高呼气末正压水平会增加呼吸机患者发生气胸的可能。

2.C。气胸是 CT 引导下肺活检最常见的并发症。活检后，细小的肺内出血相对常见，血胸和乳糜胸相对罕见。神经性疼痛仅限于神经，通常是肋间神经，因为在穿刺针推进过程中受到了侵犯，但很少见。心包撕裂伤极为罕见。

3.C。先前 CT 引导下经皮活检中最适合的病变是周围型非钙化结节。中央型结节更常使用支气管镜活检。钙化的肉芽肿在后续的影像上很可能是稳定的，不需要活检。对比剂增强检查显示"匍行性肿块"提示动静脉畸形，绝对不应活检。

第 32 章　胃造口管放置

1.A。国际标准化比值（INR）应＜1.5，血小板计数应＞50 000/μl。术前 5 天停服氯吡格雷，可继续服用阿司匹林。

2.E。这些都是绝对的禁忌证。肠梗阻（SBO）或胃出口梗阻的患者，可放置 G 管进行减压；食管肿块为禁忌证。

3.B。神经、神经肌肉或梗阻引起的吞咽困难是放置 G 管最常见的适应证。体重减轻是食管癌的临床表现，但体重减轻并不是放置 G 管的适应证。放置 G 管并不能提高患者的生存率。

第 33 章　淋巴管造影与胸导管栓塞

1.B。乳糜胸是胸腔导管栓塞术最常见的适应证，乳糜胸最常见的原因是胸部手术。气胸和气管食管瘘不会导致淋巴渗漏。丝虫病可导致淋巴水肿，胸导管栓塞术（TDE）不是正确的治疗方法。

2.C。胸导管栓塞术（TDE）的禁忌证包括不可纠正的凝血障碍、心内分流术（因为有脑栓塞的风险）和呼吸储备减少，因为碘化油可能导致肺栓塞/肺炎。

3.A。如果碘化油误经颈静脉角进入颈内静脉，它可能会成为栓子。在正常患者中，可能会导致肺栓塞（PE）。在有心内分流的患者中，可能会导致脑栓塞。

第 34 章　穿刺术

1.B。弥散性血管内凝血（DIC）是穿刺的唯一绝对禁忌证，其他的都是相对禁忌证。

2.B。自发性细菌性腹膜炎（SBP）是指腹水中 PMN 计数＞250/mm³，PNM 计数可用白细胞数乘以中性粒细胞百分比计算得出。选项 B 的 PMN 计数为 360/mm³，是唯一符合 SBP 标准的选项。

3.D。液体潴留通常需要约 12mmHg 或更高的门静脉压力，所以选项 A 和 C 是不正确的。肝硬化腹水的定义是 SAAG＞1.1g/dl，所以选项 D 是正确的答案。

第 35 章　经皮肾穿刺造瘘术

1.C。经皮肾穿刺造瘘术的适应证包括梗阻性尿路病变、脓性肾病、尿流改道和经皮介入治疗，如经皮肾镜取石。尿失禁是一种下尿路疾病，经皮肾穿刺造瘘术是无法治愈的。

2.B。一般情况下，经中/下肾盏进入肾集合系统可避免从上极进入时侵犯胸膜或者是进入肾盂或输尿管盆腔交界处时损伤主肾动/静脉。

3.A。0.035 英寸导丝特别适用于肾造瘘管，它能够穿过肾外软组织和肾实质，且对这些组织的损害是最小的。无论选择多大的导丝，在透视下都很容易看到。导丝不用于扩张软组织通道（扩张器用于此目的）。PCN 导管很容易容纳 0.035 英寸导丝，因此也可以容纳更细的导丝，如 0.018 英寸导丝。

第 36 章　胸腔穿刺术

1. B。胸腔穿刺术在胸膜腔内进行。在其他列出的选项中不会执行此操作。

2. C。使用胸腔穿刺术排出胸腔内的液体（胸腔积液）。对于列出的任何其他情况，都不适用。

3. A。渗出液是一种富含蛋白质的液体，为了确定液体是否是渗出液，使用了 Light 标准评估。选项 B 和 D 描述的是漏出液，选项 C 不是 Light 标准的一部分。

4. D. 没有胸腔穿刺术的绝对禁忌证。

5. C. 骨性结构在超声上显示为阴影，CT 能为其提供更好的评估。不过超声价格较低，且没有电离辐射，也更便携。

相 关 图 书 推 荐

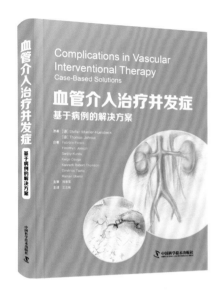

原著　[德] Stefan Mueller-Huelsbeck 等
主译　王忠敏
定价　198.00 元

本书引进自 Thieme 出版社，由国际知名介入放射学专家 Stefan Mueller-Huelsbeck 教授与 Thomas Jahnke 教授联袂主编。书中对血管介入治疗相关并发症进行了系统详细的阐释，涵盖肾功能损伤、对比剂过敏、辐射暴露、感染、血栓、出血、导管/支架失位及设备故障等多种血管介入并发症的诱因、处理与预防方面的知识。本书以典型病例为主线，内容切合临床实际，并配有 500 余幅高清医学图片，图文并茂，有助于读者理解、掌握血管介入治疗并发症相关知识要点，非常适合介入医学专业医生、医学生、规培生及在临床实践中需拓宽相关知识范围的其他专业医学人员参考阅读。

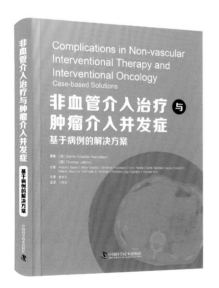

原著　[德] Stefan Mueller-Huelsbeck 等
主译　丁晓毅
定价　108.00 元

本书引进自 Thieme 出版社，由国际知名介入放射学家 Stefan Mueller-Huelsbeck 教授与 Thomas Jahnke 教授联袂主编。书中系统详细地介绍了非血管介入治疗与肿瘤介入相关并发症及其处理和预防的要点。不仅包括各种肿瘤经皮穿刺活检和消融治疗后气胸、出血、感染、脓肿、胆汁瘤、假性动脉瘤形成、动静脉瘘及椎体成形术骨水泥渗漏等常见并发症，还涉及肺消融后支气管胸膜瘘、胆道损伤、大血管损伤、皮肤烧伤、肝脏破裂、神经损伤，以及微波天线断裂、射频消融电极断裂等设备故障引起的少见并发症。本书以典型病例为主线，内容切合临床实际，并附有近 200 幅高清医学图片，图文并茂，有助于读者理解、掌握非血管介入治疗与肿瘤介入并发症相关知识要点，非常适合介入医学专业医生、医学生、规培生及在临床实践中需拓宽相关知识范围的其他专业医学人员参考阅读。

相 关 图 书 推 荐

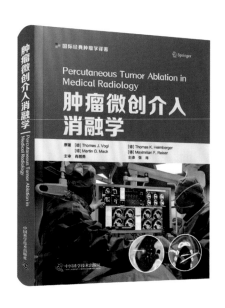

原著 [德] Thomas J. Vogl 等

主译 张 肖

定价 158.00 元

本书内容丰富，图文并茂，理论与实践相结合，涵盖了常见的消融技术，并针对一些前沿新技术进行了介绍。可作为基础读物，供介入相关医护人员学习和参考，有助于全面理解相关技术的原理、操作要点、适应证的选择及并发症的处理等，从而提高治疗效果和安全性。

原著 [美] Majid Khan 等

主译 孙 钢 倪才方 宋 超

定价 268.00 元

本书引进自 Springer 出版社，是一部聚焦于目前广泛应用的影像引导脊柱微创介入治疗技术的实用参考书。著者基于临床评估、药理学、微创介入技术的适应证和禁忌证，全面阐释了脊柱及其周围组织器官的解剖结构、影像表现、介入治疗操作方法与技巧等丰富内容，涵盖了脊柱相关疾病影像诊断及影像引导肿瘤消融、血管介入、神经调节、硬膜外类固醇注射、骶髂关节与关节突关节注射、选择性神经根阻滞、药物输送系统等多种微创介入技术相关知识。书中还介绍了经皮治疗腰椎管狭窄症和椎间盘退变技术等一些虽未普及但预期有重大突破的介入治疗新技术。本书特点鲜明，实用性强，且图文并茂，适合介入科、神经外科、脊柱外科、骨科等相关学科医生、医学生参考阅读。

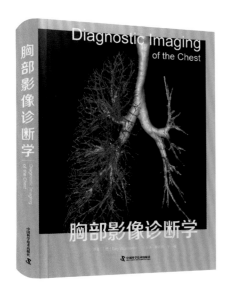

原著 [德] Dag Wormanns 等

主译 郭佑民 于 楠

定价 218.00 元

本书引进自 Thieme 出版社，基于欧洲放射学会（European Society of Radiology）胸部影像课程编写，基本涵盖了放射科医生在胸部影像方面所遇到的所有日常临床实践问题。书中涉及内容广泛，几乎包含所有与胸部结构有关的病变，如肺、气管、胸膜、纵隔、胸壁、膈肌、肺动脉与静脉病变，以及心脏病变、职业性肺病、先天性胸部畸形、肺结节、空洞病变等内容，同时涵盖多种成像模式，如胸部 X 线、透视、超声、CT、MRI 检查及图像后处理等，不仅系统介绍了胸部影像学诊断基础、胸部疾病特殊表现及鉴别诊断，还对胸部影像学的规范性术语进行了归纳总结。本书既可作为放射科医师日常工作中的案头工具书，又可供其他专业医师及医学生在全面学习胸部影像诊断知识时参考。

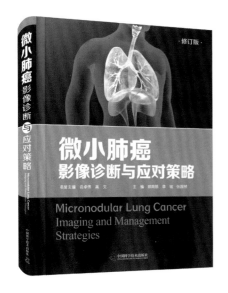

主编 郑向鹏 李 铭 张国桢

定价 248.00 元

本书集中讨论了微小肺癌这一当前肺癌筛查中的热点问题，系统阐述了张国桢教授提出的微小肺癌诊治"四抓"原则，即抓早（0 期肺癌）、抓小（≤10mm AIS）、抓准（术前正确诊断）、抓好（临床、影像、病理互相协作配合好，保证病理取材的准确性）。第一篇重点介绍了胸部解剖，详细描述了肺部的横断面解剖结构及 CT 图像后处理的技术方法，此为阅读本书的基础，同时由不同学科的专家述评目前微小肺癌的筛查、病理学和影像学（包括 PET/CT）研究进展。第二篇着重介绍了不同形态微小肺癌的影像学特点、鉴别诊断要点和病理学基础。借鉴美国权威肿瘤研究机构 NCCN 的肺癌筛查指南，将微小肺癌分为纯磨玻璃、混合型或半实性磨玻璃和实性病灶分别加以讨论，以助与国际早期肺癌的研究进展接轨。第三篇则将对微小结节肺癌的应对策略加以讨论，包括外科手术和非手术治疗，如立体定向放疗和射频消融治疗等，使读者对微小肺癌的诊疗有更全面的认识。第四篇分享了 53 例典型良恶性微小结节的临床病例，并附有精彩的分析及点评，具有很强的示范性、实用性和指导性，便于读者的自测和学习提高。

相 关 图 书 推 荐

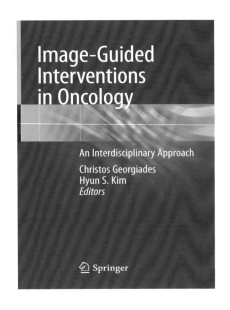

原著　Christos Georgiades 等

主译　朱　旭　颜志平　王忠敏　范卫君

定价　248.00 元

本书引进自 Springer 出版社，以多学科视角全面介绍肿瘤微创介入治疗技术的新进展。全书共 21 章，内容不仅涵盖肺癌、乳腺癌、肝癌、结肠癌、胰腺癌、肾癌、骨转移癌、甲状腺癌、神经内分泌肿瘤、软组织肉瘤等疾病的微创介入治疗，还涉及肿瘤温度消融、放射性栓塞、经动脉化疗栓塞等介入治疗技术的原理与临床应用、影像引导下活组织检查，以及肿瘤介入治疗相关免疫调节等。本书内容丰富，实用性强，适合介入科、肿瘤科、放射科等相关科室医生、医学生、技师参考阅读。

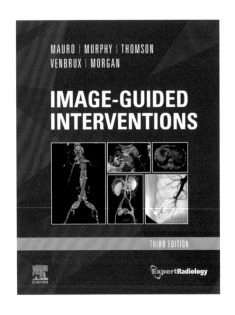

原著　Matthew A. Mauro 等

主译　张　肖

定价　598.00 元

本书引进自 Elsevier 出版社，第 3 版图书在第 2 版和第 1 版的基础上，进一步吸纳来自世界各地优秀介入医师的经验和成果。内容涵盖了影像引导下各类肿瘤微创消融技术，分别从血管介入和非血管介入两大部分各种技术的临床应用进行了详细阐述，并针对各项技术进行深入讨论。全书共 112 章，详细介绍了各种技术的原理、适应证、操作方法、并发症等，不仅涉及脑血管病、消化道出血、上肢 / 下肢血管闭塞性病变的介入治疗等血管介入方面的内容，肝脏肿瘤消融、胃及十二指肠梗阻的介入治疗及介入椎体成形术等非血管介入方面的内容，还介绍了介入治疗相关放射安全及防护、局部解剖结构等内容。本书内容丰富，插图经典，采用简明的编排形式，易于阅读、理解，有助于读者学习、掌握介入治疗相关知识。